제 3 판

PUBLIC HEALTH 공중보건학

이 주 열 저

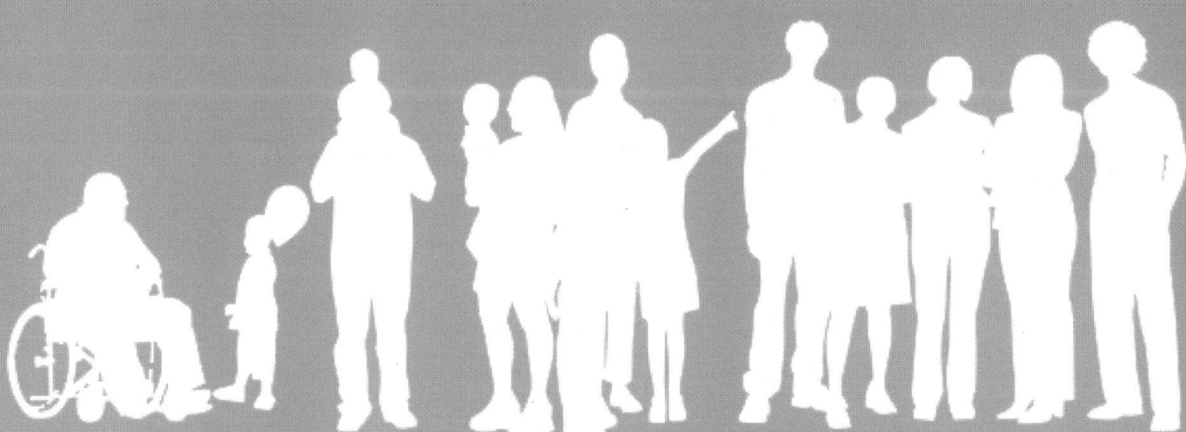

계축문화사

머리말

이 책은 공중보건학을 처음 배우는 학생들과 각종 시험을 준비하고 있는 수험생들이 활용할 수 있도록 구성되었다. 공중보건학이라는 학문을 충실히 소개하는데 중점을 두었으며 내용도 독자들에게 필요한 핵심 범위로 제한하였다.

2020년 1월에 초판, 2021년 10월에 제2판이 발행되었다. 제2판에서 초판의 부족한 대부분 내용을 최대한 보완하였기 때문에 이번 제3판은 제2판의 내용을 최대한 유지하였다. 관련 법률이 개정된 내용, 추가 설명이 필요한 내용, 오탈자 등을 중심으로 수정하였다. 이 책은 일반화된 학문적 내용과 기존 발표 자료들을 저자의 언어로 다시 풀어서 설명한 공중보건학 안내서라는 점을 밝혀둔다. 이런 이유로 이 책의 일부 내용은 기존 여러 저서에서 제시된 내용과 유사한 부분이 다수 있으며, 그간 저자가 출간한 다른 저서 내용과 중복되는 부분이 다수 있다. 책을 집필할 때마다 자기표절을 포함한 연구윤리 문제가 저자를 무척 고민스럽게 만든다. 그러나 이것은 지식의 일반성과 저자 관점의 일관성과 관련되기 때문에 연구윤리 기준으로만 판단할 수는 없다고 보아야 할 것이다. 이 책에서는 학술논문처럼 각 세부 내용별로 인용문헌을 밝히지 않고 집필과정에서 활용한 자료들을 전체적으로 참고문헌에 밝혀두었다. 부족한 점에 대해서는 독자들의 이해를 구한다.

이 책이 우리나라 공중보건학을 한 단계 발전시키는데 조금이라도 기여할 수 있다면, 저자에게 큰 기쁨이 될 것이다. 아울러 공중보건학을 처음 배우는 학생들과 각종 시험을 준비하고 있는 수험생들에게 도움이 될 수 있기를 기대한다. 멋진 책으로 꾸며주신 계축문화사 편집부 직원들께 깊은 감사의 마음을 전한다.

2024년 11월 31일

공덕동 자택에서 저자

차례

제1편 보건학 이해

제2편 질병관리

제3편 건강과 환경

보건학 이해

01

1장 건강과 질병
2장 공중보건
3장 역학
4장 보건통계

제 1 장

건강과 질병

학습목표

- 세계보건기구 헌장의 신체적, 정신적, 사회적 건강을 설명할 수 있다.
- 던(Dunn)의 건강-불건강 연속선 개념을 설명할 수 있다.
- 건강결정요인이 갖는 의미와 전체론적 건강모형을 설명할 수 있다.
- 리벨과 크락의 질병자연사 5단계별로 질병예방 행동을 설명할 수 있다.
- 건강권이 갖는 의미를 설명할 수 있다.

1. 건강 개념

사람들은 자아실현에 필요한 건강을 유지하기 위하여 노력한다. 일반적으로 건강은 질병이 없는 상태로 통용되지만 건강의 구체적 의미는 사용되는 상황, 사용하는 사람의 관점이나 경험에 따라 매우 다양하다. 세계보건기구(WHO)가 이런 복잡한 건강 개념을 처음 체계적으로 정리한 것으로 알려져 있다. 여기에서는 보건의료분야의 기초이론이라고 할 수 있는 세계보건기구의 건강 정의와 던(Dunn)의 건강-불건강 연속선 개념을 살펴보도록 한다.

1) 세계보건기구의 건강 정의

세계보건기구[1] 헌장(WHO, 1948)에 '건강은 완전한 신체적, 정신적, 사회적 웰빙 상태

1 1946년 6월 개최된 국제보건회의에서 세계보건기구 헌장 전문을 공식적으로 채택하고 7월 22일 61개국이 서명하였다. 그리고 1948년 4월 7일 세계보건기구가 정식 출범하였다.

이며 단순히 질병이나 허약[2]의 부재가 아니다(Health is a state of complete physical, mental and social well-being and not merely the absence of disease or infirmity)'로 명시되어 있다. 세계보건기구의 정의는 건강에 대한 부정적 측면과 긍정적 측면을 모두 다루고 있다. 질병 또는 허약은 건강을 부정적 상태로 바라본 것이고 웰빙은 건강을 긍정적 상태로 바라본 것이다. 세계보건기구가 건강의 전체적 의미를 더욱 혼란스럽게 하였다는 비판도 받고 있지만 건강 개념을 체계적으로 정리한 것은 분명하다.

(1) 웰빙 의미

웰빙(well-being)은 세계보건기구의 건강 정의에서 핵심적인 부분으로 삶의 질과 과정에 영향을 줄 수 있는 다양한 요소들이 반영된 결과를 말한다. 웰빙은 건강의 객관적인 측면보다는 주관적 측면을 더 강조하고, 특히 긍정적 정신건강[3] 상태와 관련된다. 웰빙 용어는 세계보건기구가 언급한 이후부터 보건의료분야에서 자리 매김을 하게 되었고, 건강과 관련된 심리사회적 이론의 기틀이 되었다. 최근에는 건강과 웰빙(health & wellbeing)이라는 표현이 일반적으로 사용되고 있다. 건강과 웰빙을 강조하는 것은 우리의 관심이 삶의 부정적인 요소에서 긍정적인 요소로 옮겨간다는 것을 의미한다.

(2) 각 영역별 건강의 의미

① 신체적 건강

신체적 건강은 질병, 통증과 고통, 기타 증상이 없는 상태를 말한다. 모든 신체기관 및 조직이 정상적으로 기능하는 상태이며, 이렇게 될 때 외부로부터 감염을 방어할 수 있고 사고가 발생하였을 경우에도 빨리 회복할 수 있다. 신체적 건강은 우리가 일상생활에서 흔히 사용하는 건강 개념이다. 신체적 건강에서 질병은 생물학적, 생리학적 검사에서 정상적인 범위를 벗어난 상태이고 건강은 그 반대의 상태를 의미한다.

② 정신적 건강

정신적 건강은 감정적, 정서적으로 안정된 상태를 의미한다. 정신적 건강은 지적, 균

2 허약은 건강과 질병의 중간단계로 임상검사에서는 특별한 이상 징후가 발견되지 않지만 본인은 이상을 느끼는 상태이다. 신경과민, 머리나 몸이 무겁고 활기가 없는 등의 증상이다.

3 긍정적 정신건강은 자신의 능력을 깨닫고, 정상적인 생활스트레스에 대처하고, 생산적인 활동을 하고, 지역사회에 기여하는 상태를 의미한다. 정신건강 개념과 관련된 내용은 이 책의 19장(정신건강)을 참고할 것

형적, 탄력적이고 일상적인 생활스트레스에 대처할 수 있는 상태로 행복감, 자신감 등 긍정적 사고와 관련된다. 스트레스 또는 심리적 불안감 등 마음의 질병을 일으키는 요인들이 정신적 건강과 관련된다.

③ 사회적 건강

사회적 건강은 사회에서 기능을 잘하는 것을 말한다. 가족 및 사회구성원들과 원만한 상호관계를 형성하는 것이다. 아울러 사회에서 역할을 갖고 다른 사람들로부터 그 가치를 인정받는 것이다. 따라서 사회적 건강에는 원만한 인간관계와 역할수행이 함께 포함된다. 최근 사회적으로 문제가 되고 있는 집단 따돌림(왕따) 현상은 사회적 건강과 관련된다.

(3) 건강의 총괄적 의미

세계보건기구는 건강의 긍정적 상태를 신체적, 정신적, 사회적 웰빙으로 나누어 설명하였다. 이것은 건강을 세 개의 영역으로 구분하려고 한 것이 아니라 건강의 내용을 분명하게 설명하기 위하여 임의적으로 구분한 것이다. 따라서 세계보건기구가 제시한 각 건강영역을 개별적으로 파악하지 말고 총괄적으로 건강의 의미를 이해해야 한다.

켐과 크로스(Kemm & Close, 1995)는 세계보건기구가 제시한 각 영역별 건강의 의미를 건강수준별로 나누어 좀 더 쉽게 설명하였다. 세계보건기구의 건강 정의는 켐과 크로스가 제시한 모든 요건을 갖춘 상태를 의미하기 때문에 매우 광범위하다고 볼 수 있다. 세계보건기구의 총괄적 건강 정의는 자신의 일상생활을 원만히 수행할 수 있는 상태를 말한다. 이것은 건강을 긍정적 측면으로 바라본 것이며, 활동적이고 독립적으로 일상생활을 수행할 수 있는 상태(active and independence)를 의미한다.

표 1-1 켐과 크로스의 건강수준별 건강 정의

	질병 없는 상태	불건강 없는 상태	긍정적 건강상태 (웰빙 상태)
신체적 건강	장수, 신체적 질병 없음, 질병 위험 낮음, 위험생활습관 낮음	신체적 증상 없음, 신체적 장애 없음	양호, 건강증진 생활습관
정신적 건강	정신의학 질병 없음	정신적 고통 없음, 정신적 장애 없음	자아존중감, 정신력, 회복력
사회적 건강	사회적/가족적 붕괴 없음	사회적, 가족적 마찰 없음	사회적 역할, 사회적 지지, 소속감

자료 : Kemm & Close(1995). Health promotion: Theory and practice. p.23.

2) 건강-불건강 연속선

보건의료분야에서 건강관리와 관련하여 중요한 기초가 되는 이론은 1959년 던(Halbert L. Dunn)이 제시한 건강-불건강 연속선(health-illness continuum)이라고 할 수 있다. 던은 건강은 유동적으로 변화하는 상태이기 때문에 인간의 건강상태는 최고 안녕(peak wellness)에서부터 죽음 직전의 최저 빈약 건강(extreme poor health)까지 변하는 것으로 설명하였다. 매일 일상생활에서 효율적으로 대처하고 기능하는 것을 건강상태라고 한다면, 적절히 대처하지 못하거나 통합하지 못하는 것을 불건강 상태라고 할 수 있으며, 인체가 완전히 회복 불가능한 장애를 받으면 사망하게 된다. 던에 의하면 건강은 최적 건강(optimal health)상태가 기초가 된다. 모든 사람들은 자신에게 가능한 안녕상태, 즉 최적의 기능상태를 가지고 있다. 신체적, 정신적, 사회적으로 완전한 안녕상태를 성취한 사람은 아주 드물며, 사람마다 자신이 도달할 수 있는 서로 다른 수준의 안녕상태를 갖는다. 따라서 사소한 몇 가지 건강문제를 가지고 있더라도 건강하게 일상생활을 유지할 수 있는 것이다.

던이 사용한 안녕(wellness) 개념은 1970년대에 보편화되기 시작하였는데 안녕은 전체성(wholeness)과 평안(wellbeing)을 얻기 위한 개인이 가진 잠재력을 말한다. 안녕 개념에서 건강은 충만하고 유익하며 창조적인 생활을 영위하기 위한 개인의 이상적인 상태를 말한다. 정신과 신체의 연계가 중요하게 간주되며 상위수준의 안녕에 도달한 개인은 고차원적인 기능을 하게 된다. 모든 사람들은 적극적으로 질병 또는 장애 상태에서 회복하기 위해서 노력해야 하며 의료는 이러한 회복과정에 도움을 주게 된다.

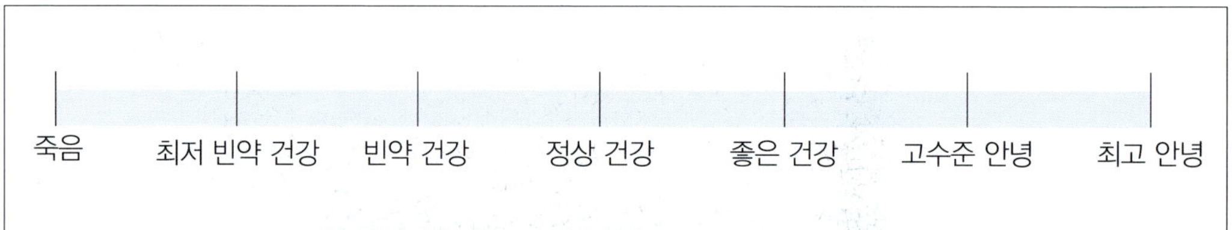

그림 1-1 건강-불건강 연속선

2. 건강결정요인과 건강모형

건강 개념은 추상적인 건강의 범위와 내용이 무엇이라는 것을 알려주지만, 건강상태가 어떻게 결정되는지를 충분히 설명하지는 못한다. 건강상태에 영향을 미치는 요인이 중요한 이유는 건강관리방법과 관련되기 때문이다. 건강상태와 관련된 요인들을 효과적으로 관리하면 건강을 향상시키고 질병예방이 가능하기 때문이다. 건강에 영향을 미치는 요인을 설명하기 위하여 건강결정요인(determinants of health)과 건강모형(health model) 개념이 활용되고 있다.

1) 건강결정요인

(1) 개념

건강결정요인은 개인이나 집단의 건강상태에 영향을 미치는 모든 요소를 말한다. 건강결정요인은 개인과 인구집단의 건강상태의 변화를 설명하고 예측하는데 도움을 주고, 어떤 개인이나 집단이 건강하거나 혹은 건강하지 못한 이유를 설명하는데 도움을 준다. 건강결정요인은 건강에 긍정적 또는 부정적 영향을 미친다. 대부분의 요인들은 연관되는 효과가 전적으로 있거나 전혀 없는 것(all or nothing)이 아니라 폭로되는 시간에 따라 증가 또는 감소한다.

공중보건학 역사에서 발견되는 건강결정요인과 관련된 첫 번째 내용은 히포크라테스(Hippocrates)의 이론이다. 그는 인간의 건강은 생활양식, 기후, 지형, 공기상태, 음식 등 포괄적인 환경요인에 영향을 받는다고 생각하였다. 그러다가 1860년 프랑스의 파스퇴르(Louis Pasteur)가 질병은 미생물에 기인한다고 주장하였고, 독일의 코흐(Robert Koch)가 병인학(etiology)의 개념을 도입하면서 건강결정요인의 관심은 환경에서 생물학적 요인으로 변화되어 치료의학이 발전되기 시작하였다. 건강에 대한 치료의학의 영향에 대해서 의문이 제기되고, 매큐언[4]과 로우(McKeown & Lowe, 1974)가 인류의 사

4 Thomas Mckeown은 Medical Issues in historical demography에서 1800년대 중반 이후 영국에서 있었던 인구의 급격한 성장과 건강상태의 개선을 사례로 들면서 이 과정에서 의료가 기여한 부분을 평가하였다. Mckeown은 이 당시 인구의 급성장에 기여한 긍정적 요인들을 몇 가지 예시하였는데, 첫째, 생활수준의 향상 특히 개선된 영양섭취가 가장 중요한 몫을 하였으며, 둘째, 위생상의 변화 특히 개선된 식수의 공급과 쓰레기 처리, 셋째, 감염인자와 인간숙주 간의 관계가 바람직한 경향 등을 들었다. 그러나 개인에 있어서 질병의 예방이나 치료는 천연두(smallpox)에 국한되었을 뿐 전반적인 사망

망률 감소에 위생 및 영양 개선 등과 같은 사회적 발전이 대부분을 차지하고 의료의 역할은 매우 적었다는 연구결과를 발표하면서 건강결정요인을 폭넓게 이해하게 되었다.

(2) 건강결정요인에 대한 다양한 접근

전통적으로 신체적 건강은 생물학적, 환경적 요인으로 결정된다고 생각하였다. 최근에는 사회적, 행동적 요인으로 범위가 넓어지고 있다. 특히 치료중심의 건강관리 개념에서 예방중심의 건강관리 개념으로 변화하면서 질병발생 원인이 사회문화적 요인으로 확대되고 있다. 1974년 캐나다에서 발간된 라론드 보고서(Lalonde report)[5]는 건강결정요인의 변화에 결정적으로 기여하였다. 라론드 보고서는 건강에 영향을 미치는 요인을 건강장(health field)이라는 용어로 설명하였는데, 건강결정요인을 생활습관(life style), 환경(environment), 생물학적 특성(human biology), 보건의료체계(health care system)로 구분하였다. 건강장 개념은 기존에 건강을 질병과 보건의료서비스만의 관계로 이해하던 관점을 질병의 발생에 관여하는 다양한 요인들의 상호관계 속에서 건강을 이해하도록 변화시켰다. 라론드 보고서는 건강결정요인을 확대하여 의료에 대한 의존을 감소시키고 건강에 대한 자기 책임감의 중요성을 강조하였을 뿐만 아니라 복합적이고 포괄적인 보건정책의 필요성을 강조하였다. 그러나 건강장에서 제시한 4가지 요인 중에서 생활습관의 중요성이 지나치게 강조되고, 각 요인들 간의 연관성을 충분히 설명하지 못하였다는 비판도 받고 있다.

세계보건기구(2010)는 건강결정요인에 대한 관심을 보건의료분야뿐만 아니라 사회경제분야로 확대하였다. 특히 건강결정요인을 사회경제적 환경, 물리적 환경, 개인적 특성과 행동으로 크게 구분하였다. 건강의 사회결정요인(social determinants)은 건강에 영향을 미치는 사회적 환경과 제도를 의미하며 주거, 소득, 고용, 교육 등과 같은 사회경제적 상태, 사회적 형평성, 물리적 및 사회적 환경, 네트워크와 사회적 지지 등을 포함한다.

에반과 스토다트(Evan & Stoddart, 1990)가 제시한 건강결정요인 모형은 라론드의 건강장 개념에 개인의 행동과 생물학적 특성에 영향을 미치는 사회적 환경[6], 물리적 환

률 감소에는 거의 기여한 바가 없었다고 주장하였다.

5 라론드 보고서(A new perspective on the health of Canadians, Lalonde report)는 캐나다의 보건성 장관이었던 Marc Lalonde의 이름으로 1974년 발간되었다. 캐나다 국민들의 조기사망 원인을 밝히기 위한 연구이며, 건강결정요인의 다차원성을 최초로 제시하여 건강증진(health promotion) 개념의 출발점이 되었다.

6 사회적 환경에는 문화, 동료관계, 차별, 사회적 지지와 공동체, 문화적 참여 등이 포함된다.

경[7]의 영역을 추가하고, 건강의 사회경제적 요인을 포괄적으로 이해하는데 도움을 준다.

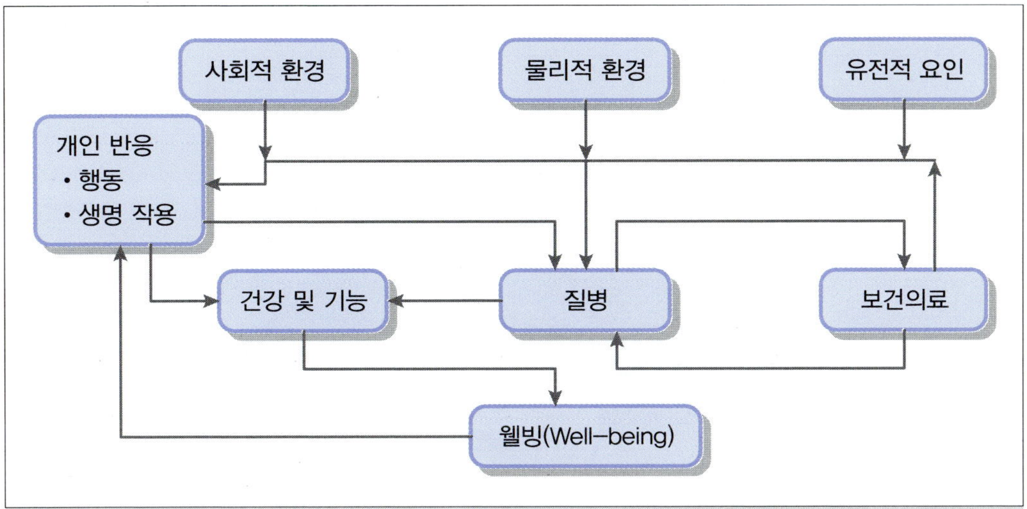

그림 1-2 에반과 스토다트의 건강결정요인 모형

자료 : Alberta Health Services (2011)

(3) 건강결정요인의 상호 관련성

달그렌과 화이트헤드(Dahlgren & Whitehead, 1991)는 다양한 건강결정요인의 상호 관련성을 하나의 틀로 제시하였다. 그들은 건강결정요인을 연령, 성 및 유전적 요인(age, sex & hereditary factors), 개인 생활양식 요인(individual lifestyle factors), 사회적 및 지역사회 네트워크(social & community networks), 생활 및 작업조건(living & working conditions), 일반적인 사회경제적, 문화적, 환경적 조건(general socioeconomic, cultural, and environmental conditions)으로 분류하였다. 달그렌과 화이트헤드의 건강결정요인 모형에서 핵심은 연령, 성, 유전적 특질이 해당되는 개인의 생물학적 요인이다. 개인의 생물학적 요인들에 가장 근접하여 있으면서 직접적으로 영향을 미치는 요인으로는 개인의 생활양식과 관련되는 요인들이다. 이러한 개인의 생활양식과 관련되는 요인에 영향을 미치는 요인으로는 사회적 영향요인, 지역사회 영향요인, 즉 사회적 환경이 있다. 이들 사회적 영향요인과 지역사회 영향요인은 다시 이들이 처해 있는 생활조건과 작업조건 등으로부터 영향을 받는다. 이들 개인과 지역사회에 전

7 물리적 환경에는 대기, 수질, 주거조건, 근로조건, 소음, 악취, 공공안전, 교통체계, 에너지, 폐기물 처리 등이 포함된다.

체적으로 영향을 미치는 요인으로는 사회경제적, 문화적, 환경적 조건들이 존재한다는 것을 보여준다.

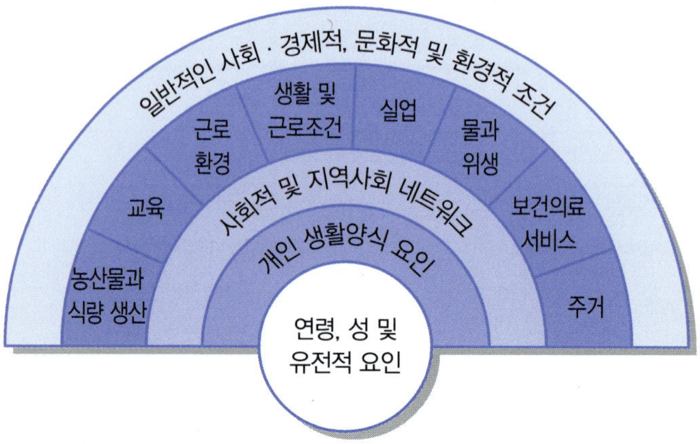

그림 1-3 달그렌과 화이트헤드의 건강결정요인 모형

자료 : Dahlgren G and Whitehead. M (1991). Policies and Strategies to Promote Social Equity in Health. Stockholm: Institue for Future Studies. 27(1), 4-41.

(4) 건강위험요인

건강결정요인은 포괄적인 개념이라고 할 수 있는데, 이와 달리 특정 질병과 관련된 개념으로는 건강위험요인이 있다. 건강위험요인은 건강을 해치거나 위협하는 요인으로 특정 질병이나 사망의 원인이 되는 위험요인(risk factor)을 말한다. 흡연, 과다 음주, 스트레스, 운동부족, 비만 등은 생활습관과 관련된 건강위험요인이며, 빈곤, 실직 등은 사회경제적 건강위험요인이다. 주요 건강위험요인은 영양실조, 위생불량, 실내 공기오염, 수질 및 하수오염뿐만 아니라 최근에는 만성질환 발생과 관련된 생활습관 요인이 강조되고 있다.

2) 건강모형

건강모형은 다양한 건강결정요인들을 몇 개의 세부 항목으로 분류하여 건강에 영향을 미치는 요인을 이론적 틀로 설명한 것이다. 여러 건강모형이 제시되고 있는데, 여기에서는 감염성 질환 발생을 설명하는데 적합한 생태학적 모형과 만성질환 설명에 적합한 전체론적 모형을 살펴보도록 한다.

(1) 생태학적 모형

생태학적 모형(ecological model)[8]은 병원체, 숙주, 환경 간의 상호관계에서 질병이 발생한다고 본다. 병원체 요인만으로 질병이 발생하지 않고 3요소 간에 어떤 관계가 형성되느냐에 따라 결정된다고 본다. 고든(James Edward Gordon)은 질병 또는 유행의 발생을 환경을 저울받침대로 병원체와 숙주를 양쪽 끝의 저울추로 비유하여 설명하였다. 이들 3요소는 생태학적으로 평형상태를 이루고 있는데 이것이 깨어지면 질병이 된다. 평형상태가 깨어질 수 있는 상황은 환경이 변하거나, 병원체의 침투력이 높아지거나, 숙주의 면역상태에 변화가 있을 때이다. 이 모형은 단일병인론(single cause-effect)인 미생물 병인론에 근거하고 있기 때문에 감염병이나 감염병 유행기전을 설명할 때에는 매우 적합하지만 만성질환과 같이 다원인론(multiple causes)을 설명하기는 어렵다.

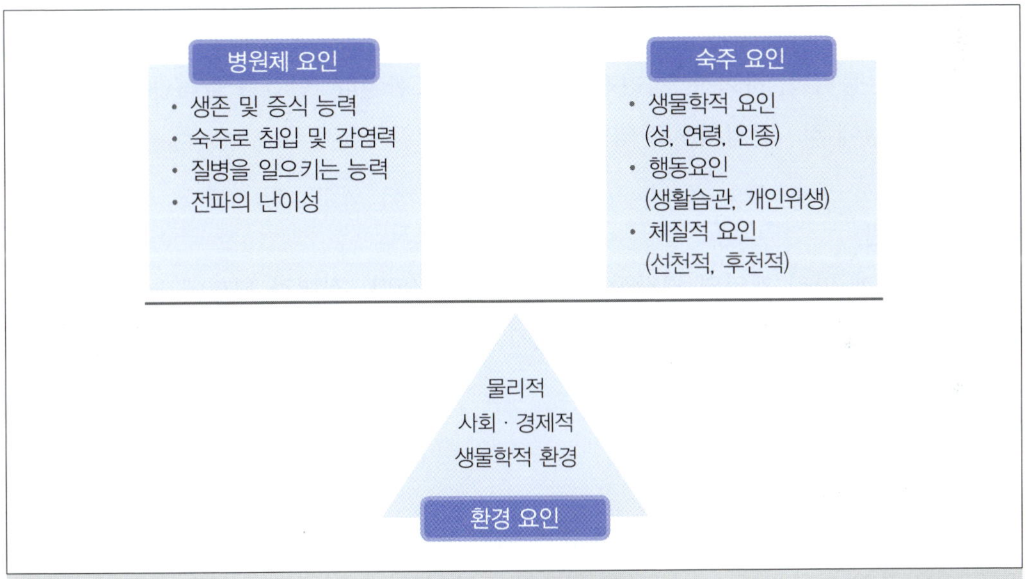

그림 1-4 생태학적 모형

8 지렛대 모형(lever theory)이라고도 한다.

(2) 전체론적 모형

전체론적 모형(holistic model)[9]은 건강과 질병을 단순히 이분법적으로 구분하지 않고 건강과 질병의 정도에 따라 연속선상에 있는 것으로 파악한다. 건강은 사회 및 내부 생태체계가 역동적으로 균형을 이룬 상태를 의미한다. 따라서 질병은 개인의 적응력이 감퇴하거나 조화가 깨질 때에 발생하는 것으로 본다. 치료의 목적은 단순히 질병을 제거하는 것만이 아니라 개인이 더 나은 건강을 성취할 수 있도록 건강을 증진시키고, 자기건강관리 능력을 향상시키는 넓은 개념으로 이해된다.

전체론적 모형의 대표적인 학자는 브룸(Blum, 1974)과 라론드(Lalonde, 1974)이며, 이들은 건강에 영향을 미치는 요인으로 환경, 생활습관, 생물학적 특성, 보건의료체계를 제시하였다. 브룸과 라론드의 차이는 브룸은 건강에 영향을 미치는 각 요인들 간에 중요도가 다르다고 보았으나, 라론드는 각 요인의 비중은 동일하다고 보았다. 전체론적 모형의 각 구성요인은 다음과 같다.

① 환경

환경에는 물리적, 사회적, 심리적 환경이 모두 포함된다. 인간을 둘러싼 모든 환경은 건강과 질병에 직·간접적으로 영향을 미친다.

② 생활습관

생활습관에 따라 개인의 건강상태는 달라질 수 있다. 질병과 위험에 노출되는 것은 본인 자신의 책임이 상당부분 있으며 여가 활동, 소비패턴, 식습관 등은 개인의 건강에 큰 영향을 미친다.

③ 생물학적 특성

개인의 유전적, 신체적 특성 등과 같은 내적 요인은 질병발생에 영향을 미치는 중요한 요인 중의 하나이다. 각 개인의 생물학적 특성에 따라 질병에 대한 감수성은 차이가 있다.

④ 보건의료체계

국가나 지역사회의 보건의료체계 상태에 따라 구성원들의 건강상태는 달라진다. 보

9 전인적 모형이라고도 한다.

건의료체계는 포괄적인 개념으로 예방적, 치료적, 재활적 요소를 모두 포함한다. 전체론적 모형에서는 보건의료체계 요인을 중요하게 설명하고 있다.

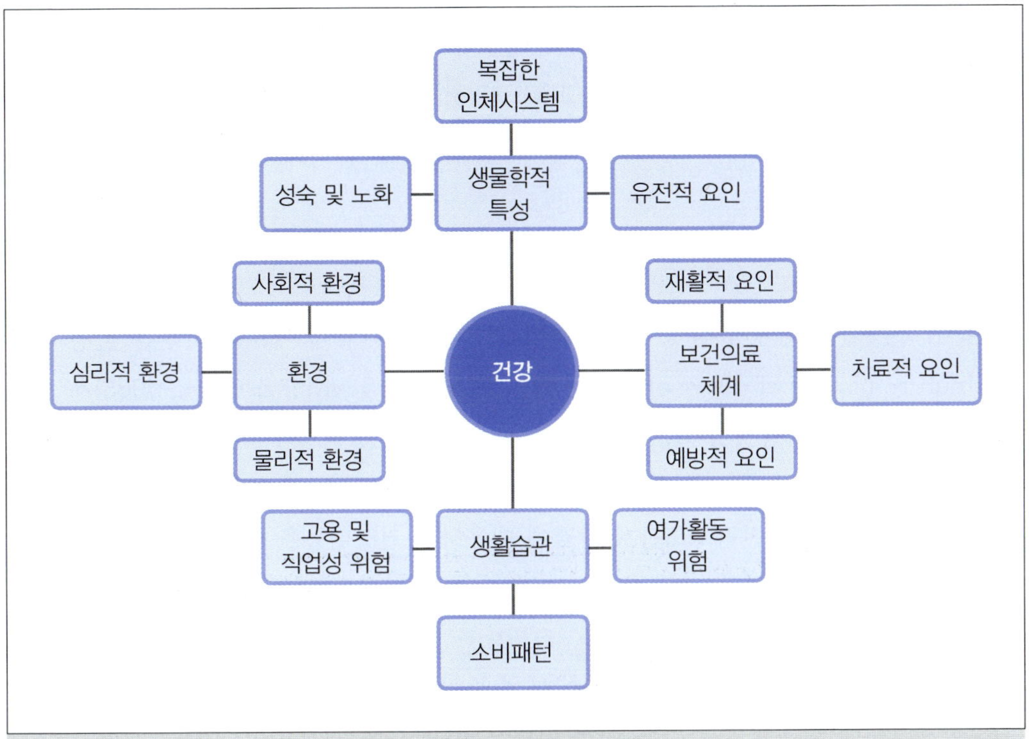

그림 1-5 전체론적 모형

3. 질병

1) 개념

질병을 정의하고 개념화하는 것은 건강 개념 및 의학의 기본 성격과 관련되기 때문에 간단하지 않다. 특히 질병을 설명하는 방식은 시대적 패러다임에 따라 변화되어 왔다. 귀신이나 악령이 몸속에 침범해 질병을 일으킨다고 보는 원시적 질병관에서 병리이론으로 변화하였다. 병리이론은 고대 의학자들이 보통 가지고 있던 질병관으로 건강이란 인체와 각 구성요소들 간에 균형과 조화를 이룬 것이며, 그것이 깨어진 상태를 질병이라고 보았다. 현대에는 질병의 심리적 원인을 고려하는 정신 · 신체적 질병관이 중요하게 받아들여지고 있다. 이는 질병을 단순히 생물학 차원의 사건으로만 보는 것이 아니라 정신적 및 사회적 차원과 연관시켜서 바라볼 수 있게 한다.

질병에서 빼놓을 수 없는 요소인 고통이나 통증은 객관화하기 어려운 부분이 있기 때문에 질병의 객관적 측면과 주관적 측면을 구별하기 위해 의료사회학에서는 질병(disease)과 질환(illness)을 구분하여 사용하는 경향이 있다. 질병은 객관적으로 규정할 수 있는 상태를 말하며, 질환은 환자가 경험하는 질병을 의미한다.

2) 질병발생 과정

사람이 건강한 상태에서 질병이 발생하여 회복 또는 사망에 이르는 과정을 질병의 자연사(nature history of disease)라고 한다. 리벨과 크락(Leavell & Clark, 1965)은 질병의 자연사 과정을 비병원성기(prepathogenesis), 초기 병원성기(early pathogenesis), 불현성 감염기(inapparent infection), 발현성 질환기(apparent infection), 회복기(recovery phase)로 구분하고 5단계 각각에 대응하는 건강행동을 설명하였다.

(1) 비병원성기

병원체, 숙주 및 환경 간의 상호작용에서 숙주의 저항력이나 환경요인이 숙주에게 유리하게 작용하여 병원체의 숙주에 대한 자극을 억제 또는 극복할 수 있는 상태이다. 건강이 유지되는 시기이다.

(2) 초기 병원성기

병원체의 자극이 시작되는 질병발생 이전 단계이다. 숙주의 면역을 강화시켜 질병에 대한 저항력을 키워주어야 하는 시기이다.

(3) 불현성 감염기

병원체의 자극에 대한 숙주의 반응이 시작되는 병적인 변화기이다. 감염병의 경우에는 잠복기에 해당되고, 비감염성 질환의 경우에는 자각증상이 없는 초기단계에 해당된다.

(4) 발현성 질환기

임상적인 증상이 나타나는 단계이다. 해부학적 또는 기능적 변화가 있으며, 이에 대한 적절한 치료가 필요한 시기이다.

(5) 회복기

재활 단계이다. 회복기에 있는 환자에게 질병으로 인한 신체적, 정신적인 후유증을 최소화시키고 잔여기능을 최대한으로 재생시켜서 활용하도록 도와주는 시기이다.

표 1-2 리벨과 크락의 질병자연사와 건강행동

구분	비병원성기	초기 병원성기	불현성 감염기	발현성 질환기	회복기
과정	병원체, 숙주, 환경의 상호작용	병원체의 자극 형성	숙주의 병적 변화	임상질환	회복
건강행동	• 환경위생개선 • 건강증진활동	• 특수예방 • 예방접종	• 조기진단 • 조기치료	• 악화방지 • 장애방지를 위한 진단과 치료	• 재활 • 사회복귀
예방수준	1차예방		2차예방		3차예방

3) 질병예방

예방은 미리 대비하여 막는 것이다. 질병예방(prevention of disease)은 질병의 원인을 제거하여 질병이 발생하지 못하도록 막는 것을 의미한다. 질병예방은 예방 수준에 따라 1차예방, 2차예방, 3차예방의 3단계로 구분된다. 각 예방 수준별 구체적 내용은 아래와 같다.

(1) 1차예방

1차예방(primary prevention)은 질병이 발생하지 않도록 하는 것이다. 질병이 발생하지 않은 시점에서 질병발생 자체를 억제하는 것으로 진정한 의미의 예방이라고 할 수 있다. 1차예방은 건강증진과 특수 예방서비스로 구성된다. 건강증진은 질병발생과 무관하게 보다 적극적이고 능동적으로 건강상태를 유지하고 향상시키려는 활동이고, 특수 예방서비스는 예방접종과 같이 특정한 질병의 예방을 목적으로 한다. 건강증진은 전문가의 도움 없이 일반인들이 스스로 수행하는 경우가 대부분이었는데, 최근에는 전문가가 특정한 건강위험요인을 가진 대상자에게 운동프로그램, 영양프로그램 등의 건강서비스를 제공하는 경우도 많아지고 있다.

(2) 2차예방

2차예방(secondary prevention)은 어떤 증상의 원인이 되기 전에 질병을 찾는 것이다. 조기발견과 조기치료의 단계로 질병을 효과적으로 치료할 수 있도록 한다. 질병을 조기에 발견하기 위한 건강검진 뿐만 아니라 증상이 나타난 후에 이루어지는 모든 진단과 치료서비스가 포함된다. 2차예방은 질병의 악화를 지연시켜 중증으로 되는 것을 예방하여 고통, 후유증, 의료비 등을 줄이는데 도움을 준다.

(3) 3차예방

3차예방(tertiary prevention)은 치유된 질병의 재발을 예방하거나 합병증이나 장애가 유발되지 않도록 하는 것이다. 질병이 치료된 후에 제공되는 서비스로 재활 및 사회복귀 단계에 해당된다. 질병으로 인해 신체적, 정신적 장애가 남아 정상적인 활동이 어려운 경우 이를 정상적으로 되돌리기 위해서 제공되는 모든 서비스가 3차예방에 해당된다. 만일 장애가 생겼을 경우에는 사회복귀를 위한 의학적 재활과 직업적 재활을 함께 실시하게 된다.

표 1-3 예방수준별 서비스 내용

예방수준	1차예방	2차예방	3차예방
서비스 내용	• 보건교육 • 금연상담 • 개인위생관리 • 예방접종 • 영양섭취 • 안전사고예방	• 건강검진 • 조기진단 • 조기치료 • 악화 및 장애방지를 위한 진단과 치료	• 의학적 재활 • 사회적 재활 • 의료기관 및 지역사회 시설 제공 • 고용서비스 제공

4. 건강권

고대 및 중세에는 질병을 천벌로 생각하고 운명론적으로 받아들였다. 과학의 발달로 질병의 원인이 밝혀지면서 최근에는 건강관리에 대한 개인의 책임 범위가 관심 대상이 되고 있다. 개인이 아무리 노력해도 건강을 유지하기 어려운 측면이 있고, 개인이 전적으로 건강관리를 책임지기에는 건강에 영향을 미치는 요인들이 복잡하기 때문이다. 이런 이유로 오늘날에는 건강이 기본권리로 강조되고 건강형평성 실현에 관심이 집중되고 있다.

국제적으로 건강권을 명시한 대표적인 사례는 세계보건기구 헌장(1946)과 세계인권선언문(1948)이다. 세계보건기구 헌장에는 건강권을 달성 가능한 최고 수준의 건강을 향유하는 것은 인종, 종교, 정치적 입장, 경제적 · 사회적 조건에 상관없이 모든 인류의 기본적 권리 중의 하나라고 규정하고 있다. 세계인권선언문[10]에서도 건강권을 보편적인 인권의 하나로 간주하고 있다. 유엔(UN)의 경제적, 사회적 및 문화적 권리에 관한 위원회(2000)는 건강권은 자유와 권리를 모두 포함한다고 규정하고 이용가능성, 접근성, 수용성, 질을 건강권의 4가지 핵심 요소로 제시하였다[11]. 건강권에서 자유는 개인의 건강을 결정할 수 있는 권리, 성 및 생식보건의 자유, 동의를 통한 의학적 치료를 받을 자유를 포함하며, 권리는 모든 사람이 최고 수준의 건강을 향유하기 위해 보건의료 이용을 받을 수 있는 권리를 의미한다.

우리나라에서 건강권에 관한 내용이 제시된 법률은 헌법 제36조③항[12], 보건의료기본법 제10조[13], 장애인 건강권 및 의료접근성 보장에 관한 법률 제3조[14]이다. 보건의료기본법에는 건강권이라는 용어가 구체적으로 명시되어 있고, 장애인 건강권 및 의료접근성 보장에 관한 법률에는 건강권의 정의가 규정되어 있다. 2004년 대한병원협회와 보건의료산업노조가 채택 합의한 환자권리장전에서는 건강권을 인격권, 차별금지, 최선의 의료를 제공받을 권리, 선택의 자유, 알권리 등으로 규정하고 있다.

---

10 세계인권선언문에는 모든 사람이 자신과 가족의 건강과 안녕에 적합한 생활수준을 누릴 권리를 가진다고 규정되어 있다.

11 2000년 The Committee on Economic, Social and Cultural Rights의 일반논평 제14호

12 ③ 모든 국민은 보건에 관하여 국가의 보호를 받는다.

13 제10조(건강권 등) ① 모든 국민은 이 법 또는 다른 법률에서 정하는 바에 따라 자신과 가족의 건강에 관하여 국가의 보호를 받을 권리를 가진다. ② 모든 국민은 성별, 나이, 종교, 사회적 신분 또는 경제적 사정 등을 이유로 자신과 가족의 건강에 관한 권리를 침해받지 아니한다.

14 건강권이란 질병예방, 치료 및 재활, 영양개선, 재활운동, 보건교육 및 건강생활의 실천 등에 관한 제반 여건의 조성을 통하여 최선의 건강상태를 유지할 권리를 말하며, 보건과 의료서비스를 제공받을 권리를 포함한다.

제2장

공중보건

학습목표

- 공중보건의 범위와 20세기 공중보건 10대 성과를 설명할 수 있다.
- 공중보건학적 접근방법이 필요한 이유를 설명할 수 있다.
- 임상의학과 공중보건학의 차이점을 설명할 수 있다.
- 산업혁명 이후 공중보건의 발전과정을 시대 순으로 설명할 수 있다.
- 1948년 이후 우리나라 공중보건의 발전과정을 설명할 수 있다.

1. 공중보건의 이해

1) 개념

공중보건(public health)에 대한 다양한 정의가 있으나 오늘날 윈슬로(Charles-Edward Amory Winslow, 1920)가 발표한 내용이 대표적으로 인용되고 있다. 그는 '공중보건은 조직된 지역사회의 노력을 통해 질병을 예방하고, 생명을 연장하며, 신체적 건강과 효율성을 증진시키는 과학이며 기술(Public health is the science and the art of preventing disease, prolonging life and promoting physical health and efficiency through organized community effort)'이라고 하였다. 윈슬로는 지역사회의 노력으로 ① 환경위생, ② 지역사회 감염관리, ③ 개인위생에 대한 교육, ④ 질병의 조기진단 및 예방 활동을 위한 의료 및 간호서비스의 조직, ⑤ 지역사회의 모든 개인에게 건강유지에 충분한 생활수준을 보장할 수 있는 사회적 조직의 개발을 제시하였다[1].

2) 공중보건 범위

역사적으로 공중보건은 인구집단의 건강문제와 관련되었다. 17세기부터 19세기의 공중보건은 페스트, 천연두, 콜레라 등의 감염병을 해결하는데 집중하였다. 19세기에는 산업화와 빠른 도시화가 진행되면서 깨끗한 물 공급, 폐기물 처리, 주거환경 개선 등 환경적인 이슈에 관심을 두었다. 20세기에 들어와서 사망과 질병의 주요 원인이 감염성 질환에서 만성질환으로 변화되어 공중보건은 전문가의 교육과 상담, 대중매체를 통한 캠페인뿐만 아니라 집단 선별검사, 예방접종 등을 포함하게 되었다. 최근에는 빈곤과 불건강간의 관련성이 밝혀지면서 건강에 대한 사회적 책임성이 강조되고 있다. 건강을 향상시키기 위해서는 보건의료서비스를 제공하는 것만으로는 달성될 수 없으며 저임금, 주택, 범죄, 무질서, 실업 등과 같은 환경적, 경제적 · 사회적 건강결정요인을 개선하는 것이 필요하기 때문이다.

미국의 공중보건기능운영위원회(PHFSC, 1995)는 10대 필수 공중보건서비스 내용을 제시하였는데, ① 지역사회 건강문제 확인하고 해결하기, ② 지역사회 건강문제와 건강위험에 대한 사정 및 조사, ③ 건강이슈에 대해서 사람들에게 알리고, 교육하고, 권한 부여하기, ④ 건강문제를 확인하고 해결하기 위한 지역사회 파트너십과 참여, ⑤ 개인 및 지역사회의 건강 활동을 지원하는 정책 및 계획 개발, ⑥ 건강보호 및 안전보장 관련 법률 제정, ⑦ 필요한 보건서비스 연결 또는 직접 제공, ⑧ 유능한 보건의료 인력 확보, ⑨ 보건서비스의 효과성, 접근성, 질에 대한 평가, ⑩ 건강문제를 해결하기 위한 새로운 통찰력과 혁신적인 해결 방법의 연구 등이다. 이를 근거로 미국은 건강증진 및 질병예방 계획(Healthy People 2010, 2020)에 공중보건서비스 지원체계 구축 방안을 마련하였다.

3) 공중보건 특성

공중보건은 지역사회를 기반으로 인구집단의 건강을 보호하고 질병을 예방하기 위한

---

1 영어 원문 내용은 다음과 같다. ① the sanitation of the environment, ② the control of community infections, ③ the education of the individual in principles of personal hygiene, ④ the organization of medical and nursing service for the early diagnosis and preventive treatment of disease, ⑤ the development of the social machinery which will ensure to every individual in the community a standard of living adequate for the maintenance of health

개인적 및 집단적 책임을 강조하고, 건강의 사회결정요인(social determinants)에 관심을 기울이며, 인구집단 건강에 기여하는 사람들과 파트너십을 구축한다. 공중보건 수행 주체는 공공부문뿐만 아니라 민간부문에서도 가능하다.

미국의 질병통제예방센터(CDC, 1999)는 20세기 공중보건이 성취한 10대 성과로 예방접종, 자동차 안전, 산업장 안전, 감염병 관리, 심장병 및 뇌졸중으로 인한 사망자 감소, 안전하고 건강한 음식, 모자보건, 가족계획, 식수의 불소화, 담배 위험경고 등을 제시하였다. 공중보건에서 다루는 주요 세부내용은 시대적 건강문제에 따라 변화되고 있으나 기본적인 공중보건 범위는 인구집단의 건강상태 사정, 질병을 예방하거나 건강문제를 관리하기 위한 정책 수립, 건강한 물리적 환경조성, 건강을 증진시킬 수 있는 생활여건을 조성하는 사회적 행동을 포함한다.

2. 공중보건학

1) 성격

공중보건학은 지역사회 인구집단의 건강과 질병을 다루는 학문이다. 공중보건학은 실천적인 성격이 강하고 내용도 인구집단이 당면하고 있는 건강문제와 관련된다. 이러한 특성으로 공중보건학은 다른 학문과 달리 사회변화에 따라 그 관심대상 주제가 빠르게 바뀐다. 공중보건학은 자연과학뿐만 아니라 사회과학의 지식과 방법이 활용되며, 특히 학제 간(interdisciplinary) 연구가 활성화된다. 공중보건학은 여러 분야가 유기적인 조직체로 기능하여 인구집단의 건강을 효율적으로 향상시키는데 필요한 지식과 기술을 연구하는 응용과학이라고 할 수 있다.

공중보건학은 물리학, 화학, 생물학, 통계학, 의학 등의 자연과학적 지식뿐만 아니라 사회학, 행정학, 경제학, 인류학, 정책학, 법학 등 사회과학적 지식을 건강문제 파악과 해결에 유기적으로 응용하는 학문이다. 공중보건학 내에서도 주요 관심분야에 따라 환경보건학, 보건경제학, 보건사회학, 보건교육학, 보건통계학 등으로 세분화된 개별 학문체계[2]가 성립된다. 그러나 최종목표는 인구집단의 건강증진이며 이에 접근하는 방법이 세분화되었을 뿐이다. 지역사회 주민의 건강을 향상시키기 위해서는 건강과 관련된 여러

2 공중보건학은 총론이라고 할 수 있으며 세분화된 개별 학문체계를 각론이라고 한다.

분야에 대한 지식이 필요하기 때문에 공중보건학은 종합적인 학문적 성격을 갖고 있다.

표 2-1 공중보건학 성격

구성	자연과학	사회과학
제공	연구대상	연구방법
내용	질병 관련 지식	건강증진 방법
관련 학문	생물학, 물리학, 화학, 약학, 의학, 역학 등	행정학, 경제학, 사회학, 인류학, 정책학, 법학 등

2) 접근방법

공중보건학은 그 대상을 개인보다는 인구집단 또는 지역사회 전체로 하며, 개별 환자의 치료보다는 인구집단의 건강증진을 목표로 한다. 이러한 목표를 달성하기 위하여 공중보건학은 지역사회 전체를 대상으로 활동을 한다. 지역사회는 주민들이 단순히 일정한 지역에 함께 거주하는 것 이상의 의미를 갖는다. 지리적으로 근접해 생활하면서 사회구조와 사회적 기능을 발전시키게 되고, 이 과정에서 주민들은 상호작용을 통해 서로의 생활과 행동에 영향을 미친다. 공중보건학이 지역사회를 대상으로 한다는 것이 단순히 대상 범위가 전체 주민이라는 의미는 아니다. 어떤 인구집단의 건강문제는 특정한 사회환경, 개인이 속한 집단, 집단과 관련되는 개인의 여러 요인 등이 상호작용하여 일어나는 결과로 보기 때문이다.

이러한 접근방법은 지역사회 건강문제를 해결하여 그 지역에 속한 각 개인의 건강수준을 향상시킬 수 있다는 점에서 임상의학과는 다르다. 임상의학에서는 환자의 건강상태를 확인하기 위하여 증상을 살피고 각종 임상검사를 실시하여 그 원인을 판단한다. 그리고 치료를 위하여 투약을 하거나, 주사를 놓거나, 수술을 하기도 한다. 그러나 공중보건학은 접근방법이 다르다. 지역사회의 증상은 그 지역사회의 사망률, 사망원인, 질병 이환율, 보건위생 상태, 의료서비스 이용률 등으로 나타나며, 건강상태를 측정하기 위한 검사로 사회조사, 보건통계분석, 환경조사 등의 방법을 이용한다. 지역사회의 불건강 원인을 규명하기 위하여 사회경제적 요인을 분석하고 주민들의 가치관, 관습, 사회규범, 건강에 대한 지식 및 태도에 관심을 기울인다. 공중보건학에서 치료는 주민들에 대한 보건교육, 건강에 해로운 각종 요인에 대한 법적 규제, 모자보건, 감염병 관리, 환경위생, 학교보건, 영양관리, 가족계획 등과 관련된 서비스 제공을 의미한다. 이와 같은 공중보건학적 접근방법이 필요한 이유는 다음과 같다.

첫째, 각 개인의 건강문제는 주변 사람들의 건강상태로부터 영향을 받는다. 이웃에서 발생한 감염병은 순식간에 나와 내 가족의 건강을 위협하게 된다. 이웃이 건강하지 못한 상태에서 나만 건강하기는 어려운 실정이다. 내가 건강한 삶을 살기 위해서는 주변의 모든 사람들이 건강해야 하는 것이다.

둘째, 우리가 경험하는 대부분의 질병은 지역사회의 사회적 · 물리적 환경과 밀접하게 관련되어 있다. 특히 건강에 대한 지역사회 주민들의 태도, 생활습관, 가치관, 생활양식 등은 질병발생에 큰 영향을 미친다.

셋째, 의료기관 중심의 치료적 접근만으로는 지역사회의 다양한 건강문제를 해결할 수가 없다. 건강관리를 위해서는 건강증진, 질병예방, 치료, 재활 등이 포괄적으로 고려되어야 하며, 지역사회 주민들이 참여하는 조직적인 활동이 필요하다.

3) 임상의학과 차이점

공중보건학이 임상의학(clinical medicine)과 다른 점은 환자 개인을 대상으로 하지 않고 인구집단의 포괄적인 건강문제를 다루는데 있다. 임상의학은 개인 환자의 진료와 관련되는 분야로 해부구조나 생리기능이 정상에서 이탈했을 때에 이를 정상으로 회복시키는 치료기술이라고 할 수 있다. 이와 달리 공중보건학은 지역사회의 건강문제를 진단하거나 해결 방안을 모색할 때에 단순히 생물학적인 요인만을 고려하는 것이 아니라 해당 지역사회의 정치, 경제, 문화 등 여러 요인을 함께 검토하게 된다. 이런 이유로 오늘날 공중보건학은 사회과학으로 간주되기도 한다.

표 2-2 공중보건학과 임상의학의 비교

구성	공중보건학	임상의학
대상	인구집단	환자 개인
목표	건강증진, 질병예방	건강회복, 고통 경감, 재활
장소	지역사회	의료기관
관련 학문	예방의학, 자연과학, 사회과학	기초의학, 치료의학, 재활의학
필요 정보	건강설문조사, 역학조사, 통계자료	임상병력, 생물 · 생리학적 검사
개입 방법	보건사업, 보건교육, 법 제정, 위생관리 등	상담, 투약, 수술, 의료서비스 등

3. 공중보건 발전과정

인류는 질병과 재해로부터 자신을 보호하기 위해서 집단적으로 다양한 노력을 시도하였는데, 이것이 공중보건의 기원이라고 할 수 있다. 각종 질병에 대한 원인 규명이나 대응방안 마련은 그 시대의 지식, 기술, 문화 수준에 따라 결정되기 때문에 역사적으로 보면 공중보건 활동은 다양한 형태로 추진되었다. 각 시대별로 진행되었던 공중보건 활동을 살펴보면 다음과 같다.

1) 외국

(1) 고대기

초창기의 인류는 질병과 외상은 죽음으로 연결된다는 것을 경험을 통해서 알았을 것이며, 이들은 자신 및 가족의 건강을 지키기 위해서 미신적인 지식과 기술을 사용하였을 것이다. 이 시기에는 질병을 악령의 소행으로 생각하였기 때문에 악령을 몸 밖으로 내보내기 위해서 살아있는 동물을 바치면서 기도를 하였고, 병든 육신으로부터 악령을 제거하기 위하여 식물이나 동물에서 추출한 약물도 함께 사용한 것으로 알려져 있다.

고대 의술의 대부분은 종교적 활동과 관련되어 있고, 종교적 예배에서 청결이 강조되어 위생적 청결관념이 보급되기 시작하였다. 건강관리에 적용되던 비과학적 요소를 타파한 사람들이 그리스의 자연과학자들이었다. 인간의 질병을 초자연적인 힘에 의존하여 치료하려 했던 원시적인 형태의 의료가 체계를 갖추게 된 것은 히포크라테스(Hippocrates) 학파 덕분이었다. 히포크라테스 시대에 와서 건강 개념은 인체의 구성요소들이 조화를 이루는 상태를 의미하는 것으로 발전되었다. 히포크라테스는 질병과 환경의 관계를 최초로 언급하였는데, 그는 인간의 건강은 생활양식, 기후, 지형, 공기상태, 음식 등 포괄적인 환경요인에 영향을 받는다고 생각하였다. 또한 신체 내에는 혈액, 점액, 황담즙, 흑담즙의 4가지 체액이 있고, 그 질과 양의 조화에 따라 건강이 유지되고 그것이 불균형을 이룰 때에 건강을 해치게 된다는 체액설을 주장하였다.

히포크라테스 학파의 체액설, 장기설(miasma)[3]은 당시 건강관의 기초가 되었으며 로마의 갈레누스(Galenus) 학파에게 계승되었다. 히포크라테스 학파의 건강관은 생명현상

3 미아즈마(나쁜 공기)설은 전염병은 오염된 공기에 의해 일정 지역에 발생한다는 이론이다.

의 표현이 심신의 건강이라고 하는 관념적인 것에 머물렀으나 갈레누스는 동물실험과 해부까지 실시하여 과학적인 연구로 발전시켰다. 그의 장기설은 17세기까지는 확고하게 받아들여졌다. 로마는 그리스의 의학과 위생을 그대로 계승하였기 때문에 특별한 것은 없었으나 하수도, 공동목욕탕, 급수시설 등의 위생시설에서 괄목할 만한 발전을 이루었다.

(2) 중세기

일반적으로 중세는 로마제국이 멸망한 기원 476년부터 동로마제국이 몰락한 기원 1453년 사이의 기간을 말한다. 중세 암흑기의 시작과 함께 그리스 시대에 발달된 의학지식은 대부분 사장되었다. 이 당시의 로마 가톨릭 교회의 기본 입장은 정신과 사회문제는 의학에 의해서가 아니라 교회에 의해서 치유되어야 한다는 것이었다. 질병과 죄는 본질적으로 깊은 관련성이 있다고 생각하여 질병은 자기가 저지른 죄에 대한 벌이고 악마나 마법에 걸릴 때도 병이 생긴다고 보았다. 따라서 신에게 기도와 참회하여 천사의 구원을 비는 것이 건강관리를 위한 기본적 방법으로 간주되었다. 또한 이 시기에 병원과 요양소가 많이 건립되고 병원에 상근하는 의사가 생기게 되었다. 그러나 의사의 역할은 신체의 질병을 치료하는데 제한되었다. 대부분의 치료는 육체와 정신의 관련성, 사회환경이 건강에 미치는 영향 등에 대해서 특별히 관심을 두지 않은 채 이루어졌다.

이 시기는 대부분 생활이 비위생적이어서 콜레라, 나병, 홍역, 결핵 등과 같은 각종 감염병이 창궐하였다. 14세기에는 페스트가 전 유럽을 휩쓸어 유럽 전체 인구의 1/4이 사망하였다. 페스트 유행으로 접촉전염설이 대두되었고, 그 대책으로 환자 색출, 격리소 설치, 환자의 의복과 침구 소각 등을 실시하였다. 페스트 발생 지역은 검역소를 설치하고 교통을 차단하였는데 여기에서 오늘날의 검역(quarantine)제도가 유래되었다. 1383년 프랑스 마르세유(Marseilles)에서 최초의 검역법이 통과되어 검역소가 설치되었다.

(3) 중세 이후부터 산업혁명까지

1500년 이후 봉건사회가 붕괴되고 종교적인 압박에서 해방되는 르네상스 시대가 시작되었다. 이 시기에는 근대적인 사회경제로 발전하기 시작하면서 과학기술이 본격적으로 발전하기 시작하였다. 네덜란드인 리웬호크(Leeuwen Hock)는 현미경을 발명하여 인간의 눈으로 볼 수 없었던 질병의 원인을 밝혔다. 영국의 그랜트(John Graunt)는 런던 시민의 사망자료와 교회 세례기록을 30년간 관찰하여 1662년에 인구학과 보건통계학의 최초 논문을 발표하였고, 이탈리아의 라마찌니(Bernardino Ramazzini)는 직업병에 관한 노동자의 질병을 저술하여 산업보건의 기틀을 마련하였다. 1669년에 네덜란드의 호이겐스(Christiaan Huygens)가 평균수명을 계산하는 방법을 제시하였고 1693년에는 생명표가 작성되어 연금계산에 활용되었다.

1750년 이후 계몽주의 시대에는 환경위생 운동과 근대 공중보건 활동들이 본격적으로 시작되었다. 특히 독일에서 공중보건에 대한 정부 활동의 필요성이 크게 인식되었는데 독일의 프랑크(J Frank)는 완전한 의사경찰체계를 저술하여 건강에 대한 국가책임론을 주장하였다. 이 책이 공중보건과 개인위생을 체계화시킨 최초의 공중보건학 저서로 간주되고 있다. 1798년에는 두창에 대한 우두종두법을 영국인 제너(Edward Jenner)가 발견하여 예방과 치료에 대한 길을 개척하였다. 오늘날 우리가 맞고 있는 백신 예방접종은 모두 제너가 발명한 종두법에서 발전된 것이다. 1810년에 프랑스의 라플라스(Pierre-Simon Laplace)는 확률론을 발표하였으며, 이때부터 질병에 대한 통계분석이 시작되었다.

(4) 산업혁명 이후

산업혁명은 기술의 혁신과 이로 인해 일어난 사회, 경제 등의 큰 변혁을 일컫는 것으로 영국에서 1750년부터 시작하여 1840년대에 완성되었다. 공중보건은 산업혁명을 계기로 급속히 발전하였다. 산업혁명 이후 진행된 주요 공중보건 활동을 기준으로 공중보건의 역사를 살펴보면 다음과 같다.

① 환경위생 시대

현대적인 공중보건의 시작은 19세기에 시작되었다. 그 당시 런던, 리버풀, 맨체스터, 버밍햄 등 영국에서 대표적인 도시들은 사망률과 질병 발생률 및 이환율이 높았다. 사람들은 질병의 원인이 불건강한 생활여건에 있다고 생각하였고, 이를 개선하려고 노력하였다. 이것은 위생혁명(sanitary revolution)으로 불려지며 공중보건의 토대가 마련되었다. 1837년에 런던을 중심으로 열병이 크게 유행하였는데, 이때 공중보건 운동의 선구자인 채드윅(Edwin Chadwick)은 열병조사보고서를 작성하여 정부에 제출하였다. 이 결과로 1842년에 공중위생감독 및 각종 위생조사를 위한 보건정책조사위원회가 설치되고 1848년 세계 최초로 공중보건법(Public Health Act)이 제정되었다. 1842년 채드윅은 보고서[4]에서 콜레라를 예방하는데 필요한 도움은 치료를 담당한 의사가 아니라 토목기사로부터 받아야 했다고 기술하였다. 이러한 노력으로 도시는 상

4 보고서 제목은 '대영제국 노동자들 위생상태'였다.

수도 시설을 갖추고 주택개량을 통하여 위생환경을 개선하기 시작하였다.

이 시기에는 모든 질병은 나쁜 공기에 의해 전파된다는 장기설을 대신하여 감염설이 받아들여지게 되었다. 이 과정에 결정적인 역할을 한 사람이 영국인 스노(John Snow)였는데, 그는 런던의 콜레라 유행을 조사하여 1855년에 콜레라 발생의 전파 양식에 대한 저서를 출간하고 콜레라의 원인이 공동우물이라는 것을 입증하였다. 1862년 맨체스터 및 샐퍼드 여성 위생개선협회는 여성을 고용하여 저소득층의 건강과 위생을 향상시키기 위하여 가정을 방문하였다. 이것이 방문보건의 시작이라고 할 수 있다. 각 지방 정부에서 여성을 고용하여 위생감시관 또는 엄마들의 친구 역할로 방문보건사업을 확대하였다. 이들은 여성 및 어린이들 건강을 향상시키고, 가정위생을 책임지는 역할을 담당하였다. 독일의 페텐코퍼(Max Pettenkofer)[5]는 자연환경이 인체에 미치는 영향을 규명하였고, 1866년 뮌헨대학에 최초의 위생학 교실을 창립하여 근대 위생학의 기틀을 만들었다. 1883년 독일의 비스마르크(Bismark)가 근로자질병보호법을 제정하여 사회보장제도의 출발이 되었다.

② 감염병 예방시대

감염병의 병원체를 계속 발견하기 시작한 19세기 후반은 감염병 예방을 위한 혁명기라 할 수 있다. 파스퇴르(Louis Pasteur), 코흐(Robert Koch) 등은 원인불명이었던 여러 감염병의 원인을 파악하고 감염경로를 규명하는데 공헌하였다. 1860년 프랑스의 파스퇴르는 질병은 자연발생적인 것이 아니라 미생물에 기인한다고 주장하였으며, 독일의 코흐는 결핵균(1882년), 콜레라균(1883년), 탄저균(1883년) 등을 발견하여 세균면역학의 기틀을 만들었다. 19세기 말에 여러 학자들이 50여종의 세균을 발견하여 원인불명이었던 많은 감염병의 실체를 파악하고 전염경로가 밝혀졌다. 이러한 세균학의 발전으로 감염병 예방기술이 발전할 수 있었다. 한편, 코흐의 병인학(etiology) 개념에 근거하여 의학연구의 관심은 주거지와 환경에서 미생물로 변화되었으며 치료의학이 본격적으로 발전하기 시작하였다.

③ 지역사회보건 및 보건교육 시대

20세기에 들어서 산업의 고도화는 경제생활면에서 자본가와 노동자 간의 빈부의 격

5 페텐코퍼는 세균 병인론을 반대하고 감염병 발생은 토지나 지하수 오염이 원인이라고 주장하여 환경위생학을 시작하였다.

차를 심화시켰다. 이런 결과로 노동자의 생활은 극도로 비참하였다. 이러한 문제를 해결하기 위하여 사회실태조사를 실시하고 그 결과를 근거로 취약한 환경을 개선하는 방안이 모색되기 시작하였다. 이를 뒷받침하기 위하여 사회보호의 손길을 가정에 미칠 목적으로 보건원(保健員)사업이 시작되었다. 특히 미국에서는 1908년 뉴욕시 위생국에 소아보건과를 설치하고 학교급식 사업을 시작하였으며, 보건지도와 더불어 공중보건의 보급을 위하여 가정주부와 아동을 대상으로 올바른 생활습관을 익히도록 보건요원이 보건교육을 실시하였다. 이러한 활동을 배경으로 1909년 하버드의과대학에 예방의학부가 설립되었고 1913년 보건대학원이 설립되어 예방의학 및 공중보건 전문가를 체계적으로 양성하기 시작하였다. 한편, 미국에서는 제1차 세계대전 후 경제적 호황을 이루었으나 1929년에 발생한 경제적 대공황은 많은 실업자를 발생시켰는데, 이것을 계기로 1935년 세계 최초의 사회보장법이 제정되었다. 또한 1935년에 미국에서는 최초의 국민건강조사가 실시되었다.

④ 사회보장 시대

오늘날과 같은 사회보장제도가 확산되기 시작한 것은 1935년 미국에서 사회보장법이 공포된 이후라고 할 수 있다. 영국도 제2차 세계대전 이후 사회보장제도를 채택한 나라로 1942년 베버리지(Beveridge) 위원회가 사회보험을 통하여 전 국민의 최저생활을 보장하여야 한다는 보고서를 발간하였다. 1944년에 영국 보건성은 국민보건서비스(National Health Service) 백서를 의회에 제출하였으며 1948년에 사회보장제도를 실시하였다. 국민보건서비스는 모든 국민들에게 경제적 부담 없이 종합적 보건의료서비스를 제공한다는 측면에서 획기적인 제도라고 할 수 있다. 이와 같이 국가가 국민의 최저생활과 건강을 보장해야 할 의무를 갖는 것은 국제사회의 통념이 되었는데, 이 시기를 사회보장 시대라고 할 수 있다. 한편, 1965년 미국에서는 사회보장법 개정으로 노인의료보험(medicare)과 저소득층에 대한 의료부조(medicaid) 제도가 성립되었다.

이 시기에는 공중보건 분야의 국제협력이 활발해졌다. 1945년 국제연합(United Nations)이 창설되었고, 1946년 국제노동기구(ILO) 및 유엔아동기금(UNICEF), 1948년 세계보건기구(WHO)가 창립되었다. 세계보건기구(WHO)가 창립되면서 1920년에 창설된 국제연맹과 국제위생사무국은 폐지되었고, 범미주 위생국(The Pan American Bureau)은 세계보건기구의 미주 지역 사무소로 합쳐졌다.

⑤ 가족계획 시대

환경위생 개선, 감염병 예방, 보건교육 시행, 사회보장제도 확충 등 대인보건사업을 포함한 공중보건사업과 활동이 활발해짐에 따라 영아사망률을 포함하여 사망률이 급격히 저하되어 인구가 크게 증가하게 되었다. 인구의 증가는 다양한 보건문제를 유발하기 시작하여 국가가 정책적으로 가족계획사업을 시작하였다. 1952년 국제가족계획연맹(International Planned Parenthood Federation)이 창립되었고, 우리나라는 1961년 정회원국이 되었다. 적정인구의 규모는 각 국가마다 주어진 여건에 따라 결정될 수 있는데, 이 시기에는 선진국들이 산아제한을 위한 가족계획사업을 추진하고 개인들도 적극적으로 동참하여 20세기 중반 이후부터 피임도구 및 피임약 개발이 강화되었다.

⑥ 건강증진 시대

1975년 1월 세계보건기구 제55차 집행이사회에서 일차보건의료를 결의하였다. 일차보건의료는 각 개개인의 건강상태를 개선시키는데 필요한 모든 요소를 지역수준에서 통합하는 수단을 말하며, 이는 질병예방과 건강증진, 조기치료, 사회복지, 지역개발활동 등을 포함한다. 1978년 9월에는 알마아타에서 세계보건기구(WHO)와 국제연합아동기금(UNICEF) 공동 주최로 세계 134개국의 정부 대표와 관계자들이 모여 각국 정부가 일차보건의료에 노력할 것을 결의하는 알마아타 선언을 채택하였다. 1981년 34차 세계보건기구 총회에서 알마아타 선언을 정책으로 채택하였으며 구체적인 원칙으로 형평성, 자율성, 참여, 일차보건의료, 다양한 분야 협력 등을 강조하였다. 한편, 1979년 10월 26일은 세계보건기구가 지구상에서 두창을 근절했다고 선언한 역사적인 날이다.

1970년대 중반부터 생의학적 모형에 기반을 둔 공중보건을 극복하기 위한 방안으로 신공중보건(new public health) 개념이 대두되기 시작하였다. 신공중보건으로 일컬어지는 건강증진(health promotion)[6]의 중요성은 1974년 캐나다에서 발간된 라론드 보고서(Lalonde report)에서 처음 언급되었으며, 건강증진의 구체적 실천방법이 국제적으로 인정되기 시작한 것은 1986년 세계보건기구의 건강증진을 위한 오타와 헌장(Ottawa charter)이 발표된 이후라고 할 수 있다. 미국에서는 1980년에 건강증진 및

6 건강증진은 개인의 건강생활실천 기술과 능력을 강화시켜주며, 집단이나 지역사회의 건강관리 능력을 강화시켜 건강결정요인에 대해 집단적 통제를 가능할 수 있도록 하는 것이다.

질병예방계획(healthy people)을 처음 발간하였으며 10년마다 개정하고 있다. 1992년에 미국 질병통제예방센터(CDC)가 창립되었다. 2011년 유엔 총회에서 비전염성 질병(NCDs)[7]을 의제로 다루면서 만성질환과 안전사고에 대한 관심이 증가하고 있다.

이 시기에는 지구 환경오염 문제가 국제적인 관심사가 되어 1972년 스웨덴 스톡홀름(Stockholm)에서 제1회 유엔(UN)인간환경 회의를 개최하여 공해의 심각성을 논의하였다. 또한 1992년 브라질의 리우데자네이루(Rio De Janeiro)에서 세계 각국의 정상들이 모여서 지구환경보전을 위한 리우선언(Agenda 21)을 채택하였다. 1997년 개최된 유엔기후변화협약 당사국 총회에서 지구온난화를 막기 위한 교토의정서를 발표하였고, 2015년 파리에서 개최된 당사국 총회에서 각 국가별 온실가스 감소 목표치를 다시 점검하였다.

2) 우리나라

(1) 서양의학 도입 이전

① 삼국시대

역사 이전 사람들은 주술로 악신을 물리치고 복을 얻을 수 있다고 생각하였기 때문에 주술사들을 절대적 권능을 가진 사람으로 인식하게 되었고, 이들이 질병을 치료할 수 있고 재난을 피하게 할 수 있다고 생각하였다. 치료방법으로는 자연에서 채취한 약초로 생즙을 만들어서 마시거나 찧어 붙이거나 약물을 끓여 먹었을 것으로 추정된다. 현재 남아있는 의학문헌에 대한 최초의 기록은 고구려 평원왕 때(563년)에 중국에서 귀화한 지총이 내외전, 약서 및 명당도 등 164권의 서적을 가지고 일본으로 건너갔다는 내용이다. 의약서가 중국으로부터 고구려에 전해져 다시 일본으로 전해진 것으로 추정된다. 백제는 고구려에 비해 중국과 교류는 늦게 시작하였지만 의박사와 채약사를 구분하여 일본에 파견한 것으로 보아 고구려보다 더 발전된 의료제도를 갖고 있었던 것으로 짐작된다. 한편, 통일신라시대에는 당나라 문화의 영향을 받아 의학교육과 의사제도가 도입되어 정착되었는데, 효소왕 원년(692년)에 처음으로 의학을 두고 박사 2인으로 하여 학생들에게 체계적으로 의학교육을 실시하였다.

---

7 NCDs(non-communicable diseases)에는 만성질환뿐만 아니라 정신질환, 상해 및 환경 문제를 포함한 많은 공중보건 활동 영역이 포함된다.

② 고려시대

고려시대에 와서는 중국의학 뿐만 아니라 인도의학과 아라비아의학 등의 지식을 종합하여 고려인에 적합한 새로운 의학을 정립하고자 노력하여 약제와 처방에서 큰 성과를 거두게 되었다. 의료제도로는 목종 때에 중앙에 의약행정을 총괄하는 대의감(大醫監)을 설치하였는데, 공민왕 때에 전의시(典醫侍)로 명칭이 변경되었다. 서민들의 의료사업을 담당하는 기관으로 광종 때(963년)에 제위보(濟危寶)를 설치하여 노인과 가난한 사람들의 구료[8]를 할뿐만 아니라 전염병이 유행할 때에는 방역과 구호하는 일도 담당하였다. 이외에도 동서대비원(東西大悲院)이 있었고, 혜민국(惠民局)에 의원을 두어 서민들을 대상으로 의료사업을 실시하였다. 고려시대 의학교육은 중앙과 서경에 의학원을 설치하고 의박사를 두어 의학교육을 담당하게 하였다. 공양왕 때(1389년)에 이르러 의학행정의 중추기관인 전의시에서 의학교육을 담당하게 되었다.

③ 조선시대

조선 초기에는 고려의 제도를 그대로 이어받았기 때문에 의료제도에서도 큰 변화는 없었다. 고려 말의 전의시를 전의감(典醫監)으로 명칭을 변경하였을 뿐 동서대비원과 혜민국은 그대로 존속하였다. 태조 때(1397년)에 일반 서민들의 의료기관으로 중앙에 제생원(濟生院)을 설치하였고, 지방 의료기관으로 의원을 설치하였다. 태종 때(1406년)에 제생원에 의녀제도가 신설되었다. 의녀제도는 부인들이 남자 의인에게 진료받기를 꺼려하여 사망자가 발생하였기 때문에 노비들 가운데 15세 전후의 동녀 십여명을 뽑아 맥경과 침구치료법을 가르쳐 부인들의 질병을 치료할 수 있게 하였다. 세종 때(1433년)에 향약집성방(鄕藥集成方) 85권을 편찬하여 자국산의 향약으로 자국의 풍토에 적합한 치료법을 개발할 수 있는 민족의학의 기틀을 마련하였다. 또한 세종 때(1445년)에 의방류취(醫方類聚) 365권이 완성되었는데, 이것은 중국의 의학서적들과 고려 때부터 전래되어온 향약의서를 우리나라 실정에 적합하도록 체계적으로 정리하여 질병퇴치에 크게 기여하였다. 이러한 학문적 토대 위에 허준이 동의보감(東醫寶鑑)을 편찬하고 고종 때(1893년)에 이제마가 동의수세보원(東醫壽世保元)을 저술하여 독자적인 지위를 구축할 수 있었다. 이제마는 기존의 이론과는 전혀 새로운 체질이론을 도입하여 각 체질에 따른 독특한 병리현상을 설명하고 각각의 치료방법을 제시하였는데, 이를 사상체질의학이라고 부른다. 동의(東醫)라고 칭한 것은 우리 의학이 중국의

8 빈민 · 행려자의 구호와 질병의 치료를 목적으로 실시되었던 의료제도이다.

학과 대등하다는 것을 의미하며, 이러한 자주적인 정신을 이어받아 한의학(漢醫學)을 우리 고유의 한의학(韓醫學)으로 개칭하였다.

(2) 서양의학 도입 이후

① 1884년 이후

1884년 갑신정변과 함께 서양의학이 도입되어 1885년에 미국인 의사 알렌의 건의로 기존의 혜민국과 활인서를 폐지하고 광혜원(廣惠院)을 설립하여 서양의료를 담당하게 되면서 점차 변화를 가져오게 되었다. 대한제국 광무 3년(1899년)에 칙령으로 관립의학교제를 공포하고 신의학 교육이 시작되었으며, 종두 보급의 선도자인 지석영이 초대 교장으로 임명되었다. 1905년 을사보호조약이 체결되면서 한의학은 모든 관용의료에서 배제되고 의료행정은 서양의료 일방체제로 변모하게 되었다. 위생업무는 경찰국에서 관장하고 각 기관 병원과 경찰의(警察醫)를 일본 의사들로 대치함으로써 우리나라 의료행정은 일본의 서양의료체계로 바뀌게 되었다. 이에 한의학을 재건하기 위하여 동제의학교(同濟醫學校)를 설립하고 한의교육을 시작하였으나 3년 만에 폐교되었다.

② 1910년 이후

1910년 일제강점 이후 우리나라 의학은 세브란스의학교를 중심으로 한 미국 의학과 일본에서 건너온 일본 의학으로 대별할 수 있다. 일본 의학은 식민지 통치를 위한 정책의 일환으로 일본인 거류민 보호를 위하여 실시되었고, 그 내용도 의료사업에 한정되어서 의학 발전을 위한 교육은 거의 없었다. 의료행정은 총독부 경부총감부에 위생과를 두어 위생사무 전반을 관장하도록 하였기 때문에 보건행정은 경찰행정으로 일원화되었다.

해방 전 우리나라 공중보건사업은 환경위생, 감염병 예방 등 좁은 의미에 주력하여 왔으나 1945년 광복과 함께 남한에서는 미국의 영향으로 공중보건 정의가 급격하게 확산되었다. 남한에 주둔한 미군은 1945년 9월 위생국을 설치하고 총독부의 경무국 위생과는 폐지하였다. 10월에는 위생국이 보건후생국으로 개칭되었고, 11월에는 각 도에 보건후생부가 설치하였다. 1946년 3월에 보건후생국이 보건후생부가 되었으며, 10월에 도보건후생부가 도보건후생국으로 변경되었다. 미군정 시대의 보건후생부는 어느 부보다도 규모, 인원, 예산이 막대하였다. 과거 경찰에서 관장하던 위생사무도 보건후생부와 도보건후생국으로 이양되어 완전한 보건행정체계를 갖추었다.

③ 1948년 이후

1948년 대한민국 정부가 수립된 이후 정부조직법에 따라 보건후생부를 사회국의 1개국으로 축소시켜 보건행정은 후퇴의 길을 걷다가 1949년 3월 정부조직법이 개정되면서 보건부가 의정, 약정, 방역의 3국을 갖춘 조직으로 독립하게 되었다. 그 후 1955년 2월에 정부조직법이 다시 개정되면서 보건부와 사회부가 통합되어 보건사회부가 되었다. 1952년부터 결핵사업을 전국적으로 추진하였고, 1954년 전염병 예방법을 제정하였으며, 1956년 보건소법을 최초로 제정하여 방역 등 전염병 관리사업을 추진하였으나 보건소가 설립되지 못한 채 있다가 1962년 보건소법의 개정으로 도시에는 인구 10만명당 1개씩, 농촌은 군단위에 1개의 보건소를 설치하여 공중보건사업을 본격적으로 실시하였다. 한편, 1969년부터는 읍면에 보건지소를 설치하였다. 1962년 제1차 경제개발 5개년 계획을 시작하면서 가족계획은 국책사업으로 추진하였는데, 1961년 민간단체로 한국가족계획협회가 창립되어 전국 어머니회가 조직되어 가족계획사업에 참여하였다. 이것이 우리나라에서 민간단체가 보건사업에 참여한 시초라고 할 수 있다.

④ 1970년 이후

국가의 보건계획 및 보건정책의 수립에 기여할 목적으로 1976년 4월에 한국보건개발연구원을 설립하고 간호사를 단기 교육시켜 보건진료원으로 활용하는 방안에 대한 시범사업을 실시하였다. 1978년에는 농촌 보건의료 문제를 해결하기 위하여 국민의료를 위한 특별조치법을 제정하여 군의관 및 치과군의관 요원 인력의 일부를 공중보건의 및 치과공중보건의로 농어촌 지역 보건소와 보건지소에 배치하였다. 1980년 12월에는 농어촌 보건의료를 위한 특별조치법을 제정하여 시범사업을 거친 보건진료원 제도를 전국적으로 확대하였다. 1977년부터 영세민을 위한 의료보호사업을 시작하였고, 이어서 1종 의료보험이 개시되어 우리나라 의료보장제도가 출발하였으며 1989년 7월 1일 전국민의료보험이 실시되었다. 한방보험급여서비스는 1984년 청주시와 청원군에서 시범사업을 실시한 이후 1987년부터 보험급여를 실시하기 시작하였다.

⑤ 1995년 이후

전국민의료보험 실시 이후에 여러 문제가 발생하여 1998년 10월에는 227개의 지역의료보험조합을 통합하여 공교공단에서 관리하게 되었으며, 2000년 7월에는 명칭도 의료보험을 건강보험으로 바꾸고 139개 직장조합도 모두 통합하여 국민건강보험공단을 설립하여 운영기관을 단일화하였다. 그러나 지역가입자와 직장가입자 간의 보험료

부과체계를 단일화시키지 못하여 재정통합이 미루어지다가 2003년 7월 보험재정을 완전히 통합하였다. 1995년에 국민건강증진법이 제정되고 보건소법이 지역보건법으로 개정되면서 질병치료 중심에서 건강증진 및 질병예방 중심으로 정부의 보건정책에 변화가 생겼다. 2002년 국가 건강정책 방향을 수록한 국민건강증진종합계획이 최초로 발간되었다. 그러나 건강증진부담금이 354원으로 인상되고 건강증진에 대한 수요가 증가하여 보건복지부는 발표된 계획을 수정 · 보완하여 2006년에 새국민건강증진종합계획 2010을 발간하였다. 보건복지부는 2011년 제3차 국민건강증진종합계획 2020을 수립하였고, 2016년 제4차 국민건강증진종합계획 2020을 수립하였다. 보건소 건강증진사업은 1998년부터 시범적으로 운영되기 시작하여 2005년에 전국으로 확대되었다. 사업 명칭은 2005년 건강생활실천사업으로 시작해서 2008년 지역특화 건강행태개선사업, 2012년 건강생활실천 통합서비스사업으로 변경되었으며, 2013년부터는 통합건강증진사업으로 진행되고 있다. 2020년 제5차 국민건강증진종합계획 2030을 수립하였다.

고령이나 노인성 질환으로 혼자서 일상생활 수행이 어려운 노인 등에게 신체활동 또는 가사지원 등의 서비스를 제공하는 노인장기요양보험이 2005년 7월부터 2008년 6월까지 시범사업을 거쳐 2008년 7월부터 시행되어 기존의 노인복지서비스와는 다른 수준의 서비스를 제공하고 있다. 2018년부터 시작한 지역사회 통합돌봄(community care)은 핵심인프라 확충 단계(2018~2022년), 제공기반 구축 단계(2023~2025년) 이후 전국적으로 확대할 계획이었다. 그러나 정권 교체와 법적 근거가 확보되지 않아 16개 기초단체에서 시행했던 선도사업은 2022년에 종료되었다. 2023년 하반기부터 지역사회 통합돌봄 선도사업과 맥을 같이하는 '노인 의료돌봄 통합지원 시범사업'이 2023년 7월부터 2025년 12월까지 12개 지자체에서 진행되고 있다. 시범사업은 요양병원 및 요양시설 입소 경계에 있는 75세 이상의 어르신을 대상으로 어르신이 거주하시던 곳에서 편안하고 건강하게 노후 생활을 보낼 수 있도록 방문의료, 돌봄, 요양 등의 서비스를 지원하고 있다. 2024년 2월 29일 「의료 · 요양 등 지역 돌봄의 통합지원에 관한 법률」이 국회를 통과하여 시범사업이 본사업으로 추진될 수 있는 법률적 근거가 마련되었다.

제3장

역학

학습목표

- 역학의 주요 역할 및 활용분야를 설명할 수 있다.
- 원인적 연관성을 설명할 수 있다.
- 타당도와 신뢰도의 세부 내용을 설명할 수 있다.
- 기술연구와 분석연구의 차이점을 설명할 수 있다.
- 단면연구, 환자-대조군 연구, 코호트 연구의 장단점을 각각 설명할 수 있다.

1. 역학의 이해

1) 개념

역학(epidemiology)은 인구집단에서 발생하는 질병의 원인을 밝히는 학문이다. 역사적으로 최초의 역학적 사고는 감염병과 오염된 공기와의 관계를 예측한 히포크라테스의 장기설(miasma)이라고 할 수 있다. 그런데 역학은 감염병이 창궐하던 시대에 이를 예방하고 관리할 목적으로 발전되었기 때문에 1930년대까지 역학의 내용과 대상은 모두 감염병이었다. 그런데 감염병의 경우는 발생원인을 차단 또는 제거하는 그 자체가 질병예방뿐만 아니라 치료도 되었기 때문에 질병원인을 밝히는 역학의 역할은 공중보건과 거의 동일하게 간주되었다. 그러다가 질병양상이 변화되어 역학의 대상도 감염병에서 비감염성질환 등 모든 질병으로 확대되었고, 질병뿐만 아니라 사회적 병리현상까지도 그 대상으로 하고 생리적 상태 또는 건강 자체를 대상으로 하게 되었다. 역학이 오늘날과 같은 학문으로 정립된 것은 질병발생의 원인이 주변 환경에 있다는 환경병인론 정립, 생정통계 및 확률론 이용, 예방 가능한 질병발생 위험요인을 밝힐 수 있다는 믿음이 서로 융합되었기 때문이다.

역학의 기초가 되는 두 가지 가정(assumption)은 첫째, 인간의 질병은 우연히 발생하는 것이 아니며, 둘째, 인간의 질병에는 원인적 요인과 예방적 요인이 복합적으로 작용하며 이들 요인은 체계적인 조사를 통하여 찾아낼 수 있다는 것이다. 역학은 인구집단을 직접적인 연구대상으로 집단에서 발생하는 모든 건강과 질병 현상의 빈도, 분포 그리고 이와 원인적으로 관련되는 결정요인 등을 규명하여 질병예방과 건강증진을 위한 효율적인 방법을 개발하는 학문이라고 할 수 있다.

2) 임상의학과 차이점

역학의 대상에는 환자뿐만 아니라 지역사회의 모든 구성원, 즉 건강인도 포함된다. 임상의학이 개인 환자를 대상으로 생리적 현상에 어떤 질적인 변화가 있는지 여부를 판단하여 치료를 하는 것이라면, 역학은 인구집단을 대상으로 동일한 과정이 진행된다. 그러나 임상의학의 입장에서는 대상이 단일개체이기 때문에 진단과 치료를 시행하는 과정에서 양적인 고려가 반드시 필요한 것은 아니지만, 역학은 인구집단의 질적인 변화를 추구하기 때문에 반드시 그 변화를 양적으로 고려하게 된다. 그래서 역학은 양적인 변화의 의미를 분석하고 이해하려고 노력한다.

표 3-1 역학과 임상의학 비교

	역학	임상의학
대상자	건강인을 포함한 인구집단	환자 개인
판정기준	이상자를 나타내는 '율'로 표시	정상 또는 이상
접근방법	인구집단을 관측하여 개인의 집합체로서 대표성을 지니는 측정치로 표시	기초의학, 기존연구, 환자치료 경험 등에 근거하여 접근

3) 역학적 연구방법 발전 사례

오늘날 우리가 배우고 있는 역학적 연구방법들은 과거에 다양한 시행착오 과정을 거쳐서 발전된 결과물이라고 할 수 있다. 현실의 건강문제를 해결하는 과정에서 전문가들의 노력으로 새로운 과학적 연구방법들이 하나씩 발전하게 된 것이다. 역사적으로 중요하게 고려되는 몇 가지 사례를 통하여 초창기 역학의 발전과정을 살펴보도록 한다.

(1) 사망자료 분석

1662년 영국의 그랜트(John Graunt)는 런던의 출생, 사망, 질병양상을 계량적으로 분석하였다. 그는 남자가 여자보다 더 많이 출생하고 더 많이 사망하고 영아의 사망률이 다른 연령층 보다 높으며 사망률은 계절에 따라 달라진다고 보고하였다. 이는 기존 보고자료를 활용하여 사망 및 질병양상을 파악한 첫 시도라고 할 수 있다.

(2) 비교집단 이용

1700년대 초반 영국 해병 사이에 괴혈병이 만연하여 많은 희생자가 발생하였다. 린드(James Lind)는 괴혈병의 원인과 치료방법을 찾는 과정에서 비교집단 개념을 처음 사용하였다. 그는 1747년 12명의 괴혈병 환자를 2명씩 6개의 집단으로 나누어 각기 다른 식사법을 처방하였고, 그 결과 귤과 레몬을 처방한 집단이 쉽게 치료된다는 것을 알게 되었다. 이 결과를 근거로 해병들에게 라임 과즙을 제공하여 괴혈병을 치료하였다.

(3) 생정통계 자료 활용

파(William Farr)는 영국 통계청의 의료통계 담당관으로 1839년부터 매년 사망원인과 사망 수를 정리하여 국민들의 건강문제를 평가할 때 생정통계를 이용하는 전통을 수립하였다. 그는 거주지역의 고도와 콜레라로 인한 사망 간에 관계가 있다는 것을 밝혔으며, 위험집단(population at risk)의 개념을 정립하였다. 또한 적절한 비교집단을 선정하는 방법을 개발하였으며 연령, 노출기간, 일반적 건강상태와 질병 간의 관계를 분석하였다.

(4) 가설 수립과 통계적 검증

1855년 스노(John Snow)는 런던에 유행한 콜레라의 원인에 대한 가설을 수립하고 이를 검증하였다. 그는 기존 자료를 분석하여 콜레라가 오염된 물을 통하여 전파될 것이라는 가설을 수립하였다. 그는 런던에 발생한 콜레라 환자들의 거주지역에 따라 점지도를 작성한 결과 테임즈강의 심하게 오염된 지역에서 취수를 하는 수도회사의 수돗물을 마시는 지역에서 사망률이 높다는 것을 발견하고 오염된 물이 콜레라를 전파한 것이라는 가설을 수립하였다. 이러한 일련의 과정은 현대 역학의 정의와 일치하는 첫 연구였다.

인구집단을 대상으로 질병의 빈도와 분포를 파악하고 그 결정요인을 탐구한 것이다. 스노우의 이러한 연구방법은 이후의 여러 전염병 발생에 적용되었으며 오늘날에도 사용되고 있다.

(5) 가설 수립과 실험

골드버거(Joseph Goldberger)는 1914년 미국 남부에 펠라그라(pellagra)[1]가 유행하자 환자가 많은 고아원, 정신병원, 시설수용자 등을 방문하여 자료를 수집하다가 같은 시설 내에 근무하는 의사나 간호사 중에는 펠라그라 환자가 한 명도 없다는 사실을 발견하고 펠라그라가 감염병이 아닐 것이라는 생각을 갖게 되었다. 이전까지 펠라그라는 나이아신(nicotinic acid) 결핍에 의한 질병이 아니라 감염병으로 간주되었다. 그는 펠라그라가 동물성 단백질을 충분히 섭취하지 못하는 집단에서 발생한다는 가설을 증명하려고 12명의 죄수에게 동물성 단백질이 없는 식사를 제공하여 인위적으로 펠라그라를 발생시키는데 성공하였다. 또한 그는 펠라그라 환자의 분비물을 자기 자신과 부인 그리고 몇 명의 건강한 사람의 인후 점막에 바른 후 펠라그라가 발생하지 않는 것을 증명하여 감염성이 없다는 것을 확증하였다.

4) 역학의 역할

역학은 지역사회에서 질병이 발생, 분포하는 구명(究明)하고, 각 질병이 가지고 있는 특유의 자연사(natural history of disease)를 고려하여 각 시기에 적합한 예방계획을 수립하는데 도움을 주는 학문이다. 질병의 원인 및 자연사를 안다는 것은 효과적인 치료계획 수립에도 도움을 주기 때문에 오늘날에는 임상의학에서도 역학을 적극적으로 활용하고 있다. 역학의 주요 역할은 다음과 같다.

첫째, 질병발생의 원인을 구명(究明)한다. 역학의 가장 중요한 역할로 질병의 원인과 질병의 위험을 증가시키는 위험요인을 파악한다. 질병 발생과 관련된 자료를 근거로 가설을 설정하고, 이 가설을 검증하기 위한 실험적 또는 분석적 연구를 실시하여 원인 혹은 유행기전을 찾게 된다. 이 결과를 근거로 질병의 예방대책을 수립하게 된다.

---

1 니코틴산 결핍증후군이라고도 한다. 손발 · 목 · 얼굴 등과 같이 햇볕을 쬐는 피부에 생기는 홍반 및 신경장애와 위장장애가 주된 증상이다. 치료를 위해서는 니코틴산이나 나이아신아마이드를 주요 증상이 호전될 때까지 보충해주어야 하며, 이것이 풍부한 팥이나 땅콩, 고기, 달걀 등의 섭취가 증상 개선에 도움을 줄 수 있다.

둘째, 질병발생과 유행을 감시한다. 역학은 질병의 양적 변동이나 유행상태를 관찰하고 감시하여 지역사회의 질병 규모를 파악한다. 지역사회의 발생률, 유병률 및 사망률을 파악하는 것은 질병으로 인한 사회경제적 부담을 예상할 수 있게 만들며, 이를 관리하기 위한 보건의료 인력, 시설 및 재원의 투입을 계획하고자 할 때 기초자료를 제공한다.

셋째, 질병의 자연사와 예후를 파악한다. 질병을 정확히 이해하기 위해서는 질병이 발생하여 끝날 때까지의 모든 경과에 관한 내용을 관찰하고 기술해야 한다. 질병의 임상적 특성, 검사결과, 임상경과 등의 자연사에 관한 자료는 진단기준 뿐만 아니라 예후의 추정에도 도움이 된다. 새로운 질병관리 방법을 시행할 경우 질병의 자연사를 미리 알고 있어야 이와 비교하여 질병관리 방법의 효과를 평가할 수 있다.

넷째, 보건사업의 기획 및 평가에 필요한 자료를 제공한다. 역학은 보건정책 또는 행정수행에 필요한 기획 및 평가 자료를 제공한다. 의료시설이나 보건자원 분배 등을 계획할 때에는 질병의 발생빈도 및 특성이 고려되어야 한다. 이때에 역학으로부터 필요한 자료를 제공받게 된다. 질병원인과 양상에 관한 지식의 생산과 축적은 한정된 여건 속에서 보건사업을 효율적으로 계획하고 수행하는데 필수적이다.

다섯째, 역학적 연구방법은 임상의학 발전에 도움을 준다. 역학은 인구집단을 대상으로 하기 때문에 실험동물이나 세포 등을 이용하는 실험적 방법을 주축으로 발전되어 온 대부분의 자연과학 분야와는 달리 실험적 조작이 윤리적으로나 도덕적으로 허용되지 않는다. 이러한 특수성은 새로운 연구방법을 발전시키는 계기가 되었다. 대조군 설정, 비교치료군 설정, 결과측정 눈가림법 적용 등은 모두 역학에서 개발된 방법으로 오늘날 임상의학에서 많이 이용되고 있다. 역학적 지식은 환자의 치료효과 판정 및 실험설계에 크게 기여하고 있다.

5) 역학의 종류

(1) 연구방법에 따른 구분

① 기술역학

기술역학(descriptive epidemiology)은 어떤 구체적인 사실을 증명하는 것이 아니라 그대로의 상황을 파악하여 기술한다. 인구집단 내의 사람(person), 장소(place), 시간(time)에 따른 질병상태, 사망 등의 규모와 분포를 파악하여 원인에 대한 가설을 얻기 위해 수행된다. 기술역학의 연구결과는 질병의 원인에 대한 단서를 제공하여 분석연구에 검증할 가설을 제공하기도 한다. 기술역학에서 다루는 가장 중요한 분야는 인구집단에서 발생하는 질병에 대하여 그 발생에서 종결까지의 자연사를 서술하는 것이다.

② 분석역학

분석역학(analytical epidemiology)은 어떻게 질병이 발생하는가?, 그것은 왜 지속되는가? 등과 같은 질문에 대답하기 위하여 가설을 세우고 분석한다. 분석역학은 기술역학의 결정인자를 근거로 질병발생 요인들에 대하여 어떤 가설을 설정하고, 실제로 얻은 관측 자료를 분석하여 그 해답을 찾는다. 분석역학은 연구를 시작하기 전에 이미 명확한 가설이 수립되어 있으며 관찰적 분석역학과 실험적 분석역학으로 구분된다.

㉠ 관찰적 분석역학

관찰적 분석역학(observational analytical epidemiology)은 자연상태에서 어떤 사람이 노출되고 어떤 사람이 노출되지 않았는지와 어떤 사람에게 질병이 발생하고 어떤 사람에게 질병이 발생하지 않았는지를 조사하는 것이다. 관찰적 분석역학에는 단면연구, 환자-대조군 연구, 코호트 연구가 있다.

㉡ 실험적 분석역학

실험적 분석역학(experimental analytical epidemiology)은 연구자가 개별 환자 혹은 특정 지역사회의 구성원들에게 인위적인 개입을 수행한 후 특정 질병에 대한 치료법의 효능(efficacy) 또는 관리 및 예방에 대한 조치의 효과를 알아보는 것이다. 연구자의 중재(intervention)가 개입된다는 점에서 관찰적 분석역학과 차이가 있다. 일반적으로 실험적 분석역학은 소요 비용이 크고 진행에 어려움이 많기 때문에 관찰적 분석역학을 통해서 얻어진 특정한 가설을 마지막으로 검정하고자 할 때에 진행된다. 실험적 분석역학은 임상시험(clinical trial)과 지역사회시험(community trial)으로 구분된다.

(2) 세부 역학 분야

① 이론역학

이론역학(theoretical epidemiology)은 질병발생 양상에 관한 모형을 유행현상을 수리적으로 분석하여 이론적으로 유행법칙이나 현상을 수식화하는 역학이다. 실제로 나타난 결과와 수식화된 이론을 비교 · 검토하여 그 타당성을 검증하거나 요인들의 상호 관계를 수리적으로 규명한다. 감염병 발생이나 유행을 예측하는데 활용될 수 있다.

② 작전역학

작전역학(operational epidemiology)은 실행에 중점을 두며 지역사회 보건의료서비스 운영에 관한 계통적 연구로 계획에서부터 평가까지 포함한다. 보건사업 효과에 대한 평가방법론으로 보건사업의 효과뿐만 아니라 운영과정 및 투자에 대한 생산성을 평가하고 사업의 성패를 결정하는 요인까지 규명한다. 작전역학은 옴란(Abdel R Omran)이 제시하였으며 보건사업의 향상을 목적으로 한다.

③ 유전역학

유전역학(genetic epidemiology)은 인구집단에서 질병이 발생하는데 유전적 요인과 유전-환경 상호작용이 어떻게 관여하는지를 밝히는 분야이다. 유전학과 역학의 원리를 접목한 분야로 노출(exposure)에 해당하는 부분이 유전적 요인이 된다는 점에서 기존의 역학과 차이가 있다. 인구집단에서 환경요인에 노출되었다고 모든 사람에게 질병이 발생하지는 않는데, 질병을 예방하기 위해서는 환경요인이 질병발생에 어떻게 관여하는지 뿐만 아니라 유전적 요인과 유전적 감수성 및 환경요인의 상호작용을 함께 고려해야만 한다.

④ 분자역학

분자역학(molecular epidemiology)은 분자와 세포 수준의 생체지표(biomarker)를 이용한 분야로 실험실 유전학과 분자생물학이 급속히 발전하면서 가능해졌다. 분자역학 연구를 통해 노출과 질병발생 간의 연관성을 분자 수준에서 좀 더 정확히 파악할 수 있고, 위험요인과 질병발생 간의 상호작용을 확인할 수 있다. 코호트 연구에서 추적기간을 단축시킬 수 있다는 장점이 있지만 생체지표들을 역학연구에 적절히 이용하고 정확하게 해석하기 위해서는 대규모 인구집단에서 생체지표들을 검정하는 것이 선행되어야 한다.

⑤ 약물역학

검증결과 없이 각종 약물을 질병치료에 사용하다가 1960년대부터 약물의 효과와 안전성을 과학적으로 검증하기 시작하였다. 약물역학(pharmacoepidemiology)은 역학과 임상약리학을 접목한 학문으로 인구집단에서 약물사용으로 인해 생기는 유해 빈도를 파악하고, 약물 복용과 질병발생 여부의 연관성을 보는 분야이다. 약물역학연구에서는 설명변수는 약물이고 결과변수는 약물의 부작용이나 질병이 된다. 시판 전에는 약물유해반응을 충분히 관찰하기 어렵기 때문에 주로 시판 허가를 받은 약물을 대상으로 약물역학연구가 수행되고 있다. 우리나라에서는 2012년에 약사법을 근거로 한국의 약품안전관리원이 설립되어 약물역학과 관련된 업무를 담당하고 있다.

2. 역학의 기본 개념

1) 질병발생의 원인

원인과 결과 관계를 밝히는 것은 모든 과학분야에서 추구하는 주요 내용이다. 과학적 탐구는 미지의 현상에 대한 조사연구이며, 어떤 현상 간에 내재하고 있는 일반법칙을 찾아내는 것을 목적으로 한다. 연구는 사상(event) 간의 연관성을 조사하고, 관련성이 있을 경우 두 사상 간의 인과관계를 밝히고 이를 해석하는 데 목적이 있다. 그러나 어느 분야에서도 아직까지 명확한 인과관계 법칙이나 원리는 없다. 질병발생의 원인도 같은 상황이다. 예를 들어, 결핵균이 몸에 있다고 모두 결핵이 발병하는 것은 아니기 때문에 결핵의 원인이 결핵균이라는 생각은 결핵 발병의 필요조건 하나를 충족시키는 필요원인 하나만을 지칭한 것이다. 질병발생의 인과관계를 규정하는 확정적인 정설은 없다. 과거 감염병의 원인균을 규정하는 소위 코흐(Koch)의 가정(postulates)이 있으나 이는 극히 일부 세균에 국한되어 적용할 수 있었던 방법이기 때문이다.

역학에서 질병발생의 원인은 질병 발생확률을 증가시키는 상황을 만드는 요인으로 이들 중 하나 혹은 그 이상을 제거하였을 때에 질병발생 확률이 감소하게 된다. 역학에서는 이러한 요인들을 원인이라기보다는 위험요인(risk factors) 또는 방어요인(preventive factors)이라고 부른다. 역학에서 질병의 원인은 질병발생 또는 질병유행을 예방할 수 있는 수단을 의미하게 된다. 여기에 나타난 역학의 특징은 첫째, 질병의 발생 여부를 확률적으로 해석한다는 것이고, 둘째, 원인이라고 생각되는 요인은 인위적인 조작이 가능하여야 한다는 것이다.

2) 가설 설정

가설(hypothesis)은 일시적으로 유효한 설명으로 여러 가지 형태의 방법으로 검증이 필요한 추측을 말한다. 일반적으로 역학에서 가설 내용은 인간의 건강과 질병, 그리고 사망양상에 영향을 주거나 결정하는 요인은 무엇이다가 된다. 검증할 만한 가설은 보건 전문가들이 현장에서 관찰 또는 직관[2]에 의해 얻어지는 경우가 많은데, 체계적으로 가설을 수립하는 방법은 다음과 같다.

첫째, 차이점에 근거하는 방법(method of difference)이다. 두 상황 간에 질병 발생률이 크게 차이가 난다면, 그 차이점이 바로 해당 사건의 원인일 가능성이 있다. 예를 들어, 같은 지역의 청소년에서 운동을 규칙적으로 실천하는 경우와 그렇지 않은 경우에 비만율에 차이가 발생한다면, 운동이 비만 발생과 관계가 있을 것이라는 가설을 세울 수 있을 것이다.

둘째, 공통점에 근거하는 방법(method of agreement)이다. 질병 발생률이 높은 여러 상황 사이에 동일한 요소가 존재한다면, 이 요소가 질병 발생에 관여할 것이라고 생각하는 방법이다. 예를 들어, 어느 동네에서 식중독에 걸린 대부분의 사람들이 특정한 집의 음식을 대접받았다고 한다면, 그 집 음식이 식중독 원인이라는 가설을 세울 수 있을 것이다.

셋째, 동시 변화에 근거하는 방법(method of concomitant variation)이다. 요인 보유율과 질병 발생률이 비례하여 변화할 경우에 이 요인이 질병의 원인일 것이라고 생각하는 방법이다. 예를 들어, 흡연기간이 길수록 폐암사망률이 높아진다면 흡연은 폐암의 강력한 원인후보가 될 수 있다.

넷째, 유사점에 근거하는 방법(method of analogy)이다. 새로운 질병의 증상, 전파방법 등이 이미 알려져 있는 질병의 특성과 비슷할 경우에는 유사 또는 동일한 질병이라고 유추할 수 있다. 예를 들어, 환자를 정밀검사를 하는 과정에서 1개월 전 학회에 보고된 사례와 증상이 비슷하다는 것을 알게 되었다면 해당 질병이라는 가설을 세울 수 있을 것이다.

---

2 과학적 관점에서 직관이 적합한 접근방법인지에 대한 논란이 있을 수 있다. 그러나 직관은 지식과 경험이 융합되어서 나타나는 일종의 통찰력이라고 할 수 있다.

3) 원인적 연관성

역학이 추구하는 목적은 어떤 요인이 질병을 발생시키거나 회복시키는지를 밝히는 것이다. 그러나 대부분의 역학적 연구에서 일차적으로 얻을 수 있는 결론은 두 사상 간의 관련성 여부이지 인과관계 여부가 아니다. 따라서 이러한 관련성 여부에 대한 정보로부터 인과관계 여부를 파악하는 과정이 추가로 진행되어야 한다. 원인이란 독립된 단일 정의라기보다는 결과라는 정의와 짝지어져 두 사상 간에 시간상의 관계를 지닌다. 시간적으로 앞선 사상은 뒤이어 발생한 사상(결과)의 원인이 된다. 그러나 실제로는 전혀 상관이 없음에도 두 사상이 우연히 시간적으로 연속하여 발생하는 경우도 있기 때문에 사상 간의 인과관계가 늘 쉽게 확정되는 것은 아니다. 따라서 어떤 두 사상 간에 관련성을 인정하려면 일단 발생확률에 근거를 두어 여러 번 반복된 관찰에서 동일한 관계가 성립되는지를 보아 우연한 발생과 실재하는 인과관계를 구별하여야 한다. 그러나 확률적으로 관련성이 있더라도 이 관련성이 과연 원인과 결과적인 것인가 하는 것은 별개의 문제가 된다. 그 이유는 아무리 통계적 연관성(statistical association)을 보이는 두 사상도 더 세밀히 파고 들어가면 극히 일부분만이 원인적 연관성(causal association)으로 확인되는 경우가 많기 때문이다. 맥마혼(Brian MacMahon)은 원인적 연관성이란 한 개 사상의 양과 질이 변화됨에 따라 다른 한 개 사상의 양과 질도 변화하는 두 사상 간의 관계라고 하였다.

역학에서 원인적 추론(causal inference)은 관찰에 근거하여 질병 발생과 위험요인들과의 관계에 대한 이론(theory)을 논리적으로 개발하는 것이다. 어떤 요인이 질병 발생의 위험요인이라고 추론하는 것은 매우 복잡한 과정으로서 많은 불확실성이 내재되어 있다. 따라서 특정 요인과 결과 사이의 원인적 연관성 여부를 판단할 때에는 어떤 판정기준이 필요하게 된다. 역학에서 인과관계를 판정하는 일반적인 기준은 다음과 같다.

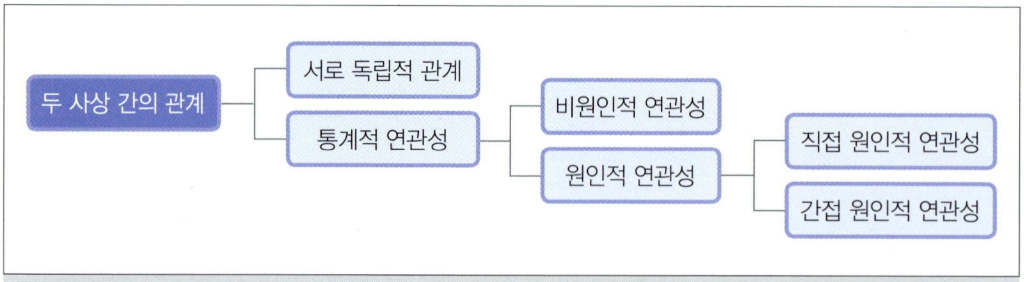

그림 3-1 두 사상 간의 관계 분류

(1) 시간적 선후관계

시간적 선후관계(temporal relationship)는 원인으로 고려되는 사상이 결과로 고려되는 사상보다 시간적으로 선행하여 작용하거나 존재하는 것이다. 이는 만성질환과 같이 원인이 작용한 후 그 결과가 나타날 때까지의 기간이 길어 아무리 두 사상 간의 시간적 순서를 판정하기 어려울 때라도 충족되어야 하는 것으로 최소한 원인으로 추정되는 사상이 결과에 선행되었을 가능성이라도 있어야만 한다.

(2) 관련성의 강도

반복된 관찰에서 두 사상 사이에 우연히 서로 관련될 수 있는 확률(p값)이 통계적으로 적으면 적을수록 원인적 연관성은 강한 것이다. 관련성의 강도(strength of association)는 비교위험도로 측정하며, 관련성의 강도가 높을수록 그 관련성은 인과관계일 가능성이 높다. 그런데 관련성의 강도가 낮다고 해서 인과성이 없는 것이 아니라 확률적으로 가능성이 낮다는 의미이다.

(3) 관련성의 일관성

만약 어떤 관련성이 원인적 관련성이라면 다른 지역 또는 다른 집단에서 실행된 다양한 형태의 연구에서도 같은 경향의 관련성을 보일 것이다. 또한 같은 연구 내에서 소집단별로 분석할 때에도 특별한 이유가 있는 경우 외에는 같은 경향을 보일 것이다. 이러한 현상을 관련성의 일관성(consistency of association)이라고 한다.

(4) 관련성의 특이성

한 요인이 여러 다른 질병과 동시에 관련성을 보인다면 인과관계의 가능성은 낮아진다. 반대로 특정 질병에만 관련성을 보이고 다른 질병과는 그렇지 않다면 특이성(specificity)이 높아 인과관계의 가능성이 높다. 또한 한 질병에 관련성을 보이는 요인들이 많으면 많을수록 관련성의 특이도가 떨어져 인과관계의 가능성도 낮다. 그런데, 만성질환의 경우에는 특이성을 보이는 경우가 매우 드물다.

(5) 용량-반응 관계

질병 발생률은 요인에 대한 폭로의 양이나 기간에 따라 상관성이 있어야 한다. 질병원에 대한 노출정도가 증가함에 따라 질병의 발생률 또는 유병률이 증가하면 원인적 관련성이 있을 가능성이 높다. 용량-반응(dose-response) 관계는 노출량과 질병과의 인과적 관계를 설명하는 강력한 증거가 되는데, 추정되는 원인이 증가함에 따라 그 결과인 질병발생의 빈도에서 증가 또는 감소를 확인할 수 있을 때에는 원인적 연관성을 가질 가능성이 커진다.

(6) 기존 지식과의 일치

추정된 위험요인이 기존 지식이나 소견과 일치할수록 원인적 연관성이 있을 가능성은 커진다. 기존 질병의 자연사나 생물학적 특성과 일치할수록 인과관계가 인정되기 쉽다. 그러나 연관성의 강도가 높다고 하더라도 해당 질병의 발병과정 또는 자연사 등에 관한 기존 지식과 부합되지 않는다면 인과관계가 있을 가능성은 낮아진다.

4) 타당도와 신뢰도

역학 연구는 모수(parameter)를 적절히 추정하여 결론에 오류(error)[3]가 없어야 한다. 연구 진행과정에 최대한 오류가 적게 게재되도록 하여야 한다. 그러나 실제 상황에서는 다소 간의 오류가 게재되는 것이 보통이다. 신뢰도와 타당도는 연구의 질을 평가하는 두 가지 개념이다. 신뢰도는 무작위 오류[4]가 적은 정도를 말하며, 연구수행 시 무작위 오류가 적을수록 모수추정 신뢰도가 높아진다. 타당도는 바이어스[5]가 적은 정도를 말하며, 연구수행 시 바이어스를 줄이면 모수추정 타당도가 높아진다.

(1) 연구의 타당도

타당도(validity)는 알고자 하는 것을 바르게 파악한 정도이며, 정확도(accuracy)와 동일한 의미로 사용된다. 연구를 설계할 때 타당도를 높이기 위해서는 연구대상 인구집단을 우선적으로 고려해야 한다. 연구의 타당도는 내적 타당도(internal validity)와 외적 타당도(external validity)로 구분된다.

---

3 오류는 진실(truth)과 연구결과와의 차이 또는 이러한 차이를 초래하는 과정을 말한다. 연구를 할 때 발생할 수 있는 오류에는 무작위 오류(random error)와 체계적 오류(bias)가 있다.

4 무작위 오류는 우연에 의해서 확률적으로 발생하는 측정값의 변동(variation)이다.

5 바이어스는 무작위 오류 외의 다른 원인으로 발생한 참값과 측정값간의 차이를 말한다. 바이어스는 표본수나 통계학적 방법의 수학적 특성에는 영향을 받지 않으며, 대상자 선정방법, 변수 측정방법 및 자료 분석방법의 영향을 받는다.

① 내적 타당도

내적 타당도(internal validity)는 실제로 자료를 수집한 대상(표본)으로부터 얻은 결과를 원래 이 결과를 적용하고자 하였던 대상에 추론할 때의 타당도를 말한다. 예를 들어, 20,000명을 전수 조사하기 어려워 10%인 2,000명을 표본으로 설문조사하였다. 그런데 조사과정에서 조사 거부자가 발생하여 실제로 1,500명의 자료만 수집되었다. 이 경우 1,500명을 대상으로 얻은 결과를 20,000명에게 추론하고자 할 때 적용되는 타당도가 내적 타당도이다. 당초 예정된 자료를 모두 수집하지 못 하였기 때문에 선택 바이어스가 게재되어 그 만큼 내적 타당도가 낮아진다.

내적 타당도는 연구가 잘 계획되었는지(연구설계의 타당도)와 연구대상의 선정과정, 연구가 잘 수행되었는지(연구수행의 타당도), 연구결과를 제대로 분석하고 해석하였는지(자료분석 및 해석의 타당도)에 따라 결정된다. 따라서 연구수행의 전체 과정에서 바이어스가 적을수록 연구의 내적 타당도는 높아지게 된다.

② 외적 타당도

외적 타당도(external validity)는 조사를 통하여 파악한 결과를 다른 경우에도 일반화할 수 있느냐의 문제이다. 특정한 상황에서 조사한 결과를 다른 집단, 다른 시기, 다른 상황에 일반화시킬 수 있는 범위를 말한다. 예를 들어, 특정 지역 조사결과를 전국적 현상으로 설명하거나 남자 대상의 연구결과를 여자에게 적용하면 외적 타당도가 낮게 된다. 따라서 표본에서 얻은 결과를 외적 모집단(external population)에 일반화하여 적용할 때는 여러 조건들을 검토하여 외적 타당도를 판단하여야 한다.

(2) 연구의 신뢰도

신뢰도(reliability)는 무작위 오류가 없는 정도를 말한다. 신뢰도는 일관성(consistency) 또는 반복성(repeatability)과 동일한 의미로 사용된다. 신뢰도의 개념은 두 가지 경우에 적용된다. 첫째는 측정방법의 신뢰도를 평가하는 경우이다. 측정방법의 신뢰도는 동일 개체의 한 특성을 여러 번 측정하여 그 값이 일치하는 정도로 평가할 수 있다. 측정값의 표준편차(standard deviation)가 작으면 신뢰도가 높은 측정방법이다. 둘째는 표본통계량으로부터 모수를 추정하는 경우다. 이 경우는 표준오류(standard error)가 작으면 신뢰도가 높은 추정방법이다. 연구설계 또는 자료분석에서 측정의 신뢰도에 대해서는 크게 고려하지 않는다 하더라도 표본오류의 역할에 대해서는 항상 주의하여야 한다. 일반적으로 표본수가 적으면 신뢰도가 낮아진다. 만약 표본수가 적은 상내에서 발생한 차이가 적다면, 이 차이는 표본오류의 영향을 많이 받기 때문에 결과를 신중하게 해석하여야 한다.

(3) 진단 및 측정방법의 타당도와 신뢰도

타당도는 진단이나 측정방법이 측정하고자 하는 질병이나 사건의 유무를 얼마나 정확하게 판정하는지를 의미하며, 신뢰도는 진단 또는 측정의 시기 및 사람 등의 조건에 따라 결과가 얼마나 일관되게 나타나는 정도를 의미한다. 측정에서 신뢰도와 타당도를 동시에 확보한다는 것은 매우 중요한 문제이다. 신뢰도와 타당도는 비슷하게 보이지만 별개의 개념으로 서로 간에 아무런 관련이 없다. 그러나 신뢰도를 높이기 위하여 노력하면 타당도도 높아지는 것이 보통이므로 신뢰도와 타당도는 일반적으로 연계되어 변화한다. 측정방법의 신뢰도와 타당도를 비교하면 아래 그림과 같다.

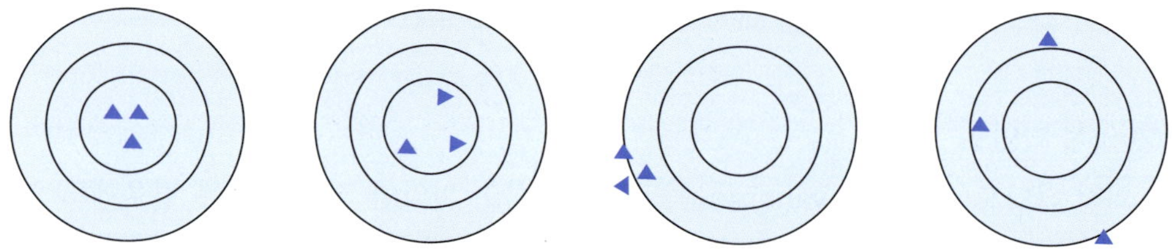

그림 3-2 측정방법의 타당도와 신뢰도 차이점

(4) 진단검사의 타당도

진단검사의 타당도는 질병이 있는 사람과 없는 사람을 구분하는 능력을 의미한다. 진단검사 결과는 양성/음성 또는 정상/비정상으로 판정되는데, 어떤 진단검사법을 사용하든지 분류바이어스가 게재될 가능성이 존재하기 때문에 판정은 항상 옳을 수가 없다. 진단의 타당도를 평가하는 두 지표에는 민감도(sensitivity)와 특이도(specificity)가 있다. 민감도는 질병이 있는 사람을 질병이 있다(양성)고 판정할 수 있는 능력이고, 특이도는 질병이 없는 사람을 음성으로 판단할 수 있는 능력이다. 진단검사의 타당도는 민감도와 특이도에 따라 결정되는데 두 가지 모두 높을 때에 타당도가 높다.

- 민감도 = 진단결과가 양성으로 나타난 질병이 있는 환자/질병이 있는 환자
- 특이도 = 진단결과가 음성으로 나타난 질병이 없는 사람/질병이 없는 사람

한편, 진단검사의 타당도를 보여주는 또 다른 지표로 위양성률(false-negative rate)과 위음성률(false-positive rate)이 있다. 위음성률은 질병이 있는 사람이 검사결과 음성으로 나타나는 경우이며, 위양성률은 질병이 없는 사람이 검사결과 양성으로 나타나는 경우를 말한다.

- 위음성률 = 진단결과가 음성으로 나타난 질병이 있는 환자/질병이 있는 환자
  = 1- 민감도
- 위양성률 = 진단결과가 양성으로 나타난 질병이 없는 사람/질병이 없는 사람
  = 1- 특이도

표 3-2 진단검사법의 타당도

		질병유무		계
		있음	없음	
검사결과	양성	a	b	a+b
	음성	c	d	c+d
계		a+c	b+d	a+b+c+d

- 민감도 = a/a+c
- 특이도 = d/b+d
- 위음성률 = c /a+c
- 위양성률 = b/b+d

3. 역학 연구방법

역학의 두 가지 목표는 질병분포 파악과 결정요인 탐구라고 할 수 있다. 역학 연구방법은 질병분포 파악과 관련된 기술연구(descriptive study)와 결정요인 탐구를 하는 분석연구(analytic study)로 분류할 수 있다. 기술연구는 대상자들로부터 어떤 건강문제가 발생하여 얼마나 분포되어 있는지를 서술하는 것이기 때문에 이 연구결과로부터 더 구체적인 역학연구에 필요한 가설(hypothesis)을 얻을 수 있다. 그래서 기술연구를 가설설정 연구라고 한다.

분석연구는 특정 건강문제의 원인과 결정요인 및 중재효과를 밝힌다. 연구자가 현상을

있는 그대로 관찰하여 분석하는 관찰연구(observational study)와 연구자가 실험적인 중재를 개입하여 그 효과를 분석하는 실험연구(experimental study)로 구분된다. 일반적으로 분석연구는 연구자가 검증하고자 하는 가설을 설정한 상태에서 연구를 시작하기 때문에 가설검증 연구라고 한다.

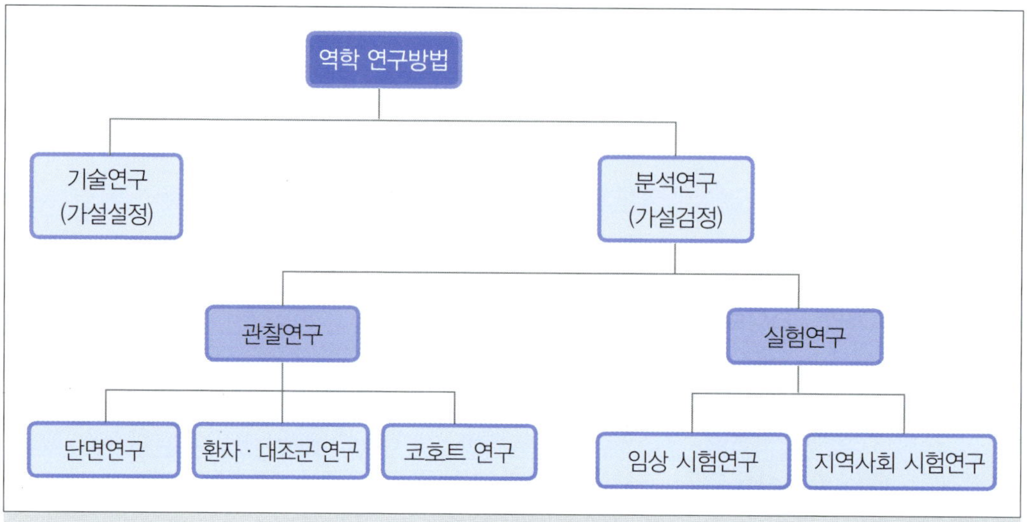

그림 3-3 역학 연구방법의 분류

1) 기술연구

기술연구는 인구집단 내의 사람(person), 장소(place), 시간(time)에 따른 질병, 병적 상태, 사망 등의 규모와 분포를 파악하여 건강문제의 발생과 관련된 가설을 설정하는 연구방법이다. 기술연구에서 첫 번째 단계는 무엇이 문제이고, 그 빈도는 어떻고, 누가 포함되어 있고, 어디서 발생했는지 등의 요소를 파악한다. 그 다음 단계는 수집된 모든 정보를 근거로 사실을 기술한다. 기술연구에 필요한 정보는 비교적 쉽게 얻을 수 있기 때문에 수행에 큰 어려움은 없다. 기술연구에서 다루는 요소의 내용을 구체적으로 살펴보면 다음과 같다.

(1) 사람

여러 속성 중에서 성, 연령, 결혼상태, 사회경제 수준, 직업, 종교 등을 중요하게 고려하여 기술한다. 질병이 발생한 사람의 인적 특성을 알면 그 지역에 발생한 보건문제를 명확하게 할 수 있고 문제의 원인을 파악하기 쉬워진다.

(2) 장소

어디에서 건강문제 발생이 많았는지를 지역에 따라 기술하는 것이다. 사람들이 살고 일하는 장소는 그들이 어떤 건강문제와 질병으로 고생하게 될지를 결정하는 중요한 요소이다. 지역적 특성에 따라 유행하는 질병의 종류가 다르기 때문이다.

(3) 시간

시간 측면에서는 토착성(endemic) 또는 유행성(epidemic) 여부, 계절, 주기, 장기적 변동 등에 대해서 기술한다. 이와 같은 사항들을 파악하기 위해서는 각 사례(case)별로 매일 또는 1주, 1개월 간격으로 정리해 두는 것이 바람직하다. 질병발생의 시간별 분석은 질병발생을 예측하거나 보건사업의 효과를 평가하고 질병의 증가와 감소에 작용하는 요인을 파악하는데 이용된다.

2) 분석연구

분석연구는 연구 시작 전에 이미 명확한 가설이 수립되어 있으며, 가설을 검정하는 과정으로 관찰연구와 실험연구로 구분된다. 관찰연구는 현상을 그대로 관찰과 조사표를 이용하여 자료를 수집하고 분석하는 연구방법이다. 실험연구는 연구자가 의도적으로 특정 중재효과를 실험하는 연구방법이다.

(1) 관찰연구

관찰은 사건의 자연적인 진행 상황을 살펴보는 것이다. 자연상태에서 어떤 사람이 노출되고 어떤 사람이 노출되지 않았는지와 어떤 사람에게 질병이 발생하고 어떤 사람에게 질병이 발생하지 않았는지를 조사하는 것이 관찰연구이다. 관찰연구에는 단면연구(cross sectional study), 환자-대조군 연구(case-control study), 코호트 연구(cohort study)가 있다.

이들 연구방법의 차이는 건강문제의 발생과 특정 요인과의 관계에 대한 시간적 차이이다. 단면연구는 건강문제의 유무와 위험요인의 유무를 동시에 조사하지만, 환자-대조군 연구와 코호트 연구는 건강문제와 위험요인을 조사하는데 시간적 차이가 있다. 환자-대조군 연구는 현재 건강문제가 있는 사람(환자군)과 없는 사람(대조군) 간에 과거에 특정 위험요인에 노출된 경험의 차이가 있는지를 조사한다. 이와 달리 코호트 연구는 현재의 특정 위험요인을 갖고 있는 사람들과 갖고 있지 않은 사람들을 대상으로 선정하여 미래에 특정 건강문제의 발생에 어떤 차이가 있는지를 조사한다.

① 단면연구

단면연구는 개인의 위험요인 노출 여부와 질병 유무를 동시 또는 짧은 기간 내에 조사하는 연구이다. 단면연구는 어떤 요인의 유병률을 파악하는데 주로 이용되기 때문에 유병률 조사(prevalence study)라고도 한다. 단면연구는 특정 위험요인이 건강문제의 원인인지를 알아보기 위하여 수행되는 것으로 관찰이나 설문지를 이용하여 조사하므로 짧은 시간에 쉽게 할 수 있다. 대부분의 국가에서 정기적인 단면연구를 시행하여 인구학적 특성, 질병상태, 건강관련 행태 등을 조사하고 있다. 우리나라에서는 국민건강영양조사와 지역사회건강조사가 단면연구에 해당된다.

단면연구의 장점은 한번에 대상집단의 질병양상과 이와 관련된 여러 속성을 동시에 파악할 수 있으며, 경제적으로도 큰 비용이 들지 않아 비교적 자주 시행이 가능하다. 그러나 단점은 빈도가 낮은 질병이나 이환기간이 짧은 질병에는 적합하지 않으며, 건강문제와 위험요인 간의 상관관계는 파악할 수 있지만 인과관계를 확인하기는 어렵다.

② 환자–대조군 연구

㉠ 개념

환자–대조군 연구[6]는 건강문제가 있는 사람(환자군)과 없는 사람(대조군)을 선정하여 이들이 과거 잠정적 위험요인(potential risk factor)에 어느 정도 노출되었는지를 비교하는 방법이다. 이 연구는 결과를 먼저 관찰한 다음에 결과를 일으킬 가능성이 있는 원인이나 요인을 탐구하기 때문에 후향적 연구라고도 한다. 환자–대조군 연구의 장점은 비교적 간단하게 수행할 수 있어서 시간과 비용을 절약할 수 있고, 적은 대상자로도 가능하고, 여러 위험요인을 동시에 조사할 수 있고. 연구결과를 빠른 기간에 알 수 있다. 그러나 단점은 대조군 선정이 어렵고, 노출에 대한 정보를 이미 질병이 발생한 사람을 대상으로 기억에 의존하여 수집하기 때문에 정보 바이어스[7]가 발생할 가능성이 높다.

---

6 1920년대부터 사회학 분야에서 시작되었으며, 역학 분야에는 1926년 영국의 레인 클레이폰(Janet Elizabeth Lane–Claypon)이 '모유 수유와 유방암 보호효과' 연구에 처음 적용하였다.

7 정보 바이어스에는 기억회상 바이어스와 오분류 바이어스가 있다.

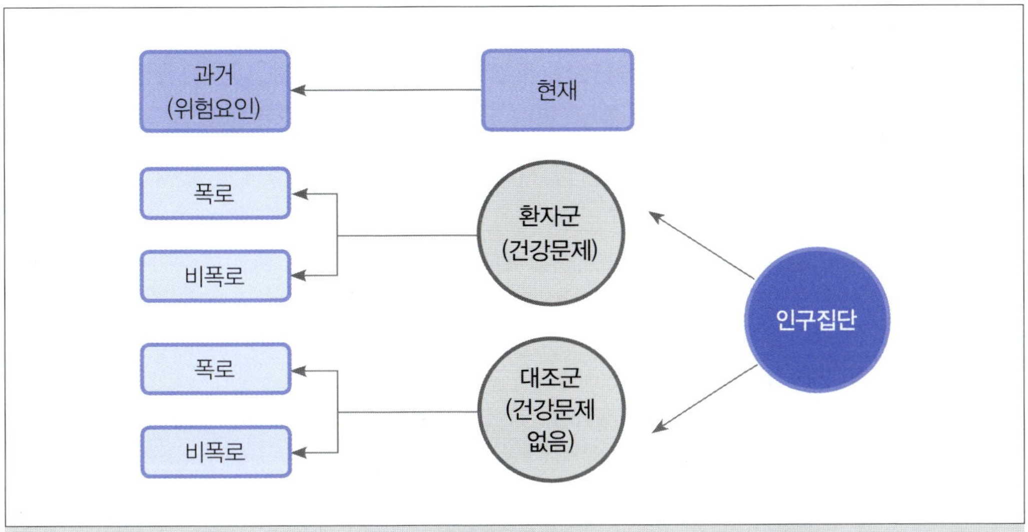

그림 3-4 환자-대조군 연구설계

㉡ **환자-대조군 선정 과정**

환자군을 선정할 때 고려할 것은 환자군으로 선정될 수 있는 자격기준(eligibility criteria)과 제외기준을 명확히 하고, 선정될 환자군은 앞으로 위험요인에 노출될 가능성이 있는 잠정적 환자군을 대표할 수 있어야 한다. 적절한 대조군을 선정하는 것이 환자-대조군 연구에서 가장 어렵고 중요한 과제이다. 대조군은 과거의 위험요인 노출정도를 환자군과 비교하기 위하여 선정한다. 환자-대조군 연구에서 위험요인과 질병 사이의 통계학적 관련성을 정확히 측정하려면 환자군과 대조군의 비교성(comparability)이 높아야 한다. 여기서 비교성이 높다는 것은 연구하려는 위험요인 외에 다른 모든 요인의 분포가 두 집단 간에 비슷하다는 뜻이다. 일반적으로 환자군과 대조군이 완벽한 비교성을 갖추기는 어렵지만 최대한 노력하여야 한다.

㉢ **연구결과 분석**

환자-대조군 연구에서는 위험요인과 질병과의 관련성 지표로 교차비(odds ratio; OR)를 사용한다. 교차비는 위험요인에 노출된 집단의 교차(odds)가 노출되지 않은 집단의 교차보다 몇 배 높은지를 나타낸다. 교차비는 평균발생률이나 누적발생률을 계산할 수 없는 환자-대조군 위험요인과 질병과의 관계를 알아보고자 할 때 주로 사용된다.

교차비는 건강문제와 위험요인과의 관계를 나타낸 아래 표에서 a와 d를 곱한 값을 b와 c를 곱한 값으로 나누어서 계산한다. 교차비가 1인 경우는 환자군이 위험요인에 폭로된 정도나 대조군이 위험요인에 폭로된 정도가 같다는 뜻이다. 이것은 위험요인이 건강문제의 원인이 되었다고 말하기가 어렵다는 뜻이다. 교차비가 클수록 환자군의 위험요인 폭로 정도가 대조군의 위험요인 폭로 정도보다 크다는 뜻이므로 위험요인 때문에 건강문제가 발생하였다는 증거가 된다.

표 3-3 교차비 산출 방법

		환자군	대조군	계
위험요인	폭로	a	b	a+b
	비폭로	c	d	c+d
계		a+c	b+d	a+b+c+d

$$교차비(OR) = \frac{\frac{a}{c}}{\frac{b}{d}} = \frac{ad}{bc}$$

③ 코호트 연구

㉠ 개념

코호트(cohort)는 동일한 특성을 갖고 있는 그룹을 의미한다. 코호트 연구는 연구대상자를 질병의 발생과 관련되어 있다고 생각하는 잠정적 위험요인(potential risk factor) 유무에 따라 구분한 후 일정기간 동안 추적 관찰하고 연구하려는 질병의 발생률을 비교하여 그들 간의 인과관계를 밝히는 방법이다. 이러한 연구의 속성 때문에 전향성 연구(prospective study), 발생률 연구(incidence study), 추적연구(follow-up study)라고도 한다. 코호트 연구의 장점은 신뢰도가 높은 자료를 얻을 수 있고, 발생률을 측정할 수 있고, 위험요인 노출률이 낮을 때도 적합하고, 요인과 관련된 여러 효과를 측정할 수 있다. 그러나 단점은 시간, 노력, 비용이 많이 들고, 희귀질병은 연구가 어렵고 대상자 장기추적이 어렵다.

코호트 연구는 자료를 새롭게 구축하느냐 또는 과거의 자료를 사용하느냐에 따라 전향적 코호트 연구와 후향적 코호트 연구로 구분된다. 전향적 코호트 연구는 연구하려는 질병에 아직 이환되어 있지 않은 사람들을 연구하는 방법이다. 이와 달리 후향적 코호트 연구는 모형은 전향적 코호트 연구와 차이가 없지만, 위험요인에 대한 노출과 질병 발생이 모두 과거에 일어나 있다. 따라서 후향적 코호트 연구는 다른 연구 등의 목적으로 과거의 기록이 잘 정리되어 있는 경우에만 가능하다.

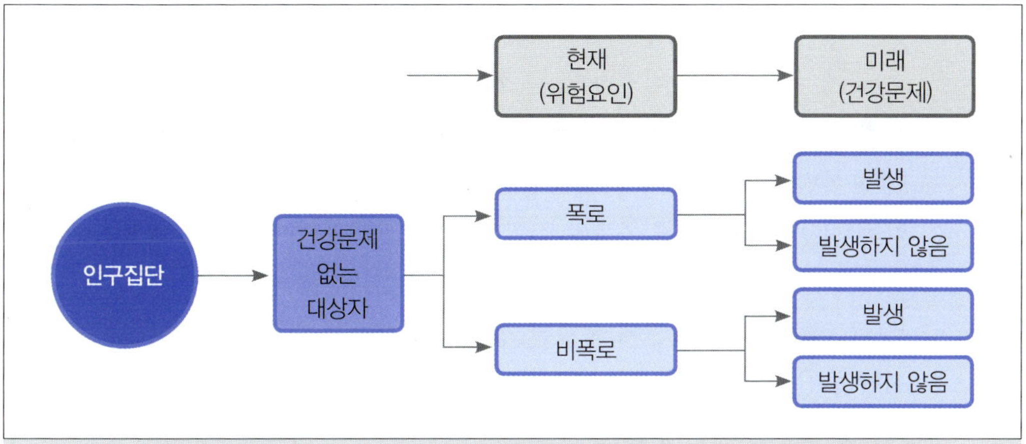

그림 3-5 코호트 연구설계

㉡ 연구과정

코호트 연구에서는 시작할 때에 대상자가 연구하려는 질병에 이환되어 있지 않아야 한다. 이런 이유로 대부분의 코호트 연구는 먼저 단면연구를 실시하여 질병 이환 유무와 잠정적 위험요인 유무를 확인한다. 연구대상자도 반드시 잠정적 위험요인 유무에 따라 두 집단으로만 구분하는 것은 아니고 잠정적 위험요인에 대한 노출 정도에 따라 여러 집단으로 구분할 수도 있다.

추적관찰은 코호트 연구에서 가장 어려운 활동으로 위험요인 노출상태, 질병 발생, 사망 등을 추적하게 된다. 추적은 주기적 가정방문, 신체검사, 전화, 우편 설문지 등의 방법을 활용한다. 그러나 모든 노력을 하더라도 여러 이유로 조사거부, 관찰 중단 등이 발생하기 때문에 모든 대상자를 전체 관찰기간 동안 추적하기는 어렵다.

㉢ 연구결과 분석

코호트 연구는 위험요인에 노출된 집단과 비노출집단 각각의 질병발생률을 구한 후 두 집단의 질병발생률의 크기를 비교하여 인과관계를 평가한다. 코호트 연구에서 계산하는 통계량에는 위험요인 유무별 질병발생률, 비교위험도(relative risk; RR), 기여위험도(attributable risk; AR) 등이 있다.

ⓐ 비교위험도

비교위험도(relative ratio; RR)는 위험요인과 질병발생 간의 관련성의 크기를 측정하는 지표이다. 위험요인을 갖고 있는 군이 위험요인을 갖고 있지 않는 군에 비하여 연구하고자 하는 질병의 발생률이 몇 배인지를 측정한다. 비교위험도는 위험요인에 폭로된 집단의 질병발생률을 위험요인에 비폭로된 집단의 질병발생률로 나누어서 산출한다. 여기서 비교위험도(상대위험도)가 1이라는 것은 위험요인에 폭로된 집단 중에서 건강문제가 발생할 비율이나 비폭로된 집단 중에서 건강문제가 발생할 비율이 같다는 의미이다. 비교위험도가 1보다 클수록 위험요인에 폭로된 집단의 건강문제 발생비율이 폭로되지 않은 집단의 건강문제 발생비율 보다 크다는 것이므로 위험요인이 건강문제의 원인이라고 결론을 내리게 된다.

표 3-4 비교위험도 산출 방법

		건강문제		계
		유	무	
위험요인	폭로	a	b	a+b
	비폭로	c	d	c+d
계		a+c	b+d	a+b+c+d

$$비교위험도(RR)= \frac{\frac{a}{(a+b)}}{\frac{c}{(c+d)}} = \frac{a(c+d)}{c(a+b)}$$

ⓑ 기여위험도

기여위험도(attributable risk; AR)는 귀속위험도라고도 한다. 위험요인을 가지고 있는 집단의 해당 질병발생률에서 위험요인을 가지고 있지 않는 집단의 해당 질병발생률을 뺀 값이다. 위험요인이 해당 질병발생률에 기여한 정도를 나타낸다. 이 차이는 특정요인에 폭로됨으로써 질병에 걸린 비율이며, 이 특정요인을 제거할 경우에 얼마나 질병을 감소시킬 수 있는지를 예측할 수 있게 한다.

기여위험도 = 폭로 집단 발생률 - 비폭로 집단 발생률

(2) 실험연구

실험연구는 연구자가 개별 환자 혹은 특정 지역사회의 구성원들에게 인위적인 개입을 수행한 후 특정 질병에 대한 치료법의 효능 또는 관리 및 예방에 대한 조치의 효과를 밝히는 연구방법이다. 연구대상자를 장기간 추적 관찰한다는 점에서 코호트 연구와 비슷하지만 관찰과는 달리 연구자의 중재가 개입되는 점이 다르다. 일반적으로 실험연구는 비용이 많이 소요되고 진행에 어려움이 많다. 그럼에도 불구하고 실험연구는 관찰연구를 통해서 얻어진 특정한 가설을 검정하는 역학 연구의 마지막 단계로 수행되기 때문에 인과관계를 설정하는 데 가장 결정적인 정보를 제공해 준다. 실험연구는 임상시험(clinical trial)과 지역사회시험(community trial)으로 구분된다.

① 임상 시험연구

임상 시험연구는 특정 질병의 치료를 위해 개별 연구대상에게 인위적으로 개입을 하여 치료법의 효능을 평가하고, 치료군과 비교군으로 나눌 때에 개개인을 확률적으로 할당하는 방법이다. 환자들을 대상으로 치료제나 치료행위의 효과를 측정하고 시험하는 치료적 임상시험과 질병에 이환되지 않은 사람을 대상으로 어떤 약물이나 행위가 예방효과가 있는지 측정하는 예방적 임상시험으로 구분된다. 임상 시험연구를 수행하는 과정은 첫째, 참여자를 모집하고, 둘째, 기초조사를 실시하고, 셋째, 연구대상자를 확률할당을 통한 무작위 배정하고, 넷째, 치료나 예방에 관련된 처치 및 관찰을 하고, 다섯째, 결과를 측정하고, 여섯째, 결과를 분석한다. 임상시험은 많은 시간과 비용이 필요하고, 때로는 윤리적인 문제가 실험을 수행하는 데 커다란 장애가 되기도 한다.

② 지역사회 시험연구

지역사회 시험연구는 특정 질병의 관리 및 예방을 위해 일정 지역사회의 구성원을 대

상으로 각종 보건 및 예방사업의 인위적인 조치의 효과를 평가하고, 집단을 단위로 할당하는 방법이다. 지역사회 시험연구는 현장시험(field trial), 공중보건시험(community-based public health trial), 생활습관 개입시험(lifestyle intervention trial)이라고도 한다.

제4장

보건통계

학습목표

- 보건통계학의 목적과 세부 범위를 설명할 수 있다.
- 측정척도를 설명할 수 있다.
- 표본추출방법의 각 종류별 내용을 설명할 수 있다.
- 각 통계분석 방법에 대해서 설명할 수 있다.
- 인구통계 지표 및 질병통계 지표를 설명할 수 있다.

1. 보건통계학의 개념

보건통계학(health statistics)은 인구집단을 대상으로 얻을 수 있는 각종 자료를 수집 및 정리해서 결론을 도출하는 응용통계학의 한 분야이다. 그 목적은 인구, 출생, 사망, 질병 등의 여러 현상의 수량관계를 분명히 해서 인구집단의 건강 관련 특성을 파악하는 것이다. 보건통계에는 인구통계, 질병통계, 병원통계, 보건행정통계 등이 포함된다. 유사한 용어로는 생정통계학(vital statistics), 의학통계학(medical statistics), 생물통계학(biostatistics)이 있다. 그런데 보건통계학은 통계학[1]이 보건분야에 접목된 응용통계학이기 때문에 통계학의 기본 특성이 그대로 적용된다. 통계학은 통계적인 지식을 통하여 어떤 의사결정을 내리는데 도움을 주는 도구이기 때문에 보건통계학이 제공하는 결과는 우리가 공중보건 활동에 필요한 의사결정을 할 때에 중요한 근거가 된다.

1 통계학(statistics)은 자료를 수집하고 분석할 뿐만 아니라 그 분석을 토대로 합리적인 의사결정을 할 수 있도록 하는 과학적 방법이다.

2. 자료의 수집과 활용

보건통계에 활용할 자료는 인구집단 전체를 대표할 수 있어야 하며, 정보수집 방법에서 신뢰성이 확보되어야 하고, 정확성을 가지고 있어야 한다. 따라서 자료를 수집하기 전에 자료 내용을 충분히 검토하여야 한다.

1) 자료 종류

자료는 출처와 수집 과정에 따라 자료의 질이 달라지는데, 자료를 수집하는 방법에 따라 일차자료(primary data)와 이차자료(secondary data)로 나눌 수 있다.

(1) 일차자료

일차자료는 연구자가 연구목적에 따라 직접 수집한 자료이다. 특정 인구집단을 대상으로 설문조사, 측정, 검사 등을 시행한 것이다. 자료의 질 수준을 높이기 위해서는 연구자의 노력이 중요하다.

(2) 이차자료

이차자료는 다른 목적으로 수집되거나 보고된 자료들 중 보건통계에 활용할 수 있는 자료원이다. 사망통계자료, 건강보험자료, 병원자료, 법정신고자료, 등록자료, 국민건강영양조사, 지역사회건강조사 등을 이용할 수 있다. 이차자료를 이용하거나 결과를 해석할 때에는 해당 자료를 수집한 인구집단의 특성과 정보의 질적 수준을 고려하여야 한다.

2) 측정척도

자료를 수집하기 위해서는 조사대상의 특성을 어떠한 도구로 파악해야 한다. 이와 같이 조사대상의 특성을 숫자나 기호로 표시한 것이 척도(scale)이다. 변수값은 척도로 측정한 내용을 수량으로 표시한 것이다. 어떤 종류의 척도로 측정하느냐에 따라 측정값은 달라지는데 척도에는 명목척도, 서열척도, 구간척도, 비척도가 있다.

(1) 명목척도

명목척도(nominal scale)는 단순히 어떤 대상의 내용이나 특성을 분류하거나 구분하기 위해 사용되는 기호이다. 명목자료는 일반적으로 숫자로 표시하기 힘든 자료이지만 통계분석의 편의상 남자 = 1, 여자 = 2와 같이 숫자로 표시한다. 그러나 여기서 여자가 숫자 2이고 남자가 1이라고 해서 여자가 남자의 두배라든가 하는 연산이나 순서의 의미는 없다. 명목척도는 4가지 척도 중에서 가장 낮은 수준의 척도이다.

(2) 서열척도

서열척도(ordinal scale)는 순위척도(ranking scale)라고도 하는데, 범주가 순위의 의미는 있지만 순위 간에 수량적인 간격의 의미는 없다. 서열척도는 관심의 대상이 되는 사물이나 사건을 순서에 의해 측정한 자료이다. 예를 들면, 개인의 월수입을 구체적으로 조사하지 않고 경제상태를 상, 중, 하 등으로 구분하여 측정하는 것이다. 이러한 경우 한 대상이 다른 것보다 큰지 작은지만을 구별하게 된다.

(3) 구간척도

구간척도(interval scale)는 순위뿐만이 아니라 측정치 간의 차이에 대해서도 의미가 있는 척도이다. 대표적인 예는 온도인데, 기온 10도는 기온 5도 보다 5도가 높다는 의미를 갖는다. 그러나 2배 높다는 의미는 아니다. 구간척도의 자료는 한 측정값을 다른 측정값으로 나눈 값의 의미는 없다.

(4) 비척도

비척도(ratio scale)는 흔히 비율척도로 불려지는데, 구간척도가 가지는 특성 외에 절대원점이라는 정의를 갖는다. 한 대상이 다른 것보다 얼마나 크고 작은지 구체적으로 측정할 뿐 아니라, 두 측정된 값의 비율이 의미를 갖는다. 예를 들면, 몸무게, 길이, 면적, 연령 등이 여기에 속하는데 몸무게 60kg인 사람은 몸무게 30kg인 사람의 두 배라고 말할 수 있다. 구간척도인 온도와 비척도인 몸무게의 근본적인 차이는 절대 영이 없느냐, 있느냐이다. 무게가 0이라는 것은 무게가 없는 것이지만, 온도가 0이라는 것은 온도가 없다는 뜻은 아니다. 온도 0은 사람들이 임의로 정한 빙점의 표시인 것이다.

표 4-1 측정척도 종류

변수	척도 종류	예시
질적변수 이산변수	명목척도	성별, 종교
	서열척도	계급, 석차
양적변수 연속변수	구간척도	온도, 지능지수(IQ)
	비척도	키, 몸무게

3) 자료수집 방법

(1) 설문조사

설문조사(questionnaire survey)는 표준화된 구조화 설문지를 이용하여 필요한 정보를 직접 얻는 조사방법으로 일차자료를 수집할 때 많이 사용된다. 설문지를 활용한 면접조사, 우편조사, 전화조사 등 의사소통을 통한 자료수집 방법과 행동이나 증상 등을 관찰하여 점수화된 관찰표에 기입하는 관찰에 의한 자료수집 방법이 있다. 설문지를 기록하는 방식에 따라 응답자가 직접 기록하는 형태(자기기입식 설문조사, 우편조사, 인터넷조사 등)와 설문 조사자가 기록하는 형태(면접조사, 전화조사 등)로 나눌 수 있다.

(2) 서베일런스

서베일런스(surveillance)는 체계적이고 지속적으로 자료를 수집하고, 분석하여 정보를 꼭 필요로 하는 이들에게 전파하는 체계이다. 주로 감염성 질환을 대상으로 질환의 발생빈도를 파악할 때 많이 사용되어 왔으며, 최근에는 비감염성 질병현상이나 흡연과 같은 질환 발생에 영향을 주는 요인들에 대해서도 시행되고 있다. 예를 들어, 법정감염병을 진찰한 경우 의사는 보건당국에 신고하도록 되어 있는 제도이다. 서베일런스는 광범위한 지역을 포함할 수 있으며 빨리 정보를 모을 수 있으며 비용이 적게 드는 반면 정보가 부정확할 수 있다.

(3) 질병등록사업

질병등록사업은 서베일런스의 특수한 형태로 암, 당뇨병 등과 같이 발생률의 변화 폭이 작은 만성질환의 발생빈도를 파악할 때 사용된다. 제한된 지역 또는 병원에서 해당 질병의 정보만을 등록하기 때문에 범위가 제한적이고 정보수집이 느리고 비용이 많이 드나 얻어지는 정보는 매우 정확한 편이다.

3. 보건통계 자료

1) 인구자료

인구자료에는 정태통계와 동태통계가 있다. 인구 정태통계는 주로 센서스(census)[2]에 의해서 수집되고 있다. 우리나라는 1925년부터 통계청에서 주관하는 센서스를 매 5년마다 실시하고 있다. 인구 동태통계로 활용 가능한 자료에는 신고자료가 있다. 우리나라는 호적법에 출생, 사망, 결혼 및 이혼을 신고하도록 명시하고 있으며, 통계법에 의거하여 신고 사항을 통계로 작성하도록 지정되어 있다. 출생과 사망은 의무조항이며, 혼인과 이혼은 신고 시부터 효력을 발생한다.

2) 사망자료

사망신고 자료가 가장 대표적이다. 사망신고 자료에는 사망수와 사망자의 특성(성, 연령, 직업 등) 및 사망을 초래한 과정(사고 사 여부 등)에 대한 정보가 있다. 전체 국민을 대상으로 수집된 자료이기 때문에 건강지표와 사망원인의 변화를 볼 수도 있다. 그러나 사망자료는 사망에 이르는 중한 질병만을 반영하기 때문에 한 나라의 건강이나 질병을 대표하는 지표로 사용하기에는 부족한 자료이다. 특히 만성질환이 주요 사망원인이 되고 있는 오늘날에는 사망신고 자료가 실제 사망원인을 제대로 반영하지 못하고 있다는 비판을 받고 있다.

3) 상병자료

질병 이환통계는 질병관리 계획 수립 시에 가장 기본적으로 요구되는 자료이다. 상병자료에는 감염병 발생 신고자료, 병원 의무기록자료, 건강보험자료, 특정 질병 등록자료 등이 있다.

---

2 인구주택 총조사는 특정한 시점에 한 국가 또는 일정한 지역의 모든 사람, 가구, 거처와 관련된 인구·경제·사회학적 자료를 수집, 평가, 분석, 제공하는 전체 과정이다.

(1) 신고자료

우리나라는 감염병의 예방 및 관리에 관한 법률에 따라 제1급감염병의 경우에는 즉시, 제2급감염병 및 제3급감염병의 경우에는 24시간 이내, 제4급감염병은 7일 이내에 관할 보건소장에게 신고하여야 한다. 보건소에서는 감염병감시정보시스템에 등록하여 질병관리청에 보고된다. 그러나 이 자료는 각 질병 간에 신고율이 다르기 때문에 상대적인 비교는 어렵고, 단지 질병별 신고율이 연도별로 일정할 것이라는 가정 하에 연도별 발생 추이를 비교하는데 이용되고 있다.

(2) 병원자료

병원 의무기록은 병원을 방문한 환자의 진단 및 치료과정을 기록한 자료이다. 그러나 이 자료는 질병 발생률을 알 수가 없고, 중증 비율이 실제보다 높고, 충분한 정보를 얻기 어렵다는 단점이 있다.

(3) 건강보험자료

건강보험자료는 국민 전체를 모집단으로 한 이환율을 얻을 수 있는 자료원이 된다. 특히 전 국민의 건강 관련 정보가 매년 누적되고 있기 때문에 이를 이용하여 개인별 기초자료를 구축하면 코호트 연구를 수행할 수 있다. 그러나 건강보험 자료의 단점은 진료비 청구와 심사를 목적으로 작성된 자료이기 때문에 자료의 정확성과 신뢰성이 낮다.

(4) 등록자료

만성질환은 발생률과 유병률를 알기가 어렵기 때문에 그 규모 파악이 쉽지 않다. 그 대안으로 특정 질병이 발생한 환자를 의료기관을 중심으로 등록하고 이를 중앙에서 집계하는 방법을 사용하고 있다. 구체적인 사례로 결핵환자 등록사업, 암 등록사업 등이 있다.

(5) 직장자료

직장자료는 산업장, 학교 등에서 실시된 건강검진 자료 또는 의무실의 기록자료들을 말한다. 여기에서 나온 분석결과를 일반화시킬 수는 없지만 실태를 파악하는데는 유용한 자료가 될 수 있다.

(6) 건강조사자료

건강조사는 인구집단의 건강상태를 알아보기 위한 연구로 대개 단면연구 형태로 진행된다. 이 방법은 기존에 수집된 자료를 이용하는 것보다 비용이 많이 들지만 자료의 정확성과 신뢰성을 높일 수 있으며, 연구결과가 인구집단을 대표할 수 있다. 우리나라 건강조사에는 국민건강영양조사, 지역사회건강조사, 전국결핵실태조사, 환자조사 등이 있다.

4. 표본조사

1) 표본의 개념

모집단(population)은 조사의 대상이 되는 전체 집단이다. 어떤 조사에서나 모집단을 모두 조사하고 분석하는 것이 가장 좋은 방법이다. 그러나 조사자의 시간적, 경제적 제한으로 모집단 전체를 대상으로 조사할 수 없는 경우가 많기 때문에 표본조사를 실시하게 된다. 표본(sample)은 어떤 대상의 전체를 대표하도록 모집단에서 선택된 일부분이다. 그런데 표본조사의 평균이나 비율은 모집단을 대표하는 일부인 표본으로부터 예측 또는 추정하게 된다. 이 때 추정되는 모수의 실제값과 표본조사에서 얻은 값의 차이를 오차라고 한다. 표본조사에서의 오차는 편의(bias), 표본오차(sampling error), 비표본오차(non-sampling error) 등이 있다.

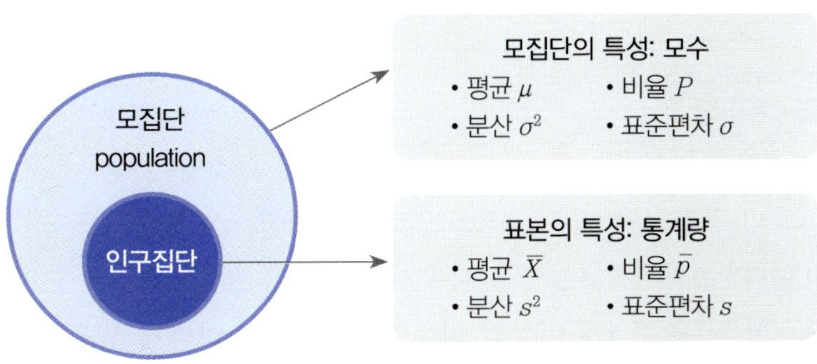

그림 4-1 모집단과 표본

2) 표본추출방법

표본을 선택하는 과정을 표본추출(sampling)이라고 한다. 표본추출은 관심의 대상인 모집단으로부터 그 특성을 대표할 수 있는 표본을 뽑아내는 것이다. 표본을 추출하는 방법은 크게 확률표본추출(probability sampling)과 비확률표본추출(non-probability sampling)로 나눌 수 있다.

(1) 확률표본추출

확률표본추출은 각 표본단위가 동일한 선택확률을 갖는 표본추출방법이다. 확률표본추출은 자료를 분석할 때 추출에 따른 표본오차를 확률적으로 유추해낼 수 있어서 추정치의 정확도를 객관적으로 나타낼 수 있다. 확률표본추출방법에는 단순무작위 표본추출, 계통추출, 층화추출, 집락추출 등의 기본형과 몇 가지 변형들이 있다.

① 단순무작위 표본추출

단순무작위 표본추출(simple random sampling)은 가장 기본적인 확률표본추출 유형으로 모집단을 구성하는 각 구성요소가 표본으로 뽑힐 확률이 동등하다. 단순무작위 표본추출은 한번 뽑은 표본을 다시 모집단에 포함하여 추출하는 복원 표본추출과 일단 뽑은 표본은 모집단에서 제외하고 나머지 모집단에서 추출하는 비복원 표본추출로 구분된다. 단순무작위 표본추출은 모집단에 대한 사전지식이 많지 않아도 가능하고, 자료의 분류에서 오는 오차의 개입가능성이 적다는 장점이 있지만 동일한 크기의 표본인 경우 층화확률표본보다 오차가 크고 모집단에 대한 정보를 활용하기 어렵다는 단점이 있다.

② 층화확률표본추출

층화확률표본추출(stratified random sampling)은 모집단이 갖고 있는 특성을 고려하여 2개 이상의 동질적인 계층(strata)으로 구분하고, 각 계층별로 단순무작위 추출방법을 적용한다. 층화확률표본추출은 우선 모집단을 몇 개의 부속군으로 나누고 각 집단에서 단순확률추출로 1개 이상의 원소를 뽑게 된다. 이렇게 부속군을 만드는 과정을 층화(stratification)라고 하며, 층화된 각 집단을 층(stratum)이라고 한다. 층화의 각 층 구성 원소들은 서로 비슷하여 층내에서의 분산은 적고 층간의 분산은 커서 서로 이질적이어야 한다. 층화확률표본추출은 관련된 변수들 간의 대표성을 확보할 수 있고, 다른 모집단과 비교가 가능하다. 동질적인 집단에서 추출하기 때문에 오차를 줄일 수 있다는 장점이 있다. 단점은 층화를 위해 모집단의 특성을 알기 위한 많은 정보가 필요하고 범위가 작으면 표본추출이 어려워진다. 또한 층화가 복잡하거나 잘못된 경우에는 오히려 표본오차가 커질 수 있다.

③ 집락표본추출

집락표본추출(cluster sampling)은 모집단을 여러 가지 이질적인 구성요소를 포함하는 여러 개의 집락(cluster) 또는 집단(group)으로 구분하고, 구분된 집락을 표본추출단위로 무작위적으로 몇 개의 집락을 표본으로 추출해 그 구성단위를 전수조사하는 방법이다. 집락표본추출에서는 집락이 표본추출단위가 된다. 광범위한 대규모 조사에서 많이 쓰이는 방법이다. 집락표본추출은 추출의 편리성과 소요 비용을 줄일 수 있다는 장점이 있다. 그러나 정확도 기준이 높아지면 기준 충족이 어려운 단점이 있다. 이 경우에는 표본집락의 수를 늘여 정확도를 일정 수준으로 유지할 수 있다.

층화확률표본추출에서 각 계층의 구성요소들은 동질적이고 계층과 계층 간에는 이질적인 경우에 적용하는 것이 바람직하고, 집락표본추출에는 각 집락이 모집단의 구성요소를 대표할 수 있는 이질적인 요소로 구성되고 집락과 집락 사이에 거의 차이가 없을 경우에 적용된다.

④ 계통표본추출

계통표본추출(systematic sampling)은 모집단에서 시간적으로나 공간적으로 일정한 간격을 두고 추출하는 방법이다. 대규모의 조사에 주로 사용되고 단순확률추출보다 추출작업이 쉽기 때문에 실제 조사에서 널리 사용된다. 이 방법은 간편하고 기계적인 면이 있어서 컨베이어벨트 생산방식과 같이 제품이 연속적으로 검사되는 경우에 주로 사용된다. 그러나 모집단 자료의 순서 가운데 예측하지 못한 주기성이 있다면, 뽑힌 표본이 한쪽에 치우친 결과를 가져올 수 있기 때문에 그 주기성들을 사전에 점검하여야 한다.

(2) 비확률표본추출

비확률표본추출은 표본을 수집하는 조사자의 판단에 의해 추출단위를 뽑는다. 조사자가 전체 모집단을 관찰하여 평균에 가깝다고 판단되는 표본을 뽑는 것이다. 표본을 추출하는 사람이 그 분야에 전문가이고 풍부한 경험이 있는 경우에 실시하지만 대부분의 경우 이러한 표본의 자료로부터 얻은 결론을 일반화하기에는 많은 제한이 있다. 비확률표본추출은 표본의 추출과정에 확률이 거의 적용되지 않는 경우, 표본이 추출될 확률을 구할 수 없는 경우, 확률표본추출을 할 때에 많은 시간과 비용이 소요되는 경우, 조사목적이 특수한 경우 등에 사용된다. 비확률추출방법에는 편의표본추출, 판단표본추출, 할당

표본추출, 누적표본추출 등이 있다.

① 편의표본추출

편의표본추출(convenience sampling)은 조사자가 쉽게 이용 가능한 대상들을 표본으로 선택하는 방법으로 시간과 비용 면에서 가장 경제적인 표본추출방법으로 임의표본추출(accidental sampling)이라고도 한다.

② 판단표본추출

판단표본추출(judgement sampling)은 조사자의 주관적 판단에 의해 조사목적에 맞는 표본을 추출하기 때문에 목적표본추출(purposive sampling)이라고도 한다. 이 방법은 조사자가 모집단 및 그 구성요소에 대한 풍부한 사전지식이 있을 경우에 유용하다.

③ 할당표본추출

할당표본추출(quota sampling)은 판단표본추출의 변형으로 추출된 표본이 모집단의 특성을 잘 대표할 수 있도록 미리 모집단의 특성을 나타내는 하위집단별로 표본수를 배정한 다음 표본을 추출하는 방법이다.

④ 누적표본추출

누적표본추출(snowball sampling)은 임의적 표본추출의 한 형태로 노숙자, 불법체류자 등과 같이 특정 모집단의 구성원을 찾기 어려울 때 유용한 방법이다. 누적표본추출은 첫 단계에서 조사자가 임의로 선정한 제한된 표본에 해당하는 사람으로부터 추천을 받아 다른 표본을 선정하는 과정을 되풀이하여 표본을 누적해 가는 방법으로 눈덩이 표본추출이라고도 한다.

5. 통계 정리

1) 기술통계 분석

기술통계(descriptive statistics)는 측정된 현상에 대한 요약 설명이다. 기술통계는 표본에서 수집된 경험적 자료를 단순히 정리하고 요약할 목적으로 사용된다. 기술통계 분석에는 빈도, 최빈값, 중앙값, 평균의 집중화 경향, 산포도가 해당된다.

(1) 빈도

빈도(frequency)는 일정한 변수의 응답범주 각각에 대한 응답수를 말한다. 특정 질문에 대한 응답이 얼마나 많은지에 대한 수치이다.

(2) 집중화 경향

집중화 경향(measures of central tendency)은 산포도와 함께 변수의 분포 특성을 대표하는 기술통계치로 변수의 분포가 일정한 속성에 집중되는 정도를 나타낸다. 집중화 경향에는 최빈값(mode), 중앙값(median), 평균값(mean)이 있다.

① 최빈값

최빈값(mode)은 빈도 분포에서 가장 많은 빈도수 혹은 퍼센트를 차지하는 범주의 값이다. 주의할 점은 최빈치는 가장 많은 빈도를 점유하는 빈도값을 의미하는 것이 아니라 가장 많은 빈도를 점유하는 범주값이다. 최빈값은 복수개가 존재할 수도 있다. 최빈값은 연속형 변수나 비연속형 변수에 관계없이 모두 사용할 수 있는 통계치이다.

② 중앙값

중앙값(median)은 빈도분포의 모든 범주들을 작은 값에서부터 큰 값의 순서로 서열화시켰을 때 정확히 가운데 위치하는 범주의 값이다. 따라서 중위수라고도 한다. 복수개가 존재할 수 있는 최빈값과는 달리 중앙값은 오직 하나만 존재하며, 서열적 비연속형 변수 및 연속형 변수에만 사용 가능한 통계치이다.

③ 평균값

평균값(mean)은 일정한 변수의 분포가 지니는 모든 범주 값들을 합산한 것을 전체 사례수로 나눈 수치이다. 평균 역시 오직 하나만 존재하며 연속형 변수에만 사용이 가능하다.

④ 집중화 경향의 비교

집중화 경향 사이의 비교는 연속형 변수에만 가능하다. 연속형 변수만이 세 가지 집중화 경향에 공통적으로 적용되는 변수이기 때문이다. 분포가 어느 정도 대칭적인지는 사향도(skewness)로 표시된다. 사향도는 분포의 형태가 일정한 집중화 경향을 중심으로 한 비대칭정도를 의미한다. 전혀 사향되지 않은 분포는 정규분포의 형태를 가지며 최빈값, 중앙값, 평균이 분포의 정중간에 위치하여 한 점에 모이게 된다.

왼쪽으로 기울어진 분포는 정적 사향분포(positively skewed distribution)라고 한다. 최빈치가 가장 작은 값을 가지고 중앙값, 평균 순으로 나타난다. 오른쪽으로 기울어진 분포는 부적 사향분포(negative skewed distribution)라고 한다. 평균이 가장 작은 값을 가지고 중앙값, 최빈값의 순으로 나타난다.

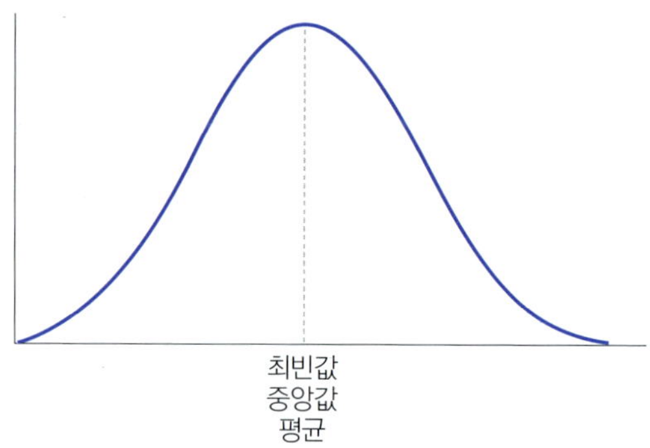

그림 4-2 전혀 사향되지 않은 분포

(3) 산포도

산포도(measures of dispersion)는 변수의 분포가 특정 집중화 경향치를 중심으로 흩어져 있는 정도를 나타낸다. 산포도는 측정치들이 평균을 중심으로 얼마나 밀집 혹은 분산되어 있는가를 나타내는 지표이다. 같은 평균값을 갖고 있다고 하더라도 분포형태는 다를 수 있다. 이와 같은 차이를 보여주는 통계치가 산포도이다. 평균편차, 분산, 표준편차, 범위, 사분위편차가 절대적 산포도이고 변이계수는 상대적 산포도이다.

① 범위

범위(range)는 분포 내의 최대값에서 최소값을 뺀 차이이다. 서열을 전제로 하는 통계치이기 때문에 비서열적 비연속형 변수의 경우에는 사용할 수 없고, 서열적 비연속형 변수 혹은 연속형 변수의 경우에만 사용할 수 있다. 매우 쉽고 신속하게 계산할 수 있지만 통계적 정보가 결여될 수밖에 없다.

② 분산

분산(variance)은 일정한 분포에 있어서 각 범주들이 평균값을 중심으로 흩어진 정도, 즉 편차의 제곱의 합을 전체 사례수로 나눈 값이다. 각 응답을 Y라고 하고 응답값들의 평균을 $\overline{Y}$라고 하면, 편차는 $Y-\overline{Y}$로 나타낼 수 있다. 편차는 실제로 존재하는 변화폭의 크기를 경우에 따라서는 보여주지 못한다는 단점이 있다.

$$S_y^2 = \frac{\sum_{i=1}^{n}(Y_i - \overline{Y})^2}{N-1} \quad \text{또는} \quad S_y^2 = \frac{\sum_{i=1}^{n}(Y_i - \overline{Y})^2 \cdot f_i}{N-1}$$

③ 표준편차

표준편차(standard deviation)는 분산에 루트근호($\sqrt{\ }$)를 씌운 것으로 수치만 다를 뿐 의미는 분산과 같다. 분산은 편차를 제곱하므로 측정단위에 비추어 볼 때, 원래의 자료와 큰 차이가 있어 적절한 산포성을 나타낸다고 하기가 어렵다. 따라서 이를 해결하기 위하여 분산의 제곱근을 구한 것을 표준편차라고 한다.

④ 사분위편차

사분위편차(quartile deviation)는 측정치들을 크기의 순서로 나열했을 때 누적도수 25%에 해당하는 관측치를 θ_{25}, 75%에 해당하는 것을 θ_{75}로 표시한다. 단점은 θ_{25} 이하와 θ_{75} 이상의 분포상태에 대해서는 민감하지 않다는 것이다.

⑤ 변이계수

변이계수(coefficient of variation)는 표준편차를 평균치에 대한 비 또는 백분율로 나타낸 것이다. 두 변수의 측정단위가 다를 때에도 산포성의 크기의 비교에는 변이계수를 사용하며 표본의 산술평균을 100으로 환산할 때 표준편차의 크기가 얼마인가를 보는 것을 말한다. 따라서 집단의 측정단위가 서로 다른 경우나 측정단위는 같으나 평균이 상당히 차이가 있는 경우에 사용된다.

2) 추리통계 분석

추리통계 분석(inferential statistics)은 표본에서의 변수 간의 관계가 모집단에서도 성립하는지를 추론한다. 그런데 추리통계는 모집단의 전수를 조사하지 않고 표본조사를 수행하기 때문에 표본통계량과 모수의 차이가 발생한다. 이를 표본오차 혹은 표집오차라고 한다. 표본오차는 분포이론(distribution theory)을 통해서 추측될 수 있다. 표본통계량과 표본오차를 계산하여 모수의 추정이 가능하다. 통계분석 방법은 t-검증, 분산분석, χ^2-검증, 상관분석, 회귀분석 등이 사용된다.

(1) 통계적 가설검증

통계적 가설검증(hypothesis test)은 표본자료의 분석결과를 토대로 모집단에 관한 가설의 채택여부를 결정하는 일련의 과정이다. 수집된 자료와 가설의 대상이 되는 모집단의 크기가 일치한다면 가설의 진위여부를 쉽게 알 수 있지만 대부분의 조사연구는 전수조사가 어려운 경우가 많다. 이러한 경우에는 수집한 자료가 가설의 대상이 되는 모집단의 표본자료가 되기 때문에 이 표본자료의 분석결과를 토대로 모집단의 특성을 추리해야 한다.

표본통계량만 가지고 가설의 채택 여부를 결정하는 추리통계학적 접근에서는 통계적 유의성(statistical significance)이 곧바로 실제적 유의성(practical significance)을 의미하는 것은 아니다. 표본집단 간에 평균값이 차이가 있을 때 그 차이가 무작위 표본추출과정에서 우연히 발생한 차이인지 믿을만한 근거가 있는 차이인지를 판단해야 한다. 통계적 검증을 거쳐 믿을만한 근거가 있는 차이로 확인되면 이를 통계적으로 유의미한 차이라고 한다. 그러나 통계적으로 유의미한 차이가 실제로도 유의미한 차이를 의미하는 것은 아니다. 통계적 유의성을 가진 차이가 실제적으로 중요하지 않다고 판단되면 그 차이는 통계적 유의성을 가진 차이라고 하더라도 실제적 유의성이 없다고 판단한다.

(2) 가설검증 절차

추리통계는 많은 정의와 논리체계 및 절차가 사용된다. 가설검증을 위해서 먼저 연구자가 사실이 아닐 것이라고 믿는 귀무가설(H_0, 영가설)과 사실일 것이라고 믿는 대립가설(H_1, 연구가설)을 제시하고 α-오류를 제시한다. 귀무가설이 참임에도 불구하고 귀무가설을 기각하는 그릇된 통계적 결정을 내릴 수 있는 오류정도를 제시하여 통계적 검증의 유의수준을 결정한다. 그 다음은 표본통계치(sample statistic)를 산출한다. 표본통계치는 모집단의 특성으로 통계적 추정을 실시하기 위하여 표본자료를 바탕으로 산출되는 통계로 대부분 표본평균($\overline{Y}$)이나 표본변량(s_y^2)을 사용하여 산출된다. 표본통계치가 산출되면 연구가설(critical value)을 구한다. 기각치는 표집분포에 제시되는 수치로 표본통계치와 비교하여 α-수준에서 귀무가설을 기각할지 수용할지를 결정하는 기준이 된다. 표본통계치와 기각치를 비교하여 표본통계치가 기각치보다 더 크면 귀무가설을 기각하고, 기각치가 표본통계치보다 더 크면 귀무가설을 수용하는 통계적 결론을 내리게 된다. 마지막으로 귀무가설의 기각여부에 대한 결정이 실질적으로 무엇을 의미하는지 진술한다.

표 4-2 가설검증 절차

1단계	귀무가설(H_0)을 진술한다.
2단계	대립가설(H_1)을 진술한다.
3단계	α-오류를 설정한다.
4단계	표본통계치를 계산한다.
5단계	기각치를 구한다.
6단계	통계적 결론을 내린다.
7단계	최종 결론을 내린다.

(3) 통계분석 방법

① *t*-검증

t-검증은 두 모집단 간 평균의 차이가 통계적으로 유의미한지를 알아보기 위하여 사용된다. t-검증의 원리는 두 표본을 합한 전체집단의 분산과 두 표본 각각의 분산을 이용하여 두 집단의 평균차이를 비교하는 것이다. 비교집단이 서로 독립적인 모집단으로부터 추출되는 경우에는 독립표본 t-검증을 사용하고, 동일 표본에서 두 변수 간에 차이가 있는지를 분석하고자 할 경우에는 대응표본 t-검증을 사용한다.

② 분산분석

분산분석(analysis of variance; ANOVA)은 3개 이상의 집단들 간 평균의 차이가 통계적으로 유의미한지를 알아보기 위하여 사용된다. 집단 간의 분산과 집단 내의 분산을 비교한다. 분산분석의 기본 가정은 각 표본들이 정규분포 집단으로부터 나온 것이며 이들 각 모집단은 동일한 분산을 갖는다는 것이다. 분산분석을 사용하기 위해서는 독립변수의 범주가 최소한 2개 이상이고, 종속변수는 비율척도 또는 등간척도의 연속형 변수여야 한다. 분산분석은 종속변수에 대한 평균값의 차이를 하나의 독립변수에 의하는 경우에는 일원배치 분산분석, 두 개의 독립변수를 고려해야 할 경우에는 이원

배치 분산분석을 이용한다.

③ χ^2–검증

χ^2–검증(chi-square analysis)은 교차분석이라고 불린다. 두 가지 서로 다른 변수 간에 통계적으로 의미 있는 관계가 존재하는지를 검증하는 통계분석방법으로 두 개의 범주형 변수에 대한 상관관계 분석이라고 할 수 있다. χ^2–수치는 관찰빈도와 기대빈도를 상호 비교하여 계산된다.

④ 상관분석

상관분석은 조사대상 변수들 간의 관련성 여부를 분석한다. 한 변수와 다른 변수가 동시에 변하는지, 어떤 방향으로 변하는지, 얼마나 변하는지를 분석할 때 사용된다. 두 변수가 동시에 변화하는 정도를 측정해 주는 도구는 공분산(covariance)이다. 두 변수의 관계는 선형성에 초점을 두고 상관의 크기를 나타내는 상관계수(correlation coefficient)로 나타낸다. 상관계수는 −1부터 +1 사이의 값을 갖는다. 두 변수 간의 상관관계가 전혀 없으면 상관계수는 0이다. 일반적으로 상관계수라고 할 때는 피어슨(Pearson's) 상관계수를 말한다.

⑤ 회귀분석

회귀분석은 변수 간의 인과적 영향을 분석하는 통계방법이다. 영향을 미칠 것으로 생각되는 변수를 독립변수라고 하고 영향을 받을 것으로 예측되는 변수를 종속변수라고 한다. 종속변수는 구간 또는 비척도로 측정된 계량적 자료(quantitative)이고 독립변수 역시 구간 또는 비척도를 사용한다. 경우에 따라서는 명목척도를 사용하기도 하는데 이를 더미변수라고 한다. 회귀분석에 사용되는 독립변수가 하나이면 단순회귀분석(simple regression)이라고 하고 둘 이상이면 다중회귀분석(multiple regression)이라고 한다.

6. 보건통계 지표

1) 지표 산출방법

보건지표(health index)는 인간의 건강상태뿐만 아니라 이와 관련된 인구의 수와 구조,

보건관련 정책과 제도, 보건의료 자원, 보건의식과 가치관, 인간을 둘러싼 자연 환경 등에 대한 전반적인 수준이나 특성을 나타내는 척도이다. 건강 또는 질병과 관련된 사건들을 표현하는 일반적인 보건지표들은 분자와 분모로 구성된다. 분자와 분모의 관계를 나타내는 보건지표들 중에서 가장 대표적인 것은 비(ratio), 분율(proportion), 율(rate)이다.

(1) 비

비는 한 측정값을 다른 측정값으로 나누어 A : B 또는 $\frac{A}{B}$의 형태로 나타내는 지수이다. 넓은 의미의 비는 한 측정값을 다른 측정값으로 나눈 값으로서 분율과 율을 포함하지만, 좁은 의미의 비는 분자가 분모에 포함되지 않는 경우이다. 비에는 차원(dimension)이 있는 비와 차원이 없는 비가 있다. 차원이 있는 비의 사례는 인구 천 명당 병상 수이고, 차원이 없는 비의 사례는 성비, 비교위험도, 교차비 등이 있다. 비는 표시방법이 비교적 간단하나 시간개념과 분모의 개념이 결여되어서 유용성이 낮다.

> 성비 = 남아 출생아수/여아 출생아수 = 110/100 = 1.1

(2) 분율

분율(상대빈도, 비율, 구성비)은 전체 대상 중에서 특정 속성을 지닌 세부집단의 상대적 비중으로 $\frac{A}{(A+B)}$ 공식으로 계산된다. 분율은 항상 분자가 분모에 포함되며, 그 값은 0에서 1(확률로는 0에서 100%) 사이에 위치한다. 앞에서 살펴본 성비를 분율로 변형시킨다면, 남아 백분율은 52.4%가 된다.

> 남아 백분율 = 남아 출생아수/(남아 출생아수 + 여아 출생아수)
> = 110/(110+100) × 100 = 52.4%

(3) 율

율은 한 측정값(흔히 시간)이 한 단위 변화하는 동안 다른 측정값의 순간적 변화량(instantaneous change)을 말하며, $\frac{A}{(A+B)}$ × 시간으로 산출된다. 그런데 순간적 변화량을 매 순간마다 측정하기는 어렵기 때문에 일반적으로는 총 변화량을 총 시간수로 나눈 평균율(average rate)을 사용한다. 흔히 분율과 혼동하여 사용되고 있으나 시간이란 차원이 포함된다는 점이 뚜렷이 다른 점이다. 율에 시간의 정의가 포함되었다는 것은 율이 변화의 속도와 관련이 있다는 것을 의미한다. 율은 단위에 반드시 시간이 포함되며 0에서부터 무한대의 값을 가질 수 있다.

2020년 남아 출생률 = 남아 출생아수/2020년 전체 출생아수 × 1,000
= 110/210 × 1,000 = 524명/출생아 1,000명당

(4) 율의 표준화

조율(crude rate)은 일정 기간 동안 전체 인구집단에서 발생한 사건(출생, 사망, 질병 등)에 기초하기 때문에 인구집단 내의 소집단들이 매우 다른 보건지표를 나타내고 있다고 하더라도 이를 표현하지 못한다. 그러므로 두 집단의 보건지표를 비교할 때에 조율의 한계점을 극복하면서도 전체 집단을 한 값으로 나타낼 수 있는 지표가 필요하게 된다. 이러한 율을 보정률(adjusted rate) 또는 표준화율(standardized rate)이라고 한다.

표준화율은 인구구조의 영향을 조정한 후에 하나의 값으로 측정한 율이다. 질병 위험(risk of disease)에 영향을 줄 수 있는 특성이 서로 다른 두 집단의 질병 위험을 비교하기 위하여 서로 다른 특성의 영향을 조정한 율(adjusted rate)이다. 표준화율은 실제로 측정된 값이 아닌 허구의 값으로서 율의 상대적 규모를 비교하는 목적으로 사용되며, 어떤 표준인구를 사용하느냐에 따라 표준화율의 크기가 달라진다. 인구구조의 영향을 조정하는 방법에는 직접법(direct method)과 간접법(indirect method)이 있다.

① 직접법

직접법은 표준인구(standard population)를 선택하여 이 표준인구가 나타내는 연령분포를 비교하고자 하는 군들의 연령별 보건지표에 적용시키는 방법이다. 표준인구의 설정은 매우 임의적(arbitrary)이다. 예를 들어, 서울시와 경상북도를 비교할 때에 우리나라 전체 인구를 표준인구로 선택할 수도 있고, 부산시 인구를 표준인구로 할 수도 있다. 표준인구가 달라지면 두 군의 보정하려는 보건지표의 값은 달라진다. 그러나 두 군의 인구구성과 표준인구의 인구구성이 아주 큰 차이가 있는 경우를 제외하고는 순위가 달라지는 일은 거의 없다.

② 간접법

직접법은 표준인구의 인구구조와 비교하려는 집단의 특수율에 대한 정보가 있을 때 가능한 방법이다. 그런데 우리가 자료를 다루다 보면 집단의 조율은 알지만 특수율을

모르는 경우나 특수율을 산출한 인구수가 너무 적어서 자료를 신뢰하기 어려운 경우가 있다. 이런 경우에 간접법이 사용된다. 간접법은 표준인구의 특수율을 비교하려는 두 집단의 인구구조에 적용하는 방법이다. 예를 들어, 두 집단의 사망률을 비교할 경우 표준인구의 연령별 사망률을 두 집단의 인구구조에 적용하여 사망자 수를 산출할 수 있다.

2) 인구통계 지표

인구통계는 출산 및 사망과 관련되는 지표로 구성된다. 대표적인 인구통계 지표를 구체적으로 살펴보면 다음과 같다.

(1) 보통출생률

보통출생률(crude birth rate)은 조출생률이라고도 하는데, 어떤 연도의 한 인구집단의 연간 출생아수를 인구 1,000명당으로 표시한 것이다. 여기서 출생은 사산을 포함하지 않으며 정상출생(live birth)을 말한다. 분모의 인구수는 일년의 중앙인구인 7월 1일의 인구를 기준으로 한다.

$$\text{보통출생률} = \frac{\text{같은 연도의 (정상)출생아 수}}{\text{어떤 연도의 연중 인구 수}} \times 1{,}000$$

(2) 일반출생률

일반출생률(general fertility rate)은 임신이 가능한 연령(15~49세)의 여자 인구 1,000명당 출생률을 말한다. 임신이 가능한 기간의 연령 범위가 국가에 따라 다를 수 있으므로 국가 간의 비교에서는 유의해야 한다.

$$\text{일반출생률} = \frac{\text{같은 연도의 출생아 수}}{\text{어떤 연도의 15~49세까지의 여자 수}} \times 1{,}000$$

(3) 연령별출생률

연령별출생률은 어떤 연도에서 특정 연령의 여자 인구 1,000명이 출산한 출생아수이다.

$$\text{연령별출생률} = \frac{\text{그 연도 중 } \chi\text{세의 여자가 낳은 출생 수}}{\text{어떤 연도의 } \chi\text{세 여자 인구}} \times 1{,}000$$

(4) 합계출산율

합계출산율(total fertility rate, TFR)은 여성 한 명이 가임기간(15－49세)에 낳을 것으로 예상되는 평균 자녀 수로 출산력 수준을 나타내는 대표적 지표이다. 합계출산율이 2.1이면 인구가 유지되고, 2.1 이하이면 인구가 감소하고, 2.1 이상이면 인구가 증가한다.

$$TFR = \sum_{X=15}^{49} f_x \ (f_x : \chi\text{세의 출산율})$$

(5) 총재생산율

총재생산율(gross reproduction rate)은 여성이 15세부터 49세까지 낳은 여자 아이의 총수를 의미한다. 한 여성이 일생동안 낳은 여자 아이의 수를 말한다.

$$GRR = \sum_{X=15}^{49} f_x(F)$$

$$(f_x(F) : \chi\text{세 여자의 여아 출산율})$$

(6) 순재생산율

총재생산율은 가임여성 모두가 재생산에 참여한다는 가정에서 계산된다. 그러나 가임연령에 도달하기 전에 사망하는 여성도 있으므로 각 연령의 사망률을 고려하여 계산한 것이 순재생산율(net reproduction rate)이다. 순재생산율이 1.0이면 인구의 증감이 없고, 1.0 이하이면 인구가 감소하고, 1.0 이상이면 인구가 증가한다.

$$NRR = \sum_{x=15}^{49} f_x(F) \cdot P_x$$

$$(P_x : \chi\text{세 여자의 생존율})$$

제1편
제2편
제3편
제4편

(7) 보통사망률

보통사망률(crude death rate)은 조사망률이라고도 하며, 인구 1,000명당 1년 간의 발생한 사망자 수로 표시한다.

$$\text{보통출생률} = \frac{\text{그 연도의 사망자 수}}{\text{어떤 연도의 중앙인구}} \times 1{,}000$$

(8) 영아사망률

영아사망률(infant mortality rate)은 주어진 기간 동안에 출생한 출생아수 1,000명에 대하여 동일한 기간 중에 발생한 1세 미만의 사망자수이다. 영아사망률은 생활환경, 보건의료 수준, 영양상태, 유전적 요인 등에 영향을 받기 때문에 국가 간 보건수준을 비교할 때에 많이 사용된다.

$$\text{영아사망률} = \frac{\text{그 연도의 영아사망자 수}}{\text{어떤 연도의 출생아 수}} \times 1{,}000$$

(9) α-index

영아기를 신생아기(생후 28일까지)와 그 이후의 시기로 나누어서 계산하는 방법이다. 어떤 연도의 영아사망수를 신생아 사망수로 나눈 값이다. α-index가 1에 가까우면 거의 모든 영아사망이 신생아 사망이다. 영아사망의 대부분이 신생아 고유질환에 의한 것이므로 보건수준은 높은 상태라 할 수 있다.

$$\alpha\text{-index} = \frac{\text{그 연도의 영아사망자 수}}{\text{어떤 연도의 신생아 사망자 수}} \times 1{,}000$$

(10) 모성사망률

모성사망률(maternal mortality rate)은 주어진 기간의 출생아수 100,000명에 대한 임신, 분만, 산욕의 합병증에 의한 사망자수이다. 모성사망률은 측정지표의 분류상 비에 속하며, 영아사망률에 비하여 상대적으로 낮기 때문에 단위를 출생아수 100,000명을 기준으로 한다.

$$\text{모성사망률} = \frac{\text{그 연도의 모성사망자 수}}{\text{어떤 연도의 출생아 수}} \times 100{,}000$$

(11) 비례사망지수

비례사망지수(proportional mortality index; PMI)는 전체 사망자 중에서 50세 이상 연령의 사망자 수의 백분율을 나타낸 것이다. 한편, 세계보건기구는 평균수명, 보통사망률, 비례사망지수를 국가 간의 건강수준을 비교하는 대표적인 지표로 추천하고 있다.

$$\text{비례사망지수} = \frac{\text{50세 이상 연령의 사망자 수}}{\text{총 사망자 수}} \times 1{,}000$$

(12) 평균수명

평균수명(life expectancy)은 출생자가 향후 생존할 것으로 기대하는 평균 생존 연수이다. 어떤 연령의 사람이 앞으로 몇 년 더 살 수 있는지를 나타내는 기대값이 평균여명인데, 0세의 평균여명을 평균수명이라고 한다. 이것은 인구조사와 당해의 연령별 사망자수를 기초로 해서 연령별 사망률을 산출하고, 이 사망률이 변화하지 않는 것으로 가정해서 만든 생명표(life table)로부터 얻어진다. 생명표는 일정한 시기에 동시에 출생한 집단이 시간의 경과와 함께 사망해 나가는 과정을 몇 가지의 수리적 함수로 표현한 것이다. 어떤 연령의 생존자 중 다음 해에는 몇 사람이 살아남는가를 연령별 사망률을 이용해서 산출하고, 이것을 차례로 연령마다 반복해서 계산하여 모두 죽어 없어질 때까지 계속한 결과, 각 연령에서의 생존자수의 총합을 처음 연령의 생존자수로 나눈 것이 그 연령의 평균여명이 된다. 생명표의 기본 함수는 연령, 생존수, 사망수, 사망확률, 생존확률, 생존년수, 평균여명 등이다. 생명표를 통하여 산출되는 평균수명은 국민의 건강상태를 알아보는 데에 중요한 지표로 활용된다.

(13) 건강수명

건강수명(healthy life expectancy)은 평균수명에서 질병이나 부상으로 활동하지 못한 기간을 뺀 기간으로 단순히 얼마나 오래 사는지에 중점을 두는 것이 아니라 얼마나 건강하게 오래 사는가에 중점을 두고 산출한 지표이다. 건강수명은 평균수명에 수명의 질이라고 할 수 있는 건강상태를 반영한 것이다. 2016년 세계보건기구가 발표한 국가별

평균수명과 건강수명에서 우리나라의 평균수명은 82.3세, 건강수명은 73.2세였는데, 9.1세의 차이가 발생한다. 이것은 82.3년을 사는 동안 9.1년을 질병이나 부상으로 활동하지 못했다는 의미가 된다. 따라서 평균수명과 건강수명의 차이를 줄이는 것이 중요한 보건정책의 목표가 된다.

3) 질병통계 지표

질병통계는 발생률(incidence rate), 유병률(prevalence rate), 발병률(attack rate), 치명률(case fatality rate)로 구성된다. 질병통계 지표를 구체적으로 살펴보면 다음과 같다.

(1) 발생률

발생률(incidence rate)은 일정 기간에 대상 집단에서 새롭게 장애나 질병, 어떤 특정 상태를 지니게 된 현상이 생겨나거나 나타나는 비율이다. 어떤 대상이나 현상 등에 걸릴 확률 또는 위험도를 직접 측정할 수 있게 한다. 발생률은 대상 집단을 단위로 시간을 표준화하는지 또는 대상 집단 개개인의 관찰 기간을 달리하는지에 따라 누적발생률과 평균발생률로 구분된다.

① 누적발생률

누적발생률(cumulative incidence; CI)은 인구집단에 속한 개개인이 일정한 기간이 경과하는 동안에 새롭게 질병에 걸릴 확률 혹은 위험도이다. 정해진 기간 동안 질병발생 위험에 폭로된 사람 중에 질병이 발생한 사람의 비율이다. 누적발생률을 보고할 때에는 해당되는 기간을 명확히 표현해야 하며 이 기간은 질병의 특성에 따라 결정되는 경우가 많다. 한 사람이 일정기간 동안 질병에 이환될 확률을 위험도라고 하면 누적발생률은 평균위험도가 된다.

② 평균발생률

평균발생률(incidence density; ID)은 어떤 일정한 인구집단에서의 질병의 순간 발생률이다. 분자는 해당 집단에서 발생한 새로운 환자의 수가 되고, 분모는 각 개인의 관찰기간의 합이 된다. 평균발생률을 계산할 때 누적발생률과 달리 인시(person-time)를 사용하는 이유는 평균발생률은 유동인구를 대상으로 측정하기 때문이다. 개

개인이 인년(person-year)에 기여한 시기와 규모는 각기 다르지만 이를 구별하지 않고 합산한다. 예를 들면, 한 사람을 5년간 관찰하거나 다섯을 1년간 관찰하거나 동일하게 5인년이 된다. 이는 질병발생 확률이 관찰시기에 관계없이 균일하다는 가정 하에 평균발생률을 측정하기 때문이다.

평균발생률 = 일정한 지역에서 특정한 기간 내에 새롭게 질병이 발생한 환자 수/총 관찰인년

(2) 유병률

유병률은 발병 시기에 관계없이 조사당시에 질병을 가지고 있는 모든 사람이 대상이다. 조사방법에 따라 어느 시점에 있어서의 유병률을 조사하는 시점유병률(point prevalence rate)과 기간유병률(period prevalence rate)로 나눈다. 그런데 일반적으로 유병률이라고 하면 시점유병률을 의미한다.

① 시점유병률

시점유병률은 한 시점에서 인구집단 중의 한 사람이 환자일 확률을 말하며, 간단히 1회 조사로 결과를 얻을 수 있다. 시점유병률은 분율(proportion)에 속한다. 시점유병률은 정기적으로 측정하면 시간경과에 따라 질병양상이 어떻게 변화하는지를 파악할 수 있다. 또한 질병이 아니더라도 고혈압의 인지율, 치료율, 조절률에 어떤 변화가 있는지를 파악할 수 있다.

② 기간유병률

기간유병률은 일정기간 동안 한 번이라도 환자상태에 있었던 사람 수를 그 기간 동안의 평균인구 수로 나누어준 것이다. 일정기간 동안 한 번이라도 환자상태에 있었던 사람이란 그 기간 이전에 발병한 사람에 그 기간 동안에 새로 발병한 사람을 합한 수가 된다. 분모가 평균인구 수인 이유는 기간유병률은 일정기간 동안 관찰하여 측정하기 때문에 그 기간 동안 인구수가 일정하지 않고 달라질 수 있기 때문이다. 기간유병률은 비(ratio)에 속한다. 기간유병률은 발병시점을 알기 어려운 질병의 경우에는 시점유병률이나 발생률 보다 측정하기가 쉽다.

$$\text{시점유병률} = \frac{\text{관찰 시점에서의 환자 수}}{\text{어느 시점에서의 인구 수}} \times 10^{x}$$

$$\text{기간유병률} = \frac{\text{관찰 기간에서의 환자 수}}{\text{어느 기간에서의 인구 수}} \times 10^{x}$$

③ 유병률과 발생률의 관계

발생률은 급성질환이나 만성질환에 관계없이 질병의 원인을 찾는 연구에서 가장 기본적인 도구로 사용된다. 어떤 특정한 요인을 갖는 집단에서의 발생률과 요인을 갖지 않는 집단에서의 발생률을 비교하여 그 요인이 질병발생에 영향을 주는지를 검정할 수 있게 된다. 이와 달리 유병률은 만성질환의 질병관리에 필요한 인력 및 자원소요의 추정에 유용한 도구이다. 대상자들의 특성에 따라 몇 가지 군으로 구분하여 유병률을 표현하면 어떠한 특성을 가진 소집단이 특히 많은 부담을 주고 있는지를 알 수 있다.

유병률은 발생률과 이환기간에 영향을 받고 있기 때문에 발생률이 높아지면 유병률도 높아지게 된다. 그러나 유병률이 높다고 하여 그 집단의 질병 발생확률이 높다고 할 수는 없다. 그 이유는 단순히 질병의 독성이 약해졌거나 치료기술의 발달로 인하여 생존기간이 길어지면 질병발생률 증가 없이도 유병률이 높아지기 때문이다. 반대로 유병률이 낮아졌다는 것은 발생률이 낮아졌거나 또는 질병이 발생하자마자 사망하거나 회복되었다는 것을 의미한다. 특히, 발생률이 낮고 이환기간이 긴 질병은 발생률에 비해 유병률이 높으며, 발생률이 높고 이환기간이 짧은 질병은 발생률에 비해 유병률이 낮다.

(3) 발병률

발병률은 어떤 집단이 한정된 기간에 어떤 질병에 걸릴 위험에 놓여 있을 때 전체 기간 중 주어진 집단 내에 새로 발병한 총수의 분율(%)로 표시된다. 짧은 기간에 유행 또는 발생할 때 사용된다. 발생률이 단위기간(일, 주, 월, 년)을 바탕으로 하는 것과 달리 발병률은 특정 유행이 시작된 시기부터 끝날 때까지를 기반으로 한다. 따라서 발병률은 한정된 집단의 특정 유행조사 자료에 활용된다.

발병률 = 질병발병자수/유행기간 중 원인요인에 접촉 또는 노출된 인구 × 100

이차발병률(secondary attack rate)은 발단 환자(index case)를 가진 가구의 감수성 있는 가구원[3] 중에서 이 병원체의 최장 잠복 기간 내에 발병하는 환자의 비율이다. 감수성자 중에서 감염원에 폭로되었을 때 발병하는 확률이라고 할 수 있다. 이차발병률은 감염성 질환에서 그 병원체의 감염력 및 전염력을 간접적으로 측정하는 데 유용하다.

이차발병률 = 질병발병자수/환자와 접촉한 감수성 있는 사람 수 × 100

(4) 치명률

치명률은 일정기간 동안 특정 질병에 이환된 사람들 중 그 질병으로 인해 사망한 사람이 얼마나 되는지를 백분율로 표시한 것이다. 어떤 질병이 생명에 영향을 주는 위험도와 그 질병에 대한 치료법의 발달 정도를 보여주는 지표라고 할 수 있다.

$$\text{치명률} = \frac{\text{같은 기간 중에 그 질병으로 사망한 수}}{\text{어떤 기간 중의 한 질병의 환자 수}} \times 1{,}000$$

한편, 사망률, 발생률 및 치명률은 다음과 같은 관계가 성립된다.

사망률 = 발생률 × 치명률

4) 병원통계 지표

병원통계는 병원 운영과 관련된 행정통계, 병원이용통계, 진료통계 등으로 구성된다. 대표적인 병원통계 지표에는 평균재원일수, 병상이용률, 병상회전율이 있다.

(1) 평균재원일수

평균재원일수(average length of stay)는 입원환자 당 평균재원기간을 나타낸다. 일정기간 중에 퇴원환자들의 총재원일수를 그 퇴원환자 수로 나누어 계산한다. 평균재원

---

3 감수성이 있는 가구원은 이 병원체에 특이항체(specific antibody)를 가지고 있지 않은 사람을 의미한다.

일수에는 사망자는 포함되지만 신생아는 제외한다.

$$평균재원일수 = \frac{그\ 기간\ 중\ 퇴원환자의\ 총재원일\ 수}{일정기간\ 중\ 총퇴원환자\ 수}$$

(2) 병상이용률

병상이용률(bed occupancy rate)은 일정기간 동안 환자를 수용할 수 있는 상태로 가동한 병상이 실제 환자에 의해 점유된 비율이다.

$$병상이용률 = \frac{1일\ 평균\ 재원환자\ 수}{병상\ 수} \times 1{,}000$$

(3) 병상회전율

병상회전율(turn over rate)은 일정기간 내에 한 개의 병상을 사용한 평균 환자수를 의미한다. 병상회전율은 병상이용의 정도를 측정하는 자료로 사용된다. 평균재원일수가 긴 병원의 경우 병상회전율은 낮고 짧은 병원의 병상회전율은 높다.

$$병상회전율 = \frac{해당\ 기간\ 중\ 총퇴원환자\ 수(사망\ 포함)}{기간\ 중\ 사용\ 가능한\ 평균병상\ 수}$$

질병 관리

02

제5장

감염병 관리

학습목표

- 감염병 생성과정 및 감염고리를 설명할 수 있다.
- 동물병원소와 인수공통감염병에 대해서 설명할 수 있다.
- 능동면역과 수동면역 각각의 내용을 설명할 수 있다.
- 법정감염병 내용과 신고 및 보고체계를 설명할 수 있다.
- 신종감염병에 대해서 설명할 수 있다.

1. 감염병의 이해

1) 감염병 관리

오늘날 우리는 세균, 바이러스, 기생충 등의 병원체가 감염병을 일으킨다고 알고 있지만, 이러한 병원체의 발견은 19세기 후반에 이루어졌으며 감염병 원인[1]에 대한 논란은 오랜 기간 동안 계속되었다. 감염병에 대한 효과적 관리는 공중보건 역사에서 괄목할만한 성과라고 할 수 있을 것이다. 공중보건의 발전으로 인류의 건강을 위협했던 많은 감염병들을 통제할 수 있게 되었다. 그러나 사스(SARS), 조류독감, 중동호흡기증후군(MERS) 등의 신종감염병(emerging infectious diseases; EIDs)이 계속해서 발생하고 있으며, 대부분의 기존 감염병도 여전히 근절되지 않고 있다. 오늘날 주요 사망원인이

1 감염병의 원인을 장기설(miasma theory)에서 세균설(germ theory)로 전환하는데 결정적인 역할을 한 사람은 파스퇴르(Louis Pasteur)와 코흐(Robert Koch)이다.

감염병에서 만성질환으로 변화되고 공중보건의 관심도 비감염성 질환으로 옮겨가고 있지만 여전히 감염병은 우리를 위협하고 있으며 빠른 전파속도 때문에 때로는 전 세계적으로 건강위험요인이 되기도 한다. 따라서 감염병 관리에 대한 계속적인 관심과 예방 노력이 필요하다.

2) 개념

감염(infection)은 질병을 일으킬 수 있는 미생물(microorganism)이 사람의 체액이나 표면에 정착하여 증식하는 것이다. 미생물이 감염을 일으킨 이후에는 숙주와 미생물의 상호작용이 일어나지만 숙주에 따라 증상이 나타날 수도 있고 전혀 나타나지 않을 수도 있다. 감염되었음에도 불구하고 증상이 전혀 나타나지 않는 경우를 불현성 감염(inapparent infection), 증상이 나타나는 경우를 현성 감염(apparent infection)이라고 한다. 감염된 사람 혹은 동물 등의 병원소(reservoir)로부터 감수성이 있는 새로운 숙주로 병원체 혹은 병원체의 산물이 전파되어 발생하는 것을 감염병(infectious disease)이라고 한다. 병원체에 의한 감염(infection)은 음식의 섭취, 호흡에 의한 병원체의 흡입, 다른 사람과의 접촉 등 다양한 경로를 통해서 발생한다.

일반적으로 감염병과 전염병(communicable diseases)은 동의어로 사용되지만, 전염병은 한 사람(또는 동물)에서 다른 사람(또는 동물)으로 전파되는 감염병을 말한다. 전염병은 일정한 전염원으로부터 짧은 시간에 주변으로 쉽게 전파된다. 그런데 모든 감염병이 전염성이 있는 것은 아니다. 대부분의 미생물은 인체에 들어와도 큰 해를 끼치지 못한다. 병원체가 침범하면 신체의 면역체계가 작동하며 대부분의 경우 발병 이전에 퇴치된다. 그러나 여러 가지 이유로 면역체계가 약화되어 있거나 병원체의 독성이 강한 경우, 또는 대량의 병원체에 노출된 경우 인체의 면역체계가 제 기능을 못하게 되고 감염증상을 보이게 된다.

특정 집단에 감염병 혹은 병원체가 연중 계속해서 감염을 일으키는 것을 풍토병(endemic disease)이라고 한다. 이와 달리 유행병(epidemic disease)은 특정 집단에 정상적인 상황에서 예상되는 것보다 명확하게 더 많이 발생하는 것을 말한다. 질병의 유행 여부는 반드시 과거 발생수준과 비교하여 결정하여야 한다. 이와 같은 유행이 넓은 지역에 걸쳐 많은 사람이 발생할 때 이를 범유행(pandemic)이라고 한다.

2. 감염병 유행 요인

감염병이 유행하려면 감염원, 감염경로, 감수성인 숙주가 있어야 한다. 이를 감염병 유행의 3대 요인이라 한다.

1) 감염원

감염원(source of infection)은 감염을 일으키는 원인이 되는 병원체를 말한다. 가장 작은 프리온(prion)에서부터 크기가 10m에 이르는 촌충(tapeworms)[2]까지 다양한 병원체가 있다.

2) 감염경로

감염경로(route of transmission)는 감염원에서 감수성이 있는 숙주에게 병원체가 운반되는 과정이다. 감염경로는 직접전파와 간접전파로 나누어진다.

3) 숙주의 감수성

감수성은 침입한 병원체에 대항하여 감염이나 발병을 저지할 수 없는 상태를 말한다. 숙주의 감수성이 높을 경우에는 감염병이 유행하게 되지만 면역성이 높으면 감염병의 유행은 어렵게 된다.

3. 감염병 생성과정

감염병 발생에는 병원체, 병원소, 병원소로부터 병원체의 탈출, 전파, 새로운 숙주로

---

2 촌충은 촌충강에 속하는 편형동물의 총칭으로 조충이라고도 한다. 주로 물고기, 쇠고기, 돼지고기 등을 익히지 않고 날것으로 먹을 때 감염된다. 심한 복통을 유발하며 복부팽만과 구토를 유발하기도 한다. 한번 소장 윗부분에 자리를 잡으면 7미터까지도 자랄 수 있다. 자웅동체인 촌충은 몸 전체로 양분을 흡수한다.

의 침입, 숙주의 감수성(저항력) 등의 6개 요소가 고리로 연결되어 작용한다. 이를 감염 고리(chain of infection)라고 하며, 6개 요소 중에서 어느 한 부분이 끊어지면 새로운 감염은 발생하지 않는다. 각 요소들의 구체적인 내용은 다음과 같다.

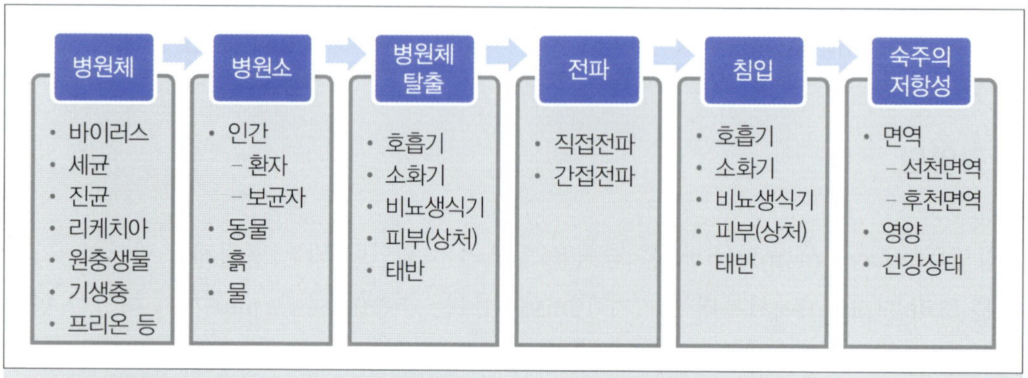

그림 5-1 감염병의 생성과정(감염고리)

1) 병원체

(1) 병원체의 종류

병원체(infectious agent)는 감염이나 감염병을 일으킬 수 있는 유기체로 세균, 바이러스, 기생충, 진균, 리케치아, 클라미디아 등이 포함된다. 병원체의 구체적인 내용은 다음과 같다.

① 세균

세균(bacteria)은 육안으로는 관찰할 수 없는 미소한 생물로 주변 어디에서 흔히 존재한다. 세균은 형태에 따라 막대 모양의 간균(bacillus), 원형의 구균(cocus), S자형의 나선균(spirillum) 등으로 구분되며, 장티푸스, 디프테리아, 결핵, 폐렴, 콜레라 등의 질병을 일으킨다.

② 바이러스

바이러스(virus)는 가장 작은 미생물로 전자현미경을 사용하지 않으면 볼 수 없다. 생존에 필요한 물질로 핵산과 소수의 단백질만을 가지고 있어 숙주에 의존하여 살아간다. 바이러스가 일으키는 질병에는 홍역, 폴리오, 유행성이하선염, 일본뇌염, 광견병, 후천성면역결핍증, 간염 등이 있다.

③ 기생충

기생충(parasite)은 우리 몸속에 들어와 살며 음식의 영양분을 몰래 가져가는 작은 무척추동물이다. 회충(roundworm)[3], 요충(pin worm)[4], 구충(hookworm)[5] 등 대부분 숙주의 내부에서 기생하지만 이, 사면발이, 벼룩, 빈대 등 외부에서 기생하는 경우도 있다. 기생충은 우리 몸의 영양분을 빼앗아 가기 때문에 성장이나 건강에 나쁜 영향을 끼치며 여러 가지 질병을 일으키기도 한다.

④ 진균

진균(fungi)은 광합성이나 운동성이 없는 생물로 단단한 세포벽을 가지고 있다. 무좀, 진균증 등의 피부병을 일으킨다.

⑤ 리케치아

리케치아(rickettsia)는 세균과 바이러스의 중간 크기로 살아있는 세포 안에서만 기생하는 특성으로 세균과 구분된다. 또한, 화학요법제에 감수성이 있다는 점이 바이러스와 다르다. 발진티푸스, 발진열, 츠츠가무시증 등의 질병을 일으킨다.

⑥ 클라미디아

클라미디아(chlamydia)는 리케치아와 같이 진핵생물의 세포내에서만 증식하는 기생체이다. 리케치아와 다른 점은 절지동물에 의한 매개를 필수로 하지 않고 균체계 내에 에너지 생산계를 갖지 않는다는 것이다. 트라코마, 피스타코시스 등의 질병을 일으킨다.

---

3 회충은 원통형으로 암컷이 길이 20~30cm, 폭 7~8mm에 이르고 수컷이 13~17cm 길이에 4~5mm 폭을 가지는 대형 선충이다. 회충은 십이지장충처럼 작은창자에 기생하지만 간혹 허파에 들어가서 고열, 호흡 곤란 같은 폐렴 증상을 일으키기도 한다. 주로 알이 묻어 있는 채소를 먹었을 때 감염되며 대변검사로 특징적인 충란을 검출하여 확진한다.

4 요충은 쌍선충류에 속하며 몸길이는 암컷 10~13㎜, 수컷 3~5㎜이다. 사람의 맹장 부위에 기생한다. 야간 취침할 때에 주로 산란하고, 몇 시간이 지나면 알 속에서 감염이 가능한 유충이 생긴다. 한 번에 수천 개의 알을 낳게 되므로 항문 부위가 가렵게 되어 얼마 후에 습진이나 피부염을 일으킬 수 있다. 어린아이가 깨끗이 씻은 뒤에도 항문이 가렵다고 한다면 요충을 의심해야 한다. 요충은 어린아이의 수면을 방해해서 성장에 나쁜 영향을 끼칠 수 있다.

5 구충은 입 부분에 이빨과 같은 흡착기를 가지고 있으면서 숙주의 장점막에 붙어 피를 빨아먹는 한 무리의 선충들을 가리킨다. 구충에는 사람에게 기생하는 아메리카구충 · 십이지장충과 개 · 소 · 양 등에 기생하는 고유의 구충이 있다. 침입 부위에 소양감 · 작열감을 일으키고 홍반과 구진, 수포 등을 일으킨다.

(2) 병원체와 숙주 간의 상호작용

감염은 병원체와 숙주 간의 상호작용에 의하여 나타나는 현상으로 이를 나타내는데 많이 사용하는 지표는 감염력, 병원력, 독력, 면역력 등이 있다. 구체적인 내용은 다음과 같다.

① 감염력

감염력(infectivity)은 병원체가 숙주에 침입하여 질병 혹은 면역 등 반응을 일으키게 하는 능력을 말한다. 감염력은 침입경로, 병원체의 병원소, 숙주 감수성에 따라 달라진다.

$$\text{감염력} = \frac{\text{감염자 수}}{\text{위험에 노출된 감수성자 수}} \times 1{,}000$$

② 병원력

병원력(pathogenicity)은 병원체가 감염된 숙주에게 현성 질병을 일으킬 수 있는 능력이다. 질병을 일으키는 미생물의 잠재력은 체세포를 침입하고 파괴하는 능력, 독소를 생산하는 능력, 면역반응을 일으키는 능력에 따라 다르다.

$$\text{병원력} = \frac{\text{발병자 수}}{\text{감염자 수}}$$

③ 독력

독력(virulence)은 임상적으로 증상을 발현한 사람들 중에서 심각한 임상증상이나 장애를 초래하게 하는 힘이다. 사망은 가장 심각한 질병의 결과이며, 사망을 초래하는 독력은 치명률(case-fatality rate)로 표시된다.

$$\text{독력} = \frac{(\text{중증환자 수} + \text{사망자 수})}{\text{발병자 수}}$$

제1편
제2편
제3편
제4편

④ 면역력

면역력(immunogenicity)은 병원체가 숙주 내에서 특정 면역체를 생성하는 능력이다. 홍역바이러스와 같은 일부 감염에서는 일생 동안 지속되는 면역체를 생성하지만, 이질균은 재감염이 일어날 수 있다.

2) 병원소

병원소(reservoir)는 병원체가 생존을 계속하여 증식하고 감수성 있는 숙주에게 전파될 수 있는 상태로 저장되는 장소이다. 병원체에게 필요한 영양소를 제공하는 장소라고 할 수 있다. 병원소는 궁극적인 감염원이며 크게 인간병원소, 동물병원소, 토양으로 나누어진다.

(1) 인간병원소

① 현성 감염자

현성 감염자는 병원체에 감염되어 자각적 또는 타각적으로 임상증상이 있는 사람으로 흔히 환자라고 한다. 환자 본인이나 타인이 질병에 이환되어 있는 것을 인지하고 있으므로 관리가 쉽다.

② 불현성 감염자

불현성 감염자는 병원성 미생물이 증식하지만 임상증상이 나타나지 않아 미생물학이나 면역학적 방법에 의해서만 발견이 가능하다. 따라서 본인이나 타인이 환자라는 것을 간과하게 된다. 불현성 감염자는 감염되었다는 사실이 외부로 나타나지 않고 활동력도 건강한 사람과 차이가 없기 때문에 전염기회가 크다.

③ 보균자

보균자(carrier)는 자각적으로나 타각적으로 임상증상이 없는 병원체 보유자로 감염원으로 작용한다. 보균자는 현성 감염자보다도 역학적으로 중요한 병원소가 되므로 무증상자와 함께 중요한 감염병 관리 대상이 된다. 보균자를 감염병 관리에서 중요하게 다루는 이유는 첫째, 활동에 제한이 없어 감염시킬 수 있는 영역이 넓으며, 둘째, 본인이나 타인이 경계하지 않으므로 전파의 기회가 많고, 셋째, 역학상 보균자수는 현성 환자수보다 많기 때문이다.

(2) 동물병원소

사람에게 감염을 일으키는 감염병은 대부분이 인간병원소를 필요로 하는데, 척추동물 간에 전파되는 질병이 우연히 사람에게 감염을 일으키게 된다. 동물이 병원소가 되면서 인간에게도 감염을 일으키는 경우를 인수공통감염병(zoonosis)이라고 한다. 동물에 있던 바이러스나 세균이 돌연변이를 일으켜 인간에게 옮겨 질병을 일으키는 것을 의미한다. 최근에 발생한 중증급성호흡기증후군(SARS), 조류독감(AI), 중동호흡기증후군(MERS) 등은 모두 인수공통감염병에 해당된다.

표 5-1 동물병원소와 감염병

동물	감염병
소	결핵, 탄저, 광우병, 살모넬라증, 브루셀라증
말	탄저, 유행성뇌염, 살모넬라증
양	탄저, 살모넬라증, 큐(Q)열
개	공수병, 톡소프라스마증
쥐	페스트, 살모넬라증, 렙토스피라증, 츠츠가무시증, 유행성출혈열
돼지	일본뇌염, 구제역, 탄저, 렙토스피라증, 살모넬라증
고양이	살모넬라증, 톡소프라스마증

(3) 토양

무생물이면서 병원소 역할을 한다. 특히, 진균류의 병원소로 작용하여 파상풍, 탄저, 렙토스피라증을 일으킨다.

3) 병원소로부터 병원체의 탈출

병원소로부터 병원체의 탈출 방법은 병원체의 종류 또는 숙주의 기생부위에 따라 다르며, 다음과 같이 분류할 수 있다.

(1) 호흡기계 탈출

호흡기계 탈출은 코, 비강, 기도, 기관지, 폐 등에서 증식한 병원체가 외호흡을 통해서 나가는 것이다. 주로 대화, 기침, 재채기를 통해 전파된다. 폐결핵, 폐렴, 백일해, 홍역, 수두, 천연두 등이 여기에 해당된다.

(2) 소화기계 탈출

소화기계 탈출은 위장관을 통해서 나가는 것이다. 소화기계 감염병이나 기생충 질환의 경우에 분변이나 구토물을 통해서 병원체가 체외로 배출되기도 한다. 이질, 콜레라, 장티푸스, 파라티푸스, 폴리오 등이 여기에 해당된다.

(3) 비뇨생식기계 탈출

비뇨생식기계 탈출은 주로 소변이나 성기 분비물을 통해서 외부로 나가는 것이다.

(4) 개방병소로 직접 탈출

개방병소로 직접 탈출은 신체 표면의 농양, 피부병 등이 상처부위에서 병원체가 직접 나가는 것이다. 한센병이 여기에 해당된다.

(5) 기계적 탈출

기계적 탈출은 흡혈성 곤충에 의한 탈출과 주사기를 통해서 나가는 것이다. 발진열, 발진티푸스, 말라리아 등이 여기에 해당된다.

4) 전파

병원소로부터 탈출한 병원체는 다른 숙주를 감염시켜야만 성장 및 증식이 가능하다. 탈출한 병원체는 새로운 숙주에 도달하기 위하여 독특한 방법을 사용한다. 병원체의 전파(transmission) 형태는 크게 직접전파와 간접전파로 구분된다.

(1) 직접전파

직접전파는 병원체가 병원소로부터 나와 새로운 감수성 숙주로 침입할 때 중간매개체 없이 바로 옮겨가는 것이다. 키스, 성교 등의 신체적 접촉과 재채기, 기침 등을 통해서 직접적으로 감염이 발생하는 것이다. 신체의 일부가 직접 토양에 접촉해서 발생하는 파상풍, 탄저, 렙토스피라증 등도 직접전파라고 할 수 있다.

(2) 간접전파

간접전파는 매개체에 의해서 일어난다. 간접전파에는 활성매개체에 의한 것, 비활성매개체에 의한 것, 공기매개 전파 등이 포함된다. 구체적인 내용은 다음과 같다.

① 활성매개체 전파

활성매개체는 감염성 매개체의 보균자로 흔히 동물이나 모기와 같은 절지동물이다. 따라서 활성매개체 전파는 생물을 매개로 전파되는 것이다. 절지동물에 의한 전파는 기계적 전파와 생물학적 전파로 구분된다. 파리 같은 곤충은 미생물이 묻은 발이나 주둥이로 음식물이나 물위에 앉아서 미생물을 전파하게 되는데, 이를 기계적 전파라고 한다. 기계적 전파는 매개곤충이 단순히 기계적으로 병원체를 운반하는 것으로 매개곤충 내에서 병원체의 증식은 일어나지 않는다. 한편, 모기는 사람을 물어서 체액 속으로 말라리아, 기생충과 같은 유기체를 운반하게 되는데, 이를 생물학적 전파라고 한다. 생물학적 전파는 병원체가 매개곤충 내에서 성장이나 증식을 한 뒤 전파되는 것으로 매개곤충이 전파과정에 중요한 역할을 담당한다.

표 5-2 활성매개체와 감염병

매개체	감염병
파리	장티푸스, 파라티푸스, 세균성 이질, 콜레라, 폴리오
모기	말라리아, 사상충증, 일본뇌염, 황열, 뎅기열
벼룩	발진열, 페스트
이	발진티푸스, 재귀열
물고기	간흡충증

② 비활성매개체 전파

비활성매개체는 감염성 유기체에 오염된 물질이나 물체를 말한다. 따라서 비활성매개체 전파는 무생물을 매개로 전파되는 것이다. 식품(소화기계 감염병)이나 물(수인성 감염병)과 같이 섭취를 하는 것과 장난감, 행주, 그릇, 침구류 등과 같이 매개체 자체는 숙주의 내부로 들어가지 않고 병원체를 운반하는 수단으로서만 작용하는 것이 있다. 넓은 의미에서 공기도 비활성매개체 전파에 속하지만 공기전파의 중요성 및 관리상의 특성 때문에 별도로 구분해서 다룬다.

③ 공기매개 전파

공기매개 전파는 공기 내에 떠다니는 입자가 분산 미생물을 포함하여 만들어지는 비말핵(droplet nuclei)을 통한 전파이다. 사람의 대화, 기침, 재채기 등을 통하여 튀어나온 비말이 바닥에 가라앉아 있다가 수분이 증발하여 지름이 작아지면서 실내에 날아다닐 수 있게 되어 쉽게 폐로 흡입될 수 있다. 일단 기도까지 도달하면 증식이 일어나고 감염이 시작된다. 폐결핵은 비말핵에서 전파되는 대표적인 질병이다.

5) 새로운 숙주로의 침입

일반적으로 침입 경로는 병원소로부터 병원체 탈출의 경로와 일치하는 경우가 많다. 소화기계 감염병은 경구로 호흡기계 감염병은 호흡기계로 침입하고, 매개 곤충이나 주사기 등에 의한 기계적 침입도 있다. 또한 성병처럼 점막이나 상처부위를 통한 경피 침입이 있다. 호흡기를 통한 침입은 병원소로부터 배출되는 미세한 비말이나 비말핵을 흡입하여 이루어지는데, 때로는 음식물과 함께 입으로 들어간 병원체가 호흡기관으로 침입하기도 한다. 위장관을 통한 병원체의 침입은 오염된 음식물을 섭취하여 이루어지는 것이 보통이나 흡입된 병원체가 위장관으로 들어오는 경우도 있다.

6) 감수성 숙주

숙주 내의 병원체가 침입한다고 해서 모두 감염이 되거나 발병하는 것은 아니고, 숙주의 저항력이 감염이나 발병에 영향을 미친다. 높은 저항력을 갖고 있으면 감염으로 인한 질병은 발생하지 않게 된다. 그런데 저항력에는 특정한 병원체에 국한되지 않고 전반적인 저항력을 의미하는 비특이적인 저항력과 특정한 병원체에 대한 저항력인 특이적 저항력이 있다. 특이적 저항력을 면역이라고 한다. 저항력에 상대되는 용어로 감수성이 있다. 저항력이 높으면 감수성이 낮고 저항력이 낮으면 감수성이 높게 된다.

(1) 감수성

감수성(susceptibility)은 숙주에 침입한 병원체의 감염이나 발병을 막을 수 없는 상태이다. 인간은 감염으로부터 보호될 수 있는 다양한 정상방어기전을 가지고 있는데, 이 정상적인 방어기전이 깨어지면 감염에 대한 감수성이 증가한다.

(2) 면역

면역(immunity)은 어떤 특정한 감염균에 대하여 자기 몸을 방어하고, 임상적인 증상을 없애거나 가볍게 하는 능력이다. 면역은 선천면역과 후천면역으로 크게 나눈다. 후천면역은 능동면역과 수동면역으로 구분되며, 능동면역은 자연능동면역과 인공능동면역으로 나누어지고 수동면역은 자연수동면역과 인공수동면역으로 나누어진다.

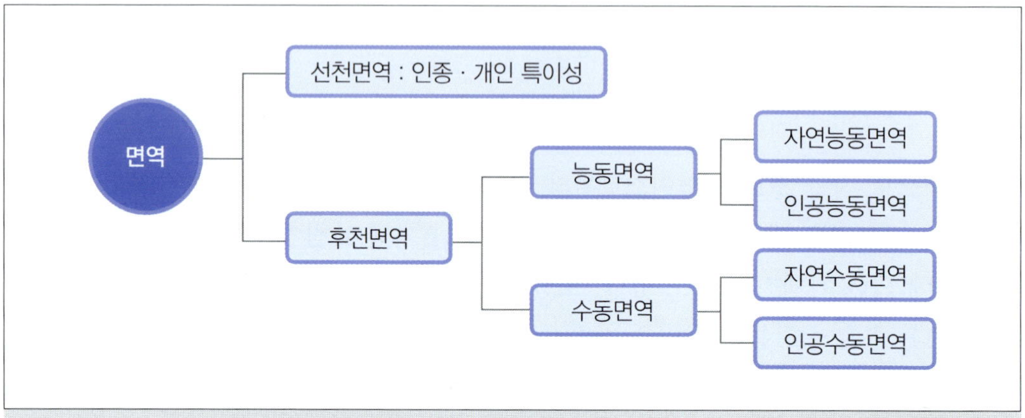

그림 5-2 면역의 종류

① 선천면역

선천면역(natural immunity)은 숙주가 선천적으로 갖고 있는 저항력이다. 선천면역에는 종속저항력, 인종저항력, 저항력의 개인 차이가 있는데 이것을 자기방어력이라고 한다.

② 후천면역

후천면역(acquired immunity)은 어떤 질병에 이환된 후나 예방접종 등에 의해서 후천적으로 형성되는 면역을 말한다. 후천면역은 능동면역과 수동면역으로 구분된다.

㉠ 능동면역

능동면역(active immunity)은 숙주 스스로가 면역체를 형성하여 면역을 지니게 되는 것으로 항원(antigen)을 주어서 항체(antibody)를 산출시키는 것이다. 능동면역은 자연능동면역과 인공능동면역으로 나누어진다.

ⓐ 자연능동면역

자연능동면역(natural active immunity)은 각종 질환에 이환된 후에 자연적으로 형성되는 면역이다. 면역의 지속기간은 질환의 종류에 따라 다른데, 영구면역이 되는 경우도 있고 지속기간이 아주 짧은 경우도 있다. 영구면역이 잘 안 되는 경우의 질환을 화학요법으로 치료한 경우에는 그 면역력이 길게 유지되지 못한다.

표 5-3 자연능동면역이 되는 질병

면역기간	질 병
영구면역 형성이 잘 되는 것	콜레라, 장티푸스, 홍역, 일본뇌염, 폴리오
이환되어도 약한 면역만 형성되는 것	디프테리아, 폐렴, 세균성 이질
감염면역만 형성되는 것	매독, 임질, 말라리아

ⓑ 인공능동면역

인공능동면역(artificial active immunity)은 인위적으로 항원을 체내에 투입하여 항체가 생성되도록 하는 방법이다. 생균백신(living vaccine), 사균백신(killed vaccine), 순화독소(toxoid) 등을 사용하는 예방접종으로 얻어지는 면역이다.

표 5-4 인공능동면역과 질병

방 법	질 병
생균백신	홍역, 결핵, 폴리오, 탄저, 두창, 공수병
사균백신	장티푸스, 콜레라, 백일해, 일본뇌염, 발진티푸스
순화독소	디프테리아, 파상풍

㉡ **수동면역**

수동면역(passive immunity)은 다른 사람이나 동물이 가지고 있는 항체(antibody)를 투여하여 일시적으로 면역을 보유하게 하는 것이다. 능동면역 보다 면역효력이 빨리 나타나지만 효력 지속시간은 짧다. 수동면역은 자연수동면역과 인공수동면역으로 나누어진다.

ⓐ 자연수동면역

자연수동면역은 자연적으로 항체를 받아서 얻는 면역이다. 태아가 모체로부터 태반을 통해서 항체를 받거나 수유를 통해서 항체를 얻는 면역을 말한다.

ⓑ 인공수동면역

인공수동면역은 인위적으로 항체를 체내에 투입하여 얻는 면역이다. 인공제제(γ- globuline 또는 anti-toxin 등)를 인체에 투입하여 잠정적으로 질병에 대한 방어를 할 수 있도록 하는 것을 말한다.

(3) 집단면역

개인 수준이 아닌 집단의 병원체 침입에 대한 저항력을 나타내는 지표로 집단면역(herd immunity)이 있다. 집단의 총인구 중 면역력을 가지고 있는 인구라고 할 수 있다. 집단면역이 높아 병원체가 집단 내에서 퍼져나가는 힘을 억제하게 되면 유행은 일어나지 않게 된다. 어떤 집단에 유행이 일어나게 되면, 감염 후 면역력을 갖는 사람이 많아져서 전체적으로 집단면역이 높아지고 그 후 몇 년간은 유행이 일어나지 않는다. 그동안 면역이 없는 신생아가 계속해서 태어나면서 집단면역의 정도는 점차 감소하다가 일정한 한도 이하로 떨어지면 다시 유행이 일어나게 된다.

4. 감염병의 예방과 관리

감염병의 예방과 관리는 감염병의 생성과정 6개 요소 중에서 어느 한 요소를 제거하여 감염병이 발생하지 못하도록 하는 것이 원칙이다. 감염고리(chain of infection) 중에서 어느 한 부분을 끊으면 되는 것이다. 그러나 어느 요소를 차단할 것인지는 감염병의 종류와 성격에 따라 결정되어야 한다. 감염병의 예방과 관리에 대한 방법은 크게 전파 차단, 면역 증강, 환자조치 등으로 구분된다. 구체적인 내용은 다음과 같다.

1) 전파 차단

(1) 병원소 제거

동물병원소로 되어 있는 인수공통감염병은 감염된 동물을 제거하여 감염병의 전파를 차단할 수 있으며, 인간이 병원소인 감염병은 외과적인 수술이나 약물요법으로 환자나 보균자를 치료하도록 한다. 적절한 치료를 시작하면 완전히 치유되기 전이라도 감염력이 감소하여 감염병 전파를 막을 수 있다.

(2) 검역과 격리

격리(segregation)는 다른 사람에게 전염시킬 우려가 있는 환자나 보균자를 그 상태가 해소될 때까지 격리하는 환자격리(isolation)와 국내 또는 국외로 감염병이 전염되는 것을 방지하기 위하여 전염성이 있는 감염병 환자와 접촉한 사람, 유행지역에서 들어온 사람, 기타의 경로를 통하여 감염병의 감염을 받았을 가능성이 있는 사람에 대해서 일정기간 동안 이동을 제한하여 격리하는 검역(quarantine)으로 나누어진다.

검역은 감염자를 조기에 발견하고 적절하게 조치하여 감염병의 전파를 예방하는 것이다. 감염병 환자와 접촉했을 가능성이 있는 사람에 대해서 일정한 잠복기간이 지나면 발병할 것을 예측하여 그와 같은 감염기회가 있었던 최종일로부터 해당 감염병의 최장 잠복기간 동안 격리한다. 격리기간은 검역감염병 환자에 있어서는 환자가 완치될 때까지, 검역감염병의 병원체에 전염되었다고 인정되는 경우에는 그 병원체를 배출하지 않을 때까지로 한다. 일반 감염병의 검역은 그 감염병의 잠복기를 고려한다. 국제검역 질병의 감시기간은 콜레라 120시간, 페스트와 황열 144시간으로 되어 있다.

(3) 환경위생관리

환경위생관리는 환경조건을 개선하여 전파를 차단하는 것이다. 식품관리, 상하수도관리, 구충 · 구서 등 매개동물 관리, 소독 등이 해당된다. 그러나 모든 감염병이 환경개선으로 효과를 볼 수 있는 것은 아니기 때문에 관리하고자 하는 질병의 특성을 고려하여야 한다.

2) 숙주의 면역 증강

예방접종은 감염병을 예방하는 효과적인 방법이다. 숙주의 감수성이 높을 때는 질병에 걸리게 되므로 예방접종을 통하여 숙주의 저항력을 높이게 된다. 또한, 예방접종을 통하여 지역사회의 집단면역수준을 높이게 되면 지역사회에서 해당 감염병의 유행발생을 막을 수 있다. 질병에 대한 숙주의 면역을 증강하기 위하여 보통 인공능동면역을 사용하지만 단기효과를 위해서 면역혈청이나 감마글로불린(γ-globulin)을 접종하기도 한다. 그리고 영양관리, 적절한 운동, 충분한 수면 등도 저항력 증강을 위해서 필요하다.

3) 환자에 대한 조치

감염병 관리에 노력을 하더라도 예방되지 못하고 질병에 이환되는 환자가 발생하게 된다. 질병이 발생하였을 때는 피해가 최소화되도록 노력해야 한다. 조기진단과 조기치료로 질병의 경과를 가볍게 하고 2차 전파가 되지 않도록 환자에 대한 추구관리를 철저히 하여야 한다.

5. 법정감염병 관리

1) 개념

법정감염병은 공중보건학적으로 관리할 필요가 있어 감염병의 예방 및 관리에 관한 법률 제2조에서 규정하고 있는 감염병이다. 국가가 개입하여 사회적 파급력이 큰 감염병에 걸린 환자를 격리 또는 수용하고 적절한 방역 조치를 할 뿐만 아니라 환자가 발생하였을 때 의무적으로 신고하도록 하고 있다.

2) 법정감염병 종류

법정감염병은 제1급감염병, 제2급감염병, 제3급감염병, 제4급감염병, 기생충감염병, 세계보건기구 감시대상감염병, 생물테러감염병, 성매개감염병, 인수공통감염병 및 의료관련감염병을 말한다. 제1급부터 제4급까지 감염병 종류는 감염병의 예방 및 관리에 관한 법률(감염병예방법)에 구체적으로 명시되어 있다.

(1) 제1급감염병

제1급감염병은 생물테러감염병 또는 치명률이 높거나 집단 발생의 우려가 커서 발생 또는 유행 즉시 신고하여야 하고, 음압격리와 같은 높은 수준의 격리가 필요한 감염병이다. 다만, 갑작스러운 국내 유입 또는 유행이 예견되어 긴급한 예방 · 관리가 필요하여 질병관리청장이 보건복지부장관과 협의하여 지정하는 감염병을 포함한다. 에볼라바이러스병, 마버그열, 라싸열, 크리미안콩고출혈열, 남아메리카출혈열, 리프트밸리열, 두창, 페스트, 탄저, 보툴리눔독소증, 야토병, 신종감염병증후군, 중증급성호흡기증후군

(SARS), 중동호흡기증후군(MERS), 동물인플루엔자 인체감염증, 신종인플루엔자, 디프테리아가 해당된다.

(2) 제2급감염병

제2급감염병은 전파가능성을 고려하여 발생 또는 유행 시 24시간 이내에 신고하여야 하고, 격리가 필요한 감염병이다. 다만, 갑작스러운 국내 유입 또는 유행이 예견되어 긴급한 예방 · 관리가 필요하여 질병관리청장이 보건복지부장관과 협의하여 지정하는 감염병을 포함한다. 결핵, 수두, 홍역, 콜레라, 장티푸스, 파라티푸스, 세균성이질, 장출혈성대장균감염증, A형간염, 백일해, 유행성이하선염, 풍진, 폴리오, 수막구균 감염증, b형헤모필루스인플루엔자, 폐렴구균 감염증, 한센병, 성홍열, 반코마이신내성황색포도알균(VRSA) 감염증, 카바페넴내성장내세균목(CRE) 감염증, E형간염이 해당된다.

(3) 제3급감염병

제3급감염병은 그 발생을 계속 감시할 필요가 있어 발생 또는 유행 시 24시간 이내에 신고하여야 하는 감염병이다. 다만, 갑작스러운 국내 유입 또는 유행이 예견되어 긴급한 예방 · 관리가 필요하여 질병관리청장이 보건복지부장관과 협의하여 지정하는 감염병을 포함한다. 파상풍, B형간염, 일본뇌염, C형간염, 말라리아, 레지오넬라증, 비브리오패혈증, 발진티푸스, 발진열, 쯔쯔가무시증, 렙토스피라증, 브루셀라증, 공수병, 신증후군출혈열, 후천성면역결핍증(AIDS), 크로이츠펠트-야콥병(CJD) 및 변종크로이츠펠트-야콥병(vCJD), 황열, 뎅기열, 큐열, 웨스트나일열, 라임병, 진드기매개뇌염, 유비저, 치쿤구니야열, 중증열성혈소판감소증후군(SFTS), 지카바이러스 감염증, 매독이 포함된다.

(4) 제4급감염병

제4급감염병은 제1급감염병부터 제3급감염병까지의 감염병 외에 유행 여부를 조사하기 위하여 표본감시 활동이 필요한 감염병이다. 인플루엔자, 회충증, 편충증, 요충증, 간흡충증, 폐흡충증, 장흡충증, 수족구병, 임질, 클라미디아감염증, 연성하감, 성기단순포진, 첨규콘딜롬, 반코마이신내성장알균(VRE) 감염증, 메티실린내성황색포도알균(MRSA) 감염증, 다제내성녹농균(MRPA) 감염증, 다제내성아시네토박터바우마니균(MRAB) 감염증, 장관감염증, 급성호흡기감염증, 해외유입기생충감염증, 엔테로바이러스감염증, 사람유두종바이러스 감염증이 포함된다.

표 5-5 법정감염병(1-4급) 종류

구 분	감염병
제1급(17종)	에볼라바이러스병, 마버그열, 라싸열, 크리미안콩고출혈열, 남아메리카출혈열, 리프트밸리열, 두창, 페스트, 탄저, 보툴리눔독소증, 야토병, 신종감염병증후군, 중증급성호흡기증후군(SARS), 중동호흡기증후군(MERS), 동물인플루엔자 인체감염증, 신종인플루엔자, 디프테리아
제2급(21종)	결핵, 수두, 홍역, 콜레라, 장티푸스, 파라티푸스, 세균성이질, 장출혈성대장균감염증, A형간염, 백일해, 유행성이하선염, 풍진, 폴리오, 수막구균 감염증, b형헤모필루스인플루엔자, 폐렴구균 감염증, 한센병, 성홍열, 반코마이신내성황색포도알균(VRSA) 감염증, 카바페넴내성장내세균목(CRE) 감염증, E형간염
제3급(27종)	파상풍, B형간염, 일본뇌염, C형간염, 말라리아, 레지오넬라증, 비브리오패혈증, 발진티푸스, 발진열, 쯔쯔가무시증, 렙토스피라증, 브루셀라증, 공수병, 신증후군출혈열, 후천성면역결핍증(AIDS), 크로이츠펠트-야콥병(CJD) 및 변종크로이츠펠트-야콥병(vCJD), 황열, 뎅기열, 큐열, 웨스트나일열, 라임병, 진드기매개뇌염, 유비저, 치쿤구니야열, 중증열성혈소판감소증후군(SFTS), 지카바이러스 감염증, 매독
제4급(22종)	인플루엔자, 회충증, 편충증, 요충증, 간흡충증, 폐흡충증, 장흡충증, 수족구병, 임질, 클라미디아감염증, 연성하감, 성기단순포진, 첨규콘딜롬, 반코마이신내성장알균(VRE) 감염증, 메티실린내성황색포도알균(MRSA) 감염증, 다제내성녹농균(MRPA) 감염증, 다제내성아시네토박터바우마니균(MRAB) 감염증, 장관감염증, 급성호흡기감염증, 해외유입기생충감염증, 엔테로바이러스감염증, 사람유두종바이러스 감염증

(5) 기생충감염병

기생충감염병[6]은 기생충에 감염되어 발생하는 감염병 중 질병관리청장이 고시(7종)하는 감염병이다. 회충증, 편충증, 요충증, 간흡충증, 폐흡충증, 장흡충증, 해외유입기생충감염증이 해당된다.

(6) 세계보건기구 감시대상감염병

세계보건기구 감시대상감염병은 세계보건기구가 국제공중보건의 비상사태에 대비하기 위하여 감시대상으로 정한 질환으로서 질병관리청장이 고시(9종)하는 감염병이다. 두창, 폴리오, 신종인플루엔자, 중증급성호흡기증후군(SARS), 콜레라, 폐렴형 페스트, 황열, 바이러스성 출혈열, 웨스트나일열 등이 해당된다.

---

6 2018년 3월 감염병의 예방 및 관리에 관한 법률 일부개정이 이루어져 법정감염병에 관한 내용이 크게 변경되었고, 개정 내용이 2020년 1월부터 시행되었다. 일부개정 이전에는 제5군감염병으로 표기되었다.

(7) 생물테러감염병

생물테러감염병은 고의 또는 테러 등을 목적으로 이용된 병원체에 의하여 발생된 감염병 중 질병관리청장이 고시(8종)하는 감염병이다. 탄저, 보툴리눔독소증, 페스트, 마버그열, 에볼라바이러스병, 라싸열, 두창, 야토병이 해당된다.

(8) 성매개감염병

성매개감염병은 성 접촉을 통하여 전파되는 감염병 중 질병관리청장이 고시(7종)하는 감염병이다. 매독, 임질, 클라미디아감염증, 연성하감, 성기단순포진, 첨규콘딜롬, 사람유두종바이러스 감염증이 해당된다.

(9) 인수공통감염병

인수공통감염병(zoonosis)은 동물과 사람 간에 서로 전파되는 병원체에 의하여 발생되는 감염병 중 질병관리청장이 고시(12종)하는 감염병이다. 장출혈성대장균감염증, 일본뇌염, 브루셀라증, 탄저, 공수병, 동물인플루엔자 인체감염증, 중증급성호흡기증후군(SARS), 변종크로이츠펠트-야콥병(vCJD), 큐열, 결핵, 중증열성혈소판감소증후군(SFTS), 장관감염증이 해당된다.

(10) 의료관련감염병

의료관련감염병은 환자나 임산부 등이 의료행위를 적용받는 과정에서 발생한 감염병으로서 감시활동이 필요하여 질병관리청장이 고시(6종)하는 감염병이다.

3) 신고 및 보고체계

감염병환자는 감염병의 병원체가 인체에 침입하여 증상을 나타내는 사람으로 의사, 치과의사 또는 한의사의 진단이나 보건복지부령으로 정하는 기관의 실험실 검사를 통하여 확인된 사람이다. 이와 달리 감염병의사환자는 감염병병원체가 인체에 침입한 것으로 의심이 되나 감염병환자로 확인되기 전 단계에 있는 사람을 말한다.

의사, 치과의사나 한의사는 감염병환자 등을 진단하거나 그 사체를 검안한 경우, 예방접종 후 이상반응자를 진단하거나 그 사체를 검안한 경우, 감염병환자 등이 제1급감염병부터 제3급감염병까지에 해당하는 감염병으로 사망한 경우 등의 사실이 있으면 소속 의료기관의 장에게 보고하여야 한다. 다만, 의료기관에 소속되지 아니한 의사, 치과의사 또는 한의사는 그 사실을 관할 보건소장에게 신고하여야 한다. 보고를 받은 의료기관의 장은 제1급감염병의 경우에는 즉시, 제2급감염병 및 제3급감염병의 경우에는 24시간 이내, 제4급감염병은 7일 이내에 질병관리청장 또는 관할 보건소장에게 신고하여야 한다. 신고 받은 자료는 보건소에서 감염병감시정보시스템에 등록하며, 시 · 도를 경유하여 질병관리청에 보고된다.

표 5-6 법정감염병의 신고 및 보고 체계

<table>
<tr><th>구분</th><th>제1급감염병(17종)</th><th>제2급감염병(21종)</th><th>제3급감염병(27종)</th><th>제4급감염병(22종)</th></tr>
<tr><td>특성</td><td>생물테러감염병 또는 치명률이 높거나 집단 발생의 우려가 커서 발생 또는 유행 즉시 신고, 음압격리와 같은 높은 수준의 격리가 필요한 감염병</td><td>전파가능성을 고려하여 발생 또는 유행 시 24시간 이내에 신고, 격리가 필요한 감염병</td><td>발생을 계속 감시할 필요가 있어 발생 또는 유행 시 24시간 이내 신고하여야 하는 감염병</td><td>유행 여부를 조사하기 위하여 표본감시 활동이 필요한 감염병</td></tr>
<tr><td>감시방법</td><td colspan="3">전수감시</td><td>표본감시</td></tr>
<tr><td>신고</td><td>즉시</td><td colspan="2">24시간 이내</td><td>7일 이내</td></tr>
<tr><td>신고대상</td><td colspan="3">발생, 사망, 병원체 검사결과</td><td>발생, 사망</td></tr>
<tr><td>격리수준</td><td>음압격리와 같은 높은 수준의 격리</td><td>격리 필요</td><td colspan="2">격리 불필요</td></tr>
</table>

6. 신종감염병

1) 개념

미국의 의학한림원(Institute of Medicine, 1992)이 신종감염병을 처음 정의하였다. 신종감염병(Emerging infectious diseases; EIDs)은 최근 20년 동안 발생이 증가했거나 가까운 미래에 발생이 증가하여 인류의 건강을 위협할 수 있는 감염병을 말한다. 세 가지 발생 요인은 첫째, 새로운 병원체의 확인, 둘째, 사람에게 이미 존재했지만 발견되지 않은 감염병의 인지, 셋째, 역학적 특성에 영향을 미치는 환경변화라고 할 수 있다.

신종감염병은 이미 생태계에 존재하고 있거나 오랜 시간에 걸친 자연적 진화 또는 돌연변이로 인하여 성질이 변화한 병원체에 의해 발생하는 것이다. 1970년대 이후 사스,

메르스, 에볼라, 치쿤구니아, 조류인플루엔자, 지카바이러스를 포함하여 40가지 이상의 신종감염병이 발견되고 있다.

2) 발생 원인

신종감염병 출현에 기여하는 요인에 대하여 미국의학한림원(1992)은 인구통계 및 행동, 기술과 산업, 경제발전과 토지개발, 해외여행 및 교역, 병원체 적응 및 변이, 공중보건 조치 붕괴 등의 6가지를 제시하였으며, 미국의 질병통제관리센터(CDC, 1994)는 사회적 사건, 식품생산, 행동변화, 환경변화, 보건의료, 공중보건 인프라, 병원체 변이 등의 7가지를 제시한 바 있다. 그런데 최근에 신종감염병이 급격히 증가한 원인은 크게 인간과 환경 간 상호작용의 변화, 기후변화, 항생제 내성에 따른 병원체 변이 등으로 요약할 수 있을 것이다.

현재까지 알려진 신종감염병의 60% 이상은 동물병원체가 사람으로 전이되어 발생하였으며, 이중에서 71.8%는 야생동물에서 유래한 것으로 보고되고 있다. 인구증가와 새로운 지리적 공간으로의 사회적 영역 확장, 해외여행 패턴 변화 등으로 인간은 병원체의 숙주인 동물 종과 접촉할 기회가 증가하였고, 이렇게 사람으로 전이된 병원체는 인구밀도 및 인구이동 증가라는 사회적 변화와 결합하여 신종감염병이 확산되고 있다. 또한, 항생제 내성과 기후변화가 신종감염병 발생의 주요 요인이 되고 있다. 항생제 내성 및 매개체 관련 신종감염병 비중이 각각 20% 정도로 급격히 증가하고 있다. 유전자 변이로 내성을 획득한 병원체는 치료 약물에 대해 더 이상 반응하지 않으므로 치명적 결과를 초래할 수 있어 사회적으로 심각한 문제가 된다. 아울러 기후변화도 지구 온난화 및 생태계 변화를 초래하여 모기 등의 매개체 서식지와 감염병 발생지역을 확산시키고 있다.

3) 대응방안

모든 국가들은 감염병으로부터 국민들을 보호하기 위하여 국가 차원의 대책을 수립하고 있다. 미국, 영국 등 주요 국가들은 신종감염병에 대한 대응방안으로 첨단 과학기술을 감염병 대응 공중보건체계에 결합시키고 있으며 국가, 지역사회, 개인의 통합적 예방활동을 강화하기 위한 보건의료정책을 추진하고 있다. 우리나라에서도 질병관리청에 신종감염병대응과를 설치하여 다양한 정책을 추진하고 있다.

제6장

급 · 만성 감염병

학습목표

- 주요 소화기계 감염병의 특성을 설명할 수 있다.
- 주요 호흡기계 감염병의 특성을 설명할 수 있다.
- 주요 곤충매개 감염병의 특성을 설명할 수 있다.
- 주요 동물매개 감염병의 특성을 설명할 수 있다.
- 결핵 및 A, B, C형 간염의 예방방법을 설명할 수 있다.

1. 급성감염병

급성감염병은 감염과 발병 및 경과가 빠른 질환이다. 급성감염병은 발생률이 높고 유병률은 낮다. 우리나라에서 많이 발생하는 급성감염병을 전파경로에 따라 소화기계, 호흡기계, 곤충매개, 동물매개 감염병으로 구분하여 살펴보도록 한다.

1) 소화기계 감염병

소화기계 감염병은 식수 및 식품을 매개로 전파되는 질병으로 환자나 보균자의 대변으로 배설된 병원체가 음식물이나 물에 오염되어 경구로 침입하여 감염이 이루어지는 수인성 감염병이다. 사람 간 직접전파도 주요 감염경로가 될 수 있기 때문에 신속한 환자 격리와 관리가 중요하다. 경구로 침입되는 감염병은 콜레라, 장티푸스, 파라티푸스, 세균성 이질, 장출혈성대장균감염증, 폴리오, 비브리오패혈증 등이 있다.

(1) 콜레라

콜레라(cholera)는 처음에는 복통 및 발열 없이 물처럼 변이 나오는 설사가 나타나고 구토를 동반한다. 발병이 빠르고 심한 탈수 등으로 저혈량성 쇼크 등의 증세를 일으킨다. 주로 어패류 등의 식품매개로 전파되나 환자 또는 병원체보유자의 대변이나 구토물에 오염된 물이나 음식물로 전파된다. 잠복기는 보통 12~48시간이지만 최장 5일인 경우도 있다. 질병 후에는 수년간의 면역이 유지되는데 사균백신에 의한 인공능동면역도 유효하다.

예방방법은 올바른 손 씻기 생활화[1], 물 끓여 마시기, 음식 익혀 먹기, 위생적인 조리하기 등이다. 환자가 발생한 경우 철저한 환경 소독과 환자를 중심으로 식기, 식품, 분변관리를 철저히 해야 한다.

(2) 장티푸스

장티푸스(typhoid fever)는 우리나라 여름철에 발생하는 대표적인 수인성 감염병이다. 인간만이 병원소가 되며 환자나 보균자의 대변이나 소변에 오염된 음식물이나 물에 의해 전파된다. 고열이 지속되면서 오한, 두통, 복통, 설사나 변비, 피부 발진 등의 증상이 나타난다. 잠복기는 1~3주 전후이고 감염부위는 장의 림프조직, 담낭, 신장 등이다. 환자에 대한 신고 및 격리조치는 세균성 이질과 유사하고, 항생제 감수성 검사의 결과에 따라 처방한다. 장티푸스의 격리해제 기준은 다른 식수 및 식품 매개감염병과는 달리 항생제 치료 종료 48시간 후 24시간 간격으로 연속 3회 실시한 대변 배양검사에서 음성으로 판정되어야 한다. 질병 후에는 일반적으로 영속면역을 얻지만 화학요법으로 치료된 사람은 영속면역을 얻기가 힘들며, 인공능동면역은 사균 백신이 이용된다.

(3) 파라티푸스

파라티푸스(paratyphoid fever)는 인간만이 병원소가 되며, 환자나 보균자의 대변이나 소변에 오염된 음식물이나 물에 의해 전파된다. 고열이 지속되면서 오한, 두통, 복통, 설사나 변비 장티푸스와 증상이 비슷하지만 경미한 편이다. 우리나라에서는 A형보다 B형의 유행이 많고 C형은 거의 없다. 파라티푸스는 임상적으로나 병리학적으로 장티푸스와 유사하고 전파경로도 장티푸스와 같으나 경과기간이 짧은 것이 특징이다. 검사실 소견으로만 장티푸스와 구별이 가능하다.

1 흐르는 물에 비누로 30초 이상 씻기

(4) 세균성 이질

세균성 이질(bacillary dysentery)은 급성 염증성 장염을 일으키는 질병으로 고열, 구토, 경련성 복통, 설사 등이 주요 증상이며 대변에 혈액이나 고름이 섞여 나온다. 오염된 식수와 식품을 매개로 주로 전파되지만, 매우 적은 양의 세균으로 감염될 수 있어 환자나 병원체 보유자와 직 · 간접적인 접촉에 의한 감염도 가능하다. 또한 환자와 같은 장소에서 수영을 하는 경우에도 물에 의한 감염이 가능하다. 보통 발병 후 4주 이내에 전염력이 소실된다. 예방방법은 올바른 손 씻기 생활화, 물 끓여 마시기, 음식 익혀 먹기, 위생적인 조리하기 등이다.

(5) 장출혈성대장균감염증

장출혈성대장균감염증(enterohemorrhagic escherichia coli)은 대장균[2] O157로 알려진 장출혈성대장균 감염에 의하여 출혈성 장염을 일으키는 질병이다. 발열을 동반하지 않는 급성 혈성 설사와 경련성 복통 증상이 있다. 전파 경로는 충분히 익히지 않은 육류나 샐러드 등 날것으로 먹는 채소 등의 섭취로 생길 수 있으며, 소독되지 않은 우유 등을 매개로 전파되는데 사람과 사람 간의 직접전파도 가능하다. 감염된 환자는 격리해서 치료해야 하며, 설사로 인한 탈수를 보충하기 위해 적절한 수액요법이 필요하다. 예방을 위해서는 식중독 예방법을 충실히 지키는 것이 중요하다.

(6) 폴리오

소아마비(polio)는 폴리오바이러스(poliovirus) 감염으로 중추 신경계 중 운동을 담당하는 부분에 급성 감염이 발생하여 뇌신경조직이 손상되면서 일시적 또는 영구적인 신체 마비와 변형이 생기는 질병이다. 가장 흔하게 볼 수 있는 합병증은 다리 마비이다. 오염된 음식물을 통해서 경구적으로 침입한다. 발병 초기의 증세는 열이나며 머리나 등이 아프고, 땀이 나고 나른하고 구토나 설사를 하는 일도 있어서 여름감기와 비슷한 증상이 있다. 예방방법은 예방접종을 철저히 하는 것으로 생후 2개월부터 2개월 간격으로 3회 기본접종을 실시하고 만 4~6세에 추가접종하여 총 4회 접종하는 것이다.

---

2 대장균은 사람과 동물의 장에 항상 존재하면서 대부분은 위해성이 없으나, 일부는 사람에게 식중독 등의 병을 일으키는데 이들을 병원성 대장균이라고 한다. 병원성 대장균은 발병특성에 따라 장출혈성대장균, 장독소형대장균, 장침입성대장균 등 여러 가지로 분류된다.

(7) 비브리오패혈증

비브리오패혈증(vibrio vulnificus septicemia)은 비브리오균에 오염된 어패류를 생식하거나 피부의 상처를 통해 감염되었을 때 발생한다. 평균 1~2일의 잠복기를 거쳐 패혈증을 유발하며 다양한 피부병변과 오한, 발열 등의 전신증상과 설사, 복통, 구토, 하지통증이 동반된다. 비브리오패혈증에 의한 사망률은 40~50%로 매우 높아서 조기진단 및 신속한 치료가 필요하다. 예방방법은 어패류 보관 시 −5℃ 이하로 저온 보관하고, 60℃ 이상 열로 가열하여 충분히 익히고 섭취해야 한다. 또한 익히지 않은 해산물로부터 이미 조리된 음식이 오염되지 않도록 주의하여야 한다.

2) 호흡기계 감염병

호흡기계로 침입되는 감염병은 환자나 보균자의 객담, 콧물, 담화나 재채기 등으로 배출되어 전파된다. 비말감염은 상대방과 이야기할 때에는 1m, 재채기를 할 때에는 3m 범위까지 영향을 줄 수 있다. 공기로 전파되는 호흡기계 감염병에는 디프테리아, 백일해, 홍역, 유행성이하선염, 풍진, 수두, 인플루엔자, 폐렴, 중증급성호흡기증후군 등이 있다.

(1) 디프테리아

디프테리아(diphtheria)는 인후, 코 등의 상피조직에 국소적 염증 및 장기조직에 장애를 일으키며, 만 4세 이하의 환자가 전체의 60%를 차지한다. 환자나 보균자의 호흡기 분비물인 객담, 콧물, 기침, 인후 분비물을 접촉하거나 피부의 상처를 통하여 직접전파된다. 우리나라에서는 만 7세 미만 아이들에게 DTaP 예방접종을 실시하고 있기 때문에 거의 발생하지 않는다.

(2) 백일해

백일해(pertussis)는 환자와 직접적인 접촉을 하거나 기침, 재채기 등 호흡기 분비물이나 비말을 통해서 전파된다. 가족 내 2차 발병률이 80% 정도로 전염성이 강하다. 콧물, 결막염, 눈물, 경미한 기침, 발열 등의 가벼운 상기도 감염 증세가 나타나다가 기침이 점차 심해지고 구토가 동반된다. 백일해 환자는 호흡기 전파를 차단하기 위해 치료 시작 후 5일까지 비말 격리를 해야 한다. 현재는 예방접종으로 발생이 현저히 감소하고 있다.

제1편
제2편
제3편
제4편

(3) 홍역

홍역(measles)은 환자와 직접 접촉에 의해 감염되거나 호흡기를 통한 비말감염 또는 오염된 물건에 의해 전파된다. 감염력이 매우 높은 질환이다. 고열, 전신무력감, 비충혈, 재채기, 비염, 결막염, 기침, 눈부심 등의 증상과 함께 목 뒤, 귀 아래부터 시작하여 몸 전체로 반점(macular) 또는 두드러기 모양의 발진이 발생한다. 홍역 예방접종은 홍역, 유행성이하선염, 풍진을 함께 예방하는 혼합백신 MMR을 사용한다. 감염 후 획득된 면역력은 평생 지속된다. 예방을 위해서는 12~15개월 및 4~6세에 총 2회 MMR 접종을 받아야 한다.

(4) 유행성이하선염

유행성이하선염(mumps)은 양쪽 귀 앞에 있는 이하선의 부종을 일으키는 바이러스 감염이다. 볼거리라고도 하며 기침, 재채기, 침뿐만 아니라 오염된 물건과의 접촉을 통해 사람 간에 전파된다. 발열, 두통, 근육통, 식욕부진, 구역 등의 증상 이후 이하선(귀밑샘)이 부어오르고 통증을 느끼게 된다. 대부분 합병증 없이 2주 이내에 치유된다. 예방을 위해서는 12~15개월 및 4~6세에 총 2회 MMR 접종을 받아야 한다.

(5) 풍진

풍진(rubella)은 루벨라 바이러스(rubella virus)가 호흡기를 통해 전파되어 생기는 질병으로 두통, 발열, 피부발진, 눈 충혈, 가벼운 기침 등의 증상이 있다. 일반적으로 홍역과 비슷한 임상 경과를 거치게 된다. 풍진은 한 번 걸리면 영구면역을 얻고, 가벼운 질환으로 해열진통제를 복용하여 열을 내리도록 하면 자연 치유된다. 그러나 임신 초기의 임산부가 풍진에 걸리면 태아에게 영향을 미쳐 선천성 기형이 생길 수 있기 때문에 가임 연령의 여성들은 각별히 조심해야 한다. 예방을 위해서는 12~15개월 및 4~6세에 총 2회 MMR 접종을 받아야 한다.

(6) 수두

수두(varicella)는 급성 바이러스 질환으로 급성 미열로 시작하여 가렵고 발진성 수포가 발생한다. 수두 원인균은 대상포진을 일으키는 원인균과 같다. 수두 바이러스에 감염된 환자가 기침이나 재채기를 할 때 공기를 통해 전파되거나 환자와 직접 접촉을 통해 감염된다. 수두는 전염성이 강하기 때문에 환자와 접촉을 할 경우 거의 100% 감염되지만 과거에 수두를 앓은 경우에는 면역력이 있으므로 다시 수두에 걸리지 않는다. 피부발진은 작은 점 크기로 피부가 오톨도톨 솟아나는 것부터 시작되어 가려움을 동반한 수포가 생겼다가 딱지를 남기고 호전된다.

(7) 인플루엔자

인플루엔자(influenza)는 유행성 감기라고 하는데, 일반 감기와 다른 점은 독감의 경우 콧물, 기침, 인후통 등의 국소적인 증상보다는 발열, 근육통, 두통 등의 전신적인 증상이 훨씬 더 뚜렷하다. 일반적으로 1주 정도 지나면 대부분의 증상은 호전되지만 기침은 수 주간 지속될 수 있고, 합병증으로 흔히 폐렴이 발생한다.

예방접종은 매년 인플루엔자가 유행하기 전인 9~11월 중에 접종하는 것이 권장된다. 그런데, 인플루엔자 바이러스는 매년 유행하는 균주가 다르므로 매년 유행할 균주를 미리 예측해서 백신을 생산하기 때문에 새로운 유형의 바이러스가 유행할 경우에는 예방접종의 효과가 떨어진다. 인플루엔자 예방접종의 목적은 인플루엔자로 인해서 합병증과 사망률이 증가하는 취약계층에 대해서 이를 예방하는 것이다. 따라서 인플루엔자에 걸려도 합병증이 거의 생기지 않는 건강한 성인은 우선 접종대상자가 아니다. 역사적으로 1580년 인플루엔자 대유행이 기록된 이후에 1918년 스페인 독감(H1N1), 1957년 아시아 독감(H2N2), 1968년 홍콩독감(H3N2), 2009년 북미에서 시작된 인플루엔자 A(H1N1, 신종플루 바이러스) 등이 대규모로 발생하였다.

(8) 폐렴

폐렴(pneumonia)은 세균, 바이러스, 곰팡이 등에 의해 세기관지 이하 부위의 폐조직에 염증반응을 일으키는 질환이다. 기침, 가래, 호흡곤란 등 호흡기계 증상이 많이 나타난다. 머리가 아프고 피곤함을 느끼며 열이 나고 근육통과 함께 목이 아프다. 이후 기침이 가장 주된 증상으로 나타난다. 가래에 혈액이 섞여 나오기도 하며, 심한 기침으로 인해 기관지와 근육이 예민해져 가슴에 통증이 온다. 대부분 치명적이지 않으며 항생제로 치료할 수 있다. 정확한 진단을 위해 흉부 방사선 검사를 시행한다.

(9) 중증급성호흡기증후군

중증급성호흡기증후군(severe acute respiratory syndrome; SARS)은 2002년 11월 중국 광동지역에서 첫 발생한 이후 감염 경로는 아직까지 정확하게 밝혀지지는 않았다. 사스 환자의 호흡기 비말이나 오염된 매개물을 통해 점막의 직접 또는 간접 접촉에 의해 전파되는 것으로 추정되고 있다. 대부분의 경우 환자의 가족 및 접촉자, 진료에 참여한

의료진에서 발생하고 있다. 급작스런 고열과 기침, 호흡곤란, 저산소증 등이 주된 증상이고 설사와 같은 소화기 증상도 나타난다. 사스는 병원이 유행을 증폭시키는 장소가 되기 때문에 평소에 병원감염을 예방하고, 백신이나 예방약이 개발되어 있지 않기 때문에 손 씻기를 철저히 하여 직접 접촉으로 인한 감염을 예방해야 한다.

3) 곤충매개 감염병

곤충매개 감염병은 이, 쥐벼룩, 모기, 진드기(tick), 좀진드기(mite) 등을 매개로 하여 감염되는 질병이다. 이는 인체에 기생하면서 발진티푸스와 재귀열 등을 매개하고, 쥐벼룩은 야생 설치류에 기생하면서 페스트와 발진열 등을 매개한다. 모기는 말라리아, 일본뇌염, 사상충증, 황열, 뎅기열 등을 매개하고, 진드기는 큐열, 야토병, 라임병을 매개하며, 좀진드기는 쯔쯔가무시증 등을 매개한다.

(1) 페스트

페스트(pest)는 쥐벼룩이 병원체를 보균하고 있으며 쥐를 1차 피해자를 만든 후 감염된 쥐를 쥐벼룩이 흡혈한 후 인간을 흡혈했을 때 발생한다. 벼룩이 인간을 물고 게워낸 피로 인해 물린 상처가 오염되면, 페스트 박테리아가 신체 조직으로 침투한다. 림프선종 또는 폐렴을 일으키는 급성 전염병으로 패혈증을 일으키는데 선 페스트와 폐 페스트로 분류된다. 선 페스트는 사람에서 사람으로 전파되지 않으나 폐 페스트는 사람에서 사람으로 직접 전파되며, 특히 비말감염이 주요 원인이다. 중세 유럽지역에서 크게 유행하여 약 3년간 2천만 명에 가까운 희생자를 발생시켰으며, 흑사병이라고 불려진다. 예방방법은 벼룩 구제와 철저한 검역활동이 중요하며 예방접종도 효과가 크다.

(2) 발진티푸스

발진티푸스(epidemic typhus)는 환자의 혈액을 흡혈한 이(louse)가 다른 사람을 물거나 피부 상처, 흡입을 통해서 전파된다. 초기 증상은 감기와 유사하며 두통과 함께 오한, 고열, 근육통이 나타난다. 전신 권태감과 함께 식욕이 떨어지고 뼈마디와 근육에 통증이 있고, 피부 발진은 분홍이나 적색으로 겨드랑이 및 목부터 나타나 등과 가슴에서 팔다리로 퍼지고 중증일 경우는 손바닥, 발바닥에도 생긴다. 예방방법은 이에 의해 전파되는 질환이므로 이를 박멸하는 것이 중요한데, 이를 위해서 자주 목욕을 하고 의복을 세탁하는 등의 개인위생 관리를 철저히 해야 한다. 발진티푸스는 백신이 개발되었고 살충제

DDT는 이를 박멸하는데 큰 효과를 보였다.

(3) 말라리아

말라리아(malaria)는 학질이라고 알려져 있는데 모기가 옮긴다. 두통, 식욕부진의 초기 증상 후 수일 내에 오한과 고열이 발생하여 체온이 39~41℃로 상승하며 심하게 춥고 떨리는 증상이 나타난다. 말라리아는 대부분의 열대지역에서 발생하는데 우리나라에서는 삼일열 말라리아가 유행하고 있으며, 주로 경기도 북부, 휴전선 부근을 중심으로 유행지역이 형성되어 있다. 삼일열 말라라아는 하루는 열이 나고 하루는 열이 전혀 없다가 다시 그 다음날 열이 나는 패턴을 보이고, 열대열 말라리아는 발열이 계속되거나 매일 열이 나는 경우가 많다.

(4) 일본뇌염

일본뇌염(japanese encephalitis)은 작은 빨간집 모기(culex tritaeniorhyncus)에 의해 전파되는 바이러스 감염질환이다. 일본뇌염은 모기가 뇌염바이러스를 가지고 있는 돼지, 소, 말 등과 같은 동물의 피를 빨아먹는 과정에서 바이러스에 감염되고, 이 모기가 다시 사람을 무는 과정에서 일본뇌염 바이러스가 인체 내에 침투하여 감염을 일으킨다. 매개모기에 물린 사람의 95%는 무증상이며 열이 나기도 한다. 극히 드물게 뇌염으로 진행하여 신경계 증상을 일으키는데, 뇌염이 발생하면 사망률이 높다. 예방방법은 예방접종을 철저히 시행하고 모기에 물리지 않도록 하며 주기적인 방역을 통해 모기를 박멸하는 것이다. 우리나라는 일본뇌염백신이 도입된 이후는 연간 10명 이하로 발생하여 거의 퇴치 수준에 이르고 있다.

(5) 유행성출혈열

유행성출혈열(epidemic hemorrhagic fever)은 신증후군출혈열이라고 부르는데, 들쥐의 배설물과 들쥐에 기생하는 좀진드기가 전파한다. 들쥐나 집쥐의 배설물이 건조되면서 호흡기를 통해 원인 바이러스가 퍼지기도 한다. 구토와 복통, 요통, 발열, 단백뇨에 이은 신부전증, 출혈성 경향을 동반하는 급성 열성 질환으로 사람과 동물에게 감염되는 바이러스 감염증이다. 우리나라에서는 경기도 북부 및 강원도에서 늦봄과 늦가을에 많이 발생한다. 예방방법은 들쥐 배설물에 접촉하거나 진드기에 감염되지 않도록 노숙이나 풀밭에서 피부를 노출시키지 않아야 한다. 예방접종도 효과가 크다.

(6) 쯔쯔가무시증

쯔쯔가무시증(scrub typhus)은 털진드기병이라고 부르는데, 집쥐, 들쥐, 들새, 야생 설치류 등에서 기생하는 털진드기 유충에 물려서 감염되는 질환이다. 사람과 동물 모두 감염되는 인수공통감염병이다. 증상은 처음에는 두통이 심해지고, 오한과 전율이 생기면서 열이 나고 근육통이 심해진다. 초기에 진드기 물린 부위에는 1cm 정도의 가피가 나타나고, 붉고 경화된 병변이 시간이 경과함에 따라 수포를 형성한 후 터져 흑색으로 착색된다. 치료 없이 호전되는 경우도 있지만, 대부분은 항생제를 투여하면 수일 내에 급격하게 증상이 호전된다. 아주 드물게는 쇼크가 발생하거나 중추신경계를 침범하여 장애를 초래하기도 한다. 예방방법은 성묘, 벌초, 도토리, 텃밭 가꾸기, 등산 등과 같은 야외 활동에서 많이 걸리기 때문에 피부노출을 피하도록 한다.

4) 동물매개 감염병

동물과 사람 간에 서로 전파되는 병원체에 의하여 발생되는 감염병은 인수공통감염병을 말한다. 장출혈성대장균감염증, 일본뇌염, 브루셀라증, 탄저, 공수병, 변종크로이츠펠트-야콥병, 결핵, 동물인플루엔자 인체감염증, 중증급성호흡기증후군, 큐열 등이 해당된다. 전체 감염병의 60% 이상이 인수공통감염병이고, 20세기 이후 발생한 신종 감염병의 75% 이상이 야생동물로부터 유래하였다. 최근에 농촌지역에서 지속적인 조류독감(AI)이 발생하고 있으며 반려동물 보유 가구 및 유기동물 증가 등으로 동물과 접촉할 기회가 증가하고 있어 인수공통감염병에 대한 관심이 증가하고 있다. 여기에서는 브루셀라증, 탄저, 공수병, 조류인플루엔자 인체감염증, 큐열 등을 살펴보도록 한다.

(1) 브루셀라증

브루셀라증(brucellosis)은 브루셀라균에 감염된 동물로부터 사람이 감염되어 발생하는 인수공통감염병이다. 동물을 다루는 특정 직업인에게 주로 발생한다. 브루셀라증은 위장관계, 간담도계, 골격계, 신경계, 순환기계, 호흡기계, 요로생식계, 피부 등 모든 장기에 침범하여 증상을 유발하는 것이 특징이다. 사람으로의 감염은 경구, 흡입, 결막이나 상처난 피부를 통해서 이루어지는 경피감염과 식품매체로 감염된다. 외국에서는 저온살균하지 않은 우유나 생치즈, 버터, 그리고 아이스크림 등이 가장 흔한 감염 경로이며, 국내에서 사람에게 전파하는 거의 대부분 브루셀라는 소에 의한 것이다. 예방방법은 백신이 개발되지 않았기 때문에 일반인들은 살균되지 않은 우유나 유제품을 섭취하지 않도록 하며, 수의사, 목장 근로자, 축산물 가공업자, 도축장 종사자, 실험실 근무자 등은 반드시 작업 전에 보호장비를 착용해야 한다.

(2) 탄저

탄저(anthrax)는 가축은 오염된 사료를 통해 경구감염이 되고, 사람은 피부와 기도로 감염되는 인수공통감염병이다. 주요 전파경로는 탄저균에 감염된 동물과 직접 접촉 또는 오염된 양모, 털, 뼈 등과 접촉, 오염된 육류를 섭취, 호흡기 감염 등이 있다. 자연 발생하는 탄저 감염의 95%는 피부 탄저로 주로 농장동물 중에서 감염된 개체로부터 상처 난 피부에 세균이 접촉되어 발생한다. 예방을 위해서는 감염동물의 도살처분 및 가축과 접촉하는 사람들은 각별히 위생에 유의하여야 한다.

(3) 공수병

공수병(rabis)은 광견병이라고 하며 감염된 동물에 물렸을 때에 감염된다. 전염경로는 광견병 바이러스를 가진 야생 동물에 직접 물리거나, 야생 동물에게 물려서 개가 병에 걸리고, 병에 걸린 개가 사람을 다시 물어서 물린 상처 부위로부터 바이러스가 신경을 타고 중추신경까지 타고 올라가 병이 발생한다. 증상은 음식이나 물을 삼키려고 할 때 목 근육에 매우 고통스런 경련이 일어나는데, 심하면 물을 보기만 해도 경련이 일어난다. 그래서 물을 두려워 한다는 뜻의 공수병이란 이름이 붙여졌다. 적절한 예방조치를 취하지 않았을 경우 광견병 바이러스가 중추신경계를 침범한 후에 증상이 나타나는데 매우 치명적이고 이때는 특별한 치료제가 없다. 따라서 광견병이 의심되는 야생동물 또는 개에게 물린 경우에는 즉시 병원에 가서 적절한 예방조치를 받으면 광견병이 생기지 않는다. 백신 접종을 했다고 해서 광견병에 노출된 후에 추가적인 치료가 필요하지 않은 것은 아니지만 노출 후의 예방법을 간소화할 수 있기 때문에 예방접종이 추천된다.

(4) 조류인플루엔자 인체감염증

가금류에게 유행하는 감염을 조류인플루엔자(avian influenza; AI)라고 한다. 인플루엔자 A형 바이러스 감염에 의한 닭, 오리 등 조류의 가축 전염병이다. 일반적으로 조류인플루엔자는 사람에게 감염을 일으키지 않으나 간혹 사람에게 인체감염증을 유발하기도 한다. 이를 조류인플루엔자 인체감염증이라고 한다. 인체는 조류인플루엔자 바이러스에 심하게 오염되어 있는 물, 분변, 먼지 등에 혼재된 바이러스를 호흡기를 통해 흡입함으로써 감염된다. 조류인플루엔자 인체감염증은 제1급 감염병 중 동물인플루엔자 인체감염증(Animal influenza infection in humans)으로 분류된다.

(5) 큐열

큐열(Q fever)은 소, 양, 사슴, 고양이, 개 등의 가축뿐만 아니라 사람에게도 감염 가능한 인수공통감염병이다. 사람과 사람 사이에는 전파되지 않으므로 환자나 접촉자 관리는 필요 없다. 사람의 감염 경로는 감염된 동물과의 직접 접촉에 의한 감염, 오염된 환경에서의 호흡기를 통한 감염 그리고 오염된 우유나 연치즈를 통하거나 보균 진드기에 물려 감염된다. 발열, 오한, 두통, 근육통, 전신 쇠약감, 인후통, 마른기침 등과 같이 감기와 유사한 증상을 보인다. 예방방법은 유제품의 저온 살균, 멸균 소독을 철저히 하고, 가축과 접촉 기회가 잦은 사람들은 백신접종을 한다.

2. 만성감염병

만성감염병은 병균이 옮은 뒤 잠복기가 길고 증상이 천천히 나타나면서 몸의 각 기관으로 침범하여 쉽게 완쾌되지 않는 질환이다. 만성감염병은 발생률이 낮고 유병률은 높다. 법정감염병 중에서 대표적인 만성감염병은 결핵, 한센병, 매독, 후천성면역결핍증(AIDS), 간염 등이다.

1) 결핵

(1) 정의

결핵(tuberculosis)은 산업혁명과 도시화를 거치면서 빠르게 확산된 감염병이다. 1882년 독일의 세균학자 코흐(Robert Koch)가 결핵의 병원체인 결핵균을 발견하여 세상에 알려지게 되었다. 결핵은 결핵균에 의한 감염 때문에 발생하며, 현재까지 알려진 활동성 결핵 발생의 원인으로는 1년 이내의 최근 감염, 흉부 X선상 섬유화된 병변의 존재, 에이즈, 규폐증, 만성 신부전 및 투석, 당뇨, 면역 억제제 투여, 위장 절제술 등의 수술력, 특정 장기이식 시기, 영양실조 및 심한 저체중 등이 있다.

주로 폐결핵 환자로부터 나온 미세한 침방울 혹은 비말핵에 의해 직접 감염된다. 그러나 감염된다고 하여 모두 결핵에 걸리는 것은 아니며 대개 접촉자의 30% 정도가 감염되고 감염된 사람의 10% 정도가 결핵 환자가 된다. 발병하는 사람들의 50%는 감염 후

1~2년 안에 발병하고 나머지 50%는 면역력이 감소하는 특정한 시기에 발병하게 된다. 한편, 국내 결핵발생률은 지속적으로 감소하고 있지만 여전히 OECD 국가 중 발생률 및 사망률이 가장 높아서 사회경제적으로 큰 부담을 초래하고 있다.

표 6-1 우리나라 결핵 발생 및 사망 추이 (단위 : 인구 10만명 당)

구분	연도	2010	2018	2019	2020	2021	2022
한국	발생률	96.4	64	58	48	44	39
	사망률	4.7	4.2	3.8	3.8	3.8	3.8
OECD	발생률	13.8	12.1	11.5	9.7	9.5	10.0
	사망률	1.2	1.1	1.1	1.1	1.1	1.1

자료 : 질병관리청(2024)

(2) 증상

폐결핵 증상은 호흡기와 관련된 증상과 호흡기 이외의 전신 증상으로 나타난다. 호흡기 증상으로는 기침이 가장 흔하며 가래 혹은 혈담(피섞인 가래)이 동반되는 경우가 있다. 혈담은 피를 토하는 것으로 나타나기도 하는데, 초기보다는 대체로 병이 진행된 경우에 나타난다. 병이 진행되어 폐의 손상이 심해지면 호흡곤란이 나타나고 흉막이나 심막을 침범하였을 때는 흉통을 호소하기도 한다.

전신 증상으로는 발열, 야간 발한, 쇠약감, 신경과민, 식욕부진, 소화불량, 집중력 소실 등과 같은 비특이적인 증상이 나타날 수 있다. 특히, 식욕부진은 환자의 체중감소를 야기할 수 있다. 일반적으로 성인 폐결핵 환자의 흔한 초기 증상으로는 잦은 기침, 객혈, 발열, 전신적인 무력감과 미열, 체중감소 등이 있다.

(3) 예방 및 관리

① 환자관리

결핵관리에서 중요한 것은 비씨지(BCG) 예방접종, 환자의 조기발견, 치료이다. 결핵은 일반적으로 항 결핵제만 꾸준히 잘 복용하면 완치가 가능하지만, 완치 여부와 무관하게 결핵에 의해 감염된 폐에는 다양한 형태로 그 후유증이 남게 된다. 그러나 영아용 비씨지 백신은 어린이의 뇌수막염 등 중증결핵을 예방할 수 있지만 성인용 예방백신은 없기 때문에 면역력이 떨어지거나 영양결핍과 열악한 주거환경에 거주하는 성인에서 발생이 많기 때문에 환자의 조기발견이 중요하다. 결핵은 법정감염병으로 발견된 환자는 보건소에 신고한다. 객담도말양성은 결핵전파의 중요한 지표이므로 반드시 시행해야 하나 민감도가 50% 미만으로 낮은 단점이 있다. 일단 약물치료를 시작하면 급격히 감염력이 떨어지나 대부분의 2차 전파는 치료 전에 이루어지므로 조기진단이 중요하다.

② 유행시 조치

결핵 유행이 자주 발견되는 곳은 학교 등 집단생활 시설이다. 중·고등학교나 직장에서 6개월 이내에 2명 이상의 도말양성결핵환자 또는 3명 이상의 활동성결핵환자가 발생하거나 유치원, 초등학교, 보육시설에서 도말양성결핵환자가 1명이라도 발생하면, 역학조사와 함께 유행관리대상이 된다. 환자의 동거가족 및 긴밀한 접촉자는 검진을 받도록 하고, 여기서 이상이 없더라도 의심되는 증상이 있으면 다시 검진을 실시한다. 결핵 감염여부는 투베르쿨린 반응검사와 인터페론 감마검사를 사용하고 있다.

③ 예방

결핵은 비씨지(BCG) 예방접종이 중요하다. 결핵균에 감염되기 전에 비씨지를 접종을 하면 그렇지 않은 경우보다 발병률이 1/5로 줄어드는데, 이 효과는 10년 이상 지속된다. 출생 후 1개월 이내에 비씨지 접종이 권장된다. 결핵의 전파를 차단하기 위해서 환자나 접촉자가 마스크를 착용할 수 있지만 비말핵을 차단하는 데는 효과가 제한적이기 때문에 실내 공기를 자주 순환시키고 자외선에 노출될 수 있도록 해야 한다.

2) 한센병

한센병(leprosy)은 나병이라고 하였으며, 치료받지 않은 환자에게서 배출된 나균에 오랫동안 접촉한 경우에 발병한다. 나균은 피부 또는 호흡기를 통하여 체내로 들어오지만 대부분의 사람들은 나균에 대한 저항을 갖고 있기 때문에 쉽게 병에 걸리지 않는다. 한센병은 인류 역사상 가장 오래된 질병 중 하나로 6세기에 처음 발견되었으나 현재는 세계적으로 24개국을 제외한 나머지 지역에서는 연간 1만 명당 1건 미만으로 발생하고 있다. 우리나라에서는 제2급 법정감염병으로 지정되어 있고 격리가 필요한 질환이다. 오늘날에는 나균을 배출하는 환자도 약을 1회만 복용하여도 체내에 있는 나균의 99.99%가 감염력을 상실한다.

3) 매독

매독(syphilis)은 주로 성 접촉에 의해 전파되는 질환이다. 트레포네마 팔리듐균(treponema pallidum)이 성기를 통해 전파되면 성기 주위에 통증이 없는 궤양이 생기는 1차 매독이 시작된다. 1차 매독은 치료하지 않아도 호전되지만 혈액을 타고 전신으로 파급되면 발진 등의 2차 매독이 생긴다. 2차 매독 증세는 치료를 받지 않고 방치했을 경우에 궤양이 사라진 후 일주일에서 6개월의 기간을 가지고 다시 시작한다. 이때에 나타나는 주요 증상은 손바닥이나 발바닥에 약간 붉거나 분홍색의 발진이 돋고 열이 오르거나 목의 통증, 두통, 관절의 통증, 체중감소, 탈모 등이 나타난다. 이러한 증세는 3~6개월 동안 지속되는데, 이 기간 동안에 사라지고 나타나는 증상이 반복된다. 잠복매독 상태에서 수년 또는 수십년 간 증상이 없으나 세균은 각 기관을 침투하여 뇌, 척추, 혈관, 뼈를 감염시키면서 3차 매독으로 진행된다. 이때에는 뇌와 척추의 손상으로 정신이상이 오거나 눈이 멀고 생명을 잃게 된다. 잠복매독의 경우 증상이 없더라도 3차 매독으로 진행되는 것을 막기 위해서는 치료를 해야 한다.

매독검진은 보통 혈액검사로 이루어지는데, 여성의 경우에는 자궁경부와 질에 발생한 궤양이 통증이 없으므로 주의 깊게 진찰하지 않으면 발견을 못하게 된다. 여성이 매독에 감염되어 임신하면 태아에 감염되어 골격과 치아의 이상을 가져오고 여러 질병을 유발하게 된다.

4) 후천성 면역결핍증

(1) 정의

에이즈(acquired immune deficiency syndrome; AIDS)의 정식 명칭은 후천성 면역결핍증이다. 후천성이란 선천성과 대비되는 말로 유전성이 아니라는 뜻이며, 면역결핍증은 인체 내의 방어기능을 담당하는 면역세포를 파괴하여 면역기능이 떨어진 상태를 말한다. 에이즈는 면역기능이 저하되어 건강한 인체 내에서는 활동이 억제되어 병을 유발하지 못하던 세균, 곰팡이, 바이러스, 기생충 등이 병원체로 다시 활동하거나 새로운 균이 외부로부터 침입 및 증식하여 발병하는 모든 증상들을 총칭한다.

HIV 감염인은 HIV가 인체 내에 침투하여 T림프구 내에 자리 잡고 있지만 일정한 면역지수를 유지하여 신체상 뚜렷한 증상이 없는 상태의 사람을 말한다. 에이즈 환자는 HIV에 감염된 후 오랜 기간이 지나 면역지수가 떨어져서 각종 기회감염에 노출되어 발병한 사람을 말한다.

(2) 감염경로

에이즈 감염을 일으킬 수 있는 위험한 행위는 동성과 성접촉, 이성과 문란한 성접촉, 주사기 공동사용 등이라 할 수 있다. 에이즈 바이러스는 감염인의 혈액, 정액, 질 분비물에 있기 때문에 감염인과 성행위를 통해서 가장 많이 전파된다. 감염된 혈액을 수혈 받거나 혈액 제제를 사용하는 경우, 감염자와 주사기를 공동으로 사용하는 경우도 위험하다. 또한, 감염된 여성이 임신을 하거나 모유를 통하여 감염될 수 있다. 그러나 일상생활에서는 안전하다. HIV는 몸 밖으로 나오면 오래 살지 못하기 때문이다. 공기나 물을 통해서 감염되지 않기 때문에 일상생활에서는 안전하다. 에이즈 감염인 혹은 환자와 악수하는 행위, 목욕탕 및 수영장을 함께 사용하는 행위, 함께 식사하는 행위 등을 통해서는 감염되지 않는다. 또한 모기나 벌레를 통해서도 감염되지 않는다.

(3) 증상

HIV 감염증은 만성이기 때문에 시간이 지남에 따라 거의 모든 감염인은 에이즈로 진행된다. 감염된 후 1~2년 내에 발병하는 사람도 있지만 감염인의 50% 정도가 에이즈로 발병하는데 약 10년 정도 걸리고, 15년 후에는 약 75% 정도가 발병을 경험하게 된다. 발병은 감염된 후에 시간이 경과함에 따라 일률적으로 정해지는 것이 아니고 T림프구 수, 치료 여부, 다른 미생물의 감염이나 영양 등 여러 가지 복합적 요인에 따라 결정된다. 에이즈 증상에 따라 감염기간을 급성감염기, 무증상기, 발병기 등으로 구분한다.

(4) 예방방법

에이즈는 1981년 미국에서 처음 발견되었다. 1983년에 병원체를 발견하였으며, 1986년에 HIV로 부르기로 하였다. 세계보건기구는 1988년 1월 런던 선언을 채택하고, 12월 1일을 세계 에이즈의 날로 지정하였다. 에이즈 유행 확산을 막기 위하여 1996년부터는 국제기구가 공동으로 참여하는 유엔에이즈(UNAIDS)가 유엔경제사회이사회 직속으로 만들어졌다. 에이즈가 만연한 국가에서는 예방을 위하여 콘돔사용을 강력히 추천하고 있다. 우리나라에서는 1987년에 후천성면역결핍증 예방법을 제정하여 환자의 조기발견 체제를 구축하여 전파방지에 노력하고 있다. 1993년 12월에 제2종 법정감염병으로 고시하여 환자의 신고 및 보고와 필요시 강제 건강진단을 시행할 수 있는 법적 근거를 마련하였다. 현재는 제3급 법정감염병으로 관리되고 있다.

5) 간염

(1) 정의

간염(hepatitis)은 간세포 및 간 조직에 염증이 생기는 질환이다. 주요 원인은 바이러스, 알코올, 여러 약물 및 자가 면역 등이다. 간염은 지속 기간에 따라 급성과 만성으로 구분되며, 6개월 이상 지속하는 경우를 만성 간염이라고 한다. 만성 간염은 간경변증을 유발하며 점차 간부전으로 진행하게 된다. 간염은 바이러스 감염, 약물, 알코올, 화학약물, 독초 등으로 인하여 발병하며, 바이러스성 간염은 원인 병원체에 따라 A형, B형, C형, D형, E형, G형으로 구분된다. 여기에서는 A, B, C형 간염을 살펴보도록 한다.

(2) A형 간염

① 원인

A형은 바이러스에 감염된 환자와 접촉한 경우에 발생하는 급성 간염이다. 대부분의 경우 감염자의 대변에 오염된 물이나 음식 등을 섭취하면서 경구를 통해 감염된다. 보통 심한 피로감, 고열, 구토, 설사 등의 증상이 나타나고 황달의 증상을 보인다. 황달이 발생하기 전까지는 간염인지, 단순 감기인지 구분하기 어렵다. 임상증상은 대부분의 경우 2개월 이상 지속되지 않으며 합병증 없이 회복되고 만성 간염으로 이어지는 경우는 5% 이내라고 할 수 있다.

② 예방방법

대부분 A형 간염은 자연적으로 회복되기 때문에 특이적 치료는 없으며 충분한 영양 공급과 휴식이 중요하다. 예방하기 위해서는 손 씻기, 음식 익혀먹기, 물 끓여 마시기 등 개인위생 관리가 가장 중요하다. 그 다음으로 예방접종이 있는데 A형 간염을 앓은 적이 없거나, A형 간염 면역이 없는 경우 6~12개월 간격으로 2회 접종하여 면역을 획득할 수 있다.

(3) B형 간염

① 원인

B형 간염은 바이러스에 감염된 혈액 등 체액에 의해 감염된다. 아기가 태어날 때 B형

간염이 있는 어머니로부터 전염될 수 있으며(수직감염), 수혈, 혈액을 이용한 의약품, 성접촉, 오염된 주사기의 재사용, 피어싱, 문신을 새기는 과정 등에서 감염될 수 있다. 급성 B형 간염은 피로감, 식욕부진, 구토, 미열, 두통, 두드러기 등 다양한 증상과 함께 황달이 발생한다. 대부분 바이러스는 몸속에 계속 남아 있지 않고 사라지는데, B형 간염 바이러스가 6개월 이상 우리 몸에서 살아남게 되면 자연적으로 제거될 가능성은 낮아지고 수십 년 동안 환자 몸에 남아 간암 및 간경화 등의 건강문제를 일으킨다.

② 예방방법

B형 간염에서 가장 중요한 것은 예방접종이다. 특히 B형 간염이 있는 산모가 아기를 출산하는 경우에는 출산 전 반드시 B형 간염 백신과 면역글로불린을 투여 받아 신생아가 B형 간염에 걸리지 않도록 해야 한다. 그러나 B형 간염이 있는 성인의 경우는 정기적인 간기능 검사를 통해서 항바이러스제를 사용하여 간암 및 간경화의 위험을 줄여야 한다.

(4) C형 간염

① 원인

C형은 혈액을 통한 감염이 가장 많아서 오염된 침, 바늘, 면도기 등을 통하거나 문신, 귀 뚫기 등을 통해 감염되는 경우가 많다. 대부분의 경우 증상이 없기 때문에 검사를 하지 않으면 알 수 없다. 감염이 되면 일정 잠복 기간에 바이러스가 증식하고, 급성 간염의 경우 2~3개월이 경과하면 정상으로 회복된다. 그러나 C형 간염환자의 70~80%는 만성간염으로 진행되며, 그 중에서 20~30%는 간경변증으로 진행되고 1~4%는 간암으로 진행될 수 있다.

② 예방방법

C형 간염은 예방 백신이 개발되어 있지 않고 면역글로불린도 없다. 따라서 체액을 통해 C형 간염 바이러스가 전파되지 않도록 각별히 주의를 하여야 한다. 다만, 2015년부터 판매되고 있는 C형 간염 치료제는 경제적 부담은 크지만 99% 완치율을 보인다. 예방을 위해서 주사기와 침은 반드시 1회용을 사용하며, 문신, 피어싱 등을 할 때 위생에 주의해야 하며, 면도기, 칫솔, 손톱깍기 등 혈액에 오염될 수 있는 물건을 사용할 때에도 조심해야 한다.

제7장

만성질환 관리

☑ 학습목표

- 만성질환의 정의 및 특성을 설명할 수 있다.
- 만성질환관리 모형의 6개 구성요소를 설명할 수 있다.
- 세계보건기구의 성인 고혈압 기준을 설명할 수 있다.
- 당뇨병 진단기준을 설명할 수 있다.
- 콜레스테롤 수치의 의미를 설명할 수 있다.

1. 만성질환의 이해

1) 개념

만성질환(chronic disease)은 호전과 악화를 반복하면서 결국 점점 나빠지는 방향으로 기능장애를 동반하는 질병을 말한다. 일반적으로 만성질환의 이환기준은 만성상태(chronic conditions)가 3개월 이상 지속되는 경우이다. 만성질환은 환경적 원인뿐만 아니라 유전적 원인, 신체의 생리적 기전의 변화 등 복합적인 원인으로 발생한다. 그런데 만성질환 발생에도 유전적 요인이 영향을 미치고 있지만 우리가 그것을 통제할 수 없다는 점 때문에 만성질환을 사전 예방하기 위하여 건강행동과 관련된 생활습관에 더 많은 관심을 두게 된다. 세계보건기구(2003)는 고혈압, 고콜레스테롤혈증, 비만, 신체활동 부족, 과일과 야채섭취 부족, 음주, 흡연을 만성질환의 주요 위험요인으로 제시하였다. 만성질환은 건강 취약계층에 많이 발생하며, 발생 후에는 장기적인 치료가 필요하기 때문에 개인뿐만 아니라 사회적으로 큰 비용부담을 유발시킨다.

2) 만성질환의 특성

오늘날에는 생물학적 요인에 의해서 발생하는 감염성질환 보다는 사회, 경제, 문화 및 심리적 요인에 의하여 발생하는 만성질환이 크게 증가하고 있다. 생활수준이 향상되고 환경이 개선되어 감염병은 감소되고 있는 반면에 노인인구 증가와 더불어 만성질환이 증가하고 있다. 만성질환의 특성은 아래와 같다.

첫째, 직접적인 원인이 존재하지 않는다. 감염병은 각각의 원인균이 있으며, 물리적인 환경에 의한 것은 직접적인 요인이 규명될 수 있다. 그러나 대부분의 만성질환은 하나의 직접적인 원인이 되는 요인이 없고, 이를 조기 진단하기도 어렵다.

둘째, 원인이 복합적이다. 만성질환은 원인과 관련되어 있는 요인들이 감염병보다 훨씬 복잡하게 얽혀 있다. 이러한 요인들은 대개 환경적인 것뿐만 아니라 인체의 생물학적인 특성과도 관계가 있는 경우가 많다.

셋째, 잠재기간[1](latent period)이 길다. 대부분 만성질환은 질병발생 전에 위험요인에 상당기간 노출된다. 원인이 되는 요소에 노출되고 즉시 질병에 이환될 경우는 그 원인을 파악하기 쉽지만 일반적으로 만성질환은 잠재기간이 수십 년간 소요되기 때문에 원인을 밝히기가 쉽지 않다.

넷째, 질병 발생시점이 불분명하다. 대부분의 만성질환은 이환시점을 정확하게 알 수 없다. 증상이 나타날 때는 이미 질병이 어느 정도 진행된 이후이다. 따라서 정확한 발생률을 산출하기 어렵다.

표 7-1 만성질환과 감염성질환 비교

구분	만성질환	감염성질환
원인체	다양한 비생물적 원인체	단일 생물학적 원인체
폭로수준	단일 또는 다양한 원인체 저농도로 반복적 폭로	단일 폭로로도 충분
특성	만성	급성
면역성	면역성 획득 어려움	면역성 획득 일반적

1 잠재기간은 감염병의 잠복기(incubation period)라고 할 수 있는데, 기간이 길다는 점에서 두 개념에 차이가 있다.

3) 만성질환관리 모형

만성질환의 일차 예방은 현재까지 알려진 위험요인을 파악하고 이러한 위험요인을 제거하는 방법이다. 그러나 만성질환은 그의 역학적 특성에서 볼 수 있듯이 뚜렷한 원인이 존재하지 않는 경우가 많고, 또한 여러 가지 위험요인과 관련되어 있는 경우가 많으므로 일차 예방에 어려움이 많은 실정이다. 만성질환은 병리적 변화가 일단 시작된 후에도 증상발현까지 서서히 진행되기 때문에 무증상기가 존재하는 경우가 많다. 이 시기에 이차 예방을 통한 조기발견, 조기치료의 가능성을 찾을 수 있다. 이 시기를 놓쳐 이미 증상발현이 시작된 후에는 적절한 치료를 통한 삼차 예방으로 후유증을 피하고 장애를 최소화하며 조기사망을 예방하는 것이 필요하다.

그런데 급성질환과 달리 만성질환에서는 무엇보다도 환자 스스로의 관리가 중요하기 때문에 만성질환자들을 대상으로 한 포괄적인 보건의료중재 및 의사소통이 필요하다. 기존의 보건의료체계는 급성질환 및 치료서비스 중심으로 관리에서 실제 환자의 역할이 과소평가되고 있고, 산발적으로 추구관리되며 지역사회 서비스의 중요성이 인정받지 못하고 있다. 환자의 건강상태를 유지하거나 증진시키기 위해서는 보건의료체계의 변화가 필요하다. 이와 관련하여 대표적인 것이 MacColl Institute for Healthcare Innovation[2]에서 개발한 만성질환관리 모형(chronic care model; CCM)이다. 만성질환관리 모형은 바그너 등(Edward H. Wagner)이 1990년대 중반부터 개발하기 시작하여 1998년부터 미국의 다양한 의료환경에서 실행되면서 그 성과를 입증하였고, 현재는 세계보건기구를 비롯하여 많은 국가들에서 만성질환사업 전략으로 활용되고 있다. 만성질환관리 모형은 근거기반의 이론적 틀로 6개 구성요소를 통하여 일차보건의료 환경에서 만성질환자의 건강을 향상시킬 수 있는 방안을 제시하고 있다. 6개 구성요소는 거시적 차원의 2개 구성요소(건강시스템, 지역사회 자원 및 정책)와 임상 치료와 관련된 4개 구성요소(전달체계 설계, 의사결정 지원, 임상정보체계, 자기관리 지원)로 이루어져 있다. 각 구성요소의 구체적인 내용은 다음과 같다.

첫째, 건강시스템(health system)이다. 보건의료기관은 만성질환관리가 제대로 이루어질 수 있도록 조직 전체에 걸쳐 변화를 유도하고 우선순위를 두어야 한다. 관리자들은 인센티브 등 효과적인 동기부여 전략을 통해 구성원들이 만성질환관리에 대응할 수 있도록 변화를 유도해야 한다. 효과적인 조직은 시행착오를 연구하고 시스템을 적절하게

2 MacColl Institute for Health Innovation은 William Sandy MacColl을 기념해서 1992년에 설립되었으며, 2011년에 MacColl Center for Health Care Innovation으로 이름이 변경되었다.

변경하여 오류와 관리 문제를 방지하려고 노력한다.

둘째, 지역사회 자원 및 정책(community resources and policies)이다. 지역사회 프로그램을 활용하면, 만성질환환자에 대한 임상 치료를 지원하거나 서비스를 확대할 수 있다. 효과적인 만성질환관리를 위해서 지역사회 자원과 연계가 이루어진다면 임상 치료 결과는 향상될 수 있다. 연계는 자원목록, 의뢰체계, 공동 프로그램 운영 등을 통해서 형성될 수 있으며, 정부 및 지역사회 기반의 자발적 조직의 프로그램 등을 포함한 지역사회 자원은 보건의료서비스를 증가시키기 위해서 필요하다.

셋째, 전달체계 설계(delivery system design)이다. 만성질환자의 건강을 개선하려면 기본적으로 사후 대응적인 시스템을 사전 예방적 시스템으로 전환해야 한다. 또한 치료과정을 서비스 제공자가 일방적으로 결정하지 말고 환자와 체계적이고 계획적인 상호작용을 통하여 환자의 역할과 실행 과제를 전달할 수 있도록 하는 것이 필요하다. 만성질환자는 진료실을 떠난 이후에도 사후관리가 중요하기 때문에 보건의료전문가들은 환자들의 다양한 문화적, 언어적 요구에 효과적으로 대응할 수 있어야 한다. 최근 만성질환관리와 관련하여 건강정보 활용능력(health literacy)과 문화적 민감성이 중요하게 부각되고 있다.

넷째, 의사결정 지원(decision support)이다. 치료 결정은 임상연구에서 지원하는 명시적이고 입증된 지침에 근거해야 한다. 환자가 치료와 관련된 제반 사항을 이해할 수 있도록 지원해야 한다. 치료 결정을 내리는 사람들은 근거기반의 최신 지식을 습득할 수 있도록 지속적으로 훈련을 받아야 한다. 효과적인 만성질환관리 프로그램은 근거기반 지침이나 프로토콜에 따라 운영되어진다. 근거기반의 실행 지침서를 의사에게 제공하여 보건의료서비스를 제공할 때에 일관성이 유지된다.

다섯째, 임상정보체계(clinical information systems)이다. 인구집단뿐만 아니라 개별 환자의 주요 임상정보에 대한 접근이 가능한 시스템이 없다면 효과적인 만성질환관리는 사실상 불가능하다. 임상정보 시스템은 추가 진료가 필요한 환자를 구별할 수 있을 뿐만 아니라 치료과정 모니터링을 통한 의료 질 개선이 가능하도록 도움을 준다.

여섯째, 자기관리 지원(self-management support)이다. 효과적 자기건강관리는 합병증 및 불구를 최소화할 수 있는 중요한 부분이다. 효과적인 자기관리 지원은 환자에게 무엇을 하라고 지시하는 것 이상을 의미한다. 이것은 환자들이 만성질환관리에서 중심적인 역할을 인식하는 것을 의미하며, 자신의 건강에 대한 책임감을 강조한다. 특히 협력적인 접근법을 사용하여 서비스 제공자와 환자는 함께 문제를 정의하고, 우선순위를 정하고, 목표를 설정하고, 치료계획을 세우고, 문제를 해결한다. 이를 위해서 건강상담, 가정방문, 24시간 콜센터, 예약확인 시스템 등을 통해 만성질환자들이 스스로 질병을 관리할 수 있도록 지원한다.

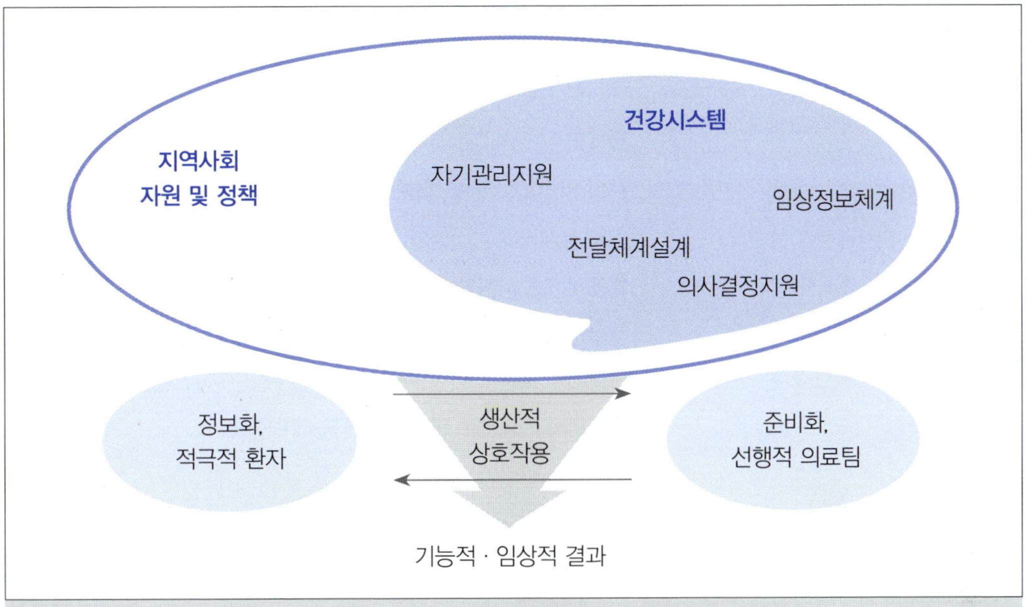

그림 7-1 만성질환관리 모형

자료 : Wagner, Davis & Schaefer 외(1999)

만성질환관리 모형은 만성질환자를 돕기 위해 개발된 다차원적 실행 방안이다. 이것은 수동적인 환자를 대상으로 하는 전통적인 방문보건과는 다르며, 근거기반 정보를 바탕으로 능동적인 환자와 준비되고 주도적인 서비스 제공 팀 간의 생산적인 상호작용을 통해서 더 나은 임상결과와 환자의 만족도를 높이게 된다. 만성질환관리 모형의 구성요소 및 주요 내용은 아래 표와 같이 요약될 수 있다.

표 7-2 만성질환관리 모형의 구성요소

<table>
<tr><td colspan="2">목적 : 능동적인 환자와 서비스 제공 팀 간의 생산적인 상호작용은 안전하고 효과적이고, 적절하고, 환자 중심적이고, 효율적이고, 공정한 케어를 유도한다.</td></tr>
<tr><td colspan="2">1. 거시적 보건의료체계와 관련된 요소들</td></tr>
<tr><th>구성요소</th><th>사례</th></tr>
<tr><td rowspan="2">건강시스템</td><td>최고 경영자의 실질적인 지원</td></tr>
<tr><td>만성질환관리 전달의 향상된 질로 인센티브 조정</td></tr>
<tr><td>지역사회 자원 및 정책</td><td>환자와 가족 또는 간병인을 효과적인 지역사회 프로그램에 연결</td></tr>
</table>

2. 임상 실행 수준과 관련된 요소들	
구성요소	사례
전달체계 설계	팀 구성원들이 역할과 임무 확인하기
	계획된 방문은 근거기반 돌봄서비스 제공
	팀들이 사후관리와 사례관리 제공
의사결정 지원	근거기반 지침을 일상적인 업무 수행에 포함
	팀 돌봄서비스는 전문가 전문지식 반영
	돌봄서비스 지침과 목적을 환자와 공유
임상정보체계	적절한 임상적 조언이 가능하도록 시스템 구성
	전달체계 보완을 위한 모니터링에 인구집단 자료 활용
	개별환자 특성별로 편성하여 돌봄 계획 지원
자기관리 지원	건강상태 관리에서 환자 중심 역할 강조
	환자의 자기효능감 지원 전략을 돌봄서비스에 통합
	환자 개인의 목표를 달성할 수 있도록 지역사회 자원과 연결하여 지속적 지원

자료: Bowen, Stevens & Sixta 외(2010)

2. 주요 만성질환

1) 고혈압

(1) 개념

고혈압은 혈압이 기준보다 높은 상태이며 발생 원인에 따라 1차성 고혈압과 2차성 고혈압으로 구분된다. 1차성 고혈압은 본태성 고혈압이라고도 하며 발생 원인이 명확하지 않다. 우리나라 고혈압 환자의 대부분이 1차성 고혈압이며 전체 고혈압 환자의 90~95%를 차지한다. 유전적 요인 외에 위험요인으로 흡연, 음주, 약물, 연령, 식습관, 스트레스 등 환경적 및 심리적 요인이 있다.

2차성 고혈압은 다른 질환이 원인이 되어서 갑자기 혈압이 급상승하는 증상이 나타난다. 전체 고혈압 환자의 5~10% 정도를 차지한다. 주로 젊은 연령층에서 많이 발생하며, 1차성 고혈압보다 더 높은 혈압 상승이 나타난다. 치료를 위해서는 원인이 되는 질환을 먼저 치료하여야 한다.

(2) 고혈압 기준

혈압은 혈관 속을 흐르는 혈액의 압력으로 측정부위에 따라 동맥압, 정맥압, 폐동맥압, 폐정맥압 등 다양한 종류가 있으나 일반적으로 이야기하는 혈압은 팔의 동맥에서 측정한 동맥압력을 의미한다. 압력을 기록하는 단위는 흔히 기압을 측정할 때 이용되는 mmHg(밀리미터 머큐리)를 사용한다. 1mmHg는 수은기둥을 1mm까지 밀어 올릴 수 있는 압력을 의미한다. 심장의 펌프작용은 심장의 수축과 이완에 의해 발생하기 때문에 팔에서 측정한 동맥의 압력은 좌심실이 수축할 때 높아지고 이완할 때 낮아지면서 파동 모양을 그리게 된다. 좌심실의 수축에 의해 가장 높아진 순간의 압력을 수축기 혈압이라고 하며, 좌심실의 이완에 의해 가장 낮아진 순간의 압력을 이완기 혈압이라고 한다.

고혈압은 성인에서 수축기 혈압이 140mmHg 이상이거나 이완기 혈압이 90mmHg 이상일 때를 말한다. 고혈압은 관상동맥질환과 뇌졸중, 신부전 등 전신에 걸쳐 다양한 합병증을 일으키며, 이 중 상당수는 환자의 생명과 건강을 직접적으로 위협할 정도로 심각한 문제를 발생시킨다. 일반적으로 고혈압은 증상이 없으므로 혈압을 측정해 보기 전까지는 진단이 되지 않고, 혈압이 심각한 수준까지 올라갈 때조차도 무증상인 경우가 많다. 그러나 혈압이 높은 상태가 장기적으로 지속되면 신체 각 부위에 다양한 합병증이 발생할 수 있으며, 이들 중 상당수는 심장발작이나 뇌졸중처럼 치명적인 문제를 발생시킨다. 이런 이유 때문에 고혈압을 침묵의 살인자라고 부른다. 따라서 정기적으로 혈압을 측정하는 것이 좋다. 고혈압은 여러 차례 병원 방문을 통해 적어도 2회 이상 측정하여 지속적으로 혈압이 140/90mmHg 이상일 경우에 고혈압으로 진단할 수 있다.

표 7-3 성인 고혈압 기준

혈압		수축기(mmHg)		이완기(mmHg)
정상		< 120	그리고	< 80
고혈압 전단계		120~139	또는	80~89
고혈압	1단계	140~159	또는	90~99
	2단계	≥ 160	또는	≥ 100

(3) 혈압 측정방법

혈압은 활동, 기호식품 복용여부, 자세 등에 따라 크게 변화될 수 있어 정확한 측정을 위해서는 몇 가지 유의사항을 지켜야 한다. 첫째, 혈압 측정 30분 전에는 담배를 피우거나 커피를 마시지 않는다. 둘째, 측정하기 전에 발은 평평한 바닥에 디디고 의자에 등을 편하게 기대어 5분간 앉아 있도록 한다. 셋째, 팔은 심장 높이 정도의 탁자 위에 올려놓는다. 팔이 편하게 노출될 수 있도록 가능하면 짧은 소매의 옷을 입는 것이 좋으며, 두꺼운 상의는 혈압을 높게 할 수 있으므로 벗고 재는 것이 좋다. 넷째, 혈압 측정 전에 화장실은 미리 다녀오는 것이 좋다. 방광이 꽉 차게 되면 혈압측정값이 달라질 수 있기 때문이다. 다섯째, 양쪽 팔의 혈압을 각각 재고 차이가 나면 더 높은 쪽을 기록하지만, 양쪽 팔의 혈압차이가 20 이상 나는 경우에는 다시 혈압을 측정하도록 한다.

가정에서 혈압 측정은 가정용 전자혈압계로 주로 측정하는데, 수축기 혈압은 비교적 정확히 측정해 주지만 이완기 혈압은 수은 혈압계와는 약간의 차이가 있다. 특히 팔뚝에서 측정하지 않고 손목이나 손가락에서 측정하는 전자혈압계의 경우 오차가 더욱 커서 권고되지 않는다. 또한 가정에서 사용 중인 전자혈압계는 병원에 가져와 수은 혈압계로 측정한 혈압과 어느 정도의 오차가 발생하는지 확인한 후 사용하는 것이 바람직하다.

(4) 단계별 고혈압 관리 방법

① 고혈압 전단계

고혈압으로 발전할 수 있는 단계이기 때문에 적절한 생활습관 교정을 통해 고혈압 발생 가능성을 줄이는 것이 좋다. 특별한 질환이 없는 건강한 성인이라면 고혈압 전단계에 약물치료를 할 필요는 없다. 금연을 하고, 과일과 야채, 저지방 유제품의 섭취와 저염분 식사 등 건강한 식습관이 필요하다. 적정 체중을 유지하고 매일 중등도 강도로 30분 정도 운동을 하는 것이 바람직하다.

② 1단계 고혈압

수축기 혈압이 140mmHg 이상 또는 이완기 혈압(최저혈압)이 90mmHg 이상이라면 1단계 고혈압으로 진단한다. 물론 수축기와 이완기 혈압 둘 다 이 범위에 속해도 1단계 고혈압이다. 이 단계부터는 약물요법과 함께 건강한 생활습관 교정이 이루어져야 한다.

③ 2단계 고혈압

수축기 혈압이 160mmHg 또는 그 이상이거나 이완기 혈압이 100mmHg 또는 이를 넘는 경우(두 숫자 모두 이 범위를 넘겨도) 2단계 고혈압으로 진단한다. 이 단계에서는 최대한 빨리 고혈압으로 인한 합병증 발생을 막거나 늦추는 것이 중요하므로 즉시 약물치료를 하여야 한다.

④ 고립성 수축기 고혈압

최고 혈압(수축기 혈압)만 증가된 경우가 있는데, 이를 고립성 수축기 고혈압이라 한다. 60세 이상에서 많이 발생하며 고혈압 약물복용을 통한 조절이 중요하다.

(5) 고혈압의 비약물적 치료

금연, 절주, 식이요법, 규칙적인 운동 등 비약물적 치료법은 고혈압의 치료를 위해 필수적으로 수행되어야 한다. 전단계 고혈압이나 정상혈압을 가진 성인 모두에게도 고혈압의 예방을 위해 추천되고 있다.

① 체중감소

비만은 그렇지 않은 사람에 비해 고혈압의 위험이 약 5배 가량 높고, 체지방이 10% 증가하면 수축기 혈압은 6mmHg, 이완기 혈압은 4mmHg 정도가 높아지는 것으로 알려져 있다. 따라서 비만한 사람이 본인 체중의 10%를 줄이면 혈압은 5~20mmHg까지 감소할 수 있다.

② 운동요법

운동은 주 3회, 한 번 시행 시 30분 정도의 속보 운동이 추천된다. 운동요법을 규칙적으로 시행할 경우 비록 체중이 감소되지 않더라도 운동 그 자체로 인해 수축기 및 이완기 혈압이 각각 5mmHg 정도 하강하는 효과를 얻을 수 있다. 운동 전 충분히 준비운동을 하고, 운동 후에도 가볍게 정리 운동을 해야 한다. 운동 강도는 점진적으로 높이도록 한다.

③ 식이요법

㉠ **저염식**

소금 섭취를 감소시키는 자체만으로도 어느 정도의 혈압강하 효과를 기대할 수 있다. 우리나라의 경우 싱겁게 먹는 사람의 경우도 하루 15g의 소금을 섭취하기 때문에 저염식을 제대로 시행하는 것은 매우 어려울 수 있지만, 국이나 찌개류 먹는 것을 줄이고 싱겁게 먹도록 한다.

㉡ **칼륨 및 칼슘 섭취**

칼륨과 칼슘을 섭취하는 것이 혈압 강하에 도움이 된다. 그러나 신장기능이 나쁜 사람의 경우는 고칼륨 혈증 등 치명적인 부작용이 생길 수 있으므로 반드시 의사와 상의하여 결정하도록 한다.

④ 기타 건강생활

㉠ **금연**

흡연 시 수축기 혈압은 4.8mmHg, 이완기 혈압은 3.9mmHg 정도 상승하며, 이러한 효과는 노인에서 더 크게 나타난다. 이처럼 흡연은 혈압을 직접적으로 상승시킬 뿐 아니라 동맥경화를 촉진시켜 관상동맥질환이나 뇌혈관질환, 말초혈관질환의 위험을 크게 증가시킨다. 그러므로 고혈압이 있는 사람은 반드시 금연해야 한다.

㉡ **절주**

음주는 음주 당시에는 혈압을 다소 감소시키지만 그 직후 및 만성적으로 혈압을 상승시키는 효과가 있다. 성인 남성에서 허용되는 알코올 섭취량은 하루 28g 이내로 소주(50cc) 또는 맥주(350cc) 2잔에 해당한다. 음주는 1주에 2회 이내로 하는 것이 바람직하다.

㉢ **스트레스 관리**

성인 고혈압의 상당 부분은 스트레스와 관련이 있다. 스트레스가 심할 경우 교감신경이 항진되면서 혈압이 상승된다. 간단한 스트레칭, 이완요법과 10분 이내의 명상법은 스트레스를 줄이는데 도움이 된다.

(6) 고혈압의 약물치료

장기적으로 생활습관을 교정하는 것이 혈압조정에 가장 중요하다. 그러나 사람들은 연령의 증가에 따라 동맥의 탄력성이 떨어지고, 석회화가 생기는 동맥경화가 발생하게 된다. 이러한 이유로 고혈압 환자들은 생활습관 교정만으로는 충분히 혈압을 떨어뜨릴 수가 없으며, 혈압을 조절하기 위해 약물치료를 필요로 한다. 고혈압은 혈압이 상승해도 증상이 나타나지 않는 경우가 많아 뇌졸중이나 뇌출혈, 동맥경화, 심근경색 등 합병증이 발생한 후 알게 되기 때문에 주기적으로 혈압을 측정하고 고혈압으로 진단되면 반드시 약물복용을 병행해야 한다. 고혈압 약 복용 시 혈압이 정상으로 측정되었다고 임의로 약물복용을 중단하면 다시 혈압이 상승하기 때문에 위험하다. 고혈압은 단기간 약물복용으로 완치되는 질환이 아니며 약물복용과 생활습관 교정으로 합병증이 발생하지 않도록 정상 혈압으로 유지 및 관리하는 것이 중요하다.

2) 당뇨병

(1) 개념

당뇨병은 신체 내에서 혈당조절에 필요한 인슐린이 부족하거나 인슐린 수용체의 기능장애로 인해 발생된 고혈당을 특징으로 하는 대사성 질환이다. 포도당은 우리 몸이 사용하는 가장 기본적인 에너지원으로 혈액 속의 포도당 농도를 혈당이라고 하며, 혈당은 췌장에서 생산되는 인슐린(insulin)과 글루카곤(glucagon)으로 일정한 수준으로 유지된다. 인슐린은 혈당을 낮추는 역할을 하고, 글루카곤은 혈당을 높이는 역할을 한다. 인슐린 분비가 부족하면 포도당이 에너지원으로 사용되지 못하고 혈액 속을 떠다니다가 고농도의 당이 소변으로 배출된다. 당뇨병이 오래 지속되면 혈관이 좁아지거나 막혀서 신체 각 기관의 손상과 기능 부전을 초래하게 되는데, 만성 고혈당은 망막, 신장, 신경에 나타나는 미세혈관 합병증과 동맥경화, 심혈관, 뇌혈관질환과 같은 거대 혈관 합병증을 유발시킨다.

(2) 당뇨병 진단기준

당뇨병 검사는 8시간 금식 후 공복 시 1회 그리고 식후 2시간 후 2회 혈액를 채취하여 실시한다. 공복 시 혈당이 100mg/dL 미만, 식후 2시간 혈당이 139mg/dL 미만일 때 정상이다. 당뇨병 전단계는 혈당수치가 정상보다 높지만 당뇨병의 진단기준에는 못 미치는 상태이며, 크게 공복혈당장애와 내당능장애로 구분된다. 공복혈당장애는 8시간 금식 후 혈당을 측정하여 혈당이 정상범위보다는 높지만 당뇨병 진단기준 보다는 낮은 상태(100~125mg/dL)이며, 내당능장애는 금식 후에 경구로 포도당을 섭취하고 2시간 후 혈당이 정상범위보다는 높지만 당뇨병 진단 기준보다는 낮은 상태(140~100mg/dL)를 말한다.

당뇨병의 진단기준은 식사 시간에 관계없이 측정한 혈당이 200mg/dL 이상, 8시간 공복 상태에서 측정한 공복 혈당이 126mg/dL 이상, 경구당부하검사에서 75gm의 포도당을 섭취한 뒤 2시간 후 측정한 혈당이 200mg/dL 이상, 이 조건 중에서 어느 한 조건만 만족하면 당뇨병으로 진단할 수 있다. 그러나 명백한 고혈당의 증상이나 급성대사이상이 있는 경우를 제외하고는 다른 날에 반복 검사를 시행하여 두 번 이상 진단기준을 만족할 때 당뇨병으로 진단한다.

표 7-4 당뇨병 진단기준

공복혈당(mg/dL)	식후 2시간 혈당(mg/dL)	진단
126 이상	200 이상	당뇨병
100~125 미만	140~199 미만	내당능 장애
99 이하	139 이하	정상

(3) 당뇨병 전단계의 관리 방법

고혈당은 혈당치가 비정상적으로 높은 상태를 말한다. 정상인 경우에도 식사 후에는 일시적으로 혈당이 상승할 수 있다. 그런데 정상적으로 허용되는 범위를 벗어난 혈당치의 증가는 당뇨병이 있거나 당뇨병으로 진행될 가능성이 있다. 당뇨병 전단계는 혈당수치가 정상보다 높지만 당뇨병의 진단기준에는 못 미치는 상태이며, 공복혈당장애와 내당능장애로 구분된다. 정상 혈당인 사람이 당뇨병에 걸릴 위험은 1년에 약 0.7%이지만, 공복혈당장애나 내당능장애가 있는 사람은 5~10%로 높다. 당뇨병 전단계는 당뇨병으로 이행될 가능성이 정상인보다 10배 높으며, 심혈관계 질환의 발생 가능성도 2배 정도 높다. 공복혈당장애 또는 내당능장애가 있는 경우에는 5~10%의 체중 감량과 적어도 주당 150분 정도의 중등도 운동과 같은 생활습관이 필요하다.

(4) 당뇨병 증상

혈당이 높아지면 소변으로 당이 빠져나가게 되는데, 이때 포도당이 다량의 물을 끌고 나가기 때문에 소변량이 증가한다. 따라서 몸 안의 수분이 부족해져서 갈증이 심해지고 물을 많이 마시게 된다. 또한, 포도당이 에너지로 이용되지 못하고 소변으로 배출되어 공복감은 심해지고 많이 먹어도 체중이 감소하고 피로감이 증가한다. 당뇨병의 대표적인 3대 증상은 다음, 다식, 다뇨이며 이외에도 여러 증상이 있다. 대부분 당뇨병은 증상이 나타나지만 특별한 증상이 없는 경우도 있어서 자신이 당뇨병인지 모르고 지내다가 뒤늦게 진단받는 경우도 있다.

(5) 당뇨병 종류

당뇨병은 병태 생리적, 임상적 특징에 따라 분류되며, 대부분의 경우는 제1형 당뇨병과 제2형 당뇨병에 속하고 그외 기타 당뇨병, 임신성 당뇨병 등이 있다.

① 제1형 당뇨병

우리나라 당뇨병의 2% 미만을 차지하며, 주로 소아에서 발생하나 성인에서도 발생할 수 있다. 심하게 급성 발병을 일으킨 후에 다음, 다뇨, 체중감소 등과 같은 증상들이 나타나며, 인슐린 결핍으로 케톤산증이 일어난다. 고혈당의 조절 및 케톤산증에 의한 사망을 방지하기 위해 인슐린 치료가 반드시 필요하다.

② 제2형 당뇨병

우리나라 당뇨병의 대부분을 차지하며 40세 이후에 많이 발생하고 50% 이상의 환자가 과체중 또는 비만증을 가지고 있다. 고단백, 고지방 등 칼로리 과잉섭취, 운동량 감소, 스트레스 증가에 노출되면 인슐린의 성능이 떨어져서 당뇨병이 나타난다. 제1형 당뇨병에 비해 임상증상이 뚜렷하지 않고 당뇨병의 가족력 경향이 있다. 초기에 식사와 운동요법에 의하여 체중을 감량하고 근육을 키우면 호전되는 경우가 많다.

③ 기타 당뇨병

췌장질환, 내분비질환, 특정한 약물, 화학물질, 인슐린 혹은 인슐린 수용체 이상, 유전적 증후군에 의해 2차적으로 당뇨병이 유발되는 경우가 있다.

④ 임신성 당뇨병

임신성 당뇨병은 임신 중 처음 발견되었거나 임신의 시작과 동시에 생긴 당조절 이상을 말하며, 임신 전 진단된 당뇨병과는 구분된다. 임산부의 2~3%가 발병하며, 대부분은 출산 후 정상이 된다. 그러나 임신 중에는 혈당 조절의 정도가 정상범위를 벗어나는 경우 태아 사망률 및 선천성 기형의 비율이 높아지기 때문에 주의가 필요하다. 당뇨병의 가족력이 있거나 거대아, 기형아, 사산아를 출산한 분만력이 있는 경우, 산모가 비만한 경우, 고혈압이 있거나 요당이 나오는 경우는 보통 임신 24~28주에 간단한 임신성 당뇨병 검사를 받아야 한다.

(6) 당뇨병 관리 방법

① 자가혈당측정 방법

당뇨병 관리는 엄격한 혈당 조절을 통해 합병증의 발생과 진행을 억제하는 것이다. 자가혈당측정은 엄격한 혈당 관리를 위해 매우 중요하며, 인슐린을 사용하고 있는 환자들은 하루에 3~4차례 자가혈당측정을 하는 것이 원칙이다. 자가혈당측정 방법은 다음과 같다. 첫째, 측정 전 흐르는 물에 손을 비누로 깨끗이 씻고 건조한다. 손을 씻을 수 없을 경우에는 알코올 솜으로 채혈할 부위를 소독하고 완전히 건조시킨 후 측정한다. 둘째, 채혈할 손을 약 10~15초간 심장보다 아래쪽으로 내리고, 이쪽을 반대편 손으로 어깨에서부터 손가락 끝 쪽으로 쓸어내리면서 압박을 주어 손가락 끝에 피가 모이도록 한다. 셋째, 손가락의 가장자리를 채혈침으로 찔러 피가 충분히 나오도록 손끝을 살짝 누른다. 넷째, 시험지 반응 부위에 충분한 양의 혈액을 떨어뜨린다.

② 식이요법

식이요법은 당뇨병 치료에 기본으로 일차적인 목표는 혈당과 지질 농도, 혈압을 목표수준으로 유지하는 것이다. 과체중 또는 비만한 당뇨병 환자의 경우 체중조절만으로도 혈당이 정상화되는 경우가 많다. 체중 감량을 위해 단기간의 저 칼로리 식사가 효과적일 수 있으며, 비타민과 미네랄 등의 필수영양소의 적절한 섭취, 포화 지방산 섭취의 제한, 신체활동을 늘리도록 권고한다.

단백질 섭취 요구량은 일반인들과 차이가 없으며 전체 칼로리 섭취량에 약 10~20%가 되도록 한다. 과일에 많이 들어 있는 과당은 혈당을 적게 올리는 효과는 있지만 너무 많이 먹으면 콜레스테롤의 일종인 중성지방의 수치를 높일 수 있기 때문에 적당량만 먹어야 한다. 섬유소는 하루 20~35g을 섭취하는 것이 좋으며, 수용성 섬유소는 당의 흡수를 억제시켜 주므로 혈당 조절에 도움이 되고 혈중 지질 농도를 개선시키는 효과가 있다.

③ 운동요법

운동은 인슐린 감수성을 증가시켜 혈당을 낮추고, 제2형 당뇨병 위험 집단에서 당뇨병의 발생을 낮춘다. 운동의 효과는 1~3일간 지속되므로 최소한 2~3일마다 하는 것이 좋은데, 1일에 30~40분간 1주일에 150분 정도가 되도록 한다. 환자는 저혈당을 대비하여 사탕, 초콜릿 등을 준비하는 것이 좋다. 운동 전 혈당이 100mg/dL 이하로 너무 낮으면 탄수화물이 포함된 간식을 미리 먹도록 하고, 탈수에 빠지지 않도록 수분을 섭취해야 한다.

규칙적인 운동은 제1형 당뇨병에서도 필요하고, 이로운 점이 많지만 간혹 호르몬에 의한 조절기전이 소실되면 문제가 발생되기도 한다. 평소 인슐린 치료를 잘 받지 않아 인슐린 농도가 매우 낮은 상태에서 운동을 하면 혈당이 급격히 높아져 케토산증을 유발할 수 있고, 반대로 체외 인슐린 공급이 과다한 상태에서 운동을 하면 저혈당이 발생할 수도 있다. 또한 증식성 당뇨병성 망막질환이 있는 환자는 과도하게 힘을 쓰는 운동을 하면 출혈이나 망막박리가 일어날 수 있으므로 주의해야 한다. 신장병증이 있는 경우 운동 능력이 떨어지는 경우가 많아서 지나치게 격렬한 운동은 피하는 것이 좋다. 그리고 당뇨병성 말초신경병증이 있는 환자들은 발에 대한 보호 능력이 떨어지므로 체중 부하 운동은 피해야 한다.

④ 약물요법

경한 당뇨병이 아닌 경우 생활습관 개선만으로 혈당이 정상화되기는 어렵다. 따라서 식이요법, 운동요법과 더불어 약물치료를 병행한다. 제2형 당뇨병 치료는 보통은 진단 시점에서 경구혈당강하제를 사용한다. 당화혈색소가 8.5% 이상으로 높거나 경구혈당강하제로 혈당조절이 안되면 인슐린을 병용한다. 당뇨병은 혈액 속에 고농도의 혈당에 의해 혈관질환을 유발하기 때문에 당뇨병 환자의 경우 고혈압이나 지질대사이상이 나타나는 경우가 많다. 고혈압은 신장 및 심혈관질환 등 합병증으로의 진행을 촉진시키기 때문에 혈압을 측정하여 필요한 경우에 약물요법을 함께 고려하여야 한다.

3) 이상지질혈증

(1) 개념

이상지질혈증은 흔히 고지혈증이라고도 한다. 지방대사의 조절 이상으로 혈액 속에 콜레스테롤 및 지방질 성분이 많이 있는 질환을 말한다. 이상지질혈증은 콜레스테롤과 중성지방 등의 지질의 상승, 고밀도지단백 콜레스테롤(HDL cholesterol)이 감소한 상태를 말한다. 장기간 이상지질혈증이 지속되면 콜레스테롤이 동맥 벽에 침착되어 혈관 내경이 좁아져 혈액이 원활하게 흐르지 못하는 상태인 동맥경화를 일으킬 수 있으며, 동맥경화증이 생기면 협심증, 심근경색과 같은 심혈관 질환과 중풍, 뇌졸중, 뇌경색과 같은 뇌혈관 질환 등 각종 혈관질환의 유발 가능성이 증가한다. 이상지질혈증을 발견하기 위해서는 정기적인 건강검진을 통한 혈액검사 확인이 필수적이다.

혈액 속에 들어있는 지방질은 크게 4가지 종류(총콜레스테롤, 저밀도지단백 콜레스테롤, 고밀도지단백 콜레스테롤, 중성지방)로 나누어진다. 저밀도지단백 콜레스테롤(LDL cholesterol)은 혈관 벽에 쌓여 심혈관질환과 뇌혈관질환을 일으키는 동맥경화를 유발하기 때문에 나쁜 콜레스테롤이고, 고밀도지단백 콜레스테롤은 혈관 벽에 쌓인 콜레스테롤을 간으로 운반하는 역할을 하므로 동맥경화를 예방하는 효과가 있어 좋은 콜레스테롤이다. 중성지방은 음식으로 섭취된 과잉에너지를 저장하기 위해 생성된 것으로 평상시에는 지방세포에 저장되어 있다가 필요시에 방출되어 에너지원으로 사용된다.

(2) 이상지질혈증 진단기준

이상지질혈증은 증상이 없기 때문에 성인은 공복 후에 혈청지질검사(총콜레스테롤, 중성지방, 고밀도지단백 콜레스테롤, 저밀도지단백 콜레스테롤)를 적어도 5년에 1회 이상 측정하는 것이 바람직하다. 이상지질혈증은 혈액검사로만 알 수 있다. 이상지질혈증 검사를 제대로 하려면 최소한 12시간 이상 금식해야 한다. 이상지질혈증 검사를 간단하게 하는 경우에는 보통 총콜레스테롤만을 측정한다. 혈액 속에 들어있는 콜레스테롤은 크게 저밀도지단백과 고밀도지단백이라는 물질에 실려 돌아다니는데, 총콜레스테롤은 어떤 종류의 지단백 콜레스테롤인지 구별하지 않고 그 양을 잰 것이다.

표 7-5 총콜레스테롤 수치의 의미

총콜레스테롤 수치(mg/dL)	진단
< 200	정상
200~229	경계치
≥ 230	높음

그러나, 총콜레스테롤의 수치만 가지고 치료를 결정하지는 않는다. 검사에서 200 mg/dL 이상의 수치가 나오면 혈액검사로 중성지방, 고밀도지단백 콜레스테롤, 저밀도지단백 콜레스테롤 수치를 추가로 측정해야 한다. 추가로 확인된 검사에서 치료 목표로 삼는 항목은 저밀도지단백 콜레스테롤이다. 저밀도지단백 콜레스테롤은 최소한 130 mg/dL보다 낮아야 한다.

표 7-6 저밀도지단백 콜레스테롤 수치의 의미

저밀도지단백 콜레스테롤 수치(mg/dL)	진단
< 100	정상
100~129	정상
130~149	경계치
≥ 150	높음

고밀도지단백 콜레스테롤은 다른 이상지질혈증 수치와 달리 높을수록 좋다. 40 mg/dL보다 적은 수치를 나타내면 심혈관질환의 위험이 증가하고, 60 mg/dL보다 높으면 그 반대로 심혈관질환의 위험이 감소한다. 중성지방은 150~199 mg/dL이면 주의를 해야 하는 수치이고, 200 mg/dL이면 치료가 필요할 수 있다.

표 7-7 고밀도지단백 콜레스테롤 수치의 의미

고밀도지단백 콜레스테롤 수치(mg/dL)	진단
≥ 60	높음
< 40	낮음

표 7-8 중성지방 수치의 의미

중성지방 수치(mg/dL)	진단
< 150	정상
150~199	경계치
≥ 200	높음

(3) 이상지질혈증의 관리 방법

이상지질혈증의 진단은 앞에서 설명한 기준을 적용하게 되는데, 해당 수치를 넘어선다고 해서 바로 약물치료를 시작하는 것은 아니다. 콜레스테롤을 떨어뜨리기 위한 방법은 크게 두 가지로 구성된다. 첫째, 비약물요법으로 생활습관개선이다. 생활습관개선은 콜레스테롤을 낮추어 주는 식사요법, 운동, 체중관리, 금연 등이다. 생활습관개선은 저밀도지단백 콜레스테롤 수치가 조절목표보다 높은 사람은 반드시 실천해야 한다. 둘째, 약물요법이다. 생활습관개선을 하고도 조절목표에 도달하지 않는 경우에 약을 사용하게 되는데, 이때 생활습관개선은 포기하는 것이 아니라 약물치료와 함께 실천해야 한다.

(4) 식이요법

이상지질혈증 관리의 기본은 식이요법이다. 식이요법의 목표는 포화지방과 콜레스테롤 섭취를 줄이고 적절한 체중을 유지할 수 있도록 섭취하는 열량을 조절하는 것이다. 포화지방을 전체 칼로리의 10%로 할 경우 총콜레스테롤은 평균 5~7% 떨어지며, 7% 미만으로 줄이면 추가로 3~7% 더 줄일 수 있다. 콜레스테롤 수치가 높은 사람은 포화지방이나 콜레스테롤을 더 많이 섭취하는 경향이 있기 때문에, 이들에 대한 관심이 필요하다.

① 포화지방

포화지방은 저밀도지단백 콜레스테롤양을 증가시키므로 이상지질혈증 식사요법에서 가장 먼저 줄여야 할 항목이다. 콜레스테롤양을 증가시키는 포화지방은 쇠고기, 돼지고기 등 육류와 버터 등의 동물성 지방, 팜유와 코코넛기름과 같은 식물성 기름에 많이 들어 있다. 팜유는 야자열매에서 짠 기름으로 라면, 과자, 아이스크림, 초콜릿 등의 식품에 주로 함유되어 있으며, 식물성 기름을 원료로 하는 마가린이나 빵, 과자 등을 만들 때 바삭바삭하고 고소한 맛을 내기 위해 사용되는 쇼트닝에는 트랜스 지방(trans fatty acid)이 많이 들어 있다. 트랜스 지방은 저밀도지단백 콜레스테롤양을 증가시키고, 고밀도지단백 콜레스테롤양을 감소시킨다. 따라서 트랜스 지방이 많이 함유된 음식은 가능한 적게 섭취하는 것이 좋다.

② 콜레스테롤

세계보건기구에서는 하루 콜레스테롤 섭취를 300mg 미만 또는 1000 칼로리 당 100mg 미만으로 제한하고 있다. 콜레스테롤은 육류와 생선류에 비슷한 양이 들어 있지만, 육류에는 포화지방이 함께 들어 있기 때문에 제한할 필요가 있다. 새우, 조개 등 갑각류에는 콜레스테롤이 많이 포함되어 있지만, 포화지방이 적기 때문에 너무 많이 섭취하지만 않으면 허용될 수 있다. 그러나 계란 노른자와 간은 제한하는 것이 좋다.

③ 식품 선택 방법

식사는 콩 등의 곡류, 채소와 과일, 유제품, 고기와 생선 등 모든 종류의 식품을 다양하게 골고루 먹는 것이 좋다. 콜레스테롤 양을 감소시키는 식사라고 해서 고기나 생선, 유제품을 완전히 빼고 섭취할 필요는 없다. 일반적으로 유제품과 육가공품은 저지방 제품을 선택하고, 고기는 눈에 보이는 기름을 제거한 살코기를 사용하도록 한다. 닭고기, 칠면조, 오리 등의 가금류는 껍질이나 껍질 아래의 지방층을 제거한 후 먹도록 한다. 생선은 콜레스테롤이 들어 있기는 하지만, 포화지방이 적고 불포화지방이 들어 있으므로 자주 섭취해도 좋다.

(5) 운동요법

규칙적인 운동은 저밀도지단백 콜레스테롤 수치를 낮출 뿐만 아니라, 몸에 이로운 고밀도지단백 콜레스테롤 수치를 증가시키며, 체중도 줄여준다. 유산소운동을 매일 30분씩 규칙적으로 하는 것이 필요하다. 유산소운동 종류에는 빨리 걷기(1시간에 6km 정도 갈 수 있는 속도), 조깅, 걷기와 달리기 번갈아 하기, 수영, 자전거 타기, 노젓기 운동, 에어로빅 댄스, 미용체조, 줄넘기, 테니스, 스키 등이 있다.

건강과 환경

03

제8장

환경보건

학습목표

- 온열요소와 각 특성을 설명할 수 있다.
- 주요 공기 구성요소의 특성을 설명할 수 있다.
- 실내공기오염을 설명할 수 있다.
- 상수도 구성을 각 단계별로 설명할 수 있다.
- 하수처리 과정을 설명할 수 있다.

1. 환경보건학의 이해

1) 환경의 정의

환경(environment)은 생태계 내의 생물들이 살아가는데 영향을 주는 모든 내적, 외적 조건을 말한다. 인간을 중심으로 생각하면 환경은 인간의 건강이나 삶에 직 · 간접적으로 영향을 미치는 모든 요소라고 할 수 있다. 환경을 구성하는 요소를 환경요인이라고 하며, 일반적으로 자연환경과 인위적 환경으로 구분한다. 자연환경은 공기, 물, 토지 등이 복합적으로 이루어 내는 물리적 환경과 인간 주위의 각종 생물체가 이루는 생물학적 환경으로 구성되어 있다. 인위적 환경은 인간이 주어진 자연환경에 적응하기 위하여 만들어낸 인공적 요소로 주택, 의복, 위생시설 등과 정치, 경제, 교육 등의 사회 · 경제적 환경으로 구성되어 있다.

2) 환경보건학 개념

인간이 환경을 개선하고 질병으로부터 건강을 유지하려는 노력은 역사와 함께 시작되었다. 이러한 노력이 환경보건과 공중보건 발전의 기초가 되었다. 우리나라 환경보건법에서는 환경보건을 환경오염과 유해화학물질 등이 사람의 건강과 생태계에 미치는 영향을 조사 · 평가하고 이를 예방 · 관리하는 것으로 규정하고 있다.

환경보건학(environmental health)은 인간과 환경의 관계에서 인간을 중심으로 한 보건문제를 연구하는 학문이다. 환경공학적 기술을 적용하여 생활환경을 개선하여 인간의 건강을 증진시키는 학문이라고 할 수 있다. 근대과학으로 환경보건학을 확립한 사람은 독일의 피텐코프(Max von pettenkofer) 교수라고 할 수 있다. 그는 유럽 각 도시에 유행하고 있는 감염병을 예방하기 위하여 환경위생 상태 개선을 시도하였으며, 실험위생학의 기틀을 만들었다. 환경보건학의 연구 분야는 크게 두 가지로 구분할 수 있다. 첫째, 인체의 신체발육과 건강유지에 영향을 미치는 유해한 환경인자를 학문적으로 연구하는 분야로 생리학, 환경의학 등이 여기에 해당된다. 둘째, 어떤 유해한 환경인자들을 인위적으로 통제하거나 관리하는 분야로 환경공학이 해당된다. 과거의 환경보건학은 자연환경이 인체에 미치는 영향과 의복, 주거, 위해곤충 등을 대상으로 개인위생을 주로 다루었지만, 최근에는 개인을 비롯하여 지역사회, 국가, 세계의 각종 환경문제까지 범위를 넓히고 있다.

2. 대기환경

1) 기후

(1) 개념

기후(climate)는 일정한 지역에 장기간 걸쳐 나타나는 대기현상의 평균적인 상태를 말한다. 기상(meteorological phenomena)은 시시각각 변화하는 바람, 비, 구름, 눈 등의 순간적인 대기현상이지만 기후는 장기간의 대기현상을 종합한 것이다. 어떤 지역의 하루 동안 기상상태를 일기(weather)라고 한다. 기후변동의 원인은 태양에너지 자체의 변동, 태양거리와 관련된 변동, 행성에 의한 것, 지구자전의 변화에 기인하는 것, 환경오염으로 인한 인위적인 변화 등 다양하다. 어느 지점의 기후는 각종 요소에 의해 구성되어 있는데, 이것을 기후요소라고 한다. 기후요소에는 기온, 기습, 기류, 기압, 바람, 강수량, 일조시간, 일사량 등이 있는데 이중에서 기온, 기습, 기류를 기후의 3요소라고 한다.

지구상에서 기후가 대체적으로 비슷한 지역을 위도와 평행하게 나눈 지역을 기후대(climatic zone)라고 한다. 위도에 따라 고위도부터 차례로 한대(polar zone), 온대(temperate zone), 열대(tropical zone)로 구분한다. 한대는 지구상에서 가장 추운 지대로 최난월 평균 기온이 10℃ 이하의 지역에 해당한다. 온대는 중위도에 해당하며 기후가 따뜻하고 적당한 우량에 여름과 겨울의 구별이 뚜렷하다. 열대는 월평균기온이 20℃ 이상으로 보통 적도를 사이로 남북 양회귀선의 지대를 가리킨다.

(2) 기후와 질병

기후는 다양한 형태로 건강에 영향을 미치는 것으로 알려져 있다. 기후와 관련된 대표적 질병으로는 계절병, 풍토병[1], 기상병[2] 등이 있으며, 특히 최근에는 기후변화와 관련된 건강문제가 크게 부각되고 있다. 기후변화에 관한 국제협의체(IPCC)[3]는 기후변화에 따른 건강영향을 폭염 관련 질환과 같이 기후요소에 직접 노출되는 것, 식수 또는 식품, 대기의 질 변화를 통하여 질병 발생에 영향을 미치거나 절지동물과 설치류 등의 생태 변화에 의한 간접적인 것, 물리적 환경 또는 사회적 환경 등의 거시적 환경과 보건의료 대응체계에 변화를 일으켜 나타난 직접 또는 간접적인 것으로 구분하고 있다.

기후변화의 대표적인 특징은 기온상승이다. 기후변화로 인한 여름철 평균기온의 상승은 폭염일수의 빈도와 강도를 증가시킨다. 폭염에 의한 건강문제는 햇볕에 의한 피부화상, 열사병, 열탈진, 열경련, 열피로 등이 발생할 수 있다. 폭염이 계속되면 심장질환, 당뇨병, 고혈압, 호흡기질환, 사고 및 경련 등의 발생이 증가한다. 특히 65세 이상 노인이나 5세 이하의 어린이, 만성질환자, 알코올에 중독된 사람, 저소득층, 독거노인 등 사회적 · 경제적으로 열악한 사람들은 폭염으로 인한 건강피해를 많이 받을 수 있다. 또한 기후변화는 각종 감염병 매개체가 번식할 수 있는 환경을 조성하여 감염병 발생을 증가시킨다.

---

1 어느 지역의 기후 또는 기후로 인한 조건 때문에 그 지역에 주로 발생하는 질병으로 열대지방의 말라리아, 수면병, 콜레라 등이 있다.

2 기후상태에 따라 질병이 발생하거나 기존의 질병이 악화되는 것으로 류머티스가 전형적이며, 심근경색, 협심증, 기관지염, 천식 등이 있다.

3 Intergovernmental Panel on Climate Change

2) 온열조건

인간은 체내에서 열을 생산하고 체외로 열을 방출하면서 체온을 조절하는 항온동물이다. 체온조절에 영향을 미치는 기온, 기습, 기류, 복사열 등을 온열요소라고 하며, 온열요소에 의해서 형성된 종합적인 상태를 온열조건이라고 한다. 온열요소의 특성을 살펴보면 다음과 같다.

(1) 기온

기온(air temperature)은 지표면으로부터 1.5m 정도의 높이에 있는 대기의 온도를 말한다. 지표면 부근의 기온측정은 흔히 수은온도계를 이용한다. 건구온도는 풍속이나 습도에 영향을 받지 않지만, 습구온도는 온도, 습도, 기류의 종합작용에 의한 것으로 쾌적 상태에서는 건구온도보다 3℃ 정도가 낮다. 기온은 지면으로부터 약 10km 정도까지는 높이가 증가함에 따라 100m마다 약 0.5~0.6℃의 비율로 낮아지는데, 이와 같은 온도의 수직분포를 나타내는 범위를 대류권이라고 한다.

하루 중의 최저기온은 일출 전 30분이며 최고기온은 오후 2시경이다. 하루 중에 최고기온과 최저기온의 차이를 일교차라고 하며, 연중 최고기온과 최저기온의 차이를 연교차라고 한다. 일교차는 내륙지역은 해안지역 보다 크다. 연교차는 열대지방은 작고, 한대지방은 크다. 한편, 실내의 적정온도는 용도에 따라 차이가 있는데, 거실은 18±2℃, 침실은 15±1℃, 병실은 21±2℃이다. 기온은 섭씨(℃)와 화씨(℉)로 표시하며 각 단위 간의 환산 공식은 아래와 같다.

$$℃ = (℉-32) \times \frac{5}{9}$$

$$℉ = (℃ \times \frac{5}{9}) + 32$$

(2) 기습

기습(air humidity)은 일정 온도의 공기 중에 포함된 수증기의 비율이다. 기습은 낮에는 태양열을 흡수하여 대지의 과열을 방지하고 밤에는 지열의 복사를 방지하여 기후를 완화시키는 작용을 한다. 수증기의 양은 위도와 고도가 높을수록 감소하여 2,000m의 높이에서는 지상의 약 1/2이 된다. 공기 중에 함유될 수 있는 수증기량은 기온의 상승에 따라 증가되기 때문에 절대습도의 많고 적음이 공기의 건습과 일치하지 않는 경우가 많다. 그래서 습도를 나타낼 때에는 공기의 건습정도를 나타내는 비교습도를 이용하게 된다.

인체에 쾌적한 습도는 40~70%의 범위로 기온에 따라 다르다. 15℃에서는 70~80%, 18~20℃에서는 60~70%, 24℃ 이상에서는 40~60%가 적절하다. 실내의 습도가 너무 건조하면 호흡기계 질병이 발생하고, 너무 습하면 피부질환이 발생하기 쉽기 때문에 건조한 시기나 겨울철 실내에서는 인공적인 가습이 필요하며, 우기에는 습기를 제거하는 것이 필요하다.

(3) 기류

기류(air current)는 공기의 흐름이다. 바람은 수평방향의 공기 흐름만을 의미하지만, 기류는 수평방향과 수직방향의 모든 공기 흐름을 말한다. 찬공기는 밀도가 크고 더운 공기는 밀도가 작다. 태양복사에너지에 의한 공기의 가열은 결국 위도에 따른 온도차를 나타내게 된다. 이런 이유로 대류현상이 일어나게 되고 공기의 흐름이 발생되게 된다. 기류의 강도는 풍속으로 m/sec, 또는 cm/sec로 나타낸다. 사람이 느낄 수 있는 기류의 한계는 0.5m/sec이며 그 이하를 불감기류라 하고, 0.1m/sec 이하를 무풍이라고 한다. 쾌적한 기류는 실내에서 0.2~0.3m/sec, 실외에서 1.0m/sec 정도이다.

(4) 복사열

복사열(radiant heat)은 열복사로 방출된 전자파가 물체에 흡수되어 물체를 데울 경우의 에너지를 말한다. 복사는 대류나 전도와 같은 현상을 거치지 않고 열이 직접 전달되었기 때문에 열의 전달이 순간적으로 일어난다. 복사열의 측정에는 흑구온도계가 사용된다.

복사열은 적외선에 의한 열이며, 태양에너지의 약 50%는 적외선이다. 복사열은 절대영도 이상의 모든 물체의 표면에서 방출되므로 실제로는 인간이 살고 있는 곳의 주위에는 언제나 복사열을 내는 발열체가 있다. 그러므로 태양의 직사광선을 받거나 난로와 같은 발열체 주위에 있을 때에는 실제 기온보다 더 따뜻함을 느끼게 된다. 이런 열의 전달형태가 복사이다. 복사열의 영향은 거리의 제곱에 비례하여 감소된다. 그러므로 일정한 거리에 떨어진 곳에서는 물체에 의한 복사열의 영향이 무시될 수 있다. 인체의 열복사는 주위온도와 피부온도가 같을 때에는 일어나지 않지만 주위온도가 낮으면 체열 발산이 커진다.

(5) 온열지수

기온, 기습, 기류, 복사열 등의 온열인자는 상호복합적으로 작용하기 때문에 온열조건의 종합작용을 파악하는 것이 중요하다. 각각의 온열조건이 복합적인 작용으로 만들어지는 값을 온열지수(thermal index)라고 한다. 감각온도, 쾌감대, 불쾌지수 등이 대표적인 온열지수이다.

① 감각온도

감각온도(effective temperature; ET)는 사람이 느끼는 환경온도로 실효온도라고도 한다. 사람이 느끼는 환경온도는 반드시 그때의 기온과 일치하지는 않는다. 이것은 습도와 기류가 영향을 주기 때문이다. 야글루(Yaglou)와 밀러(Miller)가 기온, 습도, 기류를 조합하여 사람의 감각을 기초로 해서 고안한 것이 감각온도이다. 습도 100%와 무풍 상태의 기온을 감각온도의 기준으로 한다. 실험에 의한 건 · 습구온도와 풍속의 측정치로부터 구해진 감각온도 도표를 이용하여 실제의 감각온도를 산출하게 된다. 감각온도 도표에는 인체가 가장 쾌적하게 느낄 수 있는 온도, 습도, 풍속의 어떤 일정 범위를 쾌감대로 나타낸다.

② 쾌감대

쾌감대(comfort zone)는 인체에 가장 쾌적하게 느껴지는 온도, 습도, 풍속에 의하여 정해지는 어떤 일정한 범위를 말한다. 감각온도에서 기분 좋게 느끼는 온도를 쾌감대라 하고 그 중앙치를 쾌감선이라고 한다. 쾌감대는 작업, 의복, 습관 등에 따라서 차이가 있으며 개인적 차이도 있다. 동양인들은 서양인들에 비하여 쾌감대가 저온 쪽으로 기운 것으로 알려져 있다. 일반적으로 성인이 옷을 입은 상태에서 쾌감을 느낄 수 있는 온열조건은 17~18℃ 온도, 60~65% 습도, 0.5m/sec 이하의 불감기류 상태이다.

③ 불쾌지수

불쾌지수(discomfortable index; DI)는 날씨에 따라 사람이 느끼는 불쾌감의 정도를 기온과 습도를 이용하여 나타내는 수치로 온습도지수라고도 한다. 그러나 불쾌지수를 산출할 때 복사열이나 기류의 영향을 포함하지 않고 기온과 습도만을 고려하기 때문에 감각온도와 차이가 있을 수 있는 단점이 있어 주로 실내에 적용된다. 여름철 무더위의 기준으로 사용하기에는 한계가 있다. 1959년 미국 기상대가 불쾌지수를 처음 사용하였으며, 국내에는 1964년 도입되었다. 불쾌지수가 70~75인 경우에는 약 10%,

75~80인 경우에는 약 50%, 80 이상인 경우에는 대부분 사람들이 불쾌감을 느낀다. 고온다습할수록 불쾌지수는 높다. 불쾌지수를 산출하는 공식은 아래와 같다.

DI = (건구온도℃ + 습구온도℃) × 0.72 + 40.6
DI = (건구온도℉ + 습구온도℉) × 0.4 + 15

3) 공기

(1) 구성요소

공기는 지상으로부터 약 1,000km 상공까지의 대기층을 형성하고 있는 혼합가스를 말한다. 지상에서 11~12km 이내의 대기층이 대류권이고, 12km 이상의 대기층은 성층권인 동시에 오존층이다. 해발 10km 내의 공기는 질소와 산소가 99%이며, 다른 화학성분이 1%를 차지하고 있다. 공기 구성요소 중 질소, 산소, 이산화탄소의 주요 특성은 다음과 같다.

① 질소

질소(N_2)는 공기의 약 78%를 차지하고 있으며, 호흡할 때에 단순히 기도를 출입할 뿐이며 생리적인 작용을 하지 않는 불활성 기체이다. 정상기압[4]에서는 인체에 직접적인 피해를 주지 않지만 높은 기압이나 급격한 기압 강하가 있을 때에는 인체에 심각한 영향을 미칠 수 있다.

질소는 높은 기압 상태에서는 중추신경계 마취작용을 하게 되며 높은 기압에서 낮은 기압으로 갑자기 복귀할 때에는 감압병(decompression sickness)이 발생한다. 감압병은 잠함병(caisson disease)이라고도 하는데, 고압상태로부터 급속히 감압할 때는 체액 중에 용해되어 있던 질소가 기체가 되면서 기포를 형성하여 모세혈관에 혈전 현상을 일으킨다. 수면 아래의 압력은 수심이 10m 깊어질 때 마다 1기압씩 증가하여 잠수를 하게 되면 높은 기압 상태에 노출되게 된다. 잠수를 하다가 수면으로 나오게 되면 높은 기압에서 낮은 기압으로 감압이 급격하게 변화하게 되는데, 이때에 조직 중에 있던 질소는 완전히 체외로 배출되지 못하고 기포상태로 혈관이나 조직에 남게 되어 혈액순환을 저해하거나 조직을 압박하여 울혈, 부종, 출혈, 동통 등의 신체장애를 유발한다. 이런 이유로 잠수 활동을 오랜 시간 할 수가 없다. 질소기체는 감압병을 유발

4 지구표면은 약 1기압 정도이다.

하기 때문에 공기통에는 질소 대신 헬륨기체를 넣어 사용한다. 헬륨은 비활성기체로서 체내에서 불필요한 반응을 하지 않을 뿐만 아니라 질소에 비해 혈액에 대한 용해도가 매우 낮기 때문에 감압병을 일으킬 위험이 없다. 그렇지만 해저작업, 터널작업, 깊은 갱내작업 등을 담당하는 근로자나 해녀, 스쿠버다이빙을 즐기는 사람들은 공기통을 사용할 수 없어서 감압병이 발생하고 있다.

② 산소

산소(O_2)는 공기의 약 21%를 차지하고 있다. 호흡을 통해서 몸으로 들어온 산소는 혈중의 헤모글로빈(Hb)과 결합하여 HbO_2로서 각 세포조직에 운반되어 체내 물질연소에 사용된다. 성인은 안정상태에서는 호흡을 통해서 흡입하는 산소량의 4~5%를 소비한다. 그런데 인간이 감당할 수 있는 산소의 변동 범위는 15~50%인데, 이것 보다 부족하거나 낮은 분압에서는 저산소증이 발생하며 고농도 산소나 높은 분압에서는 산소중독이 발생한다.

㉠ **저산소증**

저산소증(hypoxia)은 호흡기능의 장애로 숨쉬기가 곤란하여 체내 산소 분압이 떨어진 상태이다. 산소 운반량의 감소는 조직의 저산소증을 초래하며, 조직의 세포를 파괴할 뿐 아니라 인체의 활동을 정지시킬 수도 있다. 산소가 11~12%가 되면 위험성이 있고 7% 이하가 되면 사망한다.

저산소증은 특히 중추신경계 영역의 변화를 일으키며, 급성 저산소증의 경우 판단력 장애, 운동 실조 등의 증상을 유발할 수 있다. 고산병의 경우 저산소증으로 뇌혈관 확장에 따른 이차적 두통과 위장관 증상, 어지러움, 불면증, 피로감, 졸림 등의 증상을 나타낸다. 또한 폐부종이나 뇌부종을 초래하며 저산소증이 심해지면 결국은 호흡곤란에 의해 사망하게 된다.

㉡ **산소중독**

산소중독(oxygen poison)은 지나치게 많은 산소를 함유한 기체를 호흡하여 일으키는 증세이다. 산소의 부분압이 0.6대기압 이상인 기체를 장시간 호흡하면 중독의 위험이 생기며, 1.6대기압이면 점점 중독이 빨리 오고 2대기압의 경우 약 30분 정도 지나면 산소중독을 일으키기 시작한다. 증세는 근육의 경련, 멀미, 현기증, 시야가 좁아짐, 호흡곤란, 발작 등이 발생한다.

표 8-1 산소 농도에 따른 인체 증상

농도(%)	증상
14~15	호흡수 증가, 맥박 증가, 중노동 곤란
10~11	호흡곤란, 최면, 작업 동작 지장
7	안면창백, 정신착란, 감각둔화, 질식, 혼수
6	근육반응실조, 지각 손실
4	1분 이내 졸도

③ 이산화탄소

이산화탄소(CO_2)는 무색, 무취, 무자극성 기체로 공기 중의 비율은 0.03%이다. 탄소를 포함하고 있는 물질이 타거나 발효할 때 그리고 동물이 호흡할 때 발생한다. 성인이 호흡할 때 1시간에 약 20ℓ의 이산화탄소를 배출한다. 공기 중의 이산화탄소 농도가 높으면 인체에 위해할 수 있어서 3% 이상에서 불쾌감이 오고, 6% 이상에서는 호흡횟수가 현저히 증가하며, 8%에서 호흡곤란, 10%에서 의식을 상실하고 사망하게 된다. 일반적으로 이산화탄소 농도는 실내공기 오염지표로 이용된다.

표 8-2 이산화탄소 농도에 따른 인체 증상

농 도(%)	증상
2.5까지	1시간 호흡에 영향이 없음
3.0	호흡 심도 증가
4.0	중압감, 두통, 혈압상승, 실신
6	호흡 급속히 증가, 호흡곤란
8~10	호흡 정지, 사망

(2) 실내공기 오염

우리는 대부분의 시간을 실내에서 보내고 있다. 주택뿐만 아니라 사무실, 작업장, 상가, 지하 시설물, 자동차를 비롯한 교통기관 등 많은 시간을 실내에서 생활하면서 실내 오염의 문제가 대두되기 시작하였다. 실내공기의 오염현상은 오염원과 오염물질에 따라 다양하게 나타난다. 오염물질도 연료, 담배연기, 먼지, 포름알데히드 등의 휘발성 유기화합물, 석면, 라돈, 미생물, 진드기와 해충 등 수없이 많다. 또한 연료에 따라 일산화질소, 이산화질소, 이산화탄소, 일산화탄소, 이산화항 등의 가스와 무기입자, 탄화수소와 같은 유기입자, 중금속 등을 배출할 수 있다. 이들이 복합적으로 작용하게 되면 실내공기를 더욱 악화시킬 수 있다. 여기에서는 대표적인 실내공기 오염현상인 군집독과 일산화탄소 중독을 살펴보도록 한다.

① 군집독

밀폐된 공간에 많은 사람이 모여 장시간 있게 되면 실내에 있는 사람에게 생리적으로 좋지 않은 영향을 미칠 수 있다. 대표적인 현상으로 불쾌감, 권태감, 두통, 구토, 현기증 등을 일으키고 때로는 졸도하게 되는데, 이와 같은 생리적 이상을 군집독(crowd poisoning)이라고 한다. 군집독은 여름철 만원 상태의 극장에 환기시설이 없을 때나 겨울철 밀폐된 실내에 다수인이 밀집되어 있을 때에 잘 발생한다. 군집독을 일으킬 수 있는 요인은 취기, 온도, 습도, 연소가스, 공기이온, 먼지 등이다. 군집독 예방으로 가장 중요한 것은 환기이다.

② 일산화탄소 중독

일산화탄소(CO)는 무색, 무미, 무취의 기체이며, 비중이 공기와 거의 같아 혼합되기 쉽고 확산성과 침투성이 강하다. 물체가 불완전 연소할 때 많이 발생한다. 일산화탄소는 헤모글로빈(Hb)과의 결합능력(친화성)이 산소에 비해 200~300배나 강한 것으로 알려져 있다. 일산화탄소가 호흡을 통하여 인체에 흡입되어 혈액으로 들어가게 되면 HbO_2의 형성을 방해하고 헤모글로빈과 결합하여 HbCO를 형성하게 된다. 그 결과로 헤모글로빈의 산소 결합능력을 빼앗아 혈중 산소의 농도를 저하시키고, 조직세포에 공급할 산소공급의 부족을 초래하여 산소결핍증을 일으키는 일산화탄소 중독 현상을 보인다. 일산화탄소가 실내공기의 0.05~0.1%만 차지해도 중독이 일어날 수 있다. 실내공기에서 일산화탄소의 허용한계는 0.01%이다.

일산화탄소에 급성으로 중독된 경우에는 두통, 메스꺼움, 현기증, 호흡곤란, 사망에 이를 수도 있으며, 만성으로 경미하게 중독될 경우에는 어지러움, 건망증, 부정맥, 언어장애 등이 올 수 있다. 일산화탄소 중독은 평상시는 이상 없다가도 바람이나 저기압, 추위 등에 의하여 발생할 수 있다. 가정에서 가스보일러를 가동하기 전에 가스누출뿐만 아니라 배기가스가 외부로 잘 배출되는지와 실내로 유입되거나 누출되는 곳은 없는지를 점검하여야 한다. 특히 좁은 욕실에서 환기시설 없이 순간 가스 온수기를 사용할 때는 일산화탄소 중독에 주의하여야 한다.

3. 먹는 물 관리

1) 수질관리

(1) 먹는 물 수질검사

물은 인간의 건강에 직접적인 영향을 미치기 때문에 먹는 물에 대한 관리는 중요하다. 우리나라의 먹는 물 수질기준은 1963년에 수도법에 의한 수질기준, 수질검사방법, 건강진단 및 위생상에 관한 규정으로 처음 제정되었으며, 산업의 발전으로 하천 오염문제가 제기되면서 1995년 먹는물관리법을 제정하여 먹는 물에 대한 수질기준 및 검사횟수 등을 규정하고 체계적으로 관리하고 있다. 현재 우리나라에서 생산되는 먹는 물 수질검사는 미생물 4항목, 무기물질 11항목, 유기물질 16항목, 소독제 및 소독부산물 10항목, 심미적 영향물질 16항목으로 총 57항목이다.

(2) 수돗물 관리

수돗물은 국민건강과 직결되기 때문에 수도법에 근거하여 엄격히 관리하고 있다. 세계보건기구는 수돗물 수질검사 기준항목으로 121개를 권장하고 있는데, 우리나라는 좀 더 엄격하게 250개의 수질기준을 적용하고 있다. 우리나라 수돗물은 고도의 정수처리시설을 거쳐서 생산되고 있으며, 취수단계에서 155개의 검사항목을 모니터링하고 다시 정수단계에서 171개 항목의 수질검사를 실시하고 있다.

2) 상수도

상수도(waterworks)는 수도라고 하는데, 파이프에 의하여 음료수를 공급하는 것이다. 상수도는 화학적, 세균학적으로 안전한 물을 공급하는 것이기 때문에 가정용 상수에서 불쾌한 맛이나 냄새가 있으면 안 된다.

(1) 상수원

사람이 먹거나 생활에 쓰는 물은 깨끗하고 냄새가 나지 않으며 건강에 유해한 물질이나 병원성 미생물을 함유하지 않아야 한다. 먹는 물의 수원으로는 천수, 지표수, 지하수 등을 이용할 수 있다. 구체적인 내용은 다음과 같다.

① 천수

천수는 빗물, 눈, 우박 등의 강우이다. 최초에는 순수한 물이지만 지상으로 강하하면서 각종 세균, 먼지 등을 함유하게 되어 깨끗한 물은 아니다. 최근에는 산성비와 황사비가 문제가 되고 있다.

② 지표수

지표수에는 하천수와 호소[5]수가 포함되며 천수, 지질 및 지하수 함유물질을 포함하고 있고, 가장 오염되기 쉬운 물이다. 하천수는 어느 정도의 흐름이 있어 수질변화가 심하며, 호수 및 저수지는 거의 유동이 없어 수심의 중간부분은 수질이 좋은 반면에 수면이나 심층부는 수질이 나쁘다. 지표수는 급수원으로 가장 많이 이용된다.

③ 지하수

지하수는 빗물이나 지표수가 지하로 침투한 물로 수온이 낮고 미생물과 유기물이 적으며 탁도가 낮아 좋지만 경도가 높다. 지하수는 천층수, 심층수, 용천수, 복류수 등으로 구분된다. 지하수를 취수하기 위해서는 우물을 사용한다.

(2) 상수도 구성

일반적으로 상수원수가 상수도를 거쳐 소비자에게 전달되는 과정은 아래와 같다.

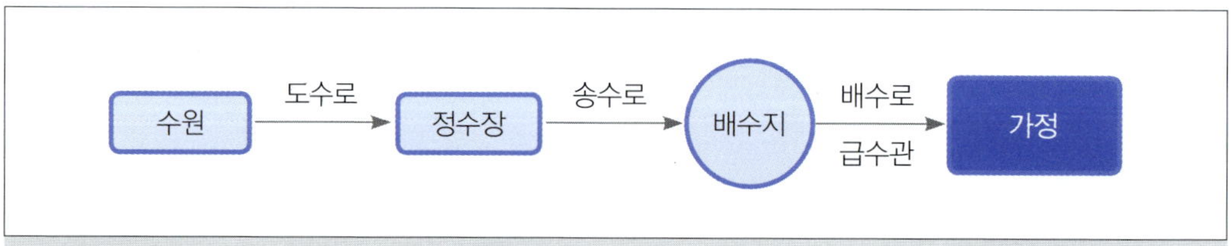

그림 8-1 상수도 구성

① 도수 및 송수시설

도수는 상수원에서 취수한 물을 정수장까지 보내는 시설이며, 송수는 정수장에서 처리된 물을 배수지까지 공급하는 시설이다. 도수시설에는 수원에서 취수한 원수 내의 모래를 제거하기 위한 침사지가 설치되기도 하고, 송수는 정수한 물을 운반해야 하므

5 호소(lake)는 내륙의 와지에 있는 정수괴의 총칭이며 호수, 늪, 소택, 습원으로 분류된다.

로 오염관리가 철저히 이루어진다. 도수와 송수를 위한 수로에는 개수로와 관수로가 있다. 개수로는 동력 없이 자연유하식과 중력식이며 관수로는 펌프를 이용하는 가압식이다.

② 배수시설

배수시설은 정수된 물을 배수지로부터 배수관망 말단까지 보내는 시설이다. 상수도 시설 중에서 소비자가 원하는 시간에 원하는 장소에서 필요한 물을 사용할 수 있도록 하는 시설로 상수도 시설 중에서 비용이 가장 많이 소요된다. 수돗물의 수질을 양호하게 하기 위해서는 급배수 관로의 관리가 중요하다. 이를 위해서는 정기적인 관세척, 잔류염소 농도의 관리, 수돗물의 정기적인 검사가 필요하다.

③ 급수시설

급수시설은 배수관에서 분기되어 각 소비자의 수도꼭지에 이르는 각종 급수용구이다. 급수시설에는 급수관, 양수기, 급수시설 밸브, 수도꼭지 등이 있다. 다른 수도시설과 달리 공사비를 수요자가 부담한다. 급수방식은 직결식과 탱크식이 주로 이용된다. 직결식은 배수관에 직접 급수관을 연결하는 방법이고, 탱크식은 고층건물 등에서 배수관의 물을 건물옥상이나 지하에 설치한 집수탱크에 저장한 후에 급수하는 방식이다. 그런데 탱크식의 경우 저수조에 물이 일정시간 저장되기 때문에 새로운 수질관리의 문제가 제기된다.

(3) 상수처리

물이 자연적으로 정화되는 현상을 자정작용(self purification)이라고 한다. 이는 수중의 오염물질이나 불순물이 공기와 접촉하거나 물리적, 화학적, 생물학적 작용을 통하여 분해되거나 안정화되는 현상이다. 물의 자정작용에는 희석작용, 침전작용, 자외선, 산화작용, 생물의 식균작용 등이 있다. 그러나 먹는 물은 철저한 관리가 필요하기 때문에 반드시 인공적 정수법을 거치게 된다. 인공적 정수법은 일반적으로 침전, 여과, 소독의 순서로 실시된다. 수원의 종류와 목적에 따라 생물제거법, 제철법, 제망간법 등의 특수정수법이 실시되기도 한다. 구체적인 내용은 다음과 같다.

① 침전

침전은 물보다 비중이 큰 고형물을 침강시키는 조작이다. 침전법에는 보통침전과 약품침전이 있다. 보통침전은 탁도가 비교적 낮은 물에 대하여 침전지에서 유속을 느리게 하거나 정지시켜 부유물을 침전시키는 방법이다. 보통침전법은 시간이 많이 소요되어 완속침전법이라고도 한다.

약품침전은 미세입자나 용존물질을 제거하기 위하여 응집제를 주입하여 불용성 응집물인 플록(flock)을 형성하게 하여 침전효과를 높이는 방법이다. 약품침전은 침전시간이 짧기 때문에 주로 대도시에서 이용된다.

② 여과

여과(filtration)는 유동성이 있는 고체와 액체혼합물을 다공성(prosity) 여과재를 지나게 하여 고체는 여과재의 표면이나 내부에 퇴적시키고, 액체는 투과시켜 양자를 분리시키는 방법이다. 여과재는 여러 종류가 사용되나 많은 양의 상수원을 처리하는 정수장에서는 주로 모래를 사용한다. 모래를 사용하는 여과지에는 완속모래여과와 급속모래여과가 있다.

㉠ **완속모래여과**

완속모래여과(slow sandfilter)는 수질이 약품침전을 하지 않아도 될 만큼 낮은 탁도를 가진 물에 적용하며 여과속도가 매우 낮다. 여과작용이 주로 모래층 표면에서 이루어지므로 수두손실이 증가되어 여과기능이 떨어지면 모래층 표면을 1~2cm 정도 제거하고 새로운 모래로 바꾸어 주면 된다. 완속모래여과는 수질이 양호한 원수를 적용할 경우에는 부유입자, 박테리아, 냄새, 철, 망간 등까지 제거할 수 있으나 넓은 부지가 필요하기 때문에 시공비가 많이 소요된다.

㉡ **급속모래여과**

급속모래여과(rapid sandfilter)는 오염된 원수를 침전 또는 응집처리 후에 침전되지 않은 응결물이나 불순물을 제거하는 방법으로 여과속도를 완속여과 보다 40배 정도 빠르게 한다. 정수장에서 가장 일반적으로 사용하는 방법이다. 완속여과 보다 큰 모래를 사용하며, 여과막이 빨리 두터워지기 때문에 보통 하루에 1~2회 열류 세척을 한다. 급속모래여과는 수원의 탁도, 색도가 높을 때에 적합하다.

③ 소독

침전이나 여과 과정을 거치면서 세균은 대부분 제거할 수 있으나 병원성 미생물이 잔류할 가능성이 있기 때문에 화학적 처리방법에 의한 소독(disinfection)이 필요하다. 원수가 깨끗한 경우에 침전과 여과는 생략할 수 있으나 소독은 생략할 수 없다. 물의 소독에는 열, 자외선, 화학약품, 이온교환, pH 변화 등 여러 방법이 이용된다. 상수소독에는 주로 염소소독이 사용되는데, 우리나라의 일부 도시에서는 오존소독을 활용하고 있다.

㉠ **염소소독**

우리나라는 공중위생법에서 음용수의 소독제는 염소제인 액화염소, 표백분, 이산화염소를 살균소독제로 사용하도록 규정하고 있다. 음용수의 수질기준 등에 관한 규칙에서는 수도 또는 공동우물이나 간이급수시설에 의해서 공급되는 음용수는 수도전이나 음용 직전의 잔류염소[6] 농도를 0.2mg/ℓ 이상 유지하도록 규정하고 있다. 그러나 병원미생물에 오염되었거나 오염될 우려가 있는 경우는 0.4mg/ℓ (결합형 잔류염소 0.8mg/ℓ) 이상으로 규정하고 있다. 염소소독은 강한 소독력, 우수한 잔류효과, 간편한 조작방법, 저렴한 비용 등의 장점이 있어 광범위하게 사용되고 있으나 냄새가 강하고 트리할로메탄(trihalomethane; THM)이라는 독성물질이 형성되는 단점이 있다.

㉡ **오존소독**

오존은 무색의 독특한 냄새를 가진 기체로 강력한 산화력을 가지고 있어 외국에서는 오래 전부터 정수처리장에서 사용하였다. 특히, 오존은 기체이므로 살균 후 수중에 잔존하지 않아 냄새가 없는 청정한 살균제이다. 그러나 오존은 일반적인 자연환경에서는 합성되지 않는 물질로 특수한 장비를 통해서 생성되므로 제조원가가 높고 잔류효과가 없어 미생물이 부활할 수 있다.

3) 물과 질병

우리 인체의 60~70%는 수분으로 구성되어 있으며, 물은 인체 내에서 음식물의 소화, 운반, 영양분의 흡수, 운동, 노폐물의 배설, 호흡, 순환, 체온조절 등의 생리작용을 한

6 잔류염소는 수돗물에 존재하는 소독성분이다. 수돗물이 잔류염소를 함유하는 이유는 수인성 감염병을 예방하여 안전한 음용수를 공급하기 위한 것이다.

다. 이러한 기능을 유지하기 위하여 성인의 경우 하루에 2~3ℓ의 물이 필요하다. 인체에 있는 수분의 10~15%가 상실되면 생리적 이상이 오고 20% 이상 상실되면 생명이 위험하다.

물은 사람에게 많은 질병이나 건강상 위해를 주기도 한다. 이는 물속에 병원성 미생물, 기생충, 독성물질 등이 존재하거나 또는 오염되어 발생하는 현상이다. 물을 매개로 감염되는 질병을 수인성감염병(water borne infection)이라고 한다. 관련 병원체에 오염된 물을 마셔 발생하기 때문에 경구감염병(oral infection)이라고도 한다. 수인성감염병은 주로 병원성 세균, 바이러스, 원생동물 및 기생충 등에 의하여 발생된다. 수인성감염병은 장티푸스, 파라티푸스, 세균성 이질, 콜레라, 유행성 간염 등이 대표적이다.

4. 하수

하수(sewage)는 사람의 생활과정에 발생하는 액상폐기물과 우수의 총칭이다. 하수에는 생활하수, 산업폐수, 분뇨 및 축산폐수, 천수 등이 포함된다. 하수를 그대로 방류하면 악취 발생, 병원 미생물 및 쥐 · 곤충 번식 등으로 환경위생 문제를 발생시키고 하천이나 해양을 오염시켜 수산자원에도 나쁜 영향을 미치게 된다. 따라서 하수의 위생적 관리는 매우 중요하다.

1) 하수도

하수도는 하수를 운반하는 시설로 합류식(combined system), 분류식(separate system), 혼합식(mixed system) 등으로 구분된다. 합류식은 모든 하수를 하수처리장으로 운반하는 것이고, 분류식은 공장 및 가정 용수 등은 하수처리장을 거치도록 하고 천수는 별도로 공공수역으로 운반하도록 되어 있는 구조이다. 한편, 혼합식은 천수와 가정용수 등의 일부를 함께 운반하는 하수도이다. 하수처리의 목적은 우수의 신속한 배제와 오수의 적절한 처리를 통해 침수방지 및 수질오염을 예방하는 것이다. 이런 하수처리를 위해서 하수관을 통하여 하수를 신속히 배제하고 하수처리장에서 처리하여 방류시켜야 하는데 이와 관련된 시설이 하수도라고 할 수 있다.

2) 하수처리 방법

하수처리 방법은 처리하려는 폐수의 성질과 처리 후의 수질기준에 따라 달라진다. 하수를 처리하는 방법은 크게 물리적 처리, 화학적 처리, 생물학적 처리 등으로 구분할 수 있다. 물리적 처리는 크기, 비중 등과 같이 물리적 특성을 이용하여 처리하는 방법으로 스크린(screen), 침전, 부상 등이 있다. 화학적 처리는 화학약품을 사용하여 불순물을 제거하는 방법으로 응집침전, 소독, 산화, 환원 등이 있다. 생물학적 처리는 미생물을 이용하여 처리하는 방법으로 용존상태의 유기물이나 무기물을 침전 가능한 미생물로 변화시켜 제거하는 방법으로 활성슬러지법, 살수여상법, 혐기성 처리 등이 있다. 한편, 하수처리는 하수처리 과정에 따라 예비처리, 본처리, 오니처리 등의 순서로 진행된다.

(1) 예비처리

예비처리에는 스크린 처리, 침사법, 침전법 등이 포함된다. 스크린 처리는 하수 유입구에 제진망(screen)을 설치하여 부유물이나 고형물을 제거하는 방법이고, 침사법은 침사지로 유속을 감속시켜 토사 등의 비중이 큰 물질을 침전시키는 방법이다. 침전법에는 보통침전 및 약품침전이 있다.

(2) 본처리

하수의 1차 처리에서는 주로 하수 중의 입자 성분을 제거하고, 2차 처리에서는 대개 용해성 유기물질을 생물학적 처리법으로 산화시킨다. 여기에는 호기성 처리법과 혐기성 처리법이 있다. 호기성 처리법에는 활성슬러지법, 살수여상법, 산화지법 등이 있다. 혐기성 처리법에는 부패조, 임호프 탱크 등이 있다.

① 호기성 처리법

호기성 처리법(aerobic disposal)은 산소를 공급하여 호기성 세균[7]에 의하여 처리하는 방식으로 이산화탄소의 발생이 많다. 호기성 처리법에는 활성슬러지법, 살수여상법, 산화지법이 있다.

---

7 생존에 산소를 필요로 하는 세균으로 혐기성 세균과 반대이다.

㉠ **활성슬러지법**

활성슬러지(오니)법은 하수의 생물학적 처리법 중 가장 진보된 방식이다. 제1차 침전지를 거쳐 나온 하수에 활성슬러지를 가하고 충분한 공기를 공급하여 호기성 미생물의 활동에 의하여 유기물을 산화시키는 방법이다. 활성슬러지법 운전 시에 가장 중요한 것은 용존산소 농도조절이다. 활성슬러지법은 경제적이며, 처리 면적이 적어도 가능하지만 고도로 숙련된 기술이 필요하다.

㉡ **살수여상법**

살수여상법(trickling filter)은 하류방향으로 흐르는 폐수가 고정된 여재표면에 형성된 미생물 막과 접촉하여 부유물질은 흡착되어 제거되고 용존성 유기물은 미생물에 의해 분해되어 제거되는 방법이다. 살수여상법은 호기성이지만 여재표면만 호기성이고 내부는 혐기성 상태이다. 운전 및 유지관리가 용이하고 산소를 공급할 때에 에너지를 공급할 필요가 없어 경제적이다. 그러나 온도에 민감하고 냄새가 발생할 수 있으며 결빙, 파리번식 등의 유지관리가 어렵다. 또한, 넓은 부지가 필요하기 때문에 설치비가 많이 든다.

㉢ **산화지법**

산화지법은 물의 생물학적, 화학적, 물리적 자정작용을 이용한 처리방법이다. 산화지법의 원리는 호기성균이 유기물을 분해하고, 조류는 이들 유기물과 햇빛을 이용하여 광합성을 하여 산소를 방출한다. 세균은 방출된 산소를 이용하여 유기물을 분해한다. 순환연결고리를 형성하여 폐수를 처리하는 방법이다.

② 혐기성 처리법

혐기성 처리법(anaerobic disposal)은 산업폐수 등에 함유된 고농도의 유기물을 혐기성 미생물에 의해 분해하는 것이다. 혐기성 처리법은 호기성 처리법에 비해 유기물의 제거율이 다소 낮기는 하지만 산소를 공급할 필요가 없다. 슬러지 발생량이 적으며 처리부산물로 메탄 등을 얻을 수 있는 장점이 있다. 혐기성 처리법에는 부패조, 임호프 탱크가 있다.

㉠ **부패조**

부패조(septic tank)는 단순한 탱크로 하수의 부유물인 부사(scum)를 형성하여 무산소 상태를 만들어 혐기성균의 분해작용을 촉진시켜 처리하는 방법이다. 부사를 뚫고 올라온 가스로 냄새가 나는 것이 단점이다. 부패조는 주택, 학교, 상가 등의 정화조로 주로 이용되고 있으며 침전과 소화가 동시에 진행된다.

㉡ **임호프 탱크**

임호프 탱크(imhoff tank)는 부패조의 결점을 보완하여 침전실과 오니 소화실로 나누어 처리되도록 한 것이다. 가스 출구에서는 검은 거품이 생기고 불쾌한 냄새가 발생한다. 소규모의 하수처리에 이용된다.

(3) 오니처리

오니처리(sludge disposal)는 하수처리 과정의 마지막 단계로 육상투기, 해양투기, 소각, 퇴비화, 사상건조법, 소화법 등이 이용된다. 사상건조법은 모래 위에 말려서 이용하는 방법이고, 소화법은 소화탱크에 넣어서 혐기성 부패를 일으키게 하여 오니 중의 유기물을 분해 안정화시키고, 병원미생물을 사멸시키는 방법이다. 충분히 소화된 오니는 사상건조법과 마찬가지로 건조시켜서 비료로 사용할 수 있다. 소화법은 가장 발전된 오니처리 방법이라 할 수 있다.

5. 폐기물

1) 분류

폐기물(waste disposal)은 인간의 활동에서 배출되는 효용가치가 낮은 물질이다. 우리나라 폐기물관리법에서 폐기물을 쓰레기, 연소재, 오니, 폐유, 폐산, 폐알칼리, 동물의 사체 등으로서 인간의 생활이나 사업 활동에 필요하지 아니하게 된 물질이라고 규정하고 있다. 폐기물은 크게 생활폐기물, 사업장폐기물, 지정폐기물, 의료폐기물 등으로 구분된다. 생활폐기물은 사업장폐기물 외의 폐기물이며, 사업장폐기물은 대기환경보전법 · 물환경보전법 또는 소음 · 진동관리법의 규정에 의하여 배출시설을 설치 · 운영하는 사업장에서 발생되는 폐기물이다. 지정폐기물은 사업장폐기물 중 폐유 · 폐산 등 주변 환경을 오염시킬 수 있거나 의료폐기물 등 인체에 위해를 줄 수 있는 해로운 물질이다. 의료폐기물은 보건 · 의료기관, 동물병원, 시험 · 검사기관 등에서 배출되는 폐기물 중

인체에 감염 등 위해를 줄 우려가 있는 폐기물과 인체 조직 등 적출물, 실험 동물의 사체 등 보건 · 환경보호상 특별한 관리가 필요하다고 인정되는 폐기물이다.

2) 처리방법

(1) 위생적 매립

위생적 매립(sanitary landfill)은 저지대에 쓰레기를 버린 후 복토하는 방법이다. 매립경사는 30°의 경사가 좋으며 반드시 복토를 실시하여야 한다. 매립하는 진개의 두께는 1~2m 이상이 되면 통기가 불량하게 되고 혐기성 부패가 계속된다. 매립 후는 20cm 이상의 두께로 복토를 하는 것이 좋다.

처리비용이 적게 들고 처리방법이 쉬우며 매립 후 토지를 이용할 수 있다는 장점이 있다. 그러나 매립지의 확보가 필요하고, 매립과정에서 발생하는 악취나 쥐와 해충 등에 의한 생활환경의 악화나 지하수의 오염과 같은 환경오염이 발생할 수 있다. 매립지는 흙 또는 돌로 포장하여 도로, 운동장으로 사용하거나 농장으로 사용할 수 있다.

(2) 소각

소각(incineration)은 고온의 대형 소각로에서 태우는 방법이다. 주로 가연성 쓰레기 처분에 이용된다. 합리적으로 운영되면 미생물을 완전히 멸균시키므로 가장 위생적인 방법이다. 그러나 소각로를 건설하고 유지해야 하는 문제가 있고 화재의 위험성, 대기오염물질 배출 등이 문제가 될 수 있다.

소각법에는 현지소각법과 소각로소각법이 있다. 현지소각법은 학교, 공장, 아파트, 상가, 병원 등에서 간이소각로나 소각장에서 바로 폐기물을 소각하는 방법으로 화재의 위험성이나 대기오염의 원인과 같은 문제가 있다. 소각로소각법은 가장 위생적인 방법이지만 대기오염의 원인이 되는 단점이 있다.

(3) 퇴비

퇴비화(composting)는 유기성 쓰레기를 미생물에 의하여 분해시키는 방법이다. 유기물질이 대개 호기성 세균의 활동에 의하여 발효가 일어나며, 발효과정에서는 60~70℃의 발열이 생겨서 병원미생물이나 기생충을 사멸시킬 수도 있다. 농촌이나 농촌 주변의 도시에서는 4~5개월 발효시켜서 퇴비로 이용하고 있는데, 최근 고속퇴비화 시설이 설비되어 2~3일이면 좋은 비료를 얻을 수 있다.

(4) 재활용

폐기물량이 급증하고 있지만 기존의 폐기물 처리방법으로는 한계가 있어 폐기물의 발생을 원천적으로 줄이는 방법에 관심이 집중되고 있다. 또한, 발생된 폐기물을 재활용하여 한정된 자원을 절약하며 환경악화를 방지할 수 있다.

6. 소독

1) 개념

소독(disinfection)은 병원성 미생물을 죽이거나 병원성을 약화시켜 감염력이나 증식력을 없애는 조작이다. 따라서 비병원성 미생물은 남아 있을 수도 있다. 이와 달리 멸균(sterilization)은 강한 살균력을 작용시켜 모든 미생물을 완전히 사멸 또는 불활성화시키는 것으로 미생물뿐만 아니라 포자까지지도 파괴시키는 것이다. 방부(antiseptic)는 미생물의 발육과 생활 작용을 저지 또는 정지시켜 부패(putrefaction)나 발효(fermentation)를 방지하는 조작이다. 소독과 관련된 각 개념을 작용 강도 순서로 정리하면 멸균 〉 소독 〉 방부가 된다.

2) 소독방법

소독방법은 이학적 소독법(physical disinfection)과 화학적 소독법(chemical disinfection)으로 구분할 수 있는데, 이학적 소독방법은 물리적인 방법을 이용하는 것으로 열을 이용하는 열처리법과 자외선, 방사선, 음파를 이용하는 무가열처리법으로 나눈다. 한편, 화학적 소독법은 여러 가지 화학약품을 이용하여 소독하는 방법이다. 열에 의한 멸균방법에는 건열멸균법(dry heat sterilization)과 습열멸균법(moist heat sterilization)이 있다. 화학적 소독법에 사용되는 화학약품에는 석탄산(phenol), 크레졸(cresol), 승홍(mercury dichloride), 생석회(산화칼륨), 산과 알칼리, 알코올, 포르말린(formalin), 과산화수소(hydrogen peroxide), 머큐로크롬(mercurochrome), 역성비누, 약용비누 등이 있다.

3) 고려할 사항

소독방법을 결정할 때는 다음의 내용을 고려해야 한다. 첫째, 감염병의 종류와 그 특성을 파악해야 한다. 둘째, 감염병의 전파방법 즉, 직접전파인지 간접전파인지를 확인해야 한다. 셋째, 병원체의 종류와 특성을 알아야 한다. 넷째, 소독의 대상과 그 성질을 파악해야 한다.

제9장

환경오염

☑ 학습목표

- 환경보전을 위한 국제사회의 노력을 설명할 수 있다.
- 대기오염 1차 및 2차 물질을 설명할 수 있다.
- 기온역전과 열섬현상을 설명할 수 있다.
- 미세먼지 기준과 건강에 미치는 영향을 설명할 수 있다.
- 수질오염지표를 설명할 수 있다.

1. 환경오염의 이해

1) 개념

환경오염(environmental pollution)은 인위적 원인으로 공기, 물, 토양 등이 오염되어 건강, 재산 등과 자연환경의 악화를 초래하는 생활방해(nuisance)를 말한다. 환경오염은 인간 활동에 의하여 발생한 오염물질로 인해 환경의 질이 저하되는 현상으로 자연환경의 구조와 기능이 파괴되는 것이라고 할 수 있다.

환경은 확산, 희석, 흡수, 침전 등의 자정작용으로 스스로 오염물을 제거 및 감소시키는데, 환경 자정능력 이상의 오염물질이 발생되면서 환경오염이 심화되고 있다. 이러한 문제의 근원은 인구증가와 도시집중화, 산업발달과 환경자원의 고갈, 개발과 환경파괴의 상충, 환경보전에 대한 의식결여 등 많은 요인들이 있다. 환경오염에 의한 피해는 사람뿐만 아니라 동물, 식물, 토양, 재산 등에 영향을 미친다. 환경 파괴는 순식간에 일어나지만 환경 회복은 일시에 효과를 거두기 어려운 만큼 파괴와 오염을 최소화하는 동시에 꾸준한 환경보전 노력이 필요하다.

2) 환경오염 원인

환경오염이 사회문제로 제기되기 시작한 것은 산업혁명 이후부터라고 할 수 있으며, 특히 20세기 후반부터는 심각한 국제문제가 되고 있다. 지구환경이 악화되고 있는 핵심 원인은 지구의 부하능력을 고려하지 않은 산업 확충과 지구의 수용능력을 초과하는 폭발적 인구증가라고 할 수 있다. 급격한 인구증가는 식량부족, 물부족, 환경 파괴를 가속화시켰으며, 삶의 질을 높여 가기 위한 산업화가 환경을 회복 불능 상태로 파괴시키고 있다. 지구환경 악화의 직접적 요인은 화석연료의 사용 증가와 유독 폐기물의 배출 증가에 기인한다. 산업사회가 시작되면서 화석연료의 사용이 증가하였으며, 이로 인해 황산화물질, 질소산화물, 탄화물질 등의 배출이 증가하여 대기오염이 가속화되고 각종 유독 유해물질의 폐수 및 폐기물질의 증가는 하천과 토양의 오염을 심화시키기 시작했다. 오늘날 지구의 주요 환경문제는 오존층 파괴, 지구의 온난화, 산성비 및 사막화, 산림 감소, 생물 종의 감소 및 생태계의 파괴, 하천의 수질 악화 및 수자원의 고갈, 토양 및 지하수의 오염, 핵 물질 등 유해 폐기물질의 국제간 이동, 해양오염 등이라고 할 수 있다.

3) 환경보전

환경보전은 환경오염으로부터 환경을 보전하고 오염된 환경을 개선하는 것과 동시에 쾌적한 환경상태를 유지 · 조성하기 위한 활동을 말한다. 환경보전이 성과를 얻기 위해서는 우리나라뿐만 아니라 세계적으로 협력이 필요하다. 그 동안 환경오염을 예방하기 위하여 추진된 환경보전 노력을 살펴보면 다음과 같다.

(1) 우리나라

우리나라의 환경문제를 담당하는 정부조직은 1967년 보건사회부 환경위생과 공해계로 처음 출발하여 환경청과 환경처로 발전하였고, 1995년 환경부로 승격하여 오늘에 이르고 있다. 또한, 각종 환경오염으로부터 환경을 보전하고 국민건강을 향상시키기 위하여 1977년 환경보전법을 제정하였다. 그러나 단독법만으로는 환경문제를 해결하는데 한계가 있다고 판단하여 1991년 환경보전법을 폐지하고 환경정책기본법으로 대체되었다.

환경정책기본법을 개정하는 시기에 맞추어 대기, 수질, 소음, 진동 등 각 분야별로 환경 관련법을 제정하면서 개별법주의로 운영되고 있다. 현재는 대기환경보전법, 물환경보전법, 소음 · 진동관리법, 폐기물관리법, 악취방지법, 토양환경보전법, 유해화학물질관리법, 지속가능발전법, 하수도법, 수도법, 먹는물관리법 등의 법률이 운영되고 있다. 특히 우리나라는 온실가스(GHG)를 많이 배출하는 국가로 분류되는데, 2015년 파리에서 개최된 유엔기후변화협약 당사국 총회 결과에 따라 온실가스 배출량을 줄이기 위하여 노력하고 있다.

오염자 부담 원칙에 부합하는 환경정책으로 폐기물 부담금과 쓰레기 종량제를 실시하고 있다. 폐기물 발생을 억제하고 자원의 낭비를 막기 위하여 제품의 제조사와 수입업체에게 폐기물 부담금[1]을 부과하고 있으며, 1995년부터 혼합 생활폐기물 수거를 위한 쓰레기 종량제[2]를 시행하였고 2010년부터는 음식물 폐기물에도 적용하고 있다.

(2) 국제사회

20세기에 들어서면서 산업의 급진적 발전이 물질문명의 혜택을 받을 수 있게 하였지만, 지구환경의 악화는 더욱더 심화되어 가고 있어 이를 극복하기 위한 국제적 노력도 지속되고 있다. 1972년 스웨덴 스톡홀름에서 세계 최초의 인간환경회의를 개최하고, 인간환경을 보호하고 개선하는 것은 인류의 복지와 경제발전의 가장 중요한 과제라는 인간환경선언과 함께 오직 하나 뿐인 지구(the only one earth)라는 절박한 슬로건을 채택하였으며, 이를 실현해 갈 유엔 환경계획의 설립을 권고하는 결의안을 채택하였다. 인간환경선언의 4대 원칙은 다음과 같다. 첫째, 인간은 좋은 환경에서 쾌적한 생활을 영위할 기본적 권리가 있다. 둘째, 현재와 미래에 있어서 공기, 물 등의 자연생태계를 포함하여 지구의 천연자원이 적절히 계획 · 관리되어야 한다. 셋째, 유해물질의 배출 등으로 생태계가 회복될 수 없는 상태가 되어서는 안 된다. 넷째, 경제개발, 사회개발, 도시화 등의 모든 계획은 환경의 보호와 향상을 고려하여 진행되어야 한다.

국제적인 노력을 위하여 1973년 유엔(UN) 산하에 유엔환경계획(UNEP)을 설치하여 유엔의 환경정책 수립, 지구환경 감시, 환경관련 국제협력, 환경 관련지식 발전 등의 업

1 폐기물부담금제도는 자원순환제도 중 하나이며 소각이나 매립을 통해서 폐기물을 처리하는 처리의무자에게 부담금을 부과해 재활용을 유도하는 제도이다.

2 쓰레기를 버리는 양에 따라 처리비용을 다르게 내는 제도이다. 규격봉투는 지정된 판매소에서 정해진 가격으로 구입할 수 있는데, 반드시 거주하는 지역의 봉투를 구입하여 사용하여야 한다. 쓰레기 종량제는 재활용 가능 폐기물의 무상 수거와 함께 폐기물을 감량하는 중요한 수단이 되고 있다.

무를 담당하도록 하였다. 1989년 오존층 파괴 원인 물질의 사용을 규제하는 몬트리올 의정서가 채택되었다. 1992년 6월 브라질 리우데자네이루에서 환경과 개발에 관한 유엔회의가 개최되었다. 178개국 대표가 참가하였으며 리우회의에서는 21세기를 향한 지구인의 행동강령인 리우선언과 의제21을 채택하고 기후변화협약, 생물다양성 협약 등도 채택하였다. 리우선언의 기본이념은 환경적으로 건전하고, 지속 가능한 개발에 두었다. 지속 가능한 경제는 지속 가능한 개발의 결과로 얻어진다고 본다. 또한 의제21(Agenda 21)에서는 지구환경 피해에 대한 선진국의 책임과 함께 환경보호를 구실로 일방적 무역규제를 하지 않도록 하였으며, 개발도상국가에 대한 선진국의 재정지원 등의 내용 등을 담고 있다. 리우선언 및 의제21과 함께 채택된 기후변화협약의 목적은 이산화탄소를 비롯한 온실가스 배출을 제한하여 지구온난화에 따른 이상기후 현상을 예방하려는 것이다. 이 협약을 준수하기 위하여 1997년 유엔기후변화협약 당사국 총회에서 교토의정서를 채택하였다. 교토의정서에서는 온실가스 배출량을 1990년 대비 5.2% 감축하되 각 국가별로 차별화하였다. 2015년 개최된 제21차 유엔기후변화협약 당사국 총회에서 파리기후협정을 체결하였다. 195개 당사국의 서명을 통해 최종 타결된 파리협정[3]은 2020년 이후부터 교토의정서를 대체해 국제사회의 기후변화 대응을 규율하고 있다.

2. 대기오염

1) 정의

대기오염(air pollution)은 정상적인 상태의 공기 중에 존재하지 않던 물질이 발생하거나 존재하는 물질의 농도가 증가된 상태를 말한다. 대기오염물질은 발생원으로부터 직접 배출되는 1차 오염물질과 1차 오염물질이 대기 중에서 반응하여 새롭게 생성한 2차

3 국제사회는 파리협정에 따라 공동의 장기목표로 산업화 이전 대비 지구 평균기온 상승을 2℃보다 상당히 낮은 수준으로 유지하는 것으로 하고, 온도 상승폭을 1.5℃ 이하로 제한하기 위한 노력을 추구해야 한다. 파리협약은 온실가스 감축 의무를 부여했던 교토의정서와 달리 195개 당사국 모두가 지켜야 하는 첫 기후합의이다. 2021년 1월부터 적용된 기후변화 대응을 담은 기후변화협약으로 2016년 11월 발효됐다. 파리협약이 기존 교토의정서와 다른 특징은 ① 지구온난화 억제 목표 강화(2도 이내에서 1.5도 이내 노력), ② 온실가스 감축 행동을 모든 국가로 확대, ③ 5년마다 상향된 감축목표 제출 및 5년마다 이행 여부 검증, ④ 2025년 이후 개도국에 대한 자금 지원 확대, ⑤ 상향식 감축목표 방식 등이다. 다만, 각국의 기여방안 제출은 의무로 하였지만 이행은 각국이 스스로 노력하는 것으로 합의하여 국제법적 구속력은 갖지 못한다.

오염물질로 나눌 수 있는데, 1차 오염물질이 환경에 미치는 영향은 2차 오염물질보다는 심하지 않다. 세계보건기구에서는 대기오염을 옥외의 대기 중에 오염물질이 혼입되어 그 양, 질, 농도, 지속시간이 상호작용하여 다수의 지역주민에게 불쾌감을 일으키거나 건강에 위해를 주며 인류의 생활이나 식물의 성장을 방해하는 상태라고 규정하였다.

2) 대기오염물질

대기오염물질은 그 원인에 따라 자연오염물질과 인공오염물질로 분류할 수 있다. 자연오염물질은 화산, 황사 등으로 인한 오염물질로 인간이 관리하는 것이 거의 불가능하기 때문에 일반적으로 대기오염물질에서 제외된다.

인공오염물질은 1차 오염물질(primary pollutant)과 2차 오염물질(secondary pollutant)로 구분된다. 1차 오염물질은 발생원에서 직접 대기로 방출되는 것으로 일산화탄소(CO), 황산화물(SOx), 질소산화물(NOx), 탄화수소(HC) 등의 가스상 물질과 비산재나 분진, 매연 등의 입자상 물질(particulate pollutant) 등이 있다. 2차 오염물질은 1차 오염물질이 대기 중에서 화학적인 반응을 일으킬 때 생기는 광화학 산화물인 오존(O_3), 알데히드(aldehyde), PAN(peroxyacetyl nitrate), 스모그(smog) 등이 있다.

(1) 1차 오염물질

① 입자상 물질

입자상 물질(particulate matter; PM)은 고체나 액체의 0.001~500㎛(마이크로미터) 미세한 입자이다. 직경이 10㎛ 이상인 경우에는 중력에 의해서 침강이 가능하므로 호흡기를 통하여 인체에 쉽게 침투하지 못한다. 인체에 피해를 가장 많이 줄 수 있는 입자의 입경은 0.5~5.0㎛의 입자들이다. 먼지(dust), 매연(smoke) 및 검댕(sool), 연무(mist), 훈연(fume), 박무(haze) 등이 대표적이다.

㉠ 분진

분진(dust)은 대기나 배기가스 중에 장시간 부유하는 미세한 고체나 액체의 입자상 물질이다. 분진 중에서 10㎛(마이크로미터) 이상의 크기를 가지며 비교적 무거워서 침강하기 쉬운 것을 강하분진(fallen dust)이라고 하고, 입자가 10㎛ 이하의 크기로 가벼워서 가라앉지 않고 장시간 공기 중에 부유하는 것을 부유분진

(suspended dust)이라고 한다. 크기가 0.25~5㎛의 입자는 폐포에 도달하게 되고 1㎛의 경우는 폐포에 침착하여 배출이 되지 않는다.

㉡ **매연**

매연(smoke)은 연료가 연소할 때에 완전히 타지 않고 남는 고체물질이다. 매연은 1㎛ 이하 크기의 탄소입자를 말하며, 검댕(sool)은 1㎛ 이상의 크기를 갖는 유리탄소 및 타르(tar) 물질이 응결된 탄소입자의 집합체이다.

㉢ **비산재**

비산재(fly ash)는 연료가 연소할 때에 발생하는 굴뚝 연기 내의 미세한 재입자로 불완전하게 연소한 연료를 함유할 수 있다. 알갱이 상태의 입자들은 크기가 다양하지만 인체에는 0.5㎛ 크기의 먼지가 폐포에 침착되어 진폐증을 일으킨다.

㉣ **연무**

연무(mist)는 가스나 증기의 응축에 의하여 생성된 대략 2~200㎛ 크기의 입자상 물질로 매연이나 가스상 물질보다 입자 크기가 크다. 연무는 비교적 큰 물방울 입자가 묽은 상태로 분산되어 있는 것이다.

㉤ **훈연**

훈연(fume)은 광물질의 용해나 산화 등의 화학반응에서 증발한 기체분자가 대기 중에서 응축하여 생기는 0.001~1㎛의 고체입자이다. 훈연은 용해된 물질이 증발되어 생기는데 뭉쳐지기도 하고 때때로 융합되기도 한다.

㉥ **박무**

박무(haze)는 크기가 1㎛보다 작고 많은 입자가 대기 중에 떠 있어 시야를 방해하는 입자상 물질이다. 박무는 수분, 오염물질, 먼지 등으로 구성되어 있다.

② 가스상 물질

가스상 물질(gas pollutant)은 연료가 연소, 합성, 분해될 때에 발생하거나 물리적 성질에 의해서 발생되는 기체상태의 물질이다. 상온의 공기 중에 액체나 고체의 물질이 기화된 상태로 존재한다. 황산화물(SOx), 질소산화물(NOx), 일산화탄소(CO), 탄화수소(HC) 등이 대표적이다.

㉠ **황산화물**

황산화물(sulfur oxides)은 황과 산소와의 화합물을 총칭하는 것으로 이산화황(아황산가스, SO_2)·삼산화황(SO_3)·아황산(H_2SO_3)·황산(H_2SO_4), 황산구리(Cu_2SO_4)·황산칼슘($CaSO_4$)·황산마그네슘($MgSO_4$) 등이 포함된다. 황산화물 중에서 가장 많은 양을 차지하고 있는 이산화황(SO_2)은 대기 중에서 산화된 후에 수분과 결합하여 삼산화황, 황산 등의 2차 오염물질을 생성한다. 황산화물의 주요 발생 원인은 석탄 및 석유의 연소과정과 경유를 사용하는 자동차 및 정유공장 등이다. 황산화물은 산성비의 원인이 되거나 기체 자체로 사람의 몸속 점막에 작용해 호흡기 질환을 일으킨다.

㉡ **질소산화물**

질소산화물(NOx)은 연소과정에서 배출되는 중요한 대기오염물질로 그 발생원은 탄소나 황과는 달리 연료에서 유래되는 것이 아니고 가솔린이나 디젤엔진 같은 고온, 고압의 연소실에서 연소가 진행될 때에 대기 중의 질소와 산소가 결합하여 발생한다. 광화학 반응에 의한 2차 오염물질을 발생시키고 산성비의 원인이 된다. 인체에 미치는 영향은 눈과 코를 강하게 자극하고 폐쇄성 기관지염, 폐렴을 일으킨다.

㉢ **일산화탄소**

일산화탄소(CO)는 무색, 무취, 무미의 가스로 불완전 연소에 의해서 발생한다. 주요 발생원은 화석연료와 자동차 배기가스이다. 일산화탄소는 혈액 속의 헤모글로빈과 결합하여 혈액의 산소 운반능력을 떨어뜨리고 협심증, 시력장애, 신경, 폐기관 등의 질환을 일으킨다.

㉣ **탄화수소**

탄화수소(HC)는 연료 연소과정 및 공업공정에서 발생한다. 탄화수소는 대기 중의 NO와 반응하여 광화학적 산화물인 2차 오염물질을 만드는데, 2차 오염물질인 오존, PAN 등에 의하여 주로 눈, 상기도의 점막을 자극하여 폐기능을 저하시킬 수 있다. 특히 자동차 배기가스 중에는 30종 이상의 방향족 탄화수소가 있는데,

그 중에서 9종이 발암성 물질로 추측되고 있다.

(2) 2차 오염물질

2차 오염물질은 광화학 산화물(photochemical oxidants)이라고 한다. 오염원에서 배출된 1차 오염물질이 태양광선 중 고에너지를 가진 자외선이나 파장이 짧은 가시광선의 영향을 받아 2차적으로 생긴 물질이다. 오존(O_3), PAN류, 알데히드(aldehyde), 스모그(smog) 등이 대표적이다. 2차 오염물질에 의해서 대기 중의 산화제 농도가 높아지면 눈과 목에 통증을 일으킬 뿐만 아니라 식물에 피해를 주고 냄새가 나고 가시도가 감소하게 된다.

① 오존

오존(O_3)은 자동차나 공장의 배기가스 등에 함유된 질소산화물, 탄화수소류 등이 바람이 없는 상태에서 강한 태양광선으로 인해 광화학 반응을 일으켜 생성된다. 햇빛이 강하고 바람이 불지 않는 여름 날씨에 많이 발생한다. 오존 농도는 일반 대기 중에서는 0.1~0.02ppm 정도 존재하지만 일정 기준 이상으로 높아질 경우에는 호흡기나 눈이 자극을 받아 기침이 나고 눈이 따끔거린다. 오존에 대한 반복노출은 폐에 피해를 줄 수 있는데, 가슴통증, 기침, 메스꺼움 등을 유발하고 소화에 영향을 미치며 심하면 기관지염, 심장질환, 폐기종, 천식의 악화를 가져온다.

우리나라에서는 일부 도시지역을 중심으로 오존 오염농도를 수준별로 나누어 오존 경보제를 시행하고 있다. 한 시간 동안 대기 중의 오존 평균치가 0.12ppm 이상일 때는 주의보, 0.3ppm 이상일 때는 경보, 0.5ppm 이상일 때는 중대경보를 발령하고 있다. 오존은 호흡기계 환자나 노약자에게 더욱 유해한 작용을 하기 때문에 오존주의보가 발령되면 노약자 및 호흡기 질환자는 실외운동을 자제하도록 한다. 경보가 발령되면 유치원 및 초등학교에서는 실외운동을 자제하도록 하고, 중대경보가 발령되면 유치원 및 초등학교는 휴교를 실시하고, 해당지역의 자동차 운행을 규제하여야 한다.

② 질산과학화아세틸

질산과학화아세틸(peroxyacetyl nitrate; PAN)은 스모그의 광화학 반응에서 발생하는 산화물의 일종이다. 연소 배기가스, 자동차 배기가스 중의 산화질소, 탄화수소, 오존 등이 특수한 기상조건에서 광화학 반응을 일으켜 생성한다. 사람의 눈이나 목구멍을 자극하며 농작물이나 식물 등에도 피해를 미친다.

③ 알데히드

알데히드(aldehyde)는 강한 자극성이 있는 무색의 가스이다. 인체에 미치는 영향은 중추신경에 대한 마취작용과 눈, 기도 점막에 대한 자극이 있으며, 조직에 염증을 가져오고 기침, 흉부 압박감, 식욕상실, 불면 등이 나타난다.

④ 스모그

스모그(smog)는 대기 중 매연(smoke)과 안개(fog)가 섞인 오염 상태를 말한다. 스모그는 불완전 연소의 결과로 대기 중에 광화학 반응으로 생성된 가스의 응축과정에서 만들어지며 크기는 1㎛보다 작다. 스모그로 많은 사람들이 목숨을 잃은 대표적인 대기오염 사건은 로스앤젤레스와 런던에서 발생하였다.

로스앤젤레스 스모그(LA Smog)는 1943년 미국 로스앤젤레스에서 자동차의 배기가스로 인한 대기오염으로 황갈색 스모그가 발생한 사건을 말한다. 이런 광화학스모그는 자동차에서 방출되는 질소산화물과 탄화수소가 자외선과 화학반응을 일으키면서 2차적으로 생성되는 대기오염물질로 분지에 위치한 대도시에서 많이 발생한다. 한편, 런던 스모그는 1952년 12월 영국 런던에서 석탄 연료 연소에 의해 배출된 황산염(sulfate)으로 발생한 대기오염으로 10,000명 이상의 사망자가 발생한 사건을 말한다. 이전 스모그와는 달리 짙은 농도와 유독성을 갖는 스모그가 실내로까지 스며들어 사람들의 눈과 목 등에 악영향을 미쳤으며 만성 기관지염, 천식, 폐 섬유증과 같은 호흡기 질환을 유발하여 많은 사망자를 발생시켰다. 런던 스모그가 발생한 이후 영국 정부는 1956년 공기청정법(Clean Air Act)을 제정하여 아황산가스(이산화황, SO_2) 배출 규제에 노력을 기울였다.

3) 대기환경기준

(1) 항목

환경기준은 인간의 건강을 보호하고 생활환경을 보전하기 위해서 필요한 기준이다. 환경기준 설정물질과 설정기준은 오염현황, 인체에 미치는 영향 등을 고려하여 결정하게 된다. 우리나라의 대기환경기준은 환경정책기본법에서 구체적으로 규정하고 있다. 현재 대기환경기준 항목은 아황산가스(SO_2), 일산화탄소(CO), 이산화질소(NO_2), 미세먼지(PM-10), 초미세먼지(PM-2.5), 오존(O_3), 납(Pb), 벤젠 등 8종류이다.

표 9-1 대기환경기준

항목	기준
아황산가스(SO_2)	연간평균치 0.02ppm 이하 24시간 평균치 0.05ppm 이하 1시간 평균치 0.15ppm 이하
일산화탄소(CO)	8시간 평균치 9ppm 이하 1시간 평균치 25ppm 이하
이산화질소(NO_2)	연간평균치 0.03ppm 이하 24시간 평균치 0.06ppm 이하 1시간 평균치 0.10ppm 이하
미세먼지(PM-10)	연간평균치 50㎍/㎥ 이하 24시간 평균치 100㎍/㎥ 이하
초미세먼지(PM-2.5)	연간 평균치 15㎍/㎥ 이하 24시간 평균치 35㎍/㎥ 이하
오존(O_3)	8시간 평균치 0.06ppm 이하 1시간 평균치 0.1ppm 이하
납(Pb)	연간평균치 0.5㎍/㎥ 이하
벤젠	연간평균치 5㎍/㎥ 이하

자료 : 환경정책기본법 시행령(제2조 별표)

(2) 배출허용기준

배출허용기준(effluent quality standard)은 오염물질 배출의 최대허용치 또는 최대허용농도이며, 배출시설에서 발생하는 오염물질의 법적 허용기준을 말한다. 배출허용기준은 환경기준을 달성하기 위한 중요한 정책적 수단이 된다. 따라서 배출허용기준은 환경기준의 설정정도에 따라 달라진다. 대기오염과 관련된 배출허용기준은 대기환경보전법에 규정되어 있는데 처리기술 수준 및 사회 · 경제적 여건에 따라 배출허용기준은 조금씩 변화되고 있다.

4) 대기오염과 기상

대기에 배출되는 오염물질은 자정작용에 의해 희석, 확산, 산화 등이 일어나는데 풍향, 풍속, 기온 등에 따라 영향을 받는다. 그러나 대기의 움직임이 정지되면 대기는 정체되고 대기오염물질의 농도는 증가하게 되는데 가장 큰 요인은 기온역전이며, 도시의 경우는 열섬현상이다.

(1) 기온역전

공기의 흐름은 수평이동과 수직이동으로 나눌 수 있다. 지상으로부터 수직 방향의 기온 변화가 대기의 안정 상태를 결정하여 오염물질 확산에 영향을 미친다. 정상적인 경우에는 대류권에서 고도가 상승함에 따라 대기의 온도는 하강한다. 건조 공기의 경우 100m 수직 상승할 때마다 대략 1℃ 정도 낮아진다. 그러나 특별한 경우에는 고도가 상승함에 따라 기온도 상승하여 상층부의 기온이 하층부보다 높아지게 되어 공기의 층이 반대로 된다. 이런 경우에 대기는 고도로 안정화되고 공기의 수직 확산이 일어나지 않아 대기오염이 증가하게 된다. 이를 기온역전(temperature inversion)이라고 하며, 이층을 역전층이라고 한다. 기온역전의 유형으로는 복사성 역전, 침강성 역전, 전선성 역전, 이류성 역전, 지형성 역전 등이 있다.

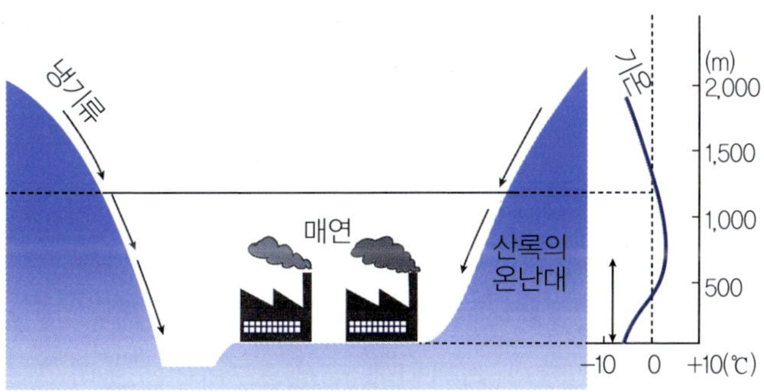

그림 9-1 기온역전

(2) 열섬현상

도시에서는 도로가 포장되어 복사열이 증가하고 인위적인 열생산이 있다. 또한, 대형 건물과 공장 등은 불규칙한 지면을 형성하고 있다. 이러한 특징으로 자연적인 공기의 흐름이나 바람을 차단하여 도심의 온도는 변두리보다 약 5℃ 정도 높게 된다. 이것을 열섬현상(heat island effect)이라고 한다. 열섬현상에서는 따뜻한 공기는 상승하고 도시주위로부터 찬바람이 지표로 흐르게 된다. 이때 대기오염물질이 상승하여 먼지지붕(dust dome)을 형성하여 태양열에 의한 지표가열을 방해하게 되므로 공기의 수직이동이 감소되어 오염이 더욱 심화된다.

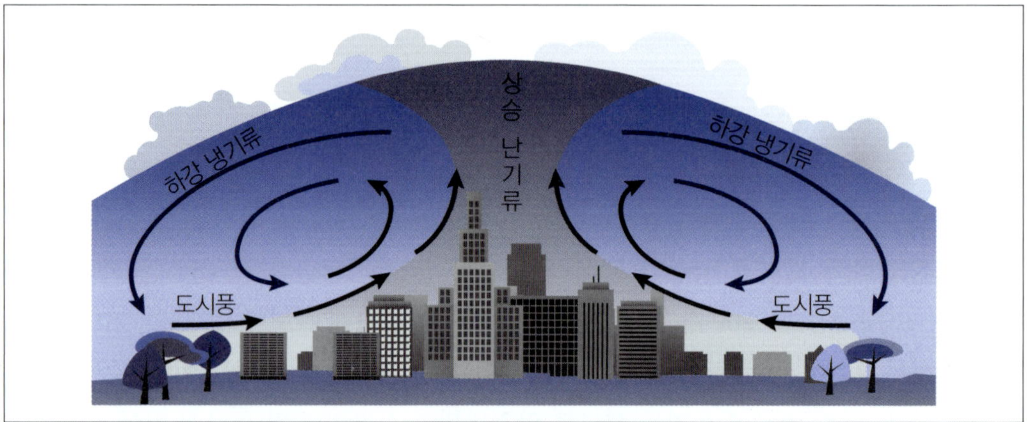

그림 9-2 열섬현상

자료 : 네이버 이미지 사진

5) 미세먼지

(1) 기준

공기 중에 부유되어 있는 고체나 액체의 입자(particle)들을 총칭하여 입자상 물질(Particulate Mater; PM)[4] 또는 에어로졸(aerosol)이라고 한다. 대기환경에서 입자 직경 크기는 대부분 0.001~100㎛의 범위이다. 미세먼지는 일반적으로 입자 직경 크기에 따라 미세먼지(PM-10), 초미세먼지(PM-2.5)로 구분된다. 미세먼지는 입자 직경이 10㎛보다 작은 크기의 먼지로 상기도나 기관지에 주로 침적된다. 초미세먼지는 입자 직경이 2.5㎛ 이하인 물질로 미세먼지보다 상대적으로 입자 직경이 작기 때문에 폐포에 침적하여 호흡기에 미치는 영향이 미세먼지보다 더 크다.

미세먼지를 이루는 성분은 일반적으로는 대기오염물질이 공기 중에서 반응하여 형성된 황산염, 질산염 등과 화석연료를 태우는 과정에서 발생하는 탄소류와 검댕, 지표면 흙먼지 등에서 생기는 광물 등으로 구성된다. 환경부는 1995년부터 10㎛ 이하의 미세먼지를 대기오염물질로 규제하고 있으며, 2015년부터 2.5㎛ 이하 초미세먼지에 대해서 규제를 시행하고 있다. 또한 2014년부터 미세먼지에 대한 예·경보제를 시행하고 있는데, 2018년부터 적용되고 있는 초미세먼지(PM-2.5) 예보기준은 16~35㎍[5] 보통, 36~75㎍

4 미세먼지의 크기는 PM 뒤에 숫자를 붙여 표현한다. 예를 들어, PM-2.5는 2.5㎛ 이하 미세먼지를 의미한다.

5 ㎍(마이크로그램)은 질량을 나타내는 단위로 1㎍는 100만분의 1g에 해당한다. ㎍로 표기하는 이유는

나쁨, 76㎍ 이상 매우 나쁨이다.

(2) 미세먼지와 건강

미세먼지는 매우 작기 때문에 호흡기를 거쳐 폐 등에 침투하거나 혈관을 따라 체내로 들어가 건강에 나쁜 영향을 미친다. 미세먼지의 노출은 일반적으로 호흡기 자극 및 질환 증가, 폐기능 감소, 천식 악화, 만성기관지염 악화, 심박수 악화, 심장질환, 심근경색, 폐암 등을 발생시킬 수 있다. 이런 이유로 세계보건기구는 1987년부터 미세먼지(PM-10, PM-2.5)에 대한 대기질 가이드라인을 제시해 왔고, 2013년 세계보건기구 산하의 국제암연구소(International Agency for Research on Cancer; IARC)는 미세먼지를 사람에게 발암이 확인된 1군 발암물질(Group 1)로 지정하였다.

미세먼지 차단을 위해 착용하는 마스크의 KF(Korea Filter)의 수치는 미세먼지를 걸러낼 수 있는 능력을 의미한다. KF80은 평균 0.6㎛ 크기의 미세입자 80% 이상 차단할 수 있으며. KF94와 KF99는 각각 평균 0.4㎛ 크기의 입자를 각각 94%, 99% 이상 차단 가능하다. 수치가 높을수록 차단효과는 좋지만 숨쉬기 어렵다는 불편함이 있다.

6) 대기오염 영향

(1) 지구 환경에 미치는 영향

① 지구 온난화

대기 중의 탄산가스층은 지표로부터 복사하는 적외선을 흡수하여 열 방출을 막을 뿐만 아니라 흡수한 열을 다시 지상에 복사하여 지구 기온을 상승시킨다. 이를 온실효과(greenhouse effect) 또는 지구 온난화(global warming)라고 한다. 19세기 말 이후 지구의 평균온도는 지역에 따라 0.3~0.6℃ 상승되었으며, 해수면은 10~25cm 상승된 것으로 알려져 있다. 지구 기온이 지속적으로 상승하고 있는 원인에 대해서는 여러 의견이 있으나 가장 큰 이유는 온실효과 가스인 이산화탄소(CO_2), 메탄(CH_4), 이산화질소(NO_2), 염화불화탄소(CFC), 오존(O_3) 등의 대기 중 농도가 증가하는 것이다. 지구 온난화의 결과로 기온상승과 이상기온이 생겨나고, 해면의 수위상승과 저지대 수몰, 생태계의 파괴와 변화 등이 발생한다. 또한 폭풍우와 홍수, 폭설, 해일, 고온, 건조와

농도를 나타내기 위해서다. 예를 들어, 100㎍/m³는 가로, 세로, 높이 1m인 사면체 공간에 무게 100㎍ 만큼의 미세먼지가 있다는 의미이다. 숫자가 높을수록 농도가 짙다.

산불, 생태계의 변화 등 심각한 기상재해를 발생시키는 엘리뇨 현상의 원인도 지구 온난화와 관련된다. 일반적으로 서태평양 수온이 동태평양 수온보다 높은 것이 보통이다. 그런데 그 반대 현상이 일어나 적도 부근의 동태평양 수온이 5개월 이상 0.5℃ 이상 높게 지속될 때 엘리뇨 현상이 발생하게 된다.

② 오존층 파괴

지표면의 오존은 인간의 건강에 해로운 물질이지만 성층권(12~50km) 내에 존재하는 오존층은 태양에서 방출되는 자외선을 차단하여 대류권으로 들어오지 못하도록 하는 사람과 식물의 보호막 작용을 한다. 오존층을 파괴하는 요인은 프레온가스(freon gas)라고도 불리는 염화불화탄소(CFC)이다. 이것이 성층권에서 자외선에 의해 분해되어 염소원자를 방출하며 이것이 오존의 산소원자와 결합함으로써 오존층을 파괴하는 것으로 알려져 있다. 프레온가스는 냉장고, 에어컨, 스프레이어와 분사제나 발포제로 사용되는 기체이다.

오존층의 파괴로 자외선에 노출되면 면역기능의 약화, 피부암의 발생 및 해양 플랭크톤의 체질 변화로 해양계의 먹이사슬이 파괴된다. 또한, 기후 온난화에 영향을 미친다. 오존층 파괴를 예방하기 위하여 1985년 3월 포괄적 규정인 비엔나 협약이 체결되었고, 1987년 9월에는 오존층 파괴물질의 생산 및 소비량을 감축하기 위해 환경문제와 무역을 연계시킨 몬트리올 의정서가 채택되었다. 1992년 11월에는 가입국 회의를 통하여 규제물질의 종류 추가와 규제일정을 단축하여 선진공업국들은 1996년부터는 염화불화탄소의 생산과 사용을 전면 중지하였다.

③ 산성비

산성비(acid rain)는 빗물의 pH가 5.6 이하일 때를 말한다. 산성비는 이산화황(SO_2)과 삼산화황(SO_3)이 물과 작용하여 아황산이나 황산으로 되기 때문에 일어난다. 공기는 탄산가스가 존재하기 때문에 일반적인 빗물의 수소이온농도(pH)는 보통 5.65 정도인데, 산성비는 대기 중에 배출된 황산화물, 질소산화물, 탄소산화물 등의 대기오염물질이 비와 화학 반응을 해서 황산, 질산, 탄산 등의 강산으로 변화하여 pH가 5.6 이하로 떨어지는 현상이다. 산성비는 호수나 하천을 산성화시키므로 생태계를 파괴시키며 금속물이나 석조건물을 부식시키고, 식물의 엽록소를 파괴해 잎을 누렇게 변하게 하거나 말라죽게 한다.

제1편
제2편
제3편
제4편

(2) 인체에 미치는 영향

대기오염물질이 인체에 미치는 피해는 오염물질의 종류와 농도, 노출시간, 개인의 감수성, 물리화학적 특성 등에 따라 다르다. 인체에 피해를 주는 대기오염물질은 황산화물(SOx), 질소산화물(NOx), 일산화탄소(CO), 탄화수소(HC), 부유분진, 납 등이 대표적이다. 대기오염이 원인이 되는 질병은 주로 호흡기계 질환으로 만성기관지염, 기관지천식, 만성폐기종, 만성천식성 기관지염 등이 있다. 또한, 각막 및 결막염 등의 안과질환을 일으키기도 하고 폐암과 기관지암을 발생시키기도 한다. 대기오염은 일상생활에도 영향을 미쳐 시야 장애, 불쾌감, 우울증상 등을 초래한다.

(3) 동식물에 미치는 영향

대기오염에 의한 동물의 피해는 사람과 비슷하게 나타나며, 식물은 매연이나 유해가스에 대해서 동물보다 더 민감한 것으로 알려져 있다. 분진은 가용성(soluble) 화학물질을 함유한 것 외에는 급격한 피해는 없으나 장기간 노출될 경우에 광합성 작용이나 호흡작용을 저해하여 식물성장에 나쁜 영향을 준다. 오존은 식물의 잎 끝에 검은 반점이 생기며, 성장지연을 유발한다. 식물에 대한 영향은 오염물질의 종류와 농도, 접촉시간, 식물이 종류나 품종, 온도, 습도, 광선 등의 기상조건, 생육시기 등에 따라 차이가 있다. 대체로 발육기, 햇빛이 강할 때, 습도가 높을 때에 저항력이 약한 것으로 알려져 있다.

7) 대기오염 대책

대기오염은 오염물질, 기상조건, 지형 등에 따라 차이가 있기 때문에 단일 대책으로 문제를 해결할 수는 없다. 대기오염이 발생시키는 질병을 예방하고 환경을 보전하기 위해서는 장기적인 대책이 고려되어야 한다. 대기오염 대책으로 고려되어야 할 내용은 다음과 같다.

첫째, 에너지를 가능한 적게 사용하는 방안이 강구되어야 한다. 열효율을 높이는 방법을 찾아야 하고, 오염발생이 적은 에너지원으로 대체하도록 해야 한다. 차량의 액화천연가스(LNG) 사용은 대기오염을 줄이는데 크게 기여하고 있다.

둘째, 오염방지 기술의 향상에 많은 노력과 투자가 필요하다. 오염방지 기술뿐만 아니라 오염원을 대체할 수 있는 신물질의 개발에 투자가 필요하다.

셋째, 공업개발을 하고자 하는 지역에 대해서는 환경오염 방지를 위한 사전조사가 이루어져야 한다. 그 지역의 특성에 적합한 산업의 종류, 굴뚝의 높이를 결정하여야 한다.

넷째, 대기오염방지에 대한 기준을 정하고 법적으로 규제를 정한 후에 지속적으로 지도·단속하여 산업체가 스스로 에너지 효율화나 오염방지 기술에 대한 필요성을 가질 수 있도록 하여야 한다.

다섯째, 오염물질을 발생시킨 자가 오염의 정화에 필요한 재정을 부담하는 오염자 비용부담 원칙(polluter's pay principle)을 강화해야 한다. 현재 배출허용 기준을 넘는 산업체에 대한 벌과금을 강화해야 오염물질의 배출을 줄이려는 산업체의 노력이 강화될 수 있다.

3. 수질오염

수질오염은 폐기물의 양이 증가하여 물의 자정능력이 상실되는 상태이다. 자연수가 물리적·화학적·생물학적 오염으로 인하여 물의 자정능력이 없어지거나 생물체 내에 유해작용을 할 수 있는 상태를 말한다. 오염된 물은 각종 수인성 감염병의 원인이 된다. 수질오염은 홍수나 화산활동의 결과 등에 의한 자연적 원인에 의한 것과 인간의 생활이나 산업 활동 등의 인위적인 원인에 의한 것이 있는데, 환경오염 문제로 다루는 수질오염은 주로 인위적 원인에 의한 것이다.

1) 수질오염원

(1) 점오염원

점오염원(point source)은 한 장소 또는 좁은 구역에서 다량의 오염물질이 하천에 배출되는 것이다. 오염원이 쉽게 확인되고 자체 정화시설이나 적정한 관리를 통하여 오염원의 통제가 쉽다. 생활하수, 공장폐수, 축산폐수 등이 여기에 속한다.

① 생활하수

생활하수(domestic wastewater)는 생활용수로 사용된 물이 가정 및 상업시설에서 취사, 목욕, 조리, 세탁 등의 목적으로 쓰여 하수관을 통해 배출되는 하수이다. 도시하수가 포함되며 오염물질로 다량의 무기물, 유기물, 미생물 등이 함유되어 있다.

② 산업폐수

산업폐수(industrial wastewater)는 해당 공장의 생산 상품에 따라 차이가 있지만 각종 유기 및 무기물질이 함유되어 있다. 각종 중금속을 비롯하여 분해가 어려운 물질이 배출된다. 특히 문제가 되는 것은 피혁폐수, 금속폐수, 섬유폐수, 채광 및 채석폐수 등이다.

③ 축산폐수

축산폐수(animal wastewater)는 발생량은 적으나 농도가 높아 처리하지 않을 경우에 하천의 수질 악화 및 호수의 부영양화를 초래하여 상수원을 오염시키고 악취 등을 발생시킨다. 축산분뇨의 생물화학적 산소요구량(BOD)은 사람과 유사하나 미생물 분해가 어려운 유기물이 많아 화학적 산소요구량(COD)은 훨씬 크고 영양소도 다량 함유되어 있다. 우리나라는 상당수의 축산 시설물들이 상수원 근처에 위치하여 축산폐수 문제가 심각한 실정이다.

(2) 비점오염원

비점오염원은 오염원이 한 장소 또는 좁은 구역에 국한되어 있지 않고, 일정하지 않으며, 넓은 장소에 산재되어 있는 경우를 말한다. 도시지역, 농촌지역, 산림지역, 광산지역, 휴양지역 등에 산재되어 있는 오염원들이 비점오염원에 속한다. 비점오염원은 오염원 확인이 쉽지 않아 규제관리가 어렵다. 농약, 비료, 합성세제 등이 대표적이다.

2) 수질오염지표

수질오염은 수질의 물리적, 화학적, 생물학적 작용이 복합된 것으로 하나의 단일항목으로 표현하기 어렵기 때문에 물리적, 화학적, 생물학적 요소들을 종합하여 판단한다. 수질오염지표로는 용존산소(DO), 생물화학적 산소요구량(BOD), 화학적 산소요구량(COD), 부유물질(SS), 수소이온농도(pH), 대장균군 등이 주로 사용된다.

(1) 용존산소

용존산소(Dissolved Oxygen; DO)는 수중에 용해되어 있는 유리산소의 양을 말한다. 용존산소는 수온이 낮을수록, 기압이 높을수록 증가한다. 용존산소가 높을수록 호기적 상태가 되어 수질이 양호하며, 용존산소의 부족은 물의 오염도가 높음을 의미한다. 수중에서 어류가 생존할 수 있는 최저 용존산소는 약 5mg/ℓ 정도이다. 물의 용존산소가 부족하면 혐기성 분해에 의하여 메탄가스가 발생하고 악취가 난다.

(2) 생물화학적 산소요구량

생물화학적 산소요구량(Biochemical Oxygen Demand; BOD)은 수중의 분해 가능한 유기물질이 호기성 미생물에 의하여 산화 분해될 때에 소비되는 산소의 양이다. 용존산소의 손실량을 측정하여 물의 오염 정도를 나타내는 방법이다. 생물화학적 산소요구량이 높으면 수중에 분해 가능한 유기물질이 많다는 것을 의미하는데, 이것은 물이 많이 오염되었다는 것이다. 실제로 수중에 분해 가능한 유기물질이 많으면 용존산소의 소비량이 증가되어 혐기성 분해가 일어나기 쉽고, 일반 수중생물을 죽이게 된다. 하천수의 경우 생물화학적 산소요구량이 1mg/ℓ이면 1급수로 보며, 10mg/ℓ 이상이면 오염이 심한 물로 본다. 수중에서 어류가 생존하기 위한 생물화학적 산소요구량은 5mg/ℓ 이하이다.

(3) 화학적 산소요구량

화학적 산소요구량(Chemical Oxygen Demand; COD)은 수중에 함유되어 있는 유기물질을 생물학적으로 분해 가능한 물질 뿐만 아니라 가능하지 않은 물질까지도 인위적으로 산화 분해시킬 때 소비되는 산화제의 양을 산소의 양으로 환산한 값이다. 생물화학적 산소요구량(BOD)시험이 5일 이상 걸리는 것과 달리 화학적 산소요구량(COD)은 2~3시간 이내에 신속하게 결과를 얻을 수 있다.

일반적으로 폐수의 COD는 BOD보다 높다. 이는 미생물에 의해서 분해되지 않는 유기물이 산화제에 의해서 산화되기 때문이다. 미생물에 의해서 완전 분해되고 산화제에 의해서 완전 분해되면 COD와 BOD는 같게 된다.

(4) 부유물질

부유물질(Suspended Solid; SS)은 유기물질과 무기물질을 함유한 0.1㎛~2㎜의 고형물질로 물에 용해되지 않고 떠다닌다. 부유물질은 주로 점토, 미세모래입자, 음식물 찌꺼기 등으로 수중 탁도의 원인이 된다. 물속에서 부유물질이 증가하면 유기물의 부패로 DO를 소모하게 되고, 어패류의 아가미에 부착되어 어류를 질식시킨다. 또한, 빛의 수중 전달을 방해하거나 수중생물의 광합성에 장해를 일으킨다.

(5) 수소이온농도

수소이온농도(pH)는 물의 산 또는 알칼리의 강도를 나타낸다. pH는 외부로부터 산 및 알칼리성 물질이 투입되면 쉽게 변화하기 때문에 오염여부를 판단하기 쉽다. pH는 산성(pH 7 미만), 중성(pH 7), 알칼리성(pH 7 이상)으로 구분되는데, 수중에서 각종 생물이

성장과 번식하기 위해서는 pH가 중성을 유지해야 한다.

(6) 대장균군

대장균(coliform)은 사람이나 온혈동물의 장과 내장에 생존하고 있는 균으로 자연계에는 서식하지 않는다. 대장균군이 수중에 존재한다는 것은 그 물이 온혈동물의 분뇨로 오염되어 있는 것을 알려주기 때문에 수중오염의 미생물학적 지표로 활용된다. 특히, 병원균 등의 존재를 잠재적으로 나타내 주는 지표로 오래 전부터 대장균군을 사용하고 있다. 그 이유는 병원균보다 수가 많고 분석이 쉬우며, 오염되지 않은 물에는 나타나지 않기 때문이다. 대장균이 없으면 병원성 세균이 없다고 볼 수 있으므로 검출된 대장균 수는 물의 오염 상태를 나타내는 지표가 된다. 음용수의 기준은 총대장균군은 100㎖에서 검출되지 않아야 한다.

3) 수질오염 현상

(1) 하천오염

하천에 하수나 폐수가 방류될 경우 하천의 유량에 의하여 희석될 수 있으나 하수중의 현탁물질이 침전되어 퇴적된다. 퇴적된 침전물은 항상 물과 접촉하고 있는 상태이므로 때로는 침전물이 떠올라 수질을 급격히 오염시키고 하류로 운반되기도 한다. 또한 용존산소가 부족할 때에는 퇴적물이 부패되어 수질에 악영향을 미치게 된다. 한편, 배설물에 의한 오염으로 대장균군 등의 병원성 미생물이 검출된다면 수원으로서 안전성이 문제될 수 있다.

(2) 부영양화

부영양화(eutrophication)는 탄소(C), 질소(N), 인(P) 등과 같이 조류(algae)의 번식에 양분이 될 물질들이 저수지나 호수에 축적될 때에 일어난다. 과다한 영양분을 함유한 생활하수가 다량으로 유입되어 조류가 급속히 증식하는 현상이다. 과다하게 증식된 식물성 플랑크톤이 물의 표면을 덮어 햇빛을 차단하면 용존산소가 고갈되어 물이 썩게 된다.

부영양화를 일으키는 물질들은 자연의 산림지대의 썩은 식물, 농지에서 사용되는 비료, 축산분뇨, 사람의 분뇨, 합성세제 등으로 이런 것들이 저수지나 호수에 유입되면 조류는 이 영양소들을 섭취하여 번식하게 되며 그 결과로 호수의 부영양화가 촉진된다.

(3) 적조

적조(red tide)는 미세한 식물성 플랑크톤이 바다에 무수히 발생해서 해수가 적색을 띠는 것이다. 플랑크톤의 이상적인 대량 증식으로 물의 색을 변화시키는 바닷물의 부영양화 현상을 적조라고 한다. 적조의 발생원인은 아직 명확하게 밝혀지지 않았지만 대체로 풍부한 영양염류, 충분한 일사량, 무풍상태, 적조생물의 증식, 자극물질 등이 원인이 되는 것으로 알려져 있다. 적조는 과도하게 번식한 플랑크톤의 호흡 작용으로 수중의 DO 농도를 저하시켜 어패류를 죽게 한다. 적조 조류의 일부는 독성물질을 생성하여 어패류를 대량으로 폐사시키기도 하며, 어패류에 농축되어 사람들에게 식중독을 일으키기도 한다.

4) 수질오염과 건강

오염된 물을 마실 경우에 발생할 수 있는 직접적인 인체 피해는 수인성 감염병과 기생충질환의 감염이다. 극히 미량의 오염된 어패류나 농작물을 섭취한 경우는 체외로 배설되기 때문에 사람에게 영향을 주지 않으나 계속해서 섭취하게 되면 조직세포를 손상시키게 된다. 오염된 식품의 간접적인 인체 피해는 오염물질의 종류와 특성에 따라 다르지만 수은(Hg), 카드뮴(cadnium), 비소(As), 폴리염화비페닐(PCB) 등은 축적성 질환을 일으킨다.

5) 수질오염 대책

수질오염은 생태계를 교란시킬 뿐만 아니라 그 영향이 지속되기 때문에 철저한 예방과 관리가 필요하다. 그런데, 수질오염은 다양한 원인에 의해서 발생하기 때문에 발생 원인을 고려하여 관리 대책이 고려되어야 한다. 수질오염의 발생 원인으로는 도시하수에 의한 오염이 가장 크고, 다음이 산업폐수, 천연오염으로 알려져 있다.

도시하수의 경우는 도시의 하수관망을 우수와 하수가 분리되도록 체계화하고, 하수는 폐수종말처리장에서 적정하게 처리한 후 공공수역에 방류하여야 한다. 산업폐수는 각 산업장에서 배출되는 폐수를 개별적 또는 공동적으로 적정수준까지 처리한 후 방류하도록 유도해야 한다. 천연오염은 그 상황에 따라 도시하수나 산업폐수를 처리하는 방법을 적절하게 이용하는 것이 필요하다. 이러한 개별적인 노력뿐만 아니라 중앙정부에서는 법적으로 수질기준 및 배출허용기준을 명확히 제시하여 모든 국민들이 반드시 지키도록 유도하는 노력이 필요하다.

제 10 장

식품위생

학습목표

- 식품위생의 정의와 관리 3대 요소를 설명할 수 있다.
- 세균성 감염형 식중독과 경구 감염병의 차이를 설명할 수 있다.
- 주요 세균성 감염형 및 독소형 식중독의 특성을 설명할 수 있다.
- 세균성 식중독과 바이러스 식중독의 차이를 설명할 수 있다.
- 식품위해요소 중점관리기준(HACCP)을 설명할 수 있다.

1. 식품위생의 이해

1) 식품위생 정의

식품위생(food hygiene)은 비위생적인 식품이 원인이 되는 질병을 사전에 예방하는 분야이다. 식품은 건강을 유지하는데 반드시 필요하기 때문에 항상 위생적으로 관리되어야 한다. 세계보건기구(1955)의 식품위생전문위원회는 식품위생을 식품의 재배, 생산, 제조로부터 최종적으로 사람이 섭취하기까지 모든 단계에서 식품의 안전성, 완전 무결성, 건전성을 확보하기 위한 모든 수단이라고 하였다. 우리나라 식품위생법에서는 식품위생을 식품, 식품첨가물, 기구 또는 용기, 포장을 대상으로 하는 음식에 관한 위생으로 규정하고 있다. 이상에서 살펴본 것처럼, 식품위생의 범위는 식품 자체의 생산에서부터 최종 섭취는 물론이거니와 위생과 관련된 모든 요인들이 포함된다.

2) 식품위생관리 3대 요소

세계보건기구의 식품위생전문위원회는 안전성(safety), 완전 무결성(wholesomeness), 건전성(soundness)을 식품위생관리의 3대 요소로 제시하였다. 이 중에서 식품의 안정성이 가장 중요한 요소이다. 아무리 많은 영양소가 내포되었다 하더라도 안전성이 없는 식품은 식품으로서의 가치가 없기 때문이다. 안전성이 확보되고, 영양소가 적절히 함유되어 음식물로서 완전성이 확보되더라도 통상적으로 식품으로 사용되는 건전성이 확보되지 못하면 식품으로서의 가치는 상실되게 된다. 식품표시관리제도는 식품에 관한 각종 정보(가격, 품질 및 성분, 제조일자 및 유효기간, 사용방법, 영양가 등)를 제품의 포장이나 용기에 표기하도록 하여 소비자가 쉽게 제품을 비교하여 합리적으로 선택할 수 있도록 돕는 것이다. 식품표시는 제품의 안전성과 건전성을 확인할 수 있는 일차적인 사후관리제도라고 할 수 있다.

3) 식품과 질병

식품위생은 근본적으로 질병예방과 관련되어 있다. 그런데 식품 오염으로 발생할 수 있는 대표적인 질환은 경구감염병, 인수공통감염병, 식중독이라고 할 수 있다. 경구감염병은 감염경로가 입을 통해서 이루어지며, 주로 식품이 매개체이지만 식품 외에도 물이나 불결한 식기 또는 손으로부터 직접적으로 감염될 수도 있다. 식품을 통해서 경구적으로 감염되는 대부분의 질병은 소화기계 질환이라고 할 수 있다. 한편, 인수공통감염병에 식품위생 문제가 제기되는 것은 식용으로 제공되는 가축, 가금, 어류 등의 고기 · 유즙 · 알 등에 병원체가 존재할 수 있기 때문이다.

2. 식중독

1) 개념

식중독(food poisoning)은 식품매개질환으로 식품 또는 물을 섭취하여 소화기가 감염되어 설사, 복통 등의 증상이 급성 또는 만성으로 나타나는 증상을 말한다. 우리나라 식품위생법에서는 식중독을 식품 섭취로 인하여 인체에 유해한 미생물 또는 유독물질에 의하여 발생하였거나 발생한 것으로 판단되는 감염성 질환 또는 독소형 질환으로 규정하고 있다. 식중독을 예방하기 위해서는 개인 및 식품의 위생관리가 중요하며 이를 위해서 식중독 예측정보를 확인하는 것도 도움이 된다. 식품의약품안전처 등 4개 기관이 협업하여 인터넷으로 제공하고 있는 식중독 예측지도 서비스[1]를 이용하면 된다. 식중독 발생 위험을 관심, 주의, 경고, 위험 4단계로 구분하여 알려주고, 각 단계별 식중독 예방 요령과 월별로 많이 발생한 시설 및 원인규명에 대한 정보 등을 제공하고 있다.

제1편 제2편 제3편 제4편

2) 일반적 특성

대부분의 식중독균은 4℃에서 60℃ 사이 온도에서 증식하는데[2], 35~36℃에서 가장 빠르게 번식하기 때문에 식중독은 여름에 주로 발생한다. 그러나 겨울에도 노로바이러스 식중독이 발생하고 있다. 식중독은 원인에 따라 증상이 다르지만 일반적인 증상은 구토, 설사, 복통, 오한이다. 특별히 심각한 상태를 제외하고 식중독의 치료는 대증요법이며 치료 없이도 저절로 회복되는 경우가 많다. 설사는 물처럼 보이지만 그 속에는 전해질이 녹아있기 때문에 보충을 위해 이온음료를 먹는 것도 도움이 된다. 어린이, 노인 또는 만성질환자는 설사 증상이 있을 경우 탈수를 방지하기 위하여 끓인 보리차에 설탕, 소금을 조금 넣어 마시는 것이 도움이 된다. 이상 증상이 있을 경우에는 바로 병원을 방문해야 한다.

3) 식중독 분류

식중독의 원인은 매우 다양하여 종류도 여러 가지가 있다. 원인 물질에 따라 식품 안에 들어 있는 세균에 의한 세균성 식중독, 미생물이 생산하는 독소에 의한 식중독, 복어 · 모시조개 등에 들어 있는 동물성 독소나 버섯 · 감자 · 피마자씨 등에 들어 있는 식물성 독소에 의한 자연독 식중독, 화학 물질에 의한 화학성 식중독으로 구분할 수 있다. 대부분의 경우 세균이나 세균의 독소와 연관되어 식중독이 발생한다.

---

1 식중독지수가 86 이상일 때는 위험(3~4시간 내 부패), 50~85일 때는 경고(4~6시간 내 부패), 35~50일 때는 주의(6~11시간 내 식중독 발생 우려) 등으로 표시된다.

2 식중독을 예방하기 위해서는 뜨거운 음식은 60℃ 이상, 찬 음식은 4℃ 이하로 보관하는 것이 바람직하다.

표 10-1 식중독 분류

대분류	중분류	소분류	인균 및 물질
미생물	세균성	감염형	살모넬라, 장염비브리오균, 병원성대장균, 시겔라균 등
		독소형	황색포도상구균, 바실루스 세레우스균, 웰치균(클로스트리디움균)
	바이러스성	공기, 접촉, 물 등의 경로	노로바이러스, 로타바이러스 등
화학물질	자연독	동물성 자연독에 의한 중독	복어독 등
		식물성 자연독에 의한 중독	감자독, 버섯독
		곰팡이 독소에 의한 중독	황변미독, 맥가독
	화학적	고의 또는 오용으로 첨가되는 유해물질	식품첨가물
		본의 아니게 잔류, 혼입되는 유해물질	잔류농약, 유해성 금속화합물
		제조 · 가공 · 저장 중에 생성되는 유해물질	지질의 산화생성물, 니트로소아민
		기타 물질에 의한 중독	메탄올 등
		조리기구 · 포장에 의한 중독	구리, 납, 비소 등

(1) 세균성 식중독

① 특징

세균성 식중독은 세균에 의한 급성 위장염으로 다수의 생균을 경구적으로 섭취하여 발병하는 감염형과 세균이 생산한 독소에 의해서 발병하는 독소형으로 분류된다. 세균성 감염형 식중독은 균이 자라는 시간이 필요하기 때문에 발병까지 상당한 시간이 걸린다는 특징이 있다. 세균성 감염형 식중독과 경구 감염병은 경구적으로 침입된다는 점은 같으나 역학적으로 차이가 있다. 식중독 원인균은 주로 음식물에서 잘 증식하지만, 감염병 병원체는 주로 인체 내에서 잘 증식한다. 경구 감염병은 섭취균량이 적어도 발병되지만, 식중독은 섭취균량이 많아야 발생한다. 식중독은 감염병보다 잠복기간이 짧고 면역이 잘 형성되지 않는다. 세균성 식중독은 2차 감염이 거의 없고 원인식품으로 발병하는 반면에 경구 감염병은 2차 감염이 이루어진다.

세균성 독소형 식중독은 미생물이 분비한 독소에 의해 오염된 음식을 먹고 걸린다. 세균의 독소 생성으로 발병하므로 섭취 후 발병까지 시간이 짧다. 세균을 죽여도 독소는 그대로 남아 있으므로 열에 약한 독소를 제외하면 음식물을 가열해도 예방 효과가 없다.

표 10-2 세균성 감염형 식중독과 경구 감염병 비교

	세균성 식중독	경구 감염병
섭취균량	다량(음식물에서 증식)	극소량(체내에서 증식)
잠복기	아주 짧음	일반적으로 장기
경과	대체로 짧음	대체로 장기
2차 감염	거의 없음	심함

② 종류

㉠ **세균성 감염형 식중독**

감염형 식중독은 원인세균이 식품에 오염되어 증식한 것이 그 식품을 섭취할 때에 체내로 들어가 증상을 나타낸다. 잠복기는 8~24시간 정도이다. 감염형 식중독의 임상소견과 소화기계 감염병의 임상소견은 엄격히 구별하기 어렵다. 대표적인 세균성 감염형 식중독은 살모넬라, 비브리오, 병원성 대장균이 있다.

ⓐ 살모넬라 식중독

식중독을 유발하는 살모넬라균은 주로 가금류에서 감염되며, 원인 식품으로는 닭고기, 계란, 메추리알이 가장 일반적이다. 살모넬라균은 열에 취약하여 저온 살균으로 사멸되지만 냉동 및 건조 상태에서는 사멸되지 않는다. 잠복기간은 일반적으로 12~48시간으로 평균 20시간이며, 증상은 급격한 발열로 38~40℃에 이르며 두통, 복통, 설사, 구토를 일으킨다. 애완용 개 또는 고양이가 살모넬라균의 오염원이 될 가능성이 있기 때문에 동물을 만진 후에는 반드시 손을 씻는 것이 필요하다.

ⓑ 비브리오 식중독

식중독은 장염 비브리오균에 의해 발생한다. 장염 비브리오균은 바닷물과 갯벌에 분포하고 수온이 20℃가 넘으면 활발히 증식하고 5℃ 이하에서 증식이 불가능하며, 열에 취약하여 저온 살균으로 사멸된다. 어패류가 가장 흔한 오염원이고 생선이나 조개의 껍질, 내장, 아가미 등에 존재하여 조리 과정에서 회를 오염시키고 냉장고, 도마, 행주, 칼 및 조리자의 손을 통해 다른 식품에 이차적 오염을 유발한다. 여름철에 어패류나 해산물을 날로 먹은 후 발생하고, 섭취 후 12~24시간 이내에 복통과 심한 설사를 유발한다. 비브리오균 식중독은 3일 정도 증상이 지속된 후 호전되는 경우가 대부분이다.

ⓒ 병원성 대장균 식중독

대부분의 대장균은 인간에게 무해하지만 일부 대장균은 유아에게 감염성 설사증이나 성인에게 급성 장염을 일으킨다. 이것을 병원성 대장균(escherichia coli)이라고 한다. 병원성 대장균 중에서 내독소 생성 대장균은 여행자들의 설사 원인균으로 설사, 장염을 일으킨다. 병원성 대장균에 의한 식중독 중에서 특히 O-157균에 의한 장출혈성 감염증은 감염력이 매우 강하고 발병 후 단기간에 사망에 이를 수 있는 치명적인 질환이다. 병원성 대장균은 가축, 애완동물, 건강 보균자 및 자연환경에 널리 분포하고 있어 햄, 치즈, 소시지, 샐러드, 도시락, 두부 등 여러 종류의 식품이 식중독의 원인이 될 수 있다. 수영장의 물이나 보균자가 화장실을 비위생적으로 사용할 때도 2차 감염이 가능하다. 대부분의 병원성 대장균은 열에는 취약하기 때문에 음식을 익히거나 데워먹는 것이 좋다.

ⓛ 세균성 독소형 식중독

독소형 식중독은 세균이 음식물 중에서 증식하여 산출된 장독소나 신경독소가 발병의 원인이 된다. 세균의 독소에 오염된 음식물을 섭취한 경우는 잠복기가 1~6시간이며, 세균을 섭취한 후 체내에서 독소가 만들어지는 경우는 8~16시간이다.

ⓐ 포도알균 식중독

포도알균은 일반적으로 널리 분포되어 있는데 황색 포도알균이 생산하는 내독소(endotoxin)가 식중독의 원인이다. 포도알균은 조리한 음식물을 실온에 보관하는 경우에 쉽게 발생하기 때문에 소풍이나 야유회, 단체모임 등에서 포도알균 식중독이 많이 발생한다. 포도알균 식중독은 잠복기가 평균 3시간 정도로 매우 짧다. 오염된 음식물을 섭취하고 2~4시간 후에 구토와 복통 증상이 급격히 나타났다가 빨리 좋아지는 특징이 있다. 중요한 감염경로는 음식을 조리한 사람의 손이나 코 점막, 상처 부위에 있던 포도알균에 의해 음식물이 오염되고 높은 기온과 습도에서 증식하여 식중독을 일으킨다. 따라서 포도알균 식중독을 예방하기 위해서는 식품 취급자의 개인위생이 가장 중요하다. 식품 취급자가 화농성 질환이나 후두염 등에 걸렸을 때에는 조리 등의 작업에 참여하지 않도록 하며, 조리실을 청결하게 관리해야 한다.

ⓑ 보툴리누스균 식중독

보툴리누스균은 해수 및 해산 어패류를 비롯하여 육지의 토양, 호수의 물과 어류 등에 널리 분포하고 있다. 통조림, 소시지 등과 야채, 과일, 식육, 어류, 유제품 등이 혐기성 상태에 놓이게 되는 경우에 식중독 발생 가능성이 높다. 보툴리누스균 식중독은 치명률이 높으며, 신경계 증상이 주증상이지만 구역, 구토, 복통, 설사 등의 소화계 증상도 발생한다. 예방대책은 식품오염의 방지가 최우선이며, 독소는 열에 대한 저항성이 약하기 때문에 음식을 가열처리하여 균을 사멸하는 것이 효과적이다.

(2) 바이러스성 식중독

바이러스는 동물, 식물, 세균 등 살아있는 세포에 기생하는 미생물인데, 노로바이러스(norovirus)와 로타바이러스(rotavirus) 등 일부 바이러스는 식중독을 유발할 수 있다. 가장 대표적으로 겨울철 식중독으로 불리는 노로바이러스 식중독이 있다. 최근에는 부패한 음식에 의한 세균성 식중독과 비교하여 바이러스성 식중독의 발생이 증가하고 있다. 바이러스성 식중독은 세균성 식중독과는 다른 특성을 보이는데, 구체적인 내용은 아래 표와 같다.

표 10-3 세균성 식중독과 바이러스 식중독 비교

항목	세균성 식중독	바이러스 식중독
특성	균에 의한 것 또는 균이 생산하는 독소에 의하여 식중독 발병	크기가 작은 DNA 또는 RNA가 단백질 외피에 둘러 쌓여 있음
증식	온도, 습도, 영양성분 등이 적정하면 자체 증식 가능	자체 증식이 불가능하며 반드시 숙주가 존재하여야 증식 가능
발병량	일정량 이상의 균이 존재하여야 발병 가능	미량 개체로도 발병 가능
2차 감염	2차 감염되는 경우는 거의 없음	대부분 2차 감염됨

한편, 노로바이러스 식중독은 오염된 지하수나 생굴 등의 패류에 의해 주로 발생하지만 노로바이러스에 감염된 환자의 구토물이나 분변, 신체접촉에 의해 감염될 수도 있다. 감염 후 24~48시간의 잠복기를 거쳐 설사, 복통, 구토, 두통, 발열, 근육통 등 증상을 유발하고 3일 이내 자연 치유된다. 노로바이러스는 사람 간 2차 감염을 일으킬 수 있으므로 오염된 표면은 염소계 소독제로 철저히 세척 · 소독하고 바이러스에 감염된 옷과 이불 등은 비누를 사용하여 뜨거운 물로 세탁하여야 한다. 예방을 위해서는 외출 후나 화장실 사용 후에는 손을 깨끗이 씻어야 하며, 조리를 시작하기 전후에도 손을 씻어야 한다.

(3) 자연독 식중독

원재료에 자연적으로 함유한 독성 성분을 제거하지 않고 섭취하였을 때 발생할 수 있는 식중독이다. 동식물 중에는 생존하는 과정에서 정상성분으로 어떤 독성물질을 함유하는 경우가 있으며, 이것들이 사람의 건강에 위해를 나타낼 수 있다. 이들 독성성분에 의한 식중독은 지역적인 식습관이나 판별 잘못으로 발생되는 특징이 있다. 대표적인 자연독 식중독에는 동물성 자연독에는 복어와 조개류가 있으며, 식물성 자연독에는 버섯과 곰팡이가 있다.

① 동물성 자연독

㉠ 복어 식중독

복어의 알, 난소, 간, 껍질에 치명적인 독소인 테트로도톡신이라는 물질이 있고 산란기 직전인 4~6월에 독성이 매우 강하다. 복어독은 열에 강해 120℃에서 1시간 이상 가열해도 파괴되지 않고 섭취 후 30분~4시간 내에 입술과 혀끝의 마비, 두통, 복통, 지각마비, 언어장애, 호흡곤란 등의 마비 현상이 발생하며, 심한 경우 호흡곤란으로 사망한다. 예방을 위해서는 독이 있는 부분을 제거한 후 섭취하여야 하는데, 복어 요리는 반드시 자격이 있는 조리사가 해야 한다.

㉡ 조개류 식중독

조개류 식중독은 먹이나 서식환경 등의 독성물질이 조개류 체내에 들어가서 축척되어 발생한다. 모시조개, 바지락, 굴 등에서 발견되는 베네루핀(venerupin)은 100℃에서 1시간 가열해도 파괴되지 않는다. 마비성 조개독은 2월에서 5월 사이

적조에 노출된 섭조개나 홍합 섭취 후 발생하고 섭취 5~30분 후 입술을 시작으로 얼굴, 목 등에 마비가 오며 치사율은 10% 정도이다. 설사성 조개독은 유독 플랑크톤이 생산하는 지용성 독소로 섭취 후 4시간 이내에 증상이 발생하고 3일 이내 회복된다.

② 식물성 자연독

㉠ **버섯 식중독**

버섯 식중독은 야생 독버섯(알광대버섯, 무당버섯, 미치광이버섯, 광대버섯 등)을 식용버섯으로 오인하여 섭취한 후 발생한다. 버섯에 포함된 독성분에 따라 위장장애형(구토, 복통, 설사 등), 콜레라형(경련, 혼수, 황달 등), 뇌증형(근육경련 등)으로 구분된다. 독버섯은 대개 외관상 색이 아름답고 선명하다. 조리과정에서 구분하는 방법은 버섯을 끓였을 때에 그 증기에 은수저를 갖다 되어 검게 변하면 유독한 것이다.

㉡ **곰팡이 식중독**

곰팡이 독소는 농산물의 저장, 유통 중에 오염된 곰팡이에 의해 생성되는 유독물질이다. 이는 곰팡이가 생산하는 유독성의 2차대사 산물로 사람과 동물에 질병이나 이상 생리작용을 유발하는 물질로 간장독, 신장독, 신경독 등의 중독을 일으킨다. 곰팡이류는 식품의 표면에서 서식하는 호기성 미생물이지만 통기성이 높은 식품의 경우는 식품 내부에서 증식하여 독소를 생성한다. 곰팡이독은 곰팡이와는 달리 세척이나 가열로 제거되지 않고 조리, 가공 후에도 잔류하므로 농산물의 보관에 주의가 필요하다.

(4) 화학성 식중독

화학성 식중독은 유해 · 유독한 화학물질이 혼입된 식품을 사람이 섭취하여 인체에 건강장애를 일으키는 것이다. 화학성 식중독의 경우는 독성물질에 따라 차이가 있으나 대개 체내 흡수가 빠르고 체내분포가 빨라서 중독량이 되면 해당물질의 특수한 작용에 대한 급성 증상이 나타난다. 그러나 원인물질의 흡수가 소량이고 연속적으로 섭취되어 체내에 축척되는 경우 또는 적은 양이 미치는 작용이 누적되는 경우에는 만성중독이 일어나게 된다.

화학물질의 식품 내 혼입은 첨가물 등과 같이 고의 또는 실수로 인하여 혼입되는 경우, 식품의 생산 · 제조 · 가공 · 저장 중에 본의 아니게 잔류하여 혼입되는 경우, 음식물용 기구 · 용기 · 포장 등에 의하여 혼입되는 경우 등으로 나눌 수 있다.

① 고의 또는 실수로 인하여 혼입되는 경우

고의로 화학물질을 첨가하는 경우는 식품의 상품 및 영양적 · 관능적 가치를 높이기 위하여 허가된 첨가물을 사용하는 것이다. 오용의 경우는 용량을 초과한 것이다. 식품의 대량생산에 따라 첨가물의 사용이 불가피한 측면이 있으나 첨가물의 유용성과 유해성에 대해서는 지속적인 관심이 필요하다.

② 식품의 생산 · 제조 · 가공 · 저장 중에 본의 아니게 잔류하여 혼입되는 경우

식량의 증산과 보존이라는 측면에서 불가피하게 사용되는 유독물질은 살충제나 제초제 등의 각종 농약이 대표적이다. 농약의 특수성분 또는 유해성 금속이온이 농작물의 대사과정에서 내부에 잔류하여 식품에 합류된 채로 사람의 섭취에 이르게 된다. 식품 중에 잔류하는 양이 적다 하더라도 인체 내에서의 축적효과를 고려하면 그 영향을 무시할 수는 없다. 한편, 첨가물에 의한 식중독은 사용이 허용되지 않은 유해한 불량첨가물의 사용으로 발생하는 식중독뿐만 아니라 허용 첨가물이라고 하더라도 허용량 이상 과량사용으로 발생하는 식중독도 있다. 식품첨가물에는 산화방지제, 보존료, 살균료, 착색제, 착향제, 표백제, 팽창제, 감미료, 산미료 등으로 다양하다.

③ 음식물용 기구 · 용기 · 포장 등에 의하여 혼입되는 경우

식품 포장지 등에서 용출되는 유해화학물질과 식품용기나 기구 등을 통해서 혼입되는 유해 금속류 등이 식중독의 원인이 될 수 있다. 각종 식기구 및 조리용 기구로 철, 주석, 알루미늄 등을 사용하는 경우에는 비교적 위험성이 적으나 구리, 아연, 납 또는 이들의 합금을 사용한 식품용기는 위험성이 있다.

4) 식품으로 인한 기생충 감염

기생충류는 그 수가 많으며 각각 독특한 생활사를 갖고 있다. 따라서 기생충의 인체감염경로도 해당 기생충의 생활사에 따라 다르다. 기생충에 따라 감염매개체인 식품이 각각 다르다. 어패류, 수육류, 채소류 등 많은 식품이 기생충의 인체 감염매개체가 되고 있다.

제 1 편
제 2 편
제 3 편
제 4 편

3. 식품위생관리 방법

1) 식품보존

변질(spoilage)은 식품을 자연조건에 방치하면 그 성분이 변화하여 본래의 성질을 잃게 되는 것이다. 주로 영양물, 비타민의 파괴와 향미가 손상되거나 탈수되어 식용에 부적합하게 되는 현상이다. 일반적으로 식품을 구성하는 주성분이 단백질인 물질의 변질을 부패(putrefaction)라 하고, 주성분이 당류나 지방질인 물질의 변질을 변패(deterioration)라고 한다. 식품의 변질을 방지하기 위해 각종 보존방법이 이용되는데 미생물의 번식을 억제할 수 있는 조건으로 만들거나 미생물을 살균하여 보존하게 된다. 미생물의 번식과 관계되는 요소는 온도, 습도, 영양분, pH 등이 중요한 요소이다. 식품을 보존하는 방법은 물리적 보존법, 화학적 보존법 및 이의 병용 처리법 등으로 구분할 수 있다.

(1) 물리적 보존법

① 가열법

가열법은 일종의 물리적 소독법으로 음식물 중의 미생물을 사멸시켜 보존하는 방법이다. 식품 중의 효소를 파괴하여 자기소화작용을 저지하여 변질을 막는 방법이다. 일반적으로 포자를 형성하지 않는 미생물은 80℃에서 30분이면 사멸되지만 완전멸균을 위해서는 120℃에서 20분 정도가 적당하다. 그러나 음식물의 종류에 따라서 가열처리로 음식물 고유의 향미, 비타민, 영양가 등을 손상시킬 수 있기 때문에 주의가 필요하다.

② 냉장 및 냉동법

모든 생물의 발육이나 신진대사의 작용은 저온에서는 지연되거나 정지되며 효소의 화학적 작용도 늦어진다. 따라서 냉장법은 자기소화의 지연 또는 정지와 미생물 번식의 지연 또는 억제하는 방법이다. 냉장법은 0~10℃ 사이의 저장을 말하며, 냉동은 0℃ 이하의 저장을 말하는데, 10℃ 이하의 움저장법(과실, 채소류), 1~4℃의 냉장법(야채, 과일, 육류), 0℃ 이하의 냉동법(육류, 어류), 급냉법(식육, 어패류) 등의 방법이 있다. 그러나 호한세균은 냉장온도에서도 발육할 수 있어 냉장만으로 완전할 수는 없으며, 장기간의 냉장은 음식물을 변질시키게 된다.

③ 건조 및 탈수법

음식물을 건조하는 것은 음식물을 탈수된 상태로 만들어서 미생물의 증식을 막는데 그 목적이 있다. 수분이 40%이면 미생물의 번식은 완만해지고, 15% 정도로 건조하면 미생물의 증식을 억제하면서 음식물의 가치를 손상시키지 않는 적당한 건조라 할 수 있다. 그러나 지나친 습도의 제거나 완전탈수는 변질을 방지할 수는 있지만 음식물로서 가치를 손상시킬 수 있다.

④ 자외선 및 방사선 이용법

자외선의 살균작용 유효파장은 2,500~2,700Å 사이에서 이루어진다. 다량의 식품을 장기 보존하는 방법으로 방사선을 이용하기도 한다.

⑤ 기타

기타 음식물을 물리적 보존하는 방법으로 통조림법 및 밀봉법 등이 있다.

(2) 화학적 보존법

① 방부제 첨가법

방부제는 허용된 첨가물을 사용해야 하며, 그 사용량도 허용량을 지켜야 한다. 방부제가 갖추어야 할 요건은 독성이 없고, 미량으로 효과가 있어야 하며, 무미 · 무취여야 하고 식품에 어떤 변화가 없는 것이어야 한다.

② 소금 · 설탕 절임법

음식물에 소금이나 설탕을 고농도로 첨가하면 미생물의 발육을 억제할 수 있다. 탈수작용과 염소이온의 직접적 작용 등에 의해 보존되는 방법이다. 일반적으로 10~20%의 소금, 40~50%의 설탕절임법이 이용되지만, 식염내성균도 있으므로 절대적인 보존법이라 할 수는 없다.

(3) 물리 · 화학적 보존법

① 훈연법

훈연법(smoking method)은 주로 육류 및 어류의 보존법으로 이용된다. 대부분 소금절임에 의한 탈수작용이나 가열처리 후에 훈연하는 방법이다. 연기 속에 포름알데히드, 액시톤, 개미산 등이 있어 살균작용을 한다.

② 기타

기타 물리 · 화학적 보존법으로는 조미료 또는 산의 첨가 방법 등이 있으며, 유산균을 이용하여 치즈, 발효유 등의 형태로 보존하는 생물학적 보존법도 있다.

2) 식품위해요소 중점관리기준

식품위해요소 중점관리기준[3]은 해썹(HACCP)이라 부르며, 식품의 원재료 생산에서 부터 최종소비자가 섭취하기 전까지 각 단계에서 위해 물질이 해당식품에 혼입되거나 오염되는 것을 방지하기 위한 위생관리 시스템이다. 해썹은 최종 제품을 검사하여 안전성을 확보하는 것이 아니라 식품의 생산, 유통, 소비의 모든 과정을 통하여 지속적으로 관리하여 제품 또는 식품의 안전성을 확보하고 보증하는 예방차원의 활동이다. 해썹은 식중독을 예방하기 위한 감시활동으로 식품의 안전성, 건전성 및 품질을 확보하기 위한 계획적 관리시스템이라고 할 수 있다. 전 세계적으로 가장 효과적이고 효율적인 식품안전 관리체계로 인정받고 있으며, 미국, 일본, 유럽연합, 국제기구 등에서도 모든 식품에 적용할 것을 권장하고 있다.

우리나라는 1995년 12월 29일 식품위생법에 해썹 제도를 도입하여 식품의 안전성 확보, 식품업체의 자율적이고 과학적 위생관리 방식의 정착과 국제기준 및 규격과 조화를 도모하고자 식품위생법에 위해요소 중점관리기준에 대한 조항을 신설하였다. 현재 우리나라에서는 모든 식품 품목과 축산물 작업장에서 해썹에 적극 참여할 수 있도록 의무적용과 자율적용을 활용하고 있다.

3) 식품회수 및 식품위생검사 제도

(1) 식품회수제도

식품회수제도(food recall)는 식품의 안전성 확보를 위한 사후관리 방안이다. 이는 식품이 유통되는 과정에서 위해한 식품으로 판명되었을 때에 소비자를 위해식품으로부터

3 Hazard Analysis Critical Control Point

사전에 보호하기 위하여 문제 식품을 회수 및 폐기하는 것이다. 회수 대상은 위해 요인이 발생했거나 발생할 우려가 있는 식품, 식품첨가물, 기구, 용기, 포장 등이다. 우리나라는 자진회수와 강제회수로 구분하여 시행하고 있다. 자진회수는 판매의 목적으로 식품 등을 제조 · 가공 · 소분 또는 수입한 영업자가 당해 식품 등으로 인한 위생상의 위해가 발생하였거나 발생할 우려가 있다고 인정하는 때에 그 사실을 국민에게 알리고 유통 중인 당해 식품 등을 회수하는 것이다. 강제회수는 행정당국이 식품위생상 위해가 발생하였거나 발생할 우려가 있다고 인정하는 때에 영업자에 대하여 유통 중인 당해 식품 등을 회수하도록 명하여 업체가 자사제품을 회수하는 것이다. 식품의약품안전처에서 운영하는 식품안전나라 홈페이지에서 회수 · 판매 중지된 제품을 확인할 수 있다.

(2) 식품위생검사제도

식품위생검사[4]는 대상물이 성분이나 규격, 그 밖의 검사기준에 부합하는지를 조사하는 것이다. 식품위생의 입장에서 식품, 식품 첨가물, 식품용 기구, 포장 등에 대해서 검사를 실시하는 것으로, 식중독 원인물질 검사와 식품을 안전한 상태로 보존하여 식품에 의하여 발생하는 위험을 방지하기 위한 검사라고 할 수 있다. 식품의약품안전처장이 식품전문 시험 · 검사기관을 지정하고 있다.

4 식품 · 의약품분야 시험 · 검사 등에 관한 법률에 근거하여 운영되고 있다.

제 11 장

산업보건

□ 학습목표

- 산업보건의 정의와 발전과정을 설명할 수 있다.
- 우리나라 산업보건사업의 범위를 설명할 수 있다.
- 직업성 질환 발생요인 및 예방대책을 설명할 수 있다.
- 산업안전보건법에 규정된 건강진단 내용을 설명할 수 있다.
- 산업보건교육이 갖는 의미를 설명할 수 있다.

1. 산업보건의 이해

1) 개념

산업보건(occupational health)은 근로자의 건강을 보호하기 위하여 노동환경과 관련된 건강문제를 다루는 분야이다. 최근에는 산업보건을 대체하는 용어로 직업환경의학이 사용되기도 한다. 세계보건기구(2010)는 산업보건은 물리적으로 건강하고 안전한 근로환경, 근로조직과 근로문화를 포함한 사회심리학적으로 건강하고 안전한 환경, 안녕한 사업장, 개인의 권리가 보장되는 사업장, 근로자와 그 가족 또는 사회 구성원의 건강을 향상시키기 위한 지역사회 참여를 고려한다고 하였다. 산업보건의 대상은 사업장에서 일하는 근로자들이 1차 대상이고, 다음은 농업인과 상업인을 포함한 직업을 가진 모든 사람들, 마지막으로는 사업장과 관련된 환경으로부터 영향을 받을 수 있는 일반 주민들이다.

2) 발전과정

산업보건은 이탈리아의 라마찌니(Ramazzini)[1]가 기틀을 마련하였고 산업혁명 시기를 거치면서 활성화되었다. 이러한 시대적 분위기에 따라 독일의 비스마르크(Bismark)는 1883년 노동자 질병보험법과 1884년 공장재해보험법을 처음 제정하였다. 산업보건에서 19세기 말까지는 직업병보다도 감염병과 빈곤으로 인한 영양실조가 더 큰 문제였으며, 20세기에 들어와서 산업재해와 직업병에 대한 관심이 증가하였다. 1906년 이탈리아 밀라노에서 제1회 국제산업보건회의가 개최되었고, 근로자들의 권익과 안전보건을 위해 1919년 스위스 제네바에 국제노동기구(International Labor Organization; ILO)가 설립되었다.

국내에서는 산업보건과 관련해서 1953년 근로기준법 제정, 1955년 보건사회부에 노동국 설치, 1957년 근로감독관 임명, 1963년 산업재해보상보험법 제정, 1981년 노동청이 노동부로 승격 및 산업안전보건법 공포 등이 초창기에 이루어졌다. 오늘날 산업분야는 기술혁신과 기계자동화로 우주, 해저 등 특수한 환경에서 전자기계, 레이저 광선, 로봇 등을 이용하여 과거와는 전혀 다른 작업방법으로 일하고 있어 산업보건에서 다루는 내용이 세분화되고 있다. 또한 노동권이 강화되어 산업보건의 범위가 사회보장 및 복지사업으로 확대되고 있다.

3) 산업보건학

(1) 개념

공중보건학이 인간의 건강에 영향을 미치는 여러 영역을 포괄적으로 다룬다면, 산업보건학은 좀 더 구체적으로 노동과 노동환경으로 발생하는 건강문제를 다룬다. 산업보건학은 근로자의 노동과 노동환경으로 발생하는 질병문제 뿐만 아니라 인간기능의 한계와 노동의 적응을 과학적으로 연구하며, 산업기술이 요구하는 노동조건을 인간에게 적합하도록 그 방안을 강구하여 근로자의 건강을 보호 · 증진시킨다. 궁극적으로는 노동생산성을 향상시키는 것이다. 산업보건학은 처음에는 노동조건이나 환경이 원인이 되어 발생하는 상해와 질병문제로 시작되었다. 그러다가 점차적으로 질병뿐만 아니라 건강장해를

1 모데나대학교 의과대학 교수인 라마찌니(Bernardino Ramazzini)는 수공업을 하는 사람들에게 특수하게 발생하는 질병을 조사하여 1713년 직업인들의 질병(De Morbis Artificum Diatriba)을 발간하였다. 오늘날 산업보건의 아버지로 불려진다.

가져오는 모든 문제들로 확대되었다. 특히 최근에는 인간공학, 산업심리, 직무스트레스 등 정신보건 분야로 확대되고 있다.

(2) 관련 학문 분야

① 산업의학

산업의학(occupational medicine)은 직업 또는 작업 환경과 관련된 질병을 연구하는 의학의 한 분야이다. 산업의학은 산업보건의 한 분야라고 할 수 있으며 산업의학의 세부 분야에는 직업병학, 환경의학, 산업독성학, 작업환경관리, 산업역학 및 통계, 노동생리 및 인간공학, 산업심리학, 산업보건관리학 등이 있다. 우리나라에서는 1996년부터 산업의학전문의 제도가 시작되었다.

② 산업위생학

산업위생학(industrial hygiene)은 근로자의 작업환경 개선과 관련된 공학 기술면의 문제를 다룬다. 위생(hygiene)이란 용어는 중국과 일본에서는 보건의 의미로 사용되고 있는데, 우리나라에서는 해방 후 위생학을 예방의학 또는 보건학으로 개칭하였고, 산업위생학은 오늘날 위생공학(sanitary engineering)을 의미한다. 산업위생학의 관심은 처음에는 직업성 질환 예방을 위한 작업환경 조건에 국한되었으나 최근에는 직업병 예방, 과로 방지, 생산능률 향상 등으로 영역이 확대되었다.

③ 산업간호학

산업간호학(occupational health nursing)은 산업보건의 한 분야이면서 동시에 지역사회 간호학의 한 분야이다. 산업간호는 산업공동체를 대상으로 근로자의 건강관리, 산업위생관리, 보건교육을 일차보건의료 수준에서 제공하는 실천 분야라고 할 수 있다. 우리나라는 1987년 산업보건간호사회(현 한국산업간호협회)가 발족하였고, 1990년 한국산업간호학회가 설립되었다.

④ 인간공학

인간공학(human engineering)은 인간과 작업 환경과의 관계를 과학적으로 연구하여 인간의 특성에 적합한 시스템을 구성하는데 도움을 준다. 인간의 능력, 기계와 작업공간의 설계, 환경조건, 조직과 체계 등의 영역에 관하여 연구한다. 인간공학은 오늘날

기계문명 속에서 인간중심을 목적으로 인간과 기계 및 인간과 환경을 하나의 체계로 보아 인간을 위한 그리고 인간에게 해롭지 않는 기계문명을 만드는데 목적이 있다.

4) 우리나라 산업보건사업 내용

산업보건과 관련된 사업은 고용노동부에서 담당하고 있으며, 근거가 되는 법은 산업안전보건법이다. 산업안전보건법에서는 산업보건사업을 작업환경관리, 건강관리, 작업 및 보건관리로 구분하고 있다. 작업환경관리는 작업환경 중 여러 가지 유해요인을 예측, 인식, 평가하고 개선하여 궁극적으로 유해인자로부터 근로자의 건강을 보호하고, 일하기에 적합한 작업환경을 유지하는 것이다. 건강관리는 작업자 개개인의 건강이 작업장의 여러 가지 유해인자로부터 손상을 받지 않도록 예방, 치료, 재활시키는 모든 과정을 포함한다. 작업 및 보건관리는 작업환경관리를 보완하기 위한 목적으로 직업병이나 작업관련성 질환을 예방한다는 관점에서 작업 자체를 관리하는 것과 산업보건교육을 실시한다. 물리적 환경의 관리보다는 작업을 작업자의 작업 적성이나 능력에 따라 분석하여, 각 작업 업무마다 적절한 작업시간, 작업부하, 작업절차, 자세로부터 작업부담을 검토하고 관리한다. 특히 산업보건교육은 안전교육과 같이 실시한다.

표 11-1 산업보건사업 범위

구분	작업환경관리	건강관리	작업 및 보건관리
내용	• 작업환경측정 • 화학물질 유해성 조사 • 물질안전보건자료 비치 • 개인보호구 관련제도 • 작업장 정밀진단	• 각종 건강진단 • 질병예방 및 건강증진사업	• 직업병 발생 원인조사 및 대책수립 • 역학조사 • 보건안전교육

2. 직업성 질환

1) 정의

직업성 질환은 근로자들이 어떤 직업에 종사하기 때문에 발생하는 질병이다. 업무와 상당한 인과관계가 있는 질병으로 산업장의 작업조건이나 작업환경이 인체에 적합하지 않기 때문에 발생한다. 직업성 질환과 일반 질환을 명백히 구분하기는 쉽지 않다. 특히 작업환경이나 생산 공정이 다양화되고 있기 때문에 질병의 원인을 파악하는데 어려움이 있다.

2) 특성

직업성 질환의 원인은 불량한 환경조건과 부적당한 근로조건이다. 불량한 환경조건으로는 소음, 진동, 이상기온, 이상기압, 공기오염, 각종 유해가스 등이 있으며, 부적당한 근로조건에는 작업의 과중, 운동부족, 불량한 작업 자세 등이 있다. 직업성 질환의 특징은 첫째, 만성적인 경과를 거치기 때문에 조기발견이 쉽지 않고 환경개선을 통한 예방효과도 상당한 기간이 지난 후에 나타난다. 둘째, 특수검진으로 판명될 수 있다. 셋째, 유기물질의 채취방법과 분석법이 다르고 장비나 기계를 이용한 정량분석이 필요하다는 것이다.

3) 분류 및 인정 기준

직업성 질환은 업무와 상당한 인과관계가 있는 질병을 말하며, 재해성 질환과 직업병으로 구분된다. 재해는 원하지 않는 사건을 총칭하는 말로 산업재해는 근로자가 산업현장에서 돌발적인 안전사고로 인하여 갑자기 사망 또는 부상하거나 질병에 이환되는 경우이다. 재해성 질환은 업무상의 재해가 원인 또는 유인이 되어 발생하는 질병을 말한다. 이와 달리 직업병은 재해에 의하지 않고 업무에 수반되어 폭로되는 유해물질의 작용으로 급성 또는 만성으로 발생한다.

그런데 재해성 질병은 업무에 기인하였다는 것을 판정하기가 쉽지만, 직업병은 판정이 쉽지 않다. 왜냐하면, 원인물질의 유해성을 파악한 다음에 의학적으로 그 질환이 발생할 수 있는지를 판단해야 하며, 근로기준법 시행령에 규정된 업무상 질병의 범위와도 관련되어야 하기 때문이다. 만일 근로자의 질병이 직업성인 것으로 최종 판정되면 산업재해보상보험법[2]에 의거하여 보상을 받을 수 있다. 산업재해보상보험법에 재해성 질환과 직업병으로 인정받기 위한 구체적인 절차 및 기준이 제시되어 있다.

---

2 산업재해로 인적 · 물적 손해를 입었을 때, 사용자가 현실적인 재해보상의 책임을 다할 수 없는 경우를 대비하여 지불 보증을 위해 마련된 법률이다. 근로기준법을 근거로 하며 요양보상 · 휴업보상 · 장해보상 · 유족보상 · 장의비 등이 규정되어 있다. 산업재해보상보험은 상시 근로자 5인 미만 사업장을 제외한 모든 사업장에 강제보험으로 적용된다.

4) 직업성 질환 발생요인

(1) 소음

산업보건 분야에서는 85dB(데시벨) 이상 소리를 소음이라고 하는데, 큰 소리에 지속적 · 반복적으로 노출되어 발생하는 소음성난청은 가장 대표적인 직업병이다. 소음성난청은 주파수 4,000㎐의 음부터 잘 듣지 못하게 되는 것이 특징이다. 산업재해보상법의 소음성난청 보상기준은 85dB 이상의 소음에 3년 이상 노출된 병력이 있거나 한 귀의 청력 손실이 40dB 이상이어야 한다. 근로자의 소음 노출한계 기준은 1일 8시간 일터의 경우 소음 강도가 90dB을 넘지 않아야 하며, 소음이 커지게 되면 근무시간을 줄여야 한다. 소음에 의한 청력손실은 매우 서서히 진행되면 회복이 불가능하다. 따라서 예방차원에서 과다한 소음에 노출되는 것을 막기 위해 근로자에 대한 교육이 중요하며, 주기적인 청력검사를 통해 적절한 조치를 취하는 것이 중요하다. 현실적으로 많은 현장에서 소음을 근본적으로 제거하거나 줄이기 어려운 경우가 많다. 이런 경우 청력손실을 예방하기 위해서는 귀마개와 귀덮개 등의 청력보호구를 착용해야 한다. 소음노출이 심한 곳에서는 귀마개를 착용하고 그 위에 귀덮개를 이중으로 착용하는 것이 필요하다.

(2) 진동

진동은 어떤 물체가 외력에 의하여 평형상태에 있는 위치에서 전후, 좌우 또는 상하로 흔들리는 것이며, 인체로 전달되어 건강장해를 일으키는 원인이 된다. 몸 전체로 진동이 전달되는 것을 전신진동(whole body vibration)이라고 하고, 공구나 기계를 통해 손과 팔로 전달되는 진동을 국소진동(local vibration)이라고 한다. 산업장에서는 각종 기계류, 운반 · 운송수단에서 발생되는 기계적 진동이 주로 근로자에게 영향을 미친다. 프레스 및 드릴 작업, 지게차 운행, 건설현장 중장비 운전, 윤전기 가동 등이 진동에 많이 노출되는 작업이며, 진동이 심하게 발생되는 공정의 경우 주변 공정의 근로자에게 진동이 전파되어 영향을 미칠 수도 있다.

그런데, 산업보건에서 주로 문제가 되는 것은 국소진동이다. 근로자들이 사용하는 공구는 심한 진동을 발생시키는 경우가 많으며, 이러한 진동은 근로자의 손과 발에 고스란히 전달되기 때문이다. 대표적인 진동공구로 착암기, 전동드릴, 압축공기 드릴 등이 있다. 국소진동에 의한 건강장해는 크게 레이노 현상[3]과 뼈 및 관절 장해가 있다. 진동으로

---

3 손가락에 있는 말초혈관이 손상되어 혈액순환이 잘 되지 않아 손가락이 창백해지고 동통을 느끼는 증상이다. 진동공구를 사용하는 근로자들에게서 증상이 주로 나타난다.

부터 근로자를 보호하기 위해서는 진동발생원, 경로 및 근로자로 나누어 대책을 세워야 한다. 특히 국소진동 작업을 할 때에는 장갑을 착용하도록 한다.

(3) 고온 환경

고온 환경에 장시간 노출되면 체온조절 기능의 생리적 장해를 초래하여 자각적 또는 임상적 증상을 나타낸다. 고온 환경에서의 부적응과 허용한계를 초과할 때에 나타나는 급성 장해를 열중증(heat stroke)이라고 한다. 열중증에는 직사광선 아래 장시간 움직이거나 고온다습한 실내에 있는 경우 발생하는 열실신, 발한 증상이 커 수분과 염분이 충분히 공급되지 못하고 탈수상태에 이르렀을 때 발생하는 열피로, 발한 증상 후 수분만을 보충해 염분 및 미네랄이 부족한 경우 발생하는 열경련, 체온조절 기능이 상실되어 발생하는 열사병이 포함된다. 열중증은 자각증상이 거의 없기 때문에 환기나 냉풍송기 설비, 휴식시간의 적정배분, 음료수 공급, 발한방지 보호크림 제공 등의 사전 예방활동이 중요하다.

(4) 저온 환경

저온 물체를 다루거나 영하 10℃ 이하의 장소에서 작업을 할 경우에는 국소의 발적[4], 말초의 빈혈, 전신세포의 기능 저하가 나타난다. 특히 습도가 높으면 류마티즘, 신경염, 체표의 신경마비, 여자의 생리이상 등이 발생할 수 있다. 저온상태에서 기류가 1초에 1m 이상일 때는 평균 3℃가 하강하여 동상, 참호족[5] 등이 발생할 수 있다. 액체공기, 드라이아이스, 얼음 등을 취급하는 작업은 피부손상이나 동상이 발생할 가능성이 높다. 저온 환경에서 발생되는 질병에 대한 예방대책은 방한구의 착용과 충분한 영양공급이 필요하며, 혈액순환을 위해 계속 움직이는 것도 도움이 된다.

(5) 이상기압

평상시 대기압보다 높은 압력환경이나 낮은 압력환경에 인체가 노출되었다가 다시 정상기압으로 복귀하는 과정에서 감압상태가 된다. 이런 과정에서 이상고기압 증상, 이상저기압 증상, 잠함병 등의 건강장해가 발생한다.

---

4 급성염증 시에 나타나는 징후의 하나로 국소의 소동맥, 모세혈관의 충혈에 의해서 피부 및 점막이 빨간 빛을 띠는 것이다.

5 발을 오랜 시간에 걸쳐 축축하고, 비위생적인 차가운 상태에 노출시켜 발생하는 질병이다.

① 이상고기압

이상고기압 증상은 잠수나 잠수작업을 할 때에 발생하는데, 일반적으로 수심 약 10m에 대하여 1기압이 증가하므로 물밑으로 내려 갈수록 압력이 높아진다. 고기압으로 나타나는 장해는 기압의 상승과 더불어 질소, 산소, 탄산가스의 분압이 상승하여 인체에 용해되어 들어오는 가스량이 증가하여 몸에 이상증상이 나타난다.

② 이상저기압

이상저기압은 높은 땅에 살거나 높은 곳으로 등산 또는 비행을 할 때에 나타나는 것으로 지상으로부터 고도에 따라 대기압의 저하가 이루어진다. 저기압에 의한 장애는 고지대 농업이나 고산지대 작업에서 발생할 수 있으나 항공기는 기압조정이 이루어지고 있어서 문제가 되지는 않는다. 저기압으로 수면장애, 흥분, 호흡촉진, 식욕감퇴, 이명, 두통, 난청 및 저산소증 등이 발생할 수 있다. 저기압 장해를 예방하기 위해서는 심한 활동을 삼가하고 작업의 속도를 천천히 하며, 몸에 이상 증상이 나타나면 충분한 휴식을 하도록 한다.

③ 감압병

감압병(decompression sickness)은 고압의 물속에서 체내에 축적된 질소가 완전 배출되지 않고 혈관이나 몸속에 기포를 만들어 생기는 질병이다. 보통 잠수를 하는 사람들에서 많이 발생하여 잠수병 또는 잠함병이라고 하지만, 실제로 잠수를 하지는 않으나 급격한 압력 변화를 일으킬 수 있는 해저작업, 터널작업, 깊은 갱내작업 등에서 일하는 근로자에서도 발생한다. 가장 심각한 건강장애는 감압 시에 고압 상태에서 용해되어 있던 질소가스가 분리되면서 생긴다. 이 여분의 가스를 서서히 감압시킨 경우에는 체외로 배출되거나 소비되지만 급속한 감압에서는 용해성이 낮은 질소가스가 기포가 되면서 혈관을 막아 혈액순환을 저해하고 조직을 압박하게 된다. 이러한 통증은 호흡기뿐 아니라 림프계, 근골격계 등에서도 나타난다.

(6) 분진

분진(dust)은 분쇄, 연삭, 취급, 급격한 충격, 폭발, 천공 및 가열파쇄 등에 의해서 발생하는 0.1~100μ(마이크로미터)의 고체입자를 말한다. 분진은 호흡기로 체내에 들어와 폐에 침착하여 진폐증을 일으키고, 흡수되는 경우 중독증을 일으키게 된다. 0.5~25μ의 입자는 폐 속에 깊이 침착하며, 분진에 기인하는 대부분의 질병의 원인이 된다. 인간의 시력으로는 50μ 미만의 작은 분진 입자는 분간할 수가 없다.

진폐증은 분진을 오래 흡입하여 폐에 섬유증식증(fibrosis)이 발생하는 것이다. 모든 종류의 작은 먼지가 폐내에 침착되어 폐포가 기능을 발휘할 수 없게 된 상태이다. 호흡성 분진이 기도를 통해서 폐포에 침착되고 폐조직을 자극하여 주변의 섬유세포가 증가하여 섬유증식증이 발생하고 폐기종과 폐순환 장애를 초래한다. 규폐증은 대표적인 진폐증으로 유리규산의 분진 흡입으로 폐에 만성섬유증식을 일으키는 질환이다. 규폐증은 서서히 장애의식 없이 진행되어 폐의 기능장애를 가져오는 것으로 납중독, 벤젠중독과 함께 3대 직업병의 하나이다.

석면은 소화용제, 절연체, 내화 직물 등에 쓰이는데 이들을 다루는 근로자에게 잘 발생하는 직업병이 석면폐증이다. 석면을 취급하는 작업에 4~5년 종사하면 폐포의 간질에 섬유증식이 발생한다. 석면폐는 흉부가 야위는 것이 규폐증과 다르며, 객담에 석면소체가 배출되는데, 심하면 호흡곤란, 기침, 객담, 흉통을 호소하며, 체중감소가 초기에 나타나지만 대체로 규폐증과 비슷한 증세가 나타난다.

(7) 중금속

중금속은 호흡이나 음식물 섭취를 통하여 호흡기 및 소화기로 흡수된 후 혈액으로 들어와 인체에 들어온다. 혈액 내에서 인체의 혈장단백질이나 칼슘 등 인체 구성성분과 결합하여 배설되지 않고 인체에 축적되어 건강위해 요소로 작용한다. 대표적인 중금속으로는 납(Pb), 수은(Hg), 크롬(Cr), 카드뮴(Cd) 등이 있다.

① 납

납중독은 납 또는 그 화합물의 흄(fume)이나 먼지가 체내에서 흡수되어 장기간 축척되면서 일어나는 중독증상으로 조혈계, 신경계, 소화기계, 신장 등에 장해를 일으킨다. 납중독에 의한 초기 증상은 일반적인 건강상태가 나빠지고 피로, 수면장애, 두통, 관절염 및 근육통, 변비, 식욕감퇴 등을 보인다. 특히 무기연(납)에 의한 건강장애는 조혈기능과 신경계 장애가 나타난다. 납중독의 예방대책은 납을 사용할 때에 물을 뿌려 분진발생을 가능한 억제하거나 배기 장치를 설치하고 진공청소기로 작업장의 청결을 유지하는 것이다.

② 수은

수은은 상온에서 은백색의 액체상태로 존재하는 유일한 금속이다. 금속수은이나 그

화합물의 주된 용도는 수은온도계, 체온계, 건전지, 수은아말감, 화학실험용 등 용도가 다양하다. 수은의 체내 침입경로는 주로 수은 증기가 기도를 통해 흡수되고, 일부는 피부를 통해서 흡수된다. 흡수된 수은은 혈액 중에 수은형태로 존재하며, 신장과 뇌에 축적되는 경향이 있다. 수은은 주로 대변과 소변으로 배설되며, 피부, 타액, 땀 등으로 배출된다.

수은중독의 초기 증상은 안색이 누렇게 되고, 두통, 구토, 복통, 설사 등 소화불량 증상이 나타난다. 전신증상으로 중추신경계 특히 뇌조직을 침범하며 심할 때는 뇌손상으로 정신 기능이 소실된다. 예방대책은 작업장 환경을 관리하고 독성이 적은 대체물질을 찾는 노력이 필요하다.

③ 크롬

크롬은 무해하나 산화물 및 그 염이 유해하여 국소에 궤양을 일으킨다. 크롬은 안료, 내화제, 인쇄잉크, 착색제, 유리나 도자기의 유약 성분, 도금, 합금, 용접작업 등에서 사용되고 있다. 크롬의 인체침입 경로는 작업장에서 일을 할 때에 크롬분진이나 흄이 호흡기를 통하여 폐에 침착되고, 일부는 피부를 통하여 흡수되면서 피부염이나 피부궤양을 일으키고 점막을 헐게 한다. 몸속에 들어온 크롬 화합물 중에서 용해성이 높은 물질은 혈액을 타고 전신으로 퍼지게 되어 인체의 여러 장기에 영향을 준 후에 소변으로 배설된다. 크롬 중독에 의한 건강장해는 코점막에 자극과 부식작용으로 염증증상을 일으키고, 급성 화학성폐렴을 일으키기도 한다. 예방대책은 발생원의 밀폐 또는 국소배기장치, 공정의 자동화, 유기용제용 호흡보호구 및 보호장갑 등의 개인보호구 착용, 정기적인 작업환경 측정, 건강진단 실시, 보건교육 등이다.

④ 카드뮴

카드뮴은 무르고, 칼로 쉽게 갈라지며 물에는 녹지 않으나 산성용액에서는 용해된다. 공기 중에서 가열하면 쉽게 증기로 변화되며 산소와 결합하여 산화카드뮴 흄을 생성한다. 주로 금속을 제련할 때 부산물로 얻어지며, 특히 아연을 제련할 때에 나타난다. 카드뮴은 항공기, 자동차, 반도체, 화학공업, 니켈, 금, 축전지 등에 섞여 있다. 카드뮴이 오염된 음식이나 음료의 섭취로 나타나는 증상은 구토와 설사, 급성 위장염, 복통 등이 일어나며, 만성중독은 신장장애, 폐기종, 골격계 및 심혈관 장애를 일으킨다. 카드뮴의 예방대책은 개인위생을 철저히 하며, 작업장 내에서 음식물 섭취를 금한다. 작업복은 자주 갈아입고 목욕을 자주하도록 한다.

5) 직업성 질환 예방

(1) 공학적 관리

① 대체

대체(substitution)는 문제가 되는 것을 문제가 적거나 문제가 없는 다른 것으로 바꾸는 것이다. 산업보건 대책 중에서 일차적인 방법이며, 세부적인 내용으로 물질의 대체, 장비의 대체, 공정의 대체가 있다.

㉠ 물질대체

물질대체(material substitution)는 유사한 화학구조를 갖는 것에서 선택되는 경우가 많으며 독성이 작다고 검증된 것을 선택하여야 한다. 경우에 따라서는 지금까지 밝혀지지 않았던 전혀 다른 장해를 주는 일이 생길 수도 있으므로 물질을 변경한 후에는 일정기간 동안 세심한 관찰이 필요하다.

㉡ 장비대체

장비대체(equipment substitution)는 사용하고 있는 시설이나 기구를 바꾸어 효과를 얻는 것이다. 물질을 대체하는 경우보다 짧은 기간 내에 성과를 얻을 수 있어서 자주 이용되는 방법이다.

㉢ 공정대체

공정대체(process substitution)는 작업운영 방법을 바꾸는 것이다. 기계의 발달과 기술의 발전으로 새로운 작업방법이 개발되고 있다. 예를 들어, 페인트를 공산품에 분무하던 것을 페인트에 담그는 작업으로 바꾸는 작업 등이 있다.

② 격리

격리(isolation)는 작업자와 유해인자 사이에 장벽(barrier)이 놓여 있는 상태를 의미한다. 이 장벽은 물체일 수도 있고 거리일 수도 있으며 시간일 수도 있다.

㉠ 시설 및 설비 격리

고압으로 가동하는 기계나 고속회전을 요하는 시설은 위험을 지니고 있으므로 특별한 격리 상태에 있는 것이 좋다. 이와 같은 경우에 물리적인 수단이 이용되는데 강력한 콘크리트로 방호벽을 쌓고 기계작동을 원격조정이나 자동화 한다. 또한, 강렬한 소음을 발생하는 설비의 경우는 지하로 격리한다.

㉡ 작업자 격리

작업자 격리(worker isolation)는 현장의 유해환경으로부터 작업자를 멀리 떨어지게 하는 것이다. 격리시키는 일은 문제의 설비가 있는 장소에 조그만 운전실 또는 대기실을 만들어 문제의 환경에 노출되지 않도록 하거나 소음원에서 떨어져 있도록 하는 것이다.

③ 포위

포위(enclosure)는 작업 전 공정이나 일부를 감싼 오염물질이 작업장으로 나오지 않도록 밀폐시키는 것이다. 경우에 따라 주의가 필요한 공장지역이라도 작업에 불편함이 없이 효과적으로 밀폐시킬 수 있다.

④ 환기

㉠ 국소환기

국소환기(local exhaust ventilation)로 먼지를 제거할 때에는 공기속도를 조절하여 배기관 안에서 먼지가 일어나지 않도록 하고 흡인되는 공기는 근로자의 호흡기를 거치지 않도록 해야 한다. 유독물질의 경우에는 굴뚝에 흡인장치를 보강하여야 한다.

㉡ 전체환기

전체환기(dilution ventilation)는 작업장의 유해물질을 희석하는데 쓰이기 때문에 희석환기라고도 한다. 주로 고온과 다습을 조절하는데 이용되며 때로는 분진, 냄새, 유해증기를 희석하는 데에도 이용된다.

⑤ 습식관리

습식방법(wet methods)은 물이 작업공정에 방해가 되지 않을 때에 먼지 발생을 줄이는 방법이다.

(2) 행정적 관리

① 작업시간 단축

작업환경의 근본적인 개선이 이루어지지 않을 경우에는 작업시간의 단축이 고려되어야 한다. 농도가 일정할 때 작업시간의 단축은 총 노출량을 줄이는 결과를 얻을 수 있기 때문이다.

② 작업배치 전환

직업병으로 발전하지 않도록 근로자를 유해요인이 없는 다른 작업장으로 배치 전환하여 관리한다. 만약 배치전환이 불가능할 경우에는 작업 상황에 맞는 별도의 예방조치를 강구해야 한다.

③ 작업방법의 개선

작업환경은 작업방법에 따라 크게 달라질 수 있다. 기기설비에 맞는 작업이 이루어지도록 개선할 경우 기기의 부담을 줄여 먼지의 발생을 줄일 수 있고, 물을 뿌린 후에 작업하게 하는 등의 개선으로 오염물질의 발생을 방지할 수 있다.

④ 청결유지

바닥에 가라앉은 분진이 다시 공기 중에 날려 오염되는 것을 방지하기 위하여 깨끗한 환경을 유지하는 것이다.

⑤ 보건교육

유해 작업장에 종사하는 근로자들은 유해물질에 대한 지식이 없어서 자기도 모르게 건강의 피해를 입거나, 건강의 피해를 입고서도 모르고 지내는 수가 많다. 보건교육은 공학적 개선이 있을 경우에는 그 필요성, 타당성, 예상되는 효과, 유지관리 방법 등을 교육하고, 행정적 관리 측면에서는 작업자의 실행방법을 구체적으로 교육하게 된다. 직업성 질환을 예방하기 위해서는 보건교육이 매우 중요하다.

⑥ 보호구 지급

개인 보호구는 유해인자가 인체 내에 들어오는 것을 막아주는 최후의 방어수단이다. 이 보호막을 통과하면 유해인자가 바로 인체에 들어가게 되므로 매우 중요하다. 개인

보호구로는 호흡용 보호구, 청력 보호구, 보호의복, 장갑, 보안경, 헬멧 등이 있다.

3. 건강진단

근로자 건강진단은 증상이나 소견의 유무와 관계없이 모든 근로자를 대상으로 일반질병 및 직업병 요관찰자와 유소견자를 조기에 발견하기 위하여 실시하는 의학적 선별검사이다. 산업보건에서 건강진단은 산업안전보건법에 규정된 일반건강진단, 특수건강진단, 배치 전 건강진단, 수시건강진단 및 임시건강진단을 말한다. 근로자 건강진단의 목적은 현재 근로자의 건강상태를 정확히 파악하여 적절한 사후조치를 취하여 근로자의 건강보호 및 노동생산성 확보에 기여하는데 있다. 건강진단에서 그 정도가 심한 일부 유소견자의 경우에는 개별적으로 질병의 종류와 원인진단 및 그 치료를 위하여 병원 등에서 정밀검사나 치료를 받아야 한다.

1) 일반건강진단

모든 상시 근로자를 대상으로 일정한 주기로 실시하는 건강진단이다. 근로자의 질병을 조기에 찾아내어 적절한 사후관리 또는 치료를 신속하게 받도록 하는데 목적이 있다. 산업안전보건법 및 동법 시행규칙에 의하여 정기적으로 실시하는 건강진단이다. 건강진단 시기는 사무직에 종사하는 근로자[6]에 대해서는 2년에 1회 이상, 그 밖의 근로자에 대해서는 1년에 1회 이상 실시하여야 한다. 다만, 법적 근거에 의하여 실시되는 일부 건강진단[7]은 일반건강진단으로 간주한다.

2) 특수건강진단

특수건강진단은 유해한 작업환경에 종사하는 근로자의 건강을 유지할 목적으로 실시된다. 특수건강진단은 소음발생 장소에서 행하는 업무, 분진작업 또는 특정 분진작업,

6 공장 또는 공사현장과 같은 구역에 있지 아니한 사무실에서 서무 · 인사 · 경리 · 판매 · 설계 등의 사무업무에 종사하는 근로자로 판매업무 등에 직접 종사하는 근로자는 제외한다.

7 「국민건강보험법」에 따른 건강검진, 「항공법」에 따른 신체검사, 「학교보건법」에 따른 건강검사, 「진폐의 예방과 진폐근로자의 보호 등에 관한 법률」에 따른 정기 건강진단, 「선원법」에 따른 건강진단

연 및 4알킬연 등의 업무, 유기용제 취급업무, 특정 화학물질 취급업무, 고압 실내작업, 잠수작업, 기타 이상기압에서의 업무, 기타 유해광선, 강력한 진동 등이 발생되는 장소에서의 업무 등에 종사하거나 종사할 근로자에 대하여 사업주가 실시한다. 특수건강진단에서 1차 건강진단은 모든 근로자에 대하여 실시하고, 정밀검사(2차 건강진단)는 1차 건강진단으로 발견된 건강이상자에 대하여 실시하며, 직업병 여부에 대한 최종적인 판정을 내린다.

근로자가 연 및 4알킬연 등의 업무, 유기용제, 특정 화학물질을 취급하는 업무에 종사하는 경우에는 채용시, 당해 업무 배치 전환시, 그리고 6개월에 1회 이상 특수건강진단을 실시해야 한다. 또한, 소음, 분진, 이상기압, 유해광선, 강력한 진동 등이 발생하는 업무에 종사하는 근로자에 대해서는 채용시, 당해 업무 배치 전환시, 그리고 1년에 1회 이상 특수건강진단을 실시해야 한다.

3) 1차 및 2차 건강진단

건강진단을 실시하는 절차에 따라 1차 건강진단(이상자 색출검사)과 2차 건강진단(정밀검사)으로 구분한다. 일반건강진단 결과로 질환 의심자(R)로 판정된 자를 대상으로 2차 건강진단을 실시한다. 질환의 심사통보를 받은 날로부터 10일 이내에 실시하여야 한다.

표 11-2 건강진단 결과 구분

구분			의미
1차 건강진단	정상	정상 A	건강관리상 의학적 및 직업적 사후관리조치 불필요
		정상 B	경미한 이상소견이 있으나 의학적 및 직업적 사후관리조치 불필요
	질환의심(R)		1차 건강진단 실시결과 이상소견이 있어 2차 건강진단 실시 필요
2차 건강진단	정상	정상 A	2차 건강진단 결과 건강관리상 의학적 및 직업적 사후관리조치 불필요
		정상 B	2차 건강진단 결과 경미한 이상소견이 있으나 의학적 및 직업적 사후관리조치 불필요
	건강주의(C)		2차 건강진단결과 건강관리상 적절한 의학적 및 직업적 사후관리조치 필요(요관찰자)
	일반질병(D2)		1, 2차 건강진단결과 일반질병의 소견이 있어 적절한 의학적 및 직업적 사후관리조치 필요(일반질병 유소견자)
	직업병(D1)		1, 2차 건강진단결과 직업병의 소견이 있어 적절한 의학적 및 직업적 사후관리조치 필요(직업병 유소견자)

4. 산업재해

1) 정의

산업재해(industrial accident)는 노동과정에서 작업환경 또는 작업행동 등 업무상의 사유로 발생하는 근로자의 신체적 · 정신적 피해이다. 산업안전보건법에서는 산업재해는 "노무를 제공하는 사람이 업무에 관계되는 건설물, 설비, 원재료, 가스, 증기, 분진 등에 의하거나 작업 또는 그 밖의 업무로 인하여 사망 또는 부상하거나 질병에 걸리는 것"으로 규정하고 있다.

산업재해에 대한 보상 및 배상을 받을 수 있도록 한 사회보장제도가 산업재해보상보험제도이다. 산업재해에 대한 보상 및 배상을 위해서는 업무상 재해로 인정받아야 한다. 산업재해보상보험법에서는 업무상 재해에 대해 업무상의 사유에 의한 근로자의 부상, 질병, 신체장애 또는 사망을 의미한다고 규정하고 있다. 업무상 재해에는 업무상 사고와 업무상 질병(직업병)이 포함되며, 업무수행성과 업무기인성이 판단기준이다.

2) 산업재해의 원인

재해는 원하지 않는 사건(unwanted events)을 총칭하는 용어로 그 원인은 다양하다. 산업재해 발생의 직접적인 원인은 주로 사용자측에 해당되는 물적 요인과 근로자측에 해당되는 인적 요인으로 나눌 수 있다. 사용자측에서 보면 주로 산업재해에 대한 안전대책이나 예방대책의 미비 · 부실에 기인한다고 볼 수 있으며, 근로자측에서 보면 근로자의 피로, 근로자의 작업상의 부주의나 실수, 근로자의 작업상의 숙련미달 등이 원인이다.

3) 산업재해 통계지표

산업재해 발생 상황과 정도를 나타내는 지표에는 도수율(frequency rate), 강도율(severity rate), 건수율(incidence rate) 등이 있다. 산업재해 지표는 재해의 실상을 알고, 그 방지대책의 중요자료로서 활용될 수 있다.

(1) 도수율

도수율은 위험에 노출된 단위시간당 재해가 얼마나 발생했는지를 나타낸다. 근로시간은 재해의 입장에서 보면 재해발생의 위험에 노출되는 시간이다. 100만 시간을 단위로 한다.

$$도수율 = \frac{재해건\ 수}{연간\ 근로시간\ 수} \times 1{,}000{,}000$$

(2) 강도율

강도율은 재해에 의한 손상정도를 나타낸다. 도수율이 분모의 강도를 고려한 발생 밀도라고 한다면, 강도율은 분모와 분자의 강도를 모두 고려한 밀도이다. 연 근로시간당 작업손실일수로 산출하며, 1,000시간을 단위로 한다.

$$강도율 = \frac{근로손실일\ 수}{연간\ 근로시간\ 수} \times 1{,}000$$

(3) 건수율

건수율은 조사기간 중에 근로자 1,000명당 재해발생 건수를 표시한 것으로 발생률이라고도 한다. 산업재해 발생상황을 총괄적으로 파악하는데 적합하나 작업시간이 고려되지 않는 단점이 있다.

$$건수율 = \frac{재해건\ 수}{근로자\ 수} \times 1{,}000$$

4) 안전관리

안전관리(safety control)는 산업재해를 방지하기 위해 사업주가 실시하는 조직적인 일련의 조치를 말한다. 사업장에서 산업재해를 방지하기 위해서는 기계설비 등의 불안전한 상태와 작업자의 불안전한 상태를 제거하는 것이 필요하지만, 이들의 조치를 계속적으로 유지하기 위해서는 조직적으로 실천하는 체제를 만드는 것이 필요하다.

산업안전보건법에는 사업장의 규모 등에 따라서 사업장의 안전보건을 확보하기 위한 업무를 총괄적으로 관리하는 안전보건관리책임자, 사업장의 안전확보를 위한 기술적 사항을 관리하는 안전관리자, 특정한 작업에 종사하는 근로자의 지휘 등을 하는 안전담당자 등의 지정이 의무화되어 있다. 또한 일정한 업종 및 규모의 사업장마다 근로자의 위험방지를 위한 기본사항과 산업재해의 원인 및 재발방지대책 등의 중요 사항에 대해서 조사 · 심의하고 사업주와 의견을 교환하는 안전보건위원회 설치가 의무화되어 있다.

5) 보건관리

보건관리는 기업이 종업원의 건강상태를 보호 · 증진하기 위한 활동으로 사업장에 보건관리의 요건을 갖추는 것에서부터 건강보험과 재해보험을 통한 질병의 치료와 의료비 지급 등의 종합적인 관리를 포함한다. 보건관리의 대상 업무는 보건정보관리, 작업환경 및 작업관리, 보건교육, 근로자 건강관리, 의무실 운영 등이다. 산업안전보건법 제16조에서는 사업장의 유해인자, 작업방법 및 업무부담 등으로 인하여 발생할 수 있는 각종 질병으로부터 근로자를 보호하기 위해 사업주 및 안전보건관리책임자 · 관리감독자 등에게 보건에 관한 기술적인 사항을 지도 · 조언할 수 있는 보건관리자를 두어야 한다고 명시하고 있다. 그런데 300인 이상 사업장의 보건관리자는 보건관리업무를 전담하여야 하며, 300인 미만 사업장의 보건관리자는 보건관리 업무에 지장 없는 범위 안에서 다른 업무를 겸직할 수 있다.

우리나라에서 보건관리대행은 1980년 후반에 도입되었는데, 산업안전보건법상 보건관리에 대한 사업주의 의무사항을 효율적으로 수행할 수 있도록 중 · 소규모 사업장을 대상으로 산업보건사업 전문기관이 사업장 보건관리 업무를 지원해 주는 제도이다. 보건관리대행기관은 사업주가 행하여야 할 사업장 보건관리업무를 위탁받아 대행하는 기관으로 보건관리 업무를 하고자 하는 법인이나 의료법에 의한 종합병원 또는 병원 등이 법에 정한 인력, 시설 및 장비를 갖추어 해당 부서의 장관으로부터 지정을 받아야 한다.

5. 산업보건교육

1) 의미

산업보건교육은 작업과 관련된 건강과 안전에 대한 근로자의 지식, 태도, 기술, 행동을 향상시키려는 계획된 활동이라고 할 수 있다. 보건교육은 산업보건을 수행하는 하나의 수단이라고 할 수 있는데, 구체적인 내용은 산업안전보건법 시행규칙에 정해져 있다. 산업보건교육은 안전교육과 분리되지 않고 같이 실시하도록 규정되어 있는데, 그 의미는 다음과 같다.

첫째, 산업재해 발생을 줄일 수 있는 중요한 방법이다. 산업재해는 근로자의 예방행동으로 그 위험성이 낮아질 수 있기 때문에 사고와 재해예방은 근로자의 안전관리에 대한 인식이 가장 중요한 부분이다. 사업장 보건교육은 안전의 중요성을 인식시키고, 구체적으로 주어진 작업에 대해서 안전작업 방법의 지식이나 기능을 습득하도록 하며 작업에 대한 안전태도를 습득하도록 하는 역할을 한다.

둘째, 건강에 대한 근로자의 요구를 충족시켜 줄 수 있다. 근로자들은 생애주기별로 성년기에 해당되기 때문에 차츰 건강에 이상 징후가 나타나기 시작하는 시기로 건강정보와 보건교육에 대한 관심이 높다.

셋째, 많은 근로자들이 참여한다. 근로자들은 사업장에 매일 출근하여 일정시간 동안 작업에 참여하고, 관리자의 지시에 따라 움직이기 때문에 사업장 보건교육을 실시하면, 대부분의 근로자들이 참여할 수 있다. 특히, 경영자가 근로자의 안전과 건강보장이 근로자 자신뿐만 아니라 기업의 생산성 향상에도 큰 도움이 된다는 것을 인식하고 보건교육에 적극적인 관심을 갖게 되면 근로자의 참여는 높아질 수 있다.

넷째, 파급효과가 크다. 대부분의 근로자들은 각 가정에서 가장이기 때문에 이들의 생각과 행동은 모든 가족에게 강한 영향을 미칠 수 있다. 사업장 보건교육은 지역사회에 미치는 파급효과가 크다고 할 수 있다.

다섯째, 직장 이직률의 감소에 기여한다. 근로자의 안전과 건강을 위한 보건교육은 근로자들에게 소속된 직장에 대한 인식을 긍정적인 방향으로 개선하는데 효과가 있다. 이것은 궁극적으로는 근로자의 이직률 감소에 간접적으로 영향을 미친다.

2) 교육과정별 교육시간

산업안전보건법에 근로자 대상의 교육의무는 정기, 신규채용 시, 작업내용 변경 시, 특별교육으로 구분되어 구체적으로 규정되어 있다. 정기교육과정은 크게 사무직과 사무직 외 종사자로 나누어 교육시간이 다르게 규정된다. 사무직 종사자는 매반기 6시간 이상으로 산업장의 형편이나 교육내용에 따라 효율적으로 교육할 수 있도록 규정되어 있다. 사무직 외에서는 판매직의 경우 사무직과 같은 교육시간이 배정되고 그 밖의 제조업이나 건설업, 기타 서비스업에 종사하는 근로자는 매반기 12시간 이상 보건교육을 하도록 하고 있다. 채용 시 교육은 정기교육과 달리 일용직(1시간 이상)과 일용직을 제외한 근로자로 구분하여 교육시간을 규정하고 있는데, 이는 건설 노무직과 같이 고용형태가 단기인 작업의 경우 채용시 교육이 불필요하게 반복 적용될 수 있기 때문이다. 작업내용 변경시 교육에도 같은 맥락으로 적용되어, 일용근로자(1시간 이상)와 일용근로자를 제외한 근로자(2시간 이상)로 구분하여 규정되어 있다. 특별교육은 산업안전보건법 시행규칙 별표 5에 규정되어 있는 특별교육이 필요한 40가지 작업에 종사하는 근로자에 대한 보건교육으로서 일용근로자의 경우와 일용근로자를 제외한 근로자로 구분하여 규정되어 있다.

표 11-3 근로자 안전보건교육 교육과정별 교육시간

교육과정	교육대상		교육시간
가. 정기교육	1) 사무직 종사 근로자		매반기 6시간 이상
	2) 그 밖의 근로자	가) 판매업무에 직접 종사하는 근로자	매반기 6시간 이상
		나) 판매업무에 직접 종사하는 근로자 외의 근로자	매반기 12시간 이상
나. 채용 시 교육	1) 일용근로자 및 근로계약기간이 1주일 이하인 기간제근로자		1시간 이상
	2) 근로계약기간이 1주일 초과 1개월 이하인 기간제근로자		4시간 이상
	3) 그 밖의 근로자		8시간 이상
다. 작업내용 변경 시 교육	1) 일용근로자 및 근로계약기간이 1주일 이하인 기간제근로자		1시간 이상
	2) 그 밖의 근로자		2시간 이상
라. 특별교육	1) 일용근로자 및 근로계약기간이 1주일 이하인 기간제근로자: 별표 5 제1호라목(제39호는 제외한다)에 해당하는 작업에 종사하는 근로자에 한정한다.		2시간 이상
	2) 일용근로자 및 근로계약기간이 1주일 이하인 기간제근로자: 별표 5 제1호라목제39호에 해당하는 작업에 종사하는 근로자에 한정한다.		8시간 이상
	3) 일용근로자 및 근로계약기간이 1주일 이하인 기간제근로자를 제외한 근로자: 별표 5 제1호라목에 해당하는 작업에 종사하는 근로자에 한정한다.		- 16시간 이상(최초 작업에 종사하기 전 4시간 이상 실시하고 12시간은 3개월 이내에서 분할하여 실시 가능) - 단기간 작업 또는 간헐적 작업인 경우에는 2시간 이상
마. 건설업 기초안전 · 보건교육	건설 일용근로자		4시간 이상

자료: 산업안전보건법 시행규칙[별표 4]

보건 관리

04

제12장

보건행정

학습목표

- 보건행정 관리과정 귤릭(Gulick)의 POSDCoRB를 설명할 수 있다.
- 보건의료서비스 특성과 일차보건의료 개념을 설명할 수 있다.
- 클레츠코브스키의 보건의료체계 구성요소를 설명할 수 있다.
- 뢰머의 보건의료체계 유형을 설명할 수 있다.
- 우리나라 지방 보건행정 조직을 설명할 수 있다.

1. 보건행정의 이해

1) 개념

보건행정(health administration)은 모든 국민들이 건강을 유지하고 효과적으로 건강관리할 수 있도록 행정적인 원리와 기법을 활용하는 과정이라고 할 수 있다. 이는 보건의료 분야에 행정학적인 이론이 활용된 것으로 주로 보건의료체계 및 보건의료서비스와 관련된 활동이다. 보건행정학은 보건의료 분야에 행정학의 원리와 기법을 적용한 응용학문이다. 단순히 보건학과 행정학을 물리적으로 결합한 학문이 아니라 건강과 관련된 주제에 행정학적 방법론을 적용하여 형성된 학문이라고 할 수 있다. 보건행정에는 보건의료가 갖는 공공재로서 가치, 목적, 성격뿐만 아니라 행정이 갖는 여러 특성이 함께 포함되어 있다. 그런데 행정이 갖는 형식적인 내용에 치우치다보면 공중보건이 갖는 특성을 잃어버리기 때문에 보건행정에서는 공중보건의 원리가 더 강조된다.

보건행정을 보건의료서비스와 관련된 공공부문의 활동으로 인식하는 경향이 있는데, 보건행정의 영역을 공공부문으로만 한정하는 것은 매우 제한적인 접근이라고 할 수 있다. 왜냐하면, 병원경영이나 의약산업 등 보건의료서비스와 관련된 민간부문에서도 보건행정의 특성이 강하게 나타나기 때문이다. 비록 민간부문일지라도 보건의료서비스 그 자체가 공공재의 성격을 지니기 때문에 공공부문의 특성을 갖는다고 보아야 한다. 따라서 수행주체와 관계없이 보건의료서비스와 관련된 활동을 보건행정의 영역으로 보는 것이 적합하다. 이러한 경향은 일반행정에서 사용되는 거버넌스(governance)[1] 개념을 통해서도 알 수 있다. 거버넌스는 정부업무와 민간업무를 엄격하게 구분하지 않고 공공(public)이라는 개념을 통하여 공공부문 이외의 조직들과 네트워크를 강조한다. 따라서 보건행정의 영역은 공공부문뿐만 아니라 보건의료서비스와 관련된 민간부문의 활동도 포함한다.

2) 보건행정의 속성

행정을 규율하는 법률 가운데에는 국가, 공공조직 등의 행정주체가 사회구성원들에게 일방적으로 명령하거나 강제할 수 있는 힘을 인정하고 있는 경우가 많다. 이와 같이 행정주체가 우월적 지위를 갖는 대표적 영역이 보건행정, 경찰행정, 세무행정이다. 그러나 질서행정이 갖는 우월적 지위가 모든 보건행정활동에서 인정되는 것은 아니다. 보건행정활동이 관련 당사자들에게 불이익을 주게 될 경우에는 그러한 사실을 알려서 당사자들이 스스로를 방어할 수 있는 기회를 제공하거나 행정 계획을 확정하기 전에 여러 이해관계자들의 의견을 충분히 반영해야 한다. 보건행정은 질서행정 속성 외에도 보건의료서비스와 관련하여 공공성 및 사회성, 봉사성, 조장성 및 교육성, 과학성 및 기술성 등의 성격을 갖고 있다.

(1) 공공성 및 사회성

보건의료는 건강권 실현이라는 공익을 목적으로 한다는 점에서 기본적으로 공공적 성격을 갖는다. 아울러 보건행정은 전체 인구집단의 건강수준 향상에 관심을 두기 때문에 사회적 성격을 갖고 있다.

---

1 거버넌스는 일방적인 정부 주도적 경향에서 벗어나 정부, 기업, 비정부기구 등 다양한 행위자가 공동의 관심사에 대한 네트워크를 구축하여 문제를 해결하는 공공 의사결정 방식을 말한다.

(2) 봉사성

보건행정은 본질적으로 서비스 행정이기 때문에 봉사적 성격을 갖는다. 최근 공공행정은 과거 소극적인 질서유지 기능에서 국민의 행복과 복지를 위해 직접 개입하고 지원하는 봉사 행정으로 바뀌었다.

(3) 조장성 및 교육성

보건행정은 국민의 건강수준 향상이나 보건의료 문제를 해결하는 수단으로 교육적 방법을 주로 활용한다. 특히 지역사회 보건사업은 주민들과 함께 추진할 때 더 큰 성과를 얻을 수 있기 때문에 주민들이 참여할 수 있도록 여건을 조장하고 분위기를 옹호하는 활동을 한다.

(4) 과학성 및 기술성

보건행정은 의학, 면역학, 생리학 등의 자연과학적 지식과 기술을 기반으로 행정을 수행한다. 보건의료 분야에는 첨단 과학기술이 적용되기 때문에 보건행정은 새로운 과학적 지식과 기술 발전에 관심을 두고 있으며, 행정관리에서도 근거 중심의 과학적 지식과 기술을 활용한다.

표 12-1 보건행정의 속성

속성	의미
공공성 및 사회성	공공재인 보건의료서비스와 인구집단을 대상으로 활동
봉사성	본질적으로 서비스 행정
조장성 및 교육성	교육적 방법과 주민참여를 유도하는 조장 활동
과학성 및 기술성	자연과학적 지식과 기술을 기반으로 행정 수행

2. 보건행정의 의미

1) 영역 및 대상

보건행정은 국민의 건강수준을 향상시키기 위해서 수행하는 모든 행정활동으로 주로 정책수립 및 집행과 관련된다. 보건행정의 대상은 공공재 성격을 갖는 보건의료서비스라고 할 수 있다. 보건행정은 보건과 관련된 제반 지식과 기술을 바탕으로 하기 때문에 일반행정과는 구별된다. 보건행정도 행정 현상인 것은 분명하지만 일반적으로 행정이 갖는 형식적인 내용을 강조하게 되면 공중보건이 갖는 특성을 잃어버리기 때문에 보건행정에서는 공중보건의 원리가 더 강조된다.

흔히 보건행정을 보건의료분야의 공공행정으로만 제한시키는 경향이 있는데, 최근 학술적 흐름은 공공보건행정 뿐만 아니라 민간부문의 보건관리분야도 보건행정에 포함시키고 있다. 특히 병원경영, 보건산업 등 보건의료서비스와 관련된 민간부문 영역이 보건행정의 중요한 분야로 자리매김을 하고 있다. 보건의료서비스가 공공적 성격을 지니기 때문에 수행 주체와 상관없이 보건의료서비스와 관련된 모든 영역은 보건행정에 포함된다고 보아야 할 것이다.

2) 보건행정 관리과정

보건행정 활동은 관리과정이라고 할 수 있다. 관리는 조직목표를 달성하기 위해서 행해지는 조직 내의 상호작용이다. 조직의 관리기능을 최초로 제시한 페욜(Henri Fayol)은 관리의 순환과정을 계획(planning), 조직(organizing), 지휘(commanding), 조정(coordinating), 통제(controlling)로 나누어 설명하였는데, 이를 더욱 세분화하여 1937년 귤릭(Luther Halsey Gulick)은 가장 능률적인 행정원리로 최고관리자의 7가지 기능을 제시하였다. 이를 귤릭의 포스드코르브(POSDCoRB)라고 부르며 기획(Planning), 조직화(Organizing), 인사(Staffing), 지휘(Directing), 조정(Coordinating), 보고(Reporting), 예산(Budgeting)으로 구성되어 있다.

(1) 기획

기획(planning)은 어떤 활동을 시작하기 전에 무엇을 어떻게 해야 할지를 결정하는 것이다. 기획은 미래 지향적이며 의식적으로 최적수단을 찾고 선택하는 의사결정과정이다. 기획은 계획을 작성하는 과정이며, 계획(plan)은 기획을 통해 산출된 결과이다. 기획은 절차와 과정을 의미하고 계획은 문서화된 활동목표와 수단이다. 기획의 특성은 미래 지향성, 합리성, 통제성으로 요약될 수 있다.

(2) 조직화

조직화(organizing)는 목표를 효율적인 방법으로 달성할 수 있도록 기관의 구성 형태를 결정하고 각종 자원을 배분하고 조정하는 활동이다. 기관의 목표를 달성하기 위해 인적자원과 물적자원, 예산, 정보 등 모든 자원을 단위별로 나누어 배분하고 조정하는 활동이라고 할 수 있다. 조직화는 하나의 완성된 조직(organization)과는 차이가 있다. 조직화는 조직을 형성시켜 나가는 과정이며 조직은 조직화 과정을 통해서 만들어진 형태이다.

(3) 인사

인사(staffing)는 조직 구성원들이 잠재능력을 최대로 발휘할 수 있도록 분위기를 최적으로 조성하고 이를 효율적으로 활용하여 개인목표를 만족시킬 뿐만 아니라 조직목표도 달성하는 일련의 활동이다. 인사관리는 직원을 선발하고 채용하여 배치하고 임금을 지급하는 것과 같은 단순기능에 국한된 것이 아니라, 조직의 지속적인 경쟁력을 높일 수 있도록 유능한 인적자원을 개발 · 육성할 수 있는 효과적이고 효율적인 제도를 만들어 운영하는 활동이다.

(4) 지휘

지휘(directing)는 일정한 목적을 보다 효과적으로 실현하기 위하여 집단행동을 통솔하는 것이다. 지휘는 인간을 다루는 것이기 때문에 조직 내의 관리자와 피관리자 사이에 일어나는 인간 상호간의 관계에 대한 이해가 필요하다. 지휘기능을 원만히 수행하기 위해서는 의사소통 기술이 필요하며, 지휘과정에서 발생하는 갈등관리가 중요하다.

(5) 조정

조정(coordinating)은 공동 목표를 달성하기 위하여 조직구성원의 행동이 통일되도록 질서 정연하게 배열하는 것이다. 일정한 목표를 향하여 조직구성원의 활동이나 기능이 조화를 이루도록 결합시키는 과정이라고 할 수 있다. 잘 구성된 조직이라 할지라도 각 부서의 업무수행에는 문제가 발생할 수 있기 때문에 조정은 불가피하다. 그런데 조정은 전문화와는 상반되는 측면이 있다. 전문화가 심화될수록 조정이 어려워지고 조정을 쉽게 하려면 전문화가 제한되므로 양자의 균형있는 관계 설정이 필요하다.

(6) 보고

보고(reporting)는 조직 내에서 상하 계층 간이나 부서 상호 간에 구두, 전화, 서면 등으로 일정한 의사 또는 자료를 전달하는 과정을 말한다. 일반적으로 수직적인 관계에서 의사전달 과정을 보고라고 하며, 수평적 관계에서의 의사전달 과정을 통보라고 한다. 보고는 체계화된 지휘체계 내에서 운영되어야 하고, 보고과정에서 정보가 변질되지 않도록 관리되어야 한다. 보고내용을 문서로 작성한 보고서는 보고자의 주관적인 생각이 배제되어야 하고 사실과 정보를 정확하게 전달하는 수단으로 활용되어야 한다.

(7) 예산

예산(budgeting)은 한정된 자원을 배분하는 의사결정 과정으로 조직의 목표를 달성하기 위하여 화폐단위로 표시한 계획이다. 예산은 회계의 한 형태이며 조직의 책임자가 회계연도 동안 수행하고자 하는 내용을 자금이라는 숫자로 표현한 업무계획서라고 할 수 있다. 따라서 예산관리는 조직 전체의 효율성을 제고하기 위한 차원에서 예산을 편성하고, 그것을 근거로 하여 한 해 동안 조직 각 분야의 모든 활동을 종합적으로 계획, 조정, 통제하며, 예산과 실적의 차이 분석을 통하여 조직의 업적을 객관적으로 평가하는 과정이다. 예산을 미래에 대한 추정 및 계획이라고 한다면, 회계는 실제로 발생한 내용과 과거에 대한 사실 기록이라고 할 수 있다.

3. 보건의료서비스

1) 의료와 보건의료

의료(medical care)는 인간 개체나 신체의 일부 기관을 대상으로 의학(medicine)을 적용한 기술이라고 할 수 있다. 의학은 치료의학에서 예방의학, 재활의학, 건강증진으로 그 범위를 넓혀 왔고, 의료도 사회적 요구에 따라 그 범위가 개인적 접근에서 지역사회 전체 주민을 대상으로 하는 보건의료(health care)로 확대되었다. 의료 활동이 자연과학적 접근이라면 보건의료 활동은 사회과학적 접근이 추가되었다고 할 수 있다. 보건의료의 주된 관심은 질병이 아니라 건강이며, 그 대상도 환자뿐만 아니라 건강한 사람을 포함하여 지역사회 인구집단 전체가 된다. 보건의료기본법에서는 보건의료를 국민의 건강을 보호 · 증진하기 위하여 국가 · 지방자치단체 · 보건의료기관 또는 보건의료인 등이 행하는 모든 활동이라고 규정하고 있다. 그런데 보건의료인력지원법에 규정된 20개 직종의 보건의료인은 의사, 치과의사, 한의사, 조산사, 간호사, 간호조무사, 약사, 한약사, 임상병리사, 방사선사, 물리치료사, 작업치료사, 치과기공사, 치과위생사, 보건의료정보관리사, 안경사, 응급구조사, 영양사, 위생사, 보건교육사이다.

표 12-2 의료와 보건의료의 특성 비교

	의료	보건의료
용어	medical care	health care
관심	질병치료	건강관리
주요 내용	임상검사, 진단, 처방, 진료(의료서비스)	건강생활, 일차 · 이차 · 삼차 예방(포괄적 서비스)
접근 방법	자연과학적 접근	자연과학적 접근 + 사회과학적 접근
대상	환자	지역사회 주민(환자+건강인)

2) 포괄적 보건의료

보건의료서비스의 범위는 다양한 보건의료인의 활동 영역을 모두 포함하기 때문에 대단히 넓다. 최근에 건강관리와 관련하여 포괄적 보건의료(comprehensive health care) 개념이 강조되고 있다. 보건의료인이 제공하는 포괄적 보건의료가 보건의료서비스에 해당된다고 할 수 있다. 과거에는 예방에 초점을 두는 보건사업과 치료에 초점을 두는 의료사업으로 구별하였으나 치료만으로는 건강을 확보하는 것이 불가능하다는 인식 때문에 치료와 예방이 조화를 이루는 포괄적 의료(comprehensive medical care) 개념이 등장하였다, 그러다가 최근에는 질병의 치료뿐만 아니라 질병예방, 재활, 건강증진 등 모든 건강관리 영역을 포함하는 포괄적 보건의료 접근이 강조되고 있다.

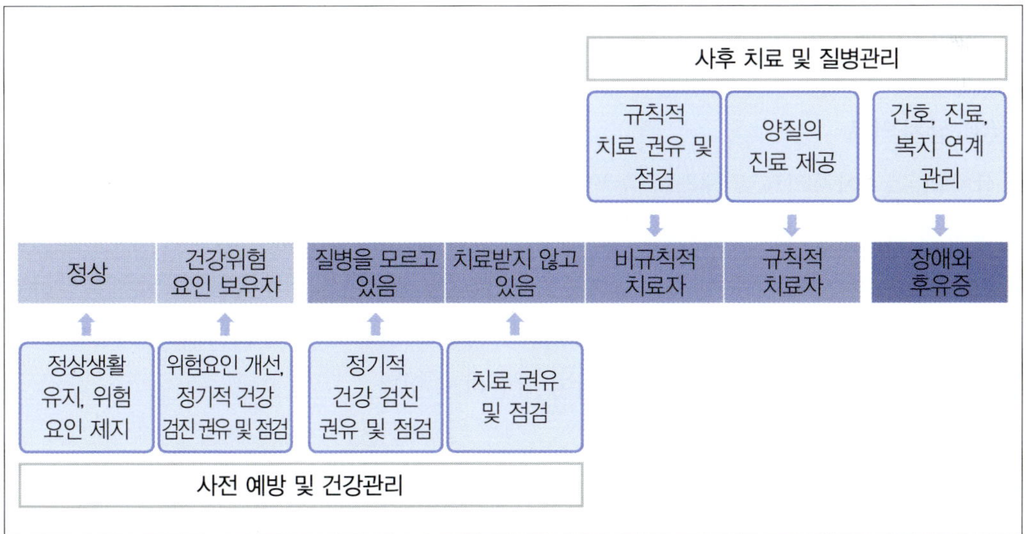

그림 12-1 포괄적 보건의료의 내용

3) 의료서비스 유형

질병의 종류 및 질병의 진행 정도에 따라 그 질병을 진단하고 치료하는데 필요한 의료기술의 복잡성이 다르다. 의료서비스를 분류하는 것은 복잡성에 따라 의료를 생산하는 비용에 차이가 있기 때문이며, 적절하게 의료자원을 배분하려는 것이다. 의료서비스를 의료기술의 복잡성에 따라 분류하면 다음과 같다.

(1) 일차의료

일차의료는 지역사회에서 발생하는 흔한 질병이나 손상의 진단과 치료, 건강증진 및 질병예방 서비스를 말한다. 일차의료에서는 보다 복잡한 의료서비스가 필요한 환자를 선별하여 해당 서비스를 제공하는 의료기관으로 환자를 의뢰하는 기능을 담당한다. 일차의료가 제공하는 서비스에는 질병 치료 외에도 예방접종, 보건교육, 정상적인 임신의 산전관리와 분만 등이 포함된다.

(2) 이차의료

이차의료는 일차의료의 수준에서 해결하기 어려운 환자 중에서 지역사회 단위에 설립될 수 있는 수준의 의료기관이 감당할 수 있는 서비스를 말한다. 일차의료와 비교하여 보다 전문적인 인력과 보조인력이 필요하며, 입원시설이나 보다 복잡한 장비가 있어야 의료서비스가 제공될 수 있다. 예를 들어, 정상적인 분만은 일차의료지만 제왕절개 분만은 이차의료에 해당된다.

(3) 삼차의료

삼차의료는 이차의료로 해결할 수 없는 질병에 대한 의료서비스이다. 특정 의료영역에 대해서 보다 전문적인 훈련을 받은 전문의들이 팀을 이루어 제공하며, 특수한 시설과 장비가 필요하다. 삼차의료를 필요로 하는 대상자는 소수이지만 의료서비스를 생산하기 위한 인적 자원과 물적 자원을 갖추는데 많은 비용이 필요하다. 우리나라의 경우 대부분의 삼차의료는 의과대학 부속 상급병원이 담당하고 있다.

4) 공공보건의료

2000년 제정된 공공보건의료에 관한 법률에서는 공공보건의료를 국가, 지방자치단체 및 보건의료기관이 지역 · 계층 · 분야에 관계없이 국민의 보편적인 의료이용을 보장하고 건강을 보호 · 증진하는 모든 활동으로 규정하고 있다. 또한 이 법률에서는 공공보건의료 수행기관 요건으로 공공보건의료기관[2] 외에 보건복지부장관 및 지방자치단체장과 협약을 체결한 의료기관으로 규정하여 민간의료기관도 협약을 체결하면 공공의료 역할을 수행할 수 있도록 하였다. 과거 공공의료 개념이 주로 취약계층을 대상으로 공공병원 또는 보건기관이 제공하는 의료서비스였다면, 최근에는 모든 국민의 생명 · 안전 및 기본적 삶의 질을 보장하는 필수의료로 규정하고, 공공보건의료기관뿐만 아니라 민간의료기관도 수행기관이 될 수 있다고 본다. 공공보건의료의 본질적 역할이 국민의 건강증진과 보편적인 보건의료서비스 접근을 보장하는 것이라고 한다면, 그 개념을 서비스 주체 중심에서 공공 · 민간 관계없이 서비스 기능 중심으로 해석하는 것이 적합할 것이다. 특히 우리나라는 모든 의료기관이 국민건강보험을 통해 의료의 가격과 진료량을 통제받고 있기 때문에, 기본적으로 의료의 공공성이 확보된다고 볼 수 있다.

의료기관의 공급 측면에서 2019년 12월 현재 공공보건의료기관은 전체 의료기관의 5.1%, 병상 수는 전체의 8.9%, 의사 인력은 10.7%이다. 유럽 국가[3]들이나 경제협력개발기구((Organization for Economic Cooperation and Development; OECD) 국가들과 비교할 때 매우 취약하다. 우리나라의 보건의료체계는 민간 위주의 의료공급체계와 국가 주도의 재정관리체계를 특징으로 한다. 공공의료가 활성화되기 위해서는 지역사회 공공부문과 민간병원 간의 연계와 네트워크가 중요하다. 이를 위해서 공공보건의료에 관한 법률[4]에서는 시도별로 공공보건의료지원단을 설치할 수 있도록 규정하고 있다.

---

2 공공보건의료기관은 공공부문의 두 축인 공공보건기관과 공공의료기관으로 구성된다. 공공보건기관에는 보건소, 보건지소, 보건진료소가 해당되고, 공공의료기관에는 서울대병원 등 국립대병원, 국립중앙의료원, 국민건강보험 일산병원, 국립암센터, 보훈병원, 국군병원, 원자력병원, 경찰병원, 근로복지공단병원, 지방의료원, 적십자병원, 산재의료원, 재활병원, 시도립 노인병원 등이 대표적이다.

3 공공병상을 기준으로 보면 국민보건서비스(NHS) 국가에서는 약 80% 수준, 사회보험(NHI) 국가에서는 약 55% 수준, 민간보험 국가에서는 약 20% 수준을 유지하고 있다. 우리나라 공공병상이 매우 취약하다는 것을 알 수 있다.

4 제22조(공공보건의료 지원단의 설치 · 운영)에 시 · 도지사는 공공보건의료에 관한 업무 수행을 지원하게 하기 위하여 공공보건의료지원단을 설치 · 운영할 수 있다고 규정하고 있다.

표 12-3 우리나라 공공보건의료기관 현황

구분	공공보건기관 (A)	공공의료기관 (B)	공공보건의료기관 (C=A+B)	민간의료기관 (D)	전체 (E=C+D)	공공/전체 (C/E)
기관 수	3,478	221	3,699	68,655	72,354	5.1%
병상 수	341	62,240	62,581	642,003	704,584	8.9%
의사인력(명)	3,505	12,691	16,196	135,693	151,889	10.7%

자료 : 보건복지부(2020). 2019 보건복지백서

5) 보건의료 개념

의료(medical care) 활동은 인간 개체를 대상으로 하는 좁은 의미의 의료에서 지역사회 전체 주민을 대상으로 하는 보건의료(health care)로 확대되고 있다. 보건의료의 주된 관심은 질병이 아니라 건강이며, 건강과 관련된 여러 현상을 이해하고 이를 관리하기 위한 모든 활동을 대상으로 한다. 그 대상도 환자뿐만 아니라 건강한 사람을 포함하는 지역사회 전체 주민이 된다. 최근에는 질병의 치료뿐만 아니라 예방, 재활, 건강증진 등 모든 보건의료서비스를 포함하는 포괄적 보건의료(comprehensive health care)가 강조되고 있다.

6) 보건의료서비스 특성

보건행정 대상인 보건의료서비스의 주요 특성은 지식과 정보의 비대칭성, 수요의 불확실성 및 불규칙성, 치료의 불확실성, 생산의 독점성, 공익성, 외부효과 등으로 요약될 수 있다. 이러한 특성 때문에 국가가 보건의료서비스 활동에 개입하게 되며 사회적으로 보건행정의 중요성이 부각되고 있다.

(1) 지식과 정보의 비대칭성

일반인들은 특정 질병에 대해서 매우 제한된 지식과 정보만 가지고 있기 때문에 질병이 발생하면 보건의료서비스 공급자에게 의존할 수밖에 없다. 폭 넓은 지식과 정보를 가지고 있는 보건의료인이 환자의 상태를 확인한 후 치료받을 서비스의 종류나 범위를 결정하게 된다. 이러한 지식과 정보의 비대칭성 때문에 의사는 환자의 대리인 역할을 담당하게 된다. 질병에 대한 소비자의 지식과 정보 부족은 의사가 환자의 의료수요를 유발시키는 의사유인 수요(physician-induced demand)의 직접적인 원인이 되기도 한다. 최근에는 각종 인터넷 등 정보매체의 발달로 소비자들이 다양한 건강정보에 접근할 수 있어서 과거와 비교하면 지식과 정보의 비대칭성은 크게 감소하였다. 그럼에도 불구하고, 일반 상품의 구매 과정에서 발생하는 공급자와 소비자의 관계와 비교하면 여전히 비대칭성은 크다고 할 수 있다.

(2) 수요의 불확실성 및 불규칙성

우리는 일생을 살아가는 동안 언제 질병이 발생할지를 알 수가 없다. 또한 몸에 이상증상이 나타났을 때도 적절한 의료기관 방문시점을 결정하는 것이 쉽지 않다. 보건의료서비스는 다른 재화나 서비스와는 달리 적절한 제공시기를 놓치면 동일한 서비스를 받아도 효력이 크게 감소할 뿐만 아니라 경제적으로도 부담을 가중시킨다. 이러한 수요의 불확실성과 불규칙성에 대응하기 위하여 만들어진 것이 건강보험제도이다. 건강보험은 의료에 대한 접근성을 높여서 질병발생을 사전에 예방할 수 있도록 도와줄 뿐만 아니라 질병이 발생하더라도 적절한 치료를 받을 수 있도록 경제적 부담을 줄여준다.

(3) 치료의 불확실성

과학의 발전으로 과거에는 치료가 불가능했던 여러 질병들이 극복되고 있지만, 여전히 인간이 완치할 수 있는 질병 종류는 매우 제한적이다. 또한 의학 교육과정의 표준화로 근거 중심의 임상 치료방법이 보편화되었지만, 여전히 의료기관에 따라 제공하는 의료서비스에 질적 차이가 존재한다. 이런 이유로 환자는 질병 완치에 대한 확신을 갖기 어렵게 되고, 의료기관에서 실시한 검사결과와 치료에 불신을 갖게 되어 여러 의료기관을 다니면서 치료를 받는 경향을 보인다. 양질의 의료서비스에 대한 요구는 치료의 불확실성에서 비롯된다.

(4) 생산의 독점성

질병 치료와 관련된 보건의료서비스 공급자는 관련 면허권자로 제한되어 있다. 인간의 생명을 다루는 서비스이기 때문에 일정수준 이상의 자격과 훈련을 받고 관련 자격증을 취득한 사람들만이 서비스를 제공할 수 있도록 하고 있다. 뿐만 아니라 의료법에서는 의료기관을 개설할 수 있는 자격을 의사, 치과의사, 조산사, 한의사, 국가, 지자체, 의료법인, 비영리법인, 준정부기관 등으로 엄격하게 제한하고 있다. 이러한 보건의료서비스 생산의 제한은 법이 인정한 독점이라고 할 수 있다.

(5) 공익성

모든 국민은 생존에 필요한 최소한의 보건의료서비스를 제공받을 권리가 있으며, 국가는 기본 서비스를 제공할 의무가 있다. 보건의료서비스는 공공재로 취급된다. 이에 따라 의료법인은 비영리목적으로 운영되어야 한다. 보건의료서비스의 공익성 때문에 생산, 소비, 분배를 시장경제에만 맡기지 않고 국가가 적극적으로 개입하고 있다. 만일 보건의료서비스가 시장경제 원리로만 운영될 경우 서비스 공급자들은 수익성이 큰 이차 및 삼차 의료서비스 제공에 치중하고, 수익성이 낮은 일차의료 및 질병예방 서비스를 소홀히 하여 질병 발생이 증가할 뿐만 아니라 건강관리에 필요한 의료비도 증가하게 될 것이다.

(6) 외부효과

외부효과(external effect)는 다른 사람에게 의도하지 않은 혜택이나 손해를 유발하는 것을 말한다. 경제 분야에서 주로 사용되는 용어인데, 최근에는 보건 분야에서도 사업효과를 설명하면서 많이 사용되고 있다. 예를 들어, 감염성질환은 환자 당사자뿐만 아니라 주변 사람들에게도 영향을 미친다. 인구집단의 약 70% 정도가 예방접종으로 집단면역(herd immunity)이 형성되면 나머지 30%는 예방접종을 받지 않더라도 해당 감염성질환으로부터 안전하게 된다. 이런 이유로 정부가 적극적으로 개입하여 예방접종이나 보건교육을 실시하고 외부효과가 큰 보건의료사업을 우선적으로 추진한다.

표 12-4 보건의료서비스의 특성

특성	내용
지식과 정보의 비대칭성	소비자의 건강과 관련된 지식과 정보 부족
수요의 불확실성 및 불규칙성	질병 발생시점을 알 수 없음
치료의 불확실성	완치할 수 있는 질병종류는 매우 제한
생산의 독점성	서비스 제공자는 관련 면허권자로 제한
공익성	보건의료서비스는 공공재로 정부 개입
외부효과	의도하지 않은 혜택이나 손해 유발

7) 일차보건의료

(1) 개념

1977년 세계보건기구 총회에서 2000년까지 인류 건강목표 실천을 결의하였다. 그 후속 조치로 1978년 알마아타(Alma-Ata)에서 개최된 세계보건기구 회의에서 모든 국가는 건강을 인간의 기본권으로 규정하고 국가 간 또는 계층 간에 존재하는 건강수준의 불평등을 해소하기 위하여 일차보건의료(primary health care; PHC)를 새로운 전략으로 채택할 것을 권고하였다.

일차보건의료는 단순히 1차 진료만을 의미하는 것이 아니라 개인, 가족 및 지역사회를 위한 건강증진, 예방, 치료 및 재활 등의 모든 서비스를 포함하는 포괄적 보건의료를 의미한다. 일차보건의료는 보편적인 질병과 재해에 대한 적절한 치료뿐만 아니라 예방보건서비스, 환경관리, 필수 의약품의 공급 등이 포함된다. 이러한 방식이 채택된 것은 전문화된 의료보다는 이러한 기본서비스가 건강증진에 보다 효과적이며, 전문화된 의료는 그 혜택이 소수에게만 돌아가고 이를 위하여 너무 많은 지역사회자원이 사용되고 있다는 문제의식에서 출발한 것이다.

(2) 사업내용

알마아타 선언은 일차보건의료 사업으로 8개 필수영역[5]을 제시하였다. 이것은 기본적인 건강문제를 일차적으로 조치할 수 있는 내용들이다. 사업내용을 보면 국민들의 기본적인 건강요구를 충족시키기 위한 일차적인 조치라는 것을 알 수 있다. 이후에 심신장애자의 재활이 일차보건의료 필수사업에 추가되었다.

① 주요 보건문제와 그 예방 및 관리방법에 대한 교육
② 식량공급의 촉진과 적절한 영양의 증진
③ 안전한 식수의 공급과 기본적 위생
④ 가족계획을 포함한 모자보건
⑤ 주요 감염병에 대한 예방접종

---

5 알마아타 선언(Declaration of Alma-Ata)에 제시된 8개 필수사업은 ① education concerning prevailing health problems and the methods of preventing and controlling them, ② promotion of food supply and proper nutrition, ③ an adequate supply of safe water and basic sanitation, ④ maternal and child health care, including family planning, ⑤ immunization against the major infectious diseases, ⑥ prevention and control of locally endemic diseases, ⑦ appropriate treatment of common diseases and injuries, ⑧ provision of essential drugs.

⑥ 지방병의 예방과 관리

⑦ 흔히 볼 수 있는 질병과 외상의 적절한 치료

⑧ 필수 의약품의 공급

(3) 접근방법

세계보건기구가 제시한 일차보건의료의 접근방법은 필수영역 서비스 전달에 도움이 되는 기본 틀을 제공한다. 네 가지 접근방법은 다음과 같다.

첫째, 쉽게 이용 가능해야 한다. 일차보건의료를 이용하는데 지역적, 지리적, 경제적, 사회적으로 차별이 있어서는 안 된다는 의미이다. 일차보건의료는 모든 사람에게 평등하고 쉽게 이용 가능하도록 추진되어야 한다.

둘째, 지역사회가 쉽게 받아들일 수 있는 방법이 제공되어야 한다. 해당 지역사회 주민들이 편안하게 받아들일 수 있는 건강문제 해결접근을 일차보건의료에서 연구하여 사업방법으로 활용해야 한다. 일차보건의료는 지역사회의 기본적인 건강요구에 기초를 두고 일차적으로 조치를 하는 것이기 때문에 지역사회에서 기존에 활용하고 있던 대응방법을 먼저 분석하여야 한다.

셋째, 지역사회의 적극적인 참여에 의해서 사업이 추진되어야 한다. 일차보건의료를 제공하는 사람과 지역사회가 대등한 관계로 일차보건의료사업의 동반자가 되는 것이다. 전통적으로 시행해 오던 보건의료는 보건의료전문가가 능동적으로 지역사회 주민들에게 보건의료를 제공하고 주민들은 수동적 자세였다. 그러나 일차보건의료사업은 지역사회가 적극적으로 참여하여 사업요구 파악, 계획, 수행, 평가가 이루어져야 한다.

넷째, 지역사회의 지불능력에 맞는 비용 범위에서 서비스가 제공되어야 한다. 지역사회 주민이 일차보건의료를 이용하는데 경제적으로 부담을 느끼지 않는 범위에서 지역사회가 보건의료 수가를 결정해야 한다.

4. 보건의료체계

1) 개념

보건의료체계(health system)는 국가 또는 사회가 그 구성원의 건강수준을 향상시키기 위하여 마련한 보건의료사업에 관한 모든 사회제도와 구조를 말한다. 좁게는 보건의료서비스의 생산, 소비, 분배 등과 관련되는 법률과 조직을 의미하지만, 넓게는 국민의 의료이용과 관련된 모든 체제와 관행을 포괄적으로 의미한다. 세계보건기구(2000)는 보건의료체계의 목적을 건강수준 향상, 의료비 부담으로부터 보호, 국민들의 기대에 대한 충족이라고 하였다. 보건의료체계라는 용어는 건강에 대한 사회적 책임이 증가하고 국가가 국민들의 건강수준을 향상시키기 위하여 자원과 기능을 배분하기 시작하면서 발전된 개념이다. 우리나라에서는 보건의료체계와 보건의료제도가 같은 의미로 사용되고 있다.

체계(system)이론으로 보면, 보건의료체계는 국가의 하부구조(infra-structure)이며 사회적, 물리적 환경으로부터 영향을 받으면서 형성된 역사적 산물이라고 할 수 있다. 따라서 보건의료체계는 국가의 정치, 경제, 사회 등 모든 다른 체계와 긴밀하게 연계되어 있으며, 그것으로부터 계속해서 영향을 받는다. 아울러 보건의료체계도 사회를 구성하는 여러 하부구조에 영향을 미치기 때문에 각 하부구조 간에는 끊임없이 상호작용을 한다. 또한 보건의료체계도 그 자체가 하부구조를 가지고 있으며 이들 간에도 유기적인 상호작용이 이루어진다.

2) 구성요소

보건의료체계를 이해하기 위해서는 각 구성요소들 간의 관계를 파악하여야 한다. 이때 보건의료체계의 개념 틀과 모형을 활용하면 체계적으로 이해하는데 도움이 된다. 이것은 보건의료체계의 목적과 이를 달성하기 위한 각 구성요소들 간의 기능을 명확하게 보여주기 때문이다.

보건의료체계의 구성요소를 설명하는 대표적인 모형은 클레츠코브스키 등(Bogdan M. Kleczkowski, Milton I. Roemer & Albert Van Werff, 1984)이 제안한 것이다. 이 모형에서는 보건의료체계의 기능으로 보건의료자원의 개발(development of health resources), 자원의 조직화(organized arrangement of resources), 보건의료서비스의 제공(delivery of health care), 경제적 지원(economic support), 관리(management)를 제시하였고, 이를 수행하는 5가지 하부구조를 설명하고 있다. 보건의료체계 하부구조의 기능과 구성요소를 살펴보면 다음과 같다.

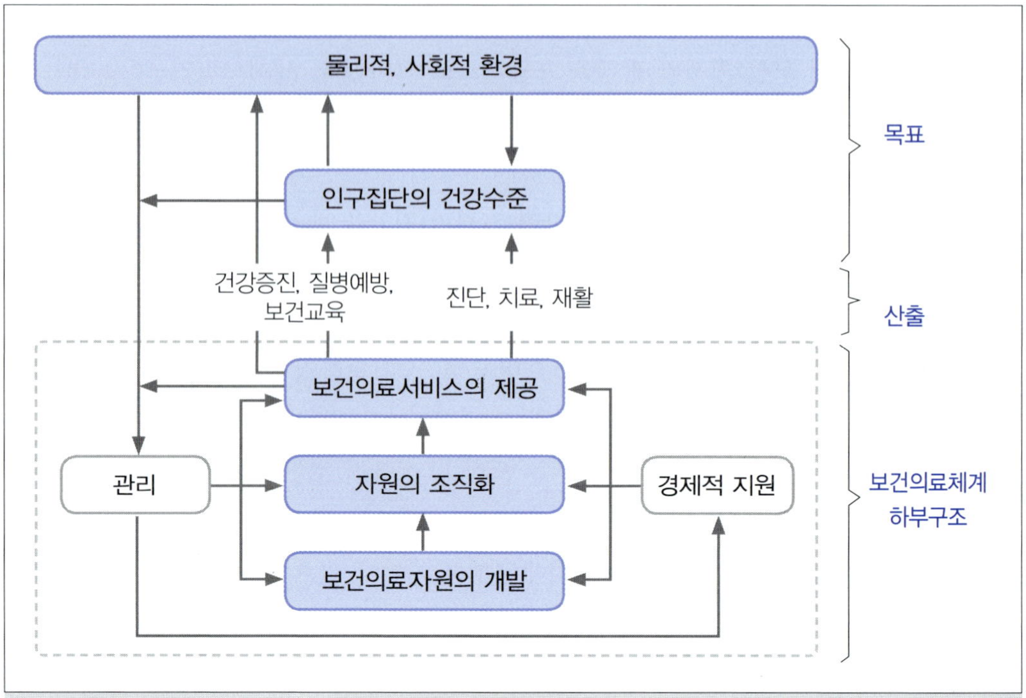

그림 12-2 보건의료체계 모형

자료 : Kleczkowski,BM., Roemer,MI. & Werff,AV.(1984)

(1) 보건의료자원의 개발

보건의료자원은 보건의료체계가 그 기능을 수행하는데 필요한 투입요소를 말한다. 인적 자원, 시설, 장비 및 물자, 지식과 기술 등이 여기에 해당된다.

① 인적 자원

보건의료인력은 특화된 지식과 기술을 가지고 보건의료서비스를 생산하는 전문가들을 말한다. 의사, 치과의사, 간호사, 약사, 보건기사, 보건행정요원 등이 여기에 해당된다. 보건의료인력은 필요한 보건의료서비스를 공평하고 효율적인 방식으로 제공할 수 있어야 한다. 이를 위해서는 적정한 수의 인력이 양성되어야 하고, 필요한 교육과 훈련을 받아야 하며, 지리적으로 적절하게 분포되어야 한다.

② 시설

시설은 보건의료인력이 기능을 수행하기 위해서 활동하는 공간을 말한다. 병원, 의원, 약국, 보건소, 보건지소, 보건진료소, 조산원 등이 여기에 해당된다.

③ 장비 및 물자

장비 및 물자는 보건의료인력이 기능을 수행하는데 필요한 장치나 설비, 재료를 말한다. 보건의료장비, 실험기기, 의약품, 기타 소모품과 재료 등이 여기에 해당된다. 과학적 근거에 기반하여 비용–효과적으로 안전하게 장비와 물자를 사용하여야 한다.

④ 지식과 기술

지식은 보건의료인력이 기능을 수행하는데 필요한 정보와 기술을 말한다. 보건의료체계가 원활한 기능을 수행하기 위해서는 적합하고 신뢰할 수 있는 지식과 기술이 필요하다. 양질의 보건의료서비스를 제공하기 위해서는 새로운 지식과 기술을 계속해서 도입해야 한다.

(2) 자원의 조직화

자원의 조직화는 보건의료자원을 체계적으로 배열하는 것이다. 보건의료체계에 투입된 자원을 보건의료 활동으로 전환하기 위해서는 보건의료조직이 필요하다. 보건의료조직은 다양한 보건의료자원이 서비스를 생산할 수 있도록 자원을 기능적 연관성에 따라 구조적으로 묶어 준다. 보건의료조직은 다음과 같이 5가지 유형으로 분류될 수 있다.

① 정부조직

모든 국가에는 보건의료 활동을 관장하는 정부조직이 있다. 이 조직은 중앙정부뿐만 아니라 지방정부에도 있고 서로 간에 네트워크가 형성되어 있다. 중앙정부와 지방정부의 역할과 책임은 국가마다 채택하고 있는 보건의료체계 유형에 따라 차이가 있다.

② 건강보험조직

건강보험조직의 기능과 역할은 사회보험체계와 민간보험체계를 채택하고 있는 국가에 따라 차이가 있다. 건강보험조직은 재원을 마련할 뿐만 아니라 가입자에게 보건의료서비스를 제공하기 위해 보건의료기관을 직접 운영하기도 한다. 사회보험체계에서는 정부기관이 아닌 보험자가 보험료를 활용하여 의료를 보장하며, 민간보험체계에서는 보험자가 직접 운영하는 보건의료기관이 증가하고 있다.

③ 기타 정부기관

기타 정부기관은 주도적으로 보건의료 활동을 관장하는 정부조직은 아니지만 국민들의 건강과 관련된 업무를 담당하고 있는 부서를 말한다. 우리나라의 경우 학생건강관리 관련 업무는 교육부에서, 근로자 건강관리 관련 업무는 고용노동부에서, 군인 건강관리 관련 업무는 국방부에서, 환경유해물질 관련 업무는 환경부에서 각각 담당하고 있다. 이런 정부기관은 국가 보건의료기관은 아니지만, 보건의료자원을 조직화할 때에는 반드시 고려대상에 포함시켜야 한다.

④ 비정부기관

비정부기관(non-government organization; NGO)은 회원 활동 지원, 직접 보건의료서비스 제공, 이익집단 의견 표출 등을 통해서 보건의료자원의 조직화에 영향을 미친다. 우리나라의 경우 대한의사협회 등 보건의료인 전문단체, 대한결핵협회 등 특정 질환과 관련된 단체, 대한산업보건협회 등 근로자 건강관리와 관련된 단체, 대한보건협회 등 보건의료분야 의견을 대변하는 단체 등이 있다.

⑤ 민간영역

보건의료 활동은 공공부문에서 주로 담당하는 것으로 간주되어 민간영역의 참여는 제한된 범위에서 허용되었다. 정부기관이 민간영역을 관리 및 통제하는 방식으로 관계를 설정하였다. 보건의료자원을 효율적으로 조직화하기 위해서는 민간 보건의료기관, 기업, 언론기관, 학계 등 광범위한 민간영역과 파트너십을 구축하는 것이 필요하다.

(3) 보건의료서비스의 제공

보건의료서비스의 제공은 다양한 서비스가 생산되는 과정이며, 조직화된 보건의료자원을 통해 보건의료와 관련된 요구가 충족되는 과정이라고 할 수 있다. 이용자의 요구에 부합되는 서비스를 효과적으로 제공하기 위해서는 일차, 이차, 삼차 각 단계별 보건의료서비스가 지속적으로 보장되어야 한다. 그런데 보건의료서비스는 수직적 또는 수평적으로 제공할 수 있다.

① 수직적 제공

수직적 접근(vertical approach)은 각 건강문제별로 전문가들이 해결방안을 지침으로 만들고, 중앙에서부터 지방으로 하향식 방식으로 접근하는 방법이다. 담당자들의 전문화가 쉽고, 중앙부서로부터 예산 획득이 수월하고 평가가 단순하다는 장점이 있다. 한 대상자가 여러 건강문제를 가지고 있을 경우에 여러 보건의료서비스 제공자가 독립적으로 서비스를 제공하기 때문에 서비스의 중복과 누락이 발생할 수 있다.

② 수평적 제공

수평적 접근(horizontal approach)은 대상자를 중심으로 한 접근방법으로 대상자가 지니고 있는 모든 건강문제를 통합적으로 관리하는 방법이다. 제공자 입장에서는 기능과 역할 중복을 피할 수 있으며, 대상자의 입장에서는 여러 건강문제를 동시에 관리받을 수 있으며 대상자의 요구나 수요 변화에 유연하게 대처할 수 있다. 그러나 보건의료서비스 통합 제공체계를 만드는 것이 쉽지가 않다. 수평적 접근이 가능하려면 조직문화와 리더십 변화, 담당인력 역량 강화, 조직성과 측정 기준변화, 예산관리 방식의 변화, 조직개편, 정보체계 지원 등이 선행되어야 한다.

(4) 경제적 지원

보건의료체계의 운영과 서비스 제공을 위해서는 비용이 필요하다. 이에 따라 모든 국가에서는 전체 사회의 경제적 여력 중 일부를 보건의료체계로 조달할 수 있는 경제적 지원 체계를 마련하고 있다. 일반적으로 보건의료체계에 필요한 예산은 조세, 사회보험, 민간보험, 이용자 본인부담금, 기부금 등을 통해 조달된다.

세계보건기구는 재원의 성격에 따라 공공재원(예: 중앙정부기관, 건강보험조직 등), 조직화된 민간기관(예: 자선단체, 민간의료보험), 지역사회의 기부, 외국의 원조, 개인(예: 의료이용 시 직접 지불), 기타 재원(예: 복권, 기부금 등) 등으로 구분하고 있다. 세계보건기구는 경제적 지원으로서 재원을 보건의료자원이 아니라 지원요소로 보는 경향이 있다. 이것은 재원 그 자체는 보건의료자원이 아니며 보건의료 부문에 투자된 후에 보건의료자원으로 전환되어야 한다는 것을 의미한다.

(5) 관리

관리(management)는 건강 우선순위를 결정하고, 정책을 실행할 서비스를 개발하며, 실행에 필요한 예산을 확보하고, 보건의료체계를 통해 서비스를 제공하며, 적절한 정보를 보건의료체계 전반 또는 각 구성요소에 제공하는 과정을 말한다. 이것은 보건의료체계의 모든 기능이 원활히 수행될 수 있도록 지원하는 활동이라고 할 수 있다. 국가별로 보건의료체계 관리방식은 그 나라의 사회적, 경제적, 정치적 여건에 따라 다르다. 그렇지만 모든 국가에서 보건의료체계를 관리하기 위해서는 필수적으로 리더십(leadership), 의사결정(decision making), 규제(regulation)가 필요하다. 관리에 필요한 3가지 요소의 내용은 다음과 같다.

① 리더십

리더십은 조직의 목적을 달성하기 위하여 구성원을 일정한 방향으로 이끌어 성과를 창출하는 능력을 말한다. 보건의료체계는 건강수준 향상이라는 목적을 공유하는 다양한 이해관계자와 기관의 네트워크라고 할 수 있다. 비록 공통의 목적을 공유한다고 하더라도 여전히 각 개인들의 관심과 이해관계가 얽혀 있다. 이러한 상황에서 리더십은 매우 중요하다. 보건의료체계에서 리더십은 보건의료체계의 바람직한 방향을 결정하고, 구성요소들의 동기를 강화하며, 자원을 동원하게 된다.

② 의사결정

의사결정은 어떤 문제를 해결하기 위해 여러 대안 중 가장 적합한 대안(alternatives)을 선택하는 것이다. 보건의료체계 내에서 의사결정은 다양하게 나타난다. 모든 기관이 일상적으로 수행하는 과정이라고 할 수 있다. 의사결정구조의 네 가지 측면은 기획, 실행 및 실현, 감사 및 평가, 정보지원 등이다. 우리나라의 경우 국가 보건의료체계 전반에 대한 의사결정은 대부분 보건복지부 등 중앙정부 조직에서 수행하고, 지역사회 보건의료체계와 관련된 의사결정은 보건소 등 지방정부 조직이 수행한다.

③ 규제

규제는 규칙, 법률, 관습 등을 활용하여 일정한 한도를 정하고 그 이상을 넘지 못하도록 제한하는 것을 말한다. 보건의료체계를 건전하게 운영하기 위한 규제는 대개 법적으로 이루어진다. 보건의료인에 대한 면허, 보건의료기관의 인가, 의약품에 대한 통제 등이 법적 규제에 해당된다. 모든 국민에게 보건의료서비스 접근성을 보장하고 불필요한 낭비를 막기 위해서 법적 규제가 실시된다.

3) 국가별 보건의료체계 비교

(1) 뢰머의 보건의료체계 분류

뢰머(Roemer, 1991)는 세계 각국의 보건의료체계를 각국의 경제적 수준과 보건의료체계를 지배하는 정치적 이데올로기를 기준으로 분류하였다. 경제적 수준은 1인당 국민총생산(GNP)[6]을 적용하였고, 정치적 이데올로기는 보건의료체계에 대한 정부의 시장개입(market intervention) 정도를 적용하였다. 정부의 시장개입 정도에 따라 보건의료체계를 자유기업형, 복지지향형, 보편적 포괄형, 사회주의형으로 분류하였다.

표 12-5 뢰머의 보건의료체계 유형

경제 수준	정치적 이데올로기(시장개입 정도)			
	자유기업형	복지지향형	보편적 포괄형	사회주의형
부유한 국가	미국	독일, 캐나다, 일본	영국, 뉴질랜드, 노르웨이	구 소련, 구 체코공화국
개발도상국가	대만, 필리핀, 남아프리카공화국	브라질, 이집트, 말레이시아	이스라엘, 니카라과	쿠바, 북한
저개발국가	가나, 방글라데시, 네팔	인도, 미얀마	스리랑카, 탄자니아	중국, 베트남
자원이 풍요한 국가		리비아, 가봉	쿠웨이트, 사우디아라비아	

자료 : Milton I. Roemer(1991). National health systems of the world. Oxford University Press.

① 자유기업형

자유기업형(entrepreneurial health system)은 보건의료자원의 대부분을 민간부문에 의존하고 있다. 이 유형의 국가에서는 보건의료비가 개인적으로 조달되는 것이 특징이다. 보건의료전문직에 대한 면허나 자격 인정을 전문직 단체에서 관장하는 것이 일반적이고, 민간의료보험이 활성화되어 있다.

② 복지지향형

복지지향형(welfare-oriented health system)은 사회보험이나 조세로 보건의료서비스를 제공한다. 의사들은 개원할 수 있고 진료비는 제3자 지불기구로부터 지급받는다. 의료공급이 민간 중심으로 되어 있지만, 사회보험을 통해 의료제공자에 대한 정부의 개입이 비교적 강한 편이다. 사회보험이 중심이지만 민간의료보험이 보완적으로 발달해 있고, 의료의 질은 높은 편이지만 국민의료비의 증가 추이가 높은 편이다. 정부 세출에서 보건의료비가 차지하는 비중이 크다는 것이 큰 특징이다.

6 뢰머가 1991년 책을 발간할 당시 각 국가의 상황과 오늘날에는 차이가 있을 수 있다는 점을 고려하여야 한다. 특히 각 국가의 국민총생산 자료는 1985년 무렵 것이며, GNP가 5,000달러 이상을 부유한 국가, 500–5,000달러를 개발도상국가, 500달러 미만을 저개발국가로 구분하였다.

③ 보편적 포괄형

보편적 포괄형(universal and comprehensive health system)은 조세를 재원으로 모든 국민들에게 포괄적 보건의료서비스를 제공한다. 대부분의 의료시설은 정부의 통제를 받고, 의사를 포함한 보건의료 인력은 정부에 고용되어 월급을 받는다. 진단과 치료 중심으로 의료서비스를 제공하는 것뿐만 아니라 지역사회 중심의 질병예방과 건강증진에서 치료, 재활까지 보건의료서비스를 제공한다.

④ 사회주의형

사회주의형(socialist health system)은 국가가 보건의료서비스에 대한 모든 책임을 진다. 보건의료서비스는 교육, 주택, 사회복지서비스, 고용 등과 마찬가지로 국가의 책임 하에서 사회 전체 구성원에게 일정한 원칙에 따라 분배된다. 사회주의 국가에서 모든 보건의료인은 국가에 고용되어 있으며, 보건의료 시설은 국유화되어 있다. 이런 이유로 국가가 활용할 수 있는 보건의료 인력이나 시설은 상대적으로 많다.

(2) 경제협력개발기구의 보건의료체계 분류

경제협력개발기구(Organization for Economic Cooperation and Development; OECD, 2011)는 회원 국가들의 보건의료체계를 근거로 유형을 분류하였다. 경제협력개발기구는 의료서비스 제공 주체, 재원조달기전, 일차의료 문지기 기능, 소비자 선택권을 분류기준으로 적용하여 보건의료체계를 아래 표와 같이 6개 유형으로 분류하였다. 재원조달기전의 세부기준으로 경쟁방식 의료보험, 공보험과 민간보험 간의 관계, 민간의료보험의 역할을 선택하여 적용하였다.

표 12-6 경제협력개발기구의 보건의료체계 유형

유형	보건의료체계 특성	해당 국가
1군	민간 중심 의료제공, 경쟁방식 의료보험	독일, 네덜란드, 스위스
2군	민간 중심 의료제공, 공보험과 보완적 민간의료보험, 약간의 일차의료 문지기 기능	호주, 벨기에, 캐나다, 프랑스
3군	민간 중심 의료제공, 공보험과 미약한 민간의료보험, 일차의료 문지기 기능 없음	오스트리아, 그리스, 룩셈부르크, 일본, 한국
4군	국가 책임 의료제공, 일차의료 문지기 기능 없음, 소비자 선택 보장	아이슬란드, 스웨덴
5군	국가 책임 의료제공, 일차의료 문지기 기능, 소비자 선택 제한, 엄격하지 않은 예산 통제	덴마크, 핀란드, 포르투갈, 스페인

6군	국가 책임 의료제공, 일차의료 문지기 기능, 소비자 선택 보장, 엄격한 예산 통제	영국, 아일랜드, 이탈리아, 뉴질랜드, 노르웨이

5. 우리나라 보건행정 조직

1) 조직 구성

우리나라 보건사업은 중앙정부의 책임하에 수행되는 것과 지방자치단체의 책임하에 수행되는 것으로 나눌 수 있다. 보건사업은 지역사회가 기본단위이기 때문에 지방자치단체가 독자적으로 사업을 수행하는 것이 중요하지만 중앙정부의 책임하에 보건사업을 수행할 필요성도 있다. 중앙정부가 보건사업을 주도적으로 수행해야 하는 이유는 첫째, 감염병 관리는 지역단위로 해결하기 어렵다. 둘째, 정부 각 부처 간의 조직이나 기술 및 인력의 협력 없이는 어렵다. 셋째, 보건사업의 일관성을 유지하여 업무의 중복을 피할 수 있다. 넷째, 법적 규제만으로는 사업수행이 어렵고 정부의 예산지원이 필요하다. 이러한 점을 고려한다면, 사업의 성격과 내용에 따라 중앙정부와 지방자치단체 간에 균형 있는 사업수행이 필요하다.

우리나라 보건행정은 보건복지부가 주관하고 있으나 보건의료서비스에 관한 중추적인 일선조직은 행정안전부 체계를 통해 운영되고 있는 시 · 도의 보건정책(위생)과와 시 · 군 · 구에 소재한 보건소, 건강생활지원센터, 보건지소, 보건진료소이다. 보건복지부는 일반 지방 행정기구에 대한 업무상 감독권을 보유하고 있을 뿐이다. 보건행정 운영체계는 보건복지부와 행정안전부로 이원화되어 있다. 또한 산업보건과 관련된 근로활동 및 산업재해 등의 업무는 고용노동부에서 관장하고, 환경보건과 관련된 자연 및 생활환경 보존과 환경오염 등의 업무는 환경부에서 다루고 있다.

2) 중앙 보건행정 조직

보건행정의 중앙 조직은 보건복지부(Ministry of Health and Welfare; MOHW)이다. 정부조직법(제38조)에는 보건복지부가 생활보호 · 자활지원 · 사회보장 · 아동(영 · 유아 보육 포함) · 노인 · 장애인 · 보건위생 · 의정 및 약정에 관한 업무를 담당하는 것으로 규정되어 있다. 보건복지부는 1948년 정부수립과 함께 신설된 사회부로 출발하였다. 1949

년 사회부 보건국을 보건부로 승격시켰으며, 1955년 보건부와 사회부를 합쳐 보건사회부가 되었다. 1963년 산하에 노동청을 신설하고 1994년에 보건복지부가 되었다. 2008년 국가청소년위원회와 여성가족부의 가족 및 보육업무 등을 이관하여 보건복지가족부로 개편되었다. 2010년 여성가족부의 소관업무가 적다는 이유로 청소년 및 가족 업무가 여성가족부로 이관되고 명칭도 보건복지부로 변경되었다.

보건복지부는 2013년 12월에 정부세종청사로 이전하였으며, 2020년 9월 복수차관제[7]가 도입되고 질병관리본부가 질병관리청으로 승격되었다. 정부조직법(제38조)에는 보건복지부 소속의 질병관리청이 방역 · 검역 등 감염병에 관한 업무 및 각종 질병에 관한 조사 · 시험 · 연구에 관한 업무를 담당하는 것으로 규정되어 있다. 질병관리청은 1945년 설립된 모범연구소, 조선방역연구소, 국립화학연구소가 1959년 통합되어 중앙보건원으로 시작하였다. 1963년 보건요원양성소, 국립생약시험소 등과 합쳐 국립보건원이 되었고, 1966년 국립보건연구원으로 변경되었다. 1981년 국립보건원으로 다시 변경되었고, 2004년 국립보건원을 질병관리본부로 확대하였으며 2020년 질병관리청이 되었다. 한편, 노동청(현재 고용노동부) 및 환경청(현재 환경부)은 보건복지부 외청이었으나 조직이 커져 중앙부처로 독립되었으며, 식품의약품안전청은 1998년 보건복지부 소속으로 신설된 후에 2013년 3월 식품의약품안전처로 승격하여 국무총리 소속기관이 되었다.

표 12-7 보건복지부 관련 연혁

연도	주요 내용
1948년 7월	사회부 신설
1949년 3월	보건부 신설
1955년 2월	사회부와 보건부 통합하여 보건사회부로 개편
1963년 8월	보건사회부 소속 노동청 신설(1981년 노동부로 승격)
1979년 12월	보건사회부 소속 환경청 신설(1995년 환경부로 승격)
1994년 12월	보건사회부를 보건복지부로 개편
1998년 2월	보건사회부 소속 식품의약품안전청 신설
2008년 2월	보건복지가족부로 개편
2010년 3월	보건복지가족부에서 보건복지부로 개편
2013년 3월	국무총리 소속 식품의약품안전처로 승격
2020년 9월	복수차관제 도입, 질병관리청 승격

7 제1차관은 기획조정 · 복지 업무를, 제2차관은 보건의료 업무를 담당한다.

3) 지방 보건행정 조직

지방 보건행정 조직은 우리나라 행정체계에 따라 시 · 도(광역자치단체) 및 시 · 군 · 구(기초자치단체) 조직으로 구분할 수 있다.

(1) 시 · 도 보건행정 조직

우리나라 보건행정체계에서 시 · 도 보건행정 조직이 담당하는 역할은 제한적이다. 보건행정의 일선 업무를 담당하고 있는 보건소의 보건사업 등은 보건복지부의 지도 · 감독하에 있으며, 시 · 도 보건행정 조직이 관여하는 부분은 주로 행정적인 부분에 제한되고 있다. 광역자치단체별로 보건행정을 담당하는 부서의 명칭, 조직의 크기, 구성, 업무내용 등에 차이가 있다. 공공보건의료와 관련하여 시 · 도 보건행정 조직이 담당하는 업무는 매년 공공보건의료 기본계획[8]에 따라 공공보건의료 시행계획을 수립해야 하며, 의료취약지[9] 거점의료기관을 지정하고 시설 · 장비의 확충 및 운영을 지원한다.

(2) 시 · 군 · 구 보건행정 조직

시 · 군 · 구의 보건행정 업무를 담당하는 공공보건의료기관에는 보건소, 보건의료원, 보건지소, 건강생활지원센터, 보건진료소가 있다. 이들은 국가보건의료체계의 하부조직으로 지역주민의 질병을 예방하고 건강을 유지 · 증진시키는 것을 목적으로 한다. 시 · 군 · 구 보건행정 조직의 법적 설치 기준은 다음과 같다.

① 보건소

보건소는 지역보건법(제10조)과 동법 시행령(제8조)에 근거하여 시 · 군 · 구당 1개소 설치를 원칙으로 하며 지방자치법(제113조)에 근거하여 지방자치단체 조례로 설치되고 있다. 다만, 인구가 30만명을 초과하는 등 지역주민의 보건의료를 위하여 특별히 필요하다고 인정되는 경우에는 필요한 지역에 보건소를 추가로 설치 · 운영할 수 있다. 보건소는 보건의료서비스 제공뿐만 아니라 지방자치단체의 보건행정조직으로 각종 보건행정 업무를 담당한다. 보건소는 일차 진료를 담당하지만 보건행정 업무의 역할이

---

8 보건복지부장관은 공공보건의료 정책의 체계적 수행을 위해 5년마다 공공보건의료 기본계획을 수립한다.

9 보건복지부장관은 2년마다 국민의 의료이용 실태 및 의료자원의 분포, 지리적 접근성 등을 평가 · 분석하여 의료취약지를 지정 · 고시한다.

더 크기 때문에 단순히 일차의료기관으로만 볼 수는 없다.

1973년 정부조직체계 개편에 따라 보건소 설치 권한이 지방자치단체 및 행정안전부로 이관되었다. 보건소 추가 설치와 관련된 규정은 1976년 4월 보건소법 시행령을 제정하면서 인구 20만명을 초과하는 시 · 군 · 구에는 그 초과하는 10만명당 1개소의 비율로 증설할 수 있는 조항이 있었다. 그러나 이 기준에 따라 실제 증설된 사례는 없었고 1991년 10월 해당 내용은 삭제되었다. 보건소 설치 기준이 시 · 군 · 구로 되어 있기 때문에 자치구뿐만 아니라 일반구(행정구)도 보건소를 둘 수 있다. 기본적으로 보건소는 지방자치단체 장의 직속기관이다. 다만, 지방자치단체에서 임의적으로 설치할 수 없도록 신규 보건소를 설치할 때에는 자방자치단체, 행정안전부, 보건복지부 간에 사전 협의를 거치도록 하고 있다.

② 보건의료원

보건의료원은 병원의 요건을 갖춘 보건소를 말한다. 지역보건법(제12조)에 보건소 중 병원의 요건을 갖춘 보건소는 보건의료원이라는 명칭을 사용할 수 있다고 규정되어 있다. 의료법에서는 병원급 의료기관을 의사, 치과의사 또는 한의사가 주로 입원환자를 대상으로 의료행위를 하는 의료기관이라고 규정하고 있다. 의료기관으로서의 기능으로 본다면 보건의료원은 병원급 진료를 담당한다. 전국적으로 보건의료원은 군 지역에 15개소가 설치되어 있다.

③ 보건지소

지방자치단체는 보건소의 업무수행을 위하여 필요하다고 인정하는 경우에는 읍 · 면마다 1개씩 해당 지방자치단체의 조례로 보건소의 지소(보건지소)를 설치할 수 있다. 보건소가 설치된 읍 · 면에는 설치가 제외된다. 다만, 지역주민의 보건의료를 위하여 특별히 필요하다고 인정되는 경우에는 필요한 지역에 보건지소를 설치 · 운영하거나 여러 개의 보건지소를 통합하여 설치 · 운영할 수 있다. 지역보건법(제13조)[10]에서는 보건지소를 보건소의 업무를 수행하는 기관으로 규정하고 있다. 도시 지역에도 읍 · 면이 있긴 하지만 기본적으로 보건지소는 농어촌 지역에 설치된다고 보아야 한다. 각 보건지소의 위치 및 관할구역은 지방자치단체의 조례로 규정한다.

---

10 제13조(보건지소의 설치) 지방자치단체는 보건소의 업무수행을 위하여 필요하다고 인정하는 경우에는 대통령령으로 정하는 기준에 따라 해당 지방자치단체의 조례로 보건소의 지소(이하 "보건지소"라 한다)를 설치할 수 있다.

보건소와 보건지소의 관계에 대해서는 지역보건법(제13조)과 지역보건법 시행령(제14조)[11]에 규정되어 있다. 보건지소는 지역보건법(제11조)에 명시된 보건소의 업무를 수행하며 보건소장으로부터 지휘 · 감독을 받는다. 아울러 보건지소장은 보건진료소의 직원 및 업무에 대하여 지도 · 감독하게 된다. 이러한 규정으로 볼 때에 보건지소는 보건소와 보건진료소의 중간 역할을 담당한다고 볼 수 있다.

④ 건강생활지원센터

지역보건법(제14조)[12]에서는 건강생활지원센터를 보건소의 업무 중에서 특별히 지역주민의 만성질환 예방 및 건강한 생활습관 형성을 지원하는 기관으로 규정하고 있다. 건강생활지원센터 설치 장소에 대해서는 지역보건법 시행령에서 읍 · 면 · 동으로 규정하고 있다. 보건지소와 달리 건강생활지원센터는 설치 장소를 농어촌 지역과 도시 지역을 동시에 고려했다고 할 수 있다. 보건소와 건강생활지원센터의 관계에 대해서는 지역보건법(제14조)과 지역보건법 시행령(제15조)[13]에 규정되어 있다. 건강생활지원센터는 지역보건법(제11조)에 명시된 보건소의 업무 중 만성질환 예방 및 건강한 생활습관 형성과 관련된 건강증진사업을 수행하는 기관이라고 할 수 있다. 건강생활지원센터의 업무 범위는 보건지소와 비교하면 제한적이며, 보건소장으로부터 지휘 · 감독을 받는다.

⑤ 보건진료소

보건진료소는 농어촌 등 보건의료를 위한 특별조치법(제15조)[14]에 근거하여 설치된

---

11 제14조(보건지소장) ① 보건지소에 보건지소장 1명을 두되, 지방의무직공무원 또는 임기제공무원을 보건지소장으로 임용한다. ② 보건지소장은 보건소장의 지휘 · 감독을 받아 보건지소의 업무를 관장하고 소속 직원을 지휘 · 감독하며, 보건진료소의 직원 및 업무에 대하여 지도 · 감독한다.

12 제14조(건강생활지원센터의 설치) 지방자치단체는 보건소의 업무 중에서 특별히 지역주민의 만성질환 예방 및 건강한 생활습관 형성을 지원하는 건강생활지원센터를 대통령령으로 정하는 기준에 따라 해당 지방자치단체의 조례로 설치할 수 있다.

13 제15조(건강생활지원센터장) ① 건강생활지원센터에 건강생활지원센터장 1명을 두되, 보건등 직렬의 공무원 또는 「보건의료기본법」 제3조제3호에 따른 보건의료인을 건강생활지원센터장으로 임용한다. ② 건강생활지원센터장은 보건소장의 지휘 · 감독을 받아 건강생활지원센터의 업무를 관장하고 소속 직원을 지휘 · 감독한다.

14 제15조(보건진료소의 설치 · 운영) ① 시장[도농복합형태(都農複合形態)의 시의 시장을 말하며, 읍 · 면 지역에서 보건진료소를 설치 · 운영하는 경우만 해당한다] 또는 군수는 보건의료 취약지역의 주민에게 보건의료를 제공하기 위하여 보건진료소를 설치 · 운영한다. 다만, 시 · 구의 관할구역의 도서지역에는 해당 시장 · 구청장이 보건진료소를 설치 · 운영할 수 있으며, 군 지역에 있는 보건진료소의 행정구역이 행정구역의 변경 등으로 시 또는 구 지역으로 편입된 경우에는 보건복지부장관이 정하는 바

다. 지역보건법 시행령(제14조)에 보건진료소에 대해서 용어가 언급되어 있지만 지역보건법에서는 보건진료소에 관한 어떤 규정도 없다. 보건진료소 설치 기준은 농어촌 등 보건의료를 위한 특별조치법 시행규칙(제17조)[15]에 구체적으로 제시되어 있다.

표 12-8 시 · 군 · 구 보건행정 조직

기관별	설치 근거	설치 기준	비고
보건소	지역보건법	시 · 군 · 구 단위 1개소	인구 30만 이상인 경우 추가 설치 가능
건강생활 지원센터	지역보건법 시행령	읍 · 면 · 동 단위 1개소	만성질환 예방 및 건강한 생활습관 형성 지원 업무
보건 지소	지역보건법 시행령	읍 · 면 단위 1개소	지방자치단체의 조례로 보건지소 설치 가능
보건 진료소	농어촌등 보건의료를 위한 특별조치법	5천인 미만을 기준으로 편리한 장소에 설치	

6. 국제보건기구

1) 주요 국제보건기구

감염성질환이 한 나라에서 다른 나라로 전파되는 것을 방지하기 위하여 국제적인 협조가 필요하다는 것은 오래 전부터 인식되어 왔다. 중세의 각종 질병의 대유행은 동양에서 유럽

에 따라 해당 시장 또는 구청장이 보건진료소를 계속 운영할 수 있다. ② 보건진료소에 보건진료소장 1명과 필요한 직원을 두되, 보건진료소장은 보건진료 전담공무원으로 보한다. ③ 보건진료소의 설치 기준은 보건복지부령으로 정한다.

15 제17조(보건진료소의 설치) ① 법 제15조에 따른 보건진료소는 의료 취약지역을 인구 5천명 미만을 기준으로 구분한 하나 또는 여러 개의 리 · 동을 관할구역으로 하여 주민이 편리하게 이용할 수 있는 장소에 설치한다. [개정 2023.6.26.] ② 보건진료소의 시설 및 의료장비기준은 별표와 같다. ③ 군수(법 제15조제1항 본문에 따라 읍 · 면 지역에 보건진료소를 설치 · 운영하는 도농복합형태의 시의 시장 및 법 제15조제1항 단서에 따라 관할구역의 도서지역에 보건진료소를 설치 · 운영하는 시장 · 구청장을 포함한다. 이하 같다)는 보건진료소를 설치한 때에는 지체 없이 별지 제15호서식에 따라 관할 시 · 도지사를 거쳐 보건복지부장관에게 보고하여야 한다. [개정 2023.6.26]

으로 유입된 것으로 생각되었고, 페스트나 콜레라를 막을 목적으로 검역(quarantine)제도가 수립되었다. 1328년에 최초의 공식적 검역소로 볼 수 있는 조직이 이탈리아의 베니스(Venice)에 설립되었고, 중동아시아를 통해서 페스트가 도입된다고 우려하여 1831년에 이집트에 검역소 위원회가 구성되었다. 1851년에 최초의 공식 국제보건회의가 파리에서 개최되었다. 이 회의 이후에 유사한 회의가 여러 차례 열렸는데 그 목적은 국제검역규칙을 만드는 데 있었다. 이후에 국제적인 협력의 필요성에 대한 인식이 깊어져서 국제공중위생처, 범미보건기구, 국제연맹보건부, 국제구호부흥행정처, 세계보건기구로 발전하게 되었다.

보건문제는 한 국가만의 노력으로 해결할 수 없는 것들이 많고, 국가 간에 상호협력할 경우에 효과적으로 문제를 해결할 수 있기 때문에 국제적인 협력이 필요하다. 이런 이유로 이념과 사상을 초월하여 국제사회의 상호협력이 필요하게 되어 다양한 형태의 국제기구들이 발족되었다. 주요 국제기구의 현황은 아래 표와 같다.

표 12-9 주요 국제보건기구 현황

기구명	활동 내용
국제연합에이즈(UNAIDS)	에이즈 관리 및 예방사업 지원
국제노동기구(ILO)	노동조건 개선 및 지위 향상
국제연합인구활동기금(UNFPA)	인구 및 가족계획
국제연합환경계획(UNEP)	지구의 환경보전
국제연합마약통제계획(UNDCP)	효과적인 국제사회 마약관리
국제연합식량농업기구(FAO)	영양기준 및 생활향상
국제연합개발계획(UNDP)	개발도상국의 경제 · 사회개발 지원
국제연합아동기금(UNICEF)	아동의 보건 및 복지 향상

2) 세계보건기구

(1) 조직 구성

1946년 6월 뉴욕 국제보건회의에서 세계보건기구 헌장 전문을 채택하고 7월 22일 61개국이 서명하였다. 그리고 1948년 4월 7일[16] 국제연합(UN)의 보건전문기관으로 발족되었다. 그동안 세계보건기구의 헌장은 1960년과 1975년에 각각 개정되었다. 세계보건

16 4월 7일은 세계보건의 날로 지정되어 있다.

기구는 세계보건총회(word health assembly), 실행이사회(executive board), 사무국(secretariat)으로 조직되어 있다. 총회는 매년 1회 모든 회원국과 준회원국이 참석하여 개최된다. 우리나라는 1949년 8월에 65번째로 회원국이 되었고, 북한은 1973년 5월에 138번째로 가입하였다. 세계보건기구 본부는 스위스(switzerland) 제네바에 있으며 대륙별로 6개의 지역사무소(regional offices)를 두고 있다. 우리나라는 서태평양 지역사무소에 소속되어 있다.

표 12-10 세계보건기구의 6개 지역사무소

지역기구	지역사무처 위치
동지중해 지역(Eastern Mediterranean region)	이집트 알렉산드리아
동남아시아 지역(Southeast region)	인도 뉴델리
미주 지역(American region)	미국 워싱턴
아프리카 지역(African region)	콩고 브라자빌
서태평양 지역(Western Pacific region)	필리핀 마닐라
유렵 지역(European region)	덴마크 코펜하겐

(2) 주요 기능

세계보건기구의 목적은 모든 인류가 최고수준의 건강을 달성하도록 하는데 있다. 이러한 목적을 달성하기 위하여 국제적인 보건사업의 지휘 및 조정, 회원국에 대한 기술 지원 및 자료 공급, 전문가 파견에 의한 기술자문 활동 등으로 세부 기능은 다음과 같다.

- 국제보건사업에 대한 지휘와 조정
- 유엔, 전문기관, 정부보건행정기관, 전문가들과 협력도모
- 보건의료서비스 강화를 위한 정부 요청시 지원
- 정부 요청시 필요한 기술 지원
- 유엔 요청에 따른 특수집단의 보건의료서비스나 시설 지원
- 역학, 통계 등 필요한 행정적, 기술적 서비스 지원
- 유행병, 풍토병 등을 제거하기 위한 작업
- 우발적인 손상방지를 위한 협력 및 증진
- 건강증진을 위한 과학자 및 전문가들과 협력 강화
- 각종 보건문제에 대한 협의, 규제 및 권고안 제정
- 모자보건 및 복지증진

- 정신보건 영역 활동 강화
- 보건분야 연구수행 및 촉진
- 보건의료 관련 전문직종 분야의 교육훈련 기준 개선
- 보건의료에 영향을 주는 전문기관과의 협력 연구 및 보고
- 보건분야 정보, 상담, 원조 제공
- 보건문제를 모든 국민에게 알리고자 하는 개발도상국가 지원
- 질병, 사망원인, 공중보건사업의 전문용어 개정 및 확립
- 진단 검사기준 확립
- 식품, 약품 및 생물학적 제재에 대한 국제표준화
- 세계보건기구 조직의 목표 달성을 위해 필요한 모든 조치

제13장

건강보장

☑ 학습목표

- 우리나라 4대 사회보험의 특성을 설명할 수 있다.
- 진료비 지불제도의 종류 및 그 특성을 설명할 수 있다.
- 우리나라 건강보험 운영방식을 설명할 수 있다.
- 우리나라 의료급여 운영방식을 설명할 수 있다.
- 우리나라 노인장기요양보험을 설명할 수 있다.

1. 사회보장제도의 이해

1) 개념

사회보장(social security)은 사회적 불안을 제거하고 평온한 삶을 사회가 보장한다는 의미이다. 질병이나 분만 · 실업 · 폐질 · 직업상의 상해 · 노령 및 사망으로 인한 소득의 상실이나 감소 등으로 인한 경제적 곤궁에서 유래하는 근심과 불안을 제거하여 사회평화를 도모하는 것이다. 우리나라 사회보장기본법에서는 사회보장을 출산, 양육, 실업, 노령, 장애, 질병, 빈곤 및 사망 등의 사회적 위험으로부터 모든 국민을 보호하고 국민 삶의 질을 향상시키는 데 필요한 소득 · 서비스를 보장하는 사회보험, 공공부조, 사회서비스로 규정하고 있다.

사회보장은 경제생활에 위협을 받고 있는 구성원의 생활을 사회가 공동으로 보호하기 위하여 국가가 사회정책으로 추진하는 복지제도라고 할 수 있다. 사회보장의 목적은 사회질서 유지, 최저생활의 보장, 소득 재분배 효과, 사회통합 등을 실현하는 것이다.

2) 사회보장제도 시작

(1) 국외

역사적으로 1883년 비스마르크(Bismark)에 의하여 시작된 독일의 질병보험법이 최초의 사회보장제도라고 할 수 있다. 1884년 산업재해보상보험, 1889년 폐질 및 노령보험이 실시되었다. 그러나 구체적인 용어로서 사회보장 개념은 1934년 미국 루즈벨트 대통령이 의회에서 뉴딜정책을 설명하면서 처음 사용하였다. 1935년 미국에서 최초의 사회보장법이 제정되었다. 1942년 국제노동기구(ILO)가 발간한 보고서[1], 영국의 베버리지(Beveridge)보고서[2], 프랑스의 사회보장계획의 영향으로 세계 각국에서 사회보장을 정책으로 채택하기 시작하였다.

(2) 국내

우리나라의 사회보장제도는 일제 말기인 1944년에 조선구호령이 제정되어 1961년에 생활보호법이 제정되기 전까지 공공부조사업의 기본법인 동시에 사회복지사업의 근간이 되었다. 이 기간에 극빈자에 대한 구호사업과 양로 및 고아보호사업이 주로 실시되었다.

근로자 보호를 제도화하기 위하여 1953년 근로기준법이 제정되었는데, 퇴직금 제도를 명시하고 고용주 책임제를 도입하여 사회보장의 기틀을 마련하였다.

우리나라는 1962년 제5차 개정헌법에서 국가 의무로서 사회보장을 천명하였고, 이에 따라 1963년 11월에 사회보장에 관한 법률을 제정하였다. 사회보장제도는 공무원연금보험제도(1960년 1월)의 도입을 시작으로 선원보험법(1962년 1월), 군인연금법(1963년 1월), 산업재해보상보험법(1963년 11월), 의료보험법(1963년 12월), 의료보호사업법(1977년 1월), 사회보장기본법(1995년 12월), 노인장기요양보험법(2008년 7월) 등으로 발전되었다. 우리나라 사회보장제도 발전의 특징은 전반적인 사회보장정책의 목적과 합리적

---

1 Approaches to social security

2 영국의 경제학자 베버리지(William Henry Beveridge)가 정부의 위촉을 받아 사회보장에 관한 문제를 조사 · 연구한 보고서로 정식 명칭은 사회보험 및 관련서비스(Social Insurance and Allied Services)이다. 베버리지 보고서는 1942년 발표된 이후 영국 노동당이 추진하는 복지정책의 기초가 되었다. 사회보장에 구체적 내용을 부여했다는 점에서 큰 의미가 있으며, 제2차 세계대전 후 유럽과 미국의 사회보장정책에 커다란 영향을 미쳤다.

인 계획 아래 발전되어 온 것이 아니라 각종의 방안별로 필요에 따라 다양한 분립의 형태로 발전하여 왔기 때문에 제도 간의 마찰과 모순이 발생하고 있다. 이런 문제점을 해결하기 위해서는 우리나라 사회보장제도 전체를 재정비할 필요성이 있다.

3) 사회보장 종류

국제노동기구(ILO)는 사회보장을 보호하고자 하는 위험이나 사고내용에 따라 ① 노령, 장애, 유족 급여(old age, invalidity, survivors' benefit), ② 질병, 출산급여(sickness, maternity benefit), ③ 노동재해급여(injury benefit), ④ 실업급여(unemployment benefit), ⑤ 가족급여(family benefit) 등으로 분류하고 있다. 우리나라는 사회보장을 사회보험, 공공부조, 사회서비스로 구분하고 있다.

표 13-1 우리나라 사회보장 종류

종류	세부 내용
사회보험	국민건강보험
	노인장기요양보험
	국민연금
	고용보험
	산업재해보상보험
공공부조	국민기초생활보장
	의료급여
사회서비스	노인복지서비스
	장애인복지서비스
	아동복지서비스
	가족복지서비스

(1) 사회보험

사회보험(social insurance)은 국민들이 질병, 사망, 노령, 실업, 신체장애 등의 원인으로 활동 능력의 상실과 소득 감소가 발생하였을 때 보험방식에 의하여 그것을 보장하는 제도이다. 우리나라 사회보장기본법에서는 사회보험을 국민에게 발생하는 사회적 위험을 보험의 방식으로 대처함으로써 국민의 건강과 소득을 보장하는 제도로 규정하고 있다.

우리나라 5대 사회보험제도는 산업재해보상보험(1964년 7월), 국민건강보험(1977년 7월), 국민연금(1988년 1월), 고용보험(1995년 7월), 노인장기요양보험(2008년 7월)의 순서로 시작되었다. 사회보험은 미래에 직면할 수 있는 질병, 사망, 노령, 실업, 신체장애 등 사회적 위험에 대비하여 평소 경제활동을 통하여 소득이 있을 때 그 소득의 일부를 강제로 갹출하여 사전에 대비하는 제도라고 할 수 있다. 그럼에도 불구하고 사회보험이 갖는 제도적 한계는 첫째, 개개인의 생활 전체를 보장하는 것이 아니라 특정한 보험사고만 단편적으로 급여가 이루어지고 있다. 둘째, 보험원리가 적용되기 때문에 급여 내용에 있어서 일정한 제한을 받게 된다. 셋째, 사회보험제도는 보험사고의 발생원인 자체를 예방할 수는 없다. 넷째, 적용대상이 제한된다는 것이다.

사회보험은 민간보험과 마찬가지로 가입자의 기여금을 재원으로 가입자에게 발생하는 위험을 분산하는 보험원리를 이용한다. 그러나 사회보험은 법에 의하여 강제 실시되기 때문에 의무적으로 가입된다는 점에서 영리를 목적으로 하는 민간보험과는 큰 차이가 있다.

표 13-2 사회보험과 민간보험 비교

내용	사회보험	민간보험
가입방식	강제적용	임의적용
적용대상	질병, 산재, 노령, 실업 등	자동차, 화재, 생명, 질병 등
주요기능	최저수준 및 기본보장	개인의 필요성 여부
보 험 료	소득수준에 따라 차등 부과	약정된 수준에 따라 동일 부과
규정	법에 의한 규정	계약에 의한 규정
급여수준	균등 급여	차등 급여
보험대상	집단	개인

(2) 공공부조

공공부조(public assistance)[3]는 국가 또는 지방자치단체가 국민의 최저생활을 보장하고 자립을 지원하는 사회안전망(social safety net)이다. 우리나라 사회보장기본법에서

3 종래에는 공적부조라는 용어를 사용하였으나 1995년 12월 제정된 사회보장기본법부터는 공공부조라는 용어를 사용하고 있다.

는 공공부조를 국가와 지방자치단체의 책임 하에 생활 유지 능력이 없거나 생활이 어려운 국민의 최저생활을 보장하고 자립을 지원하는 제도로 규정하고 있다. 극빈자, 불구자, 실업자 또는 저소득계층과 같이 자력으로 생계유지가 어려운 사람들의 생활을 그들이 자력으로 생활할 수 있을 때까지 국가가 재정기금으로 보호하는 일종의 구빈제도라고 할 수 있다. 공공부조는 기여금을 지불하지 않는다는 점에서 사회보험과는 구별된다. 자산조사에 의하여 빈곤사실을 판명하고 수혜자를 결정하게 된다. 우리나라는 2001년 10월부터 시행된 국민기초생활보장법에 의거하여 생계급여, 의료급여, 교육급여, 자활급여, 해산급여, 장제급여, 주거급여 등 7종이 제공되고 있다.

(3) 사회서비스

사회서비스(social services)는 사회적 취약계층의 자립과 생활능력 향상을 지원하는 제도이다. 우리나라 사회보장기본법에서는 사회서비스를 국가 · 지방자치단체 및 민간부문의 도움이 필요한 모든 국민에게 복지, 보건의료, 교육, 고용, 주거, 문화, 환경 등의 분야에서 인간다운 생활을 보장하고 상담, 재활, 돌봄, 정보의 제공, 관련 시설의 이용, 역량 개발, 사회참여 지원 등을 통하여 국민의 삶의 질이 향상되도록 지원하는 제도로 규정하고 있다.

사회서비스는 현금급여와 함께 현물급여의 형태로 지급되며 개별차원의 서비스를 제공한다는 점에서 공공부조와 구분된다. 기여금을 지불하지 않았으나 일정한 소득 및 자산조사를 거쳐 그 조건에 해당하는 사람들에게 급여를 제공하고 있으며, 아동 및 장애인 등 특정한 인구학적 기준만 충족되면 기여금은 물론 소득 및 자산조사 없이도 급여를 제공하기도 한다. 사회서비스의 재원은 주로 국가의 일반조세에 의해 충당되나 일부는 본인부담에 의해 충당되는 경우도 있다. 사회서비스에는 복지, 보건의료, 교육, 고용, 주거, 문화, 환경 등이 광범위하게 포함된다.

2. 의료보장

1) 개념

의료보장은 국민의 건강권을 보호하기 위하여 국가나 사회가 필요한 보건의료서비스를 제도적으로 제공하는 것을 말한다. 질병발생이라는 보편적인 위험이 존재하고, 그 위험의 크기를 예측할 수 없으며, 개인적으로 의료비를 부담하기에는 한계가 있을 수밖에 없기 때문에 의료보장이 필요하다. 의료보장제도가 의료에 대한 접근성(accessibility)을 높이는 역할을 하는 것은 분명하다. 일반적으로 의료보장이 추구하는 목표는 첫째, 예기치 못한 의료비의 부담으로부터 국민을 보호한다. 둘째, 모든 국민이 보건의료서비스 혜택을 받을 수 있도록 한다. 셋째, 보건의료비를 적정수준으로 유지한다.

2) 유형

세계 각국에서 실시되고 있는 의료보장제도를 몇 개의 유형으로 구분하는 것은 쉽지 않다. 각 나라마다 문화적 특성에 따라 다양한 제도를 운영하고 있을 뿐만 아니라 각 제도들이 갖는 단점을 보완하기 위하여 의료보장제도 사이에 수렴현상이 뚜렷하게 나타나고 있기 때문이다. 그렇지만 재원조달방식, 보건의료서비스 제공, 규제에 근본적인 변화가 있는 것은 아니기 때문에 이를 기준으로 의료보장제도를 크게 국민보건서비스, 사회보험체계, 민간보험체계로 구분할 수 있다.

(1) 국민보건서비스

국민보건서비스(National Health Service; NHS)[4]에서는 일반조세로 재원을 마련하고 모든 국민에게 무상으로 의료서비스를 제공한다. 국가는 보건의료체계 전반에 대한 포괄적인 계획을 수립하고 이에 따라 직접적으로 의료를 관리한다. 대부분 입원 의료기관은 국유화되어 있다. 국가가 관리하기 때문에 의료비 증가에 대한 통제가 강하고 조세를 통한 재원조달로 소득재분배 효과도 크다. 그러나 의료의 질이 저하될 수 있고, 정부의 과다한 의료비 지출이 문제가 될 수 있다. 영국, 스웨덴, 이탈리아 등이 국민보건서비스를 채택하고 있다. 이들 나라에서도 기존 제도의 단점을 보완하기 위하여 시장기전이나 사회보험체계의 자율 규제 방식을 부분적으로 도입하고 있는 실정이다.

(2) 사회보험체계

사회보험체계(Social Health Insurance; SHI)[5]에서는 정부기관이 아닌 보험자가 보험료를 통해 재원을 마련하여 의료를 보장한다. 관련 법률이 정한 범위 내에서 보험자와

4 모든 사람들에게 의료서비스 접근성을 보장하는 형평성(equity)을 핵심 가치로 추구한다.

5 모든 가입자에게 의료서비스 접근성을 보장하는 사회연대(solidarity)를 핵심 가치로 추구한다.

의료제공자의 단체협상[6]에 근거하여 규제가 이루어진다. 정부에 대해 상대적으로 자율성을 지닌 기구를 통한 자치적 운영을 근간으로 하며 의료제공자가 국민과 보험자 간에서 보험급여를 대행하는 방식이다. 민간의료기관 중심으로 운영되기 때문에 의료비 증가에 대한 억제 기능이 취약하여 보험재정이 불안정할 수 있다. 독일, 프랑스, 한국 등이 사회보험체계를 채택하고 있다.

우리나라의 경우 사회보험체계이면서 단일보험자가 운영하는 국민건강보험 방식(National Health Insurance: NHI)[7]이다. 사회보험체계에서는 자율규제가 전통적인 방식이었으나 최근에는 단체협상에 국가가 개입하여 다수의 보험자 간 보험료율 격차를 줄여 나가고, 가입자가 보험자를 선택할 수 있도록 허용하여 경쟁에 의한 규제 방식이 도입되고 있다.

(3) 민간보험체계

민간보험체계(private insurance system)는 가입자 개인의 위험에 비례하여 책정되는 보험료를 재원으로 한다. 개인의 지불능력에 따라 의료서비스를 이용하는 것과 보험료 수입과 지출이 균형을 이루는 것을 원칙으로 한다. 주로 민간 의료제공자가 서비스를 공급하고 시장기전에 의해 규제된다. 국가는 매우 제한적으로 개입하게 된다. 미국이 대표적으로 민간보험체계를 채택하고 있다. 미국의 경우 관리의료조직(managed care organization)이 등장하면서 환자와 민간의료기관에 대한 통제가 강화되고 있다. 예를 들어, HMO(health maintenance organization)는 급여범위를 통제하여 소속된 의료인과 의료기관의 진료에 개입하고 있다. 환자의 경우에도 소속된 관리의료조직 이외의 의료기관을 이용할 경우 더 많은 진료비를 지불해야 한다.

3) 진료비 지불제도

(1) 의미

진료비 지불제도는 진료의 대가로 의료제공자에게 지불되는 보상 방식을 말한다. 의료보장제도가 도입되기 이전에는 의료제공자가 서비스를 제공하고 소비자는 서비스를 제

6 사회보험체계에서는 참여하는 의료제공자의 자격, 보상방식, 급여범위 등 대부분의 세부적인 제도 운영내용은 보험자와 의료제공자 간의 협상을 통해서 결정된다.

7 학자에 따라 사회보험체계에서 국민건강보험 방식을 별도로 구분하기도 한다.

공받은 대가로 제공자에게 일정 금액의 보수를 지불하는 방식으로 진행되었다. 그러다가 의료보장제도가 도입되면서 국가나 보험자 같은 제3의 관리자가 의료제공자와 소비자의 양자관계에 개입하게 되어 다양한 방식의 진료비 지불제도가 개발되었다. 그런데 진료비 지불제도는 단순히 제공자에 대한 보수 지불방법 이상의 기능을 하게 되어 의료의 질, 의료비, 진료비 심사 및 관리방식에도 영향을 미치게 된다.

진료비 지불은 보상하고자 하는 비용에 따라 의사에 대한 지불과 의료기관에 대한 지불로 구분된다. 의사에 대한 지불은 주로 의료행위라는 전문기술에 대한 보상을 의미하며, 의료기관에 대한 지불은 시설, 장비, 물자, 의사를 제외한 나머지 진료인력의 인건비, 운영비용 등 투입비용에 대한 보상을 의미한다. 우리나라에서는 의사에 대한 지불과 의료기관에 대한 지불이 구분되어 있지 않다. 각 나라마다 다양한 진료비 지불제도를 채택하고 있으며 경우에 따라서는 여러 유형을 복합적으로 사용하기도 한다.

(2) 분류

진료비 지불제도는 지불단위[8]에 따라 행위별수가제(fee for service), 포괄수가제(case payment), 총액예산제(budget rationing), 인두제(capitation), 봉급제(salary)로 구분할 수 있다. 지불단위에 따른 네 가지 지불방법 이외에 의사에 대한 지불방법으로 봉급제(salary)가 있다. 또 다른 분류 기준으로 환자가 의료기관을 이용하는 시기에 따라 사전결정 방식[9]과 사후결정 방식[10]으로 구분할 수 있다. 사전결정 방식에는 포괄수가제, 총액예산제, 인두제, 봉급제가 해당되고, 사후결정 방식에는 행위별수가제가 해당된다. 각 진료비 지불제도의 특성은 다음과 같다.

① 행위별수가제

행위별수가제는 개별 서비스 항목별로 가격을 매겨서 보상하는 방식이다. 진료에 소요되는 약제와 치료재료 비용을 별도로 산정하고, 의료인이 제공하는 각 의료행위 하

8 행위별수가제는 검사나 수술 처치 등 개별 의료서비스를, 포괄수가제는 외래방문당, 일당, 입원 건당 등으로 정의된 환례를, 인두제는 일정 기간 등록 환자 1인의 진료비를, 총액계약제는 일정 기간 특정 의료기관의 총진료비를 지불단위로 한다.

9 사전결정 방식은 의료기관 이용 이전에 의사의 수입이 미리 결정되는데 총수입이 고정되어 있으므로 제공자는 총비용의 감소를 통하여 이윤을 극대화하거나 의료이용을 사전에 감소시켜 효용 극대화를 이루려고 한다.

10 서비스 제공량에 따라 수입이 결정되기 때문에 제공자는 가능한 많은 서비스를 비싸게 공급하려는 경향을 보인다.

나하나에 수가를 고시해 두고 서비스 내용에 따라 진료비 총액을 지불하게 된다. 행위수가에는 의료서비스 생산에 소요되는 의사, 간호사, 의료기사 등 인력의 인건비, 사용한 장비들의 감가상각비, 재료비에 대한 보상뿐 아니라 각종 행정비용이나 건물 감가상각비 등 간접비용에 대한 보상이 포함되어 있다. 포함되는 비용이 다양하고 복잡하기 때문에 이를 객관적으로 평가하여 수가를 책정하는 방법론이 개발되어 있다. 행위별수가제는 가장 널리 사용되고 있는 지불방법으로 우리나라, 미국, 호주, 프랑스, 독일 등에서 사용되고 있다.

행위별수가제의 장점은 의사의 환자 진료 재량권이 크고 자율성이 보장될 수 있다. 환자는 원하는 서비스를 충분히 제공받을 수 있고, 진료행위가 타당했다면 모든 진료행위에 대해 비용을 보상받기 때문에 의료 발전에 기여할 수 있다. 단점은 이 지불방법을 채택할 경우에 의료제공자는 적은 횟수의 더 철저한 검사보다는 짧고 빈도가 많은 진료를 유도하게 되어 의료비를 상승시킬 수 있다. 특히 의료제공자는 예방보다는 수가에 포함되는 치료에 중점을 두게 된다. 또한 이 지불방법은 각 서비스 항목별로 수가를 정하기 때문에 제공자와 보험자 간의 마찰이 발생할 수 있다.

② 포괄수가제

포괄수가제는 특정 건(case)이나 진단명에 지불되는 예산을 바탕으로 한다. 환자에게 제공되는 진찰, 검사, 수술, 투약 등 진료의 횟수와 상관없이 미리 책정된 일정액의 진료비를 지급한다. 일반적으로 외래는 방문 빈도별로 설정되고, 입원은 질병별로 규정된 보수를 지불한다. 넓은 의미의 포괄수가제에는 지역주민 1인당 지급하는 인두제, 환자 외래 또는 입원에 대한 방문건당 정액제, 일당진료비 방식(daily charge)[11]도 포함되지만, 통상적으로 상병에 따라 지불하는 진단군별 포괄수가제(diagnosis related group; DRG)로 이해된다. 행위별수가제가 중간 산출물에 대해서 하나하나 보상하는 제도라고 한다면, 포괄수가제는 최종 생산물인 치료결과를 대상으로 보상하는 제도라고 할 수 있다. 치료결과에 대해 일정액을 보상하기 때문에 의료제공자는 일정 수준의 질을 유지하면서도 비용을 최소화 할 수 있는 원가절감 방안을 모색하게 된다.

포괄수가제의 장점은 제공되는 서비스 양과는 상관없이 상병명에 따라 진료비가 지불되기 때문에 의사들에 의한 과잉진료 행위가 줄어들고, 이로 인해 의료비 증가를 억

11 일당진료비 방식은 주로 병원의 입원진료에 적용된다. 투입자원이나 서비스 강도의 차이를 두지 않고 진료 1일당 수가를 책정하여 진료기간에 따라 진료비 총액이 결정된다. 일당진료비 방식도 일종의 포괄수가제로 볼 수 있다.

제시킬 수 있다. 의료비용을 사전에 예측할 수 있기 때문에 장기입원 유도를 방지할 수 있다. 또한 진료 표준화를 유도하거나 경제적 진료를 수행할 수 있고 행정 업무가 간편하다. 단점은 의사들이 과소 또는 최소 서비스만 제공하려는 경향을 보일 수 있어서 의료서비스에 대한 환자의 만족도가 저하될 수 있다.

③ 총액예산제

총액예산제는 전년도 지출 진료비 총액을 기반으로 다음 해 정부나 보험자가 지불할 진료비 총액을 산정하고 의사단체, 지역 또는 개별 병원과 협상을 통해 계약하여 지불하는 방식으로 총액계약제(global budget)라고도 불린다. 환자의 진료실적과는 무관하게 일정기간 동안의 진료비를 정부나 보험조합이 사전에 책정해 주는 방식이다. 보험자측과 의사단체 간에 미리 진료보수 총액을 정하고 의료기관에 일괄적으로 지급하게 된다. 진료측 단체는 그 총액의 범위 내에서 진료를 담당하고 환자는 진료비에 구애받지 않고 의료서비스를 이용하게 된다. 영국과 캐나다는 조세방식으로 독일과 대만은 보험방식으로 이 제도를 실시하고 있다.

총액예산제의 장점은 진료보수의 배분을 의사단체에 위임하기 때문에 과잉진료에 대한 자체통제가 가능하여 의료비 절감을 가져올 수 있다. 비용에 대한 효과적 조정이 가능하므로 진료의 가격과 양을 동시에 통제 및 조정할 수 있게 된다. 단점은 의료제공자가 과소진료를 제공하거나 건강상태가 좋지 못한 환자를 기피하는 현상도 발생할 수 있다. 또한 매년 진료비 계약이 원만하지 않을 경우에는 의료공급의 혼란을 초래할 수 있다.

④ 인두제

인두제는 일정 기간 의료기관에 등록한 보험가입자의 수를 기준으로 비용을 보상한다. 주민이 의사를 선택하고 등록을 마치면, 등록된 주민이 환자로서 해당 의사의 의료서비스를 받든지 안 받든지 간에 보험자 또는 국가로부터 각 등록된 환자 수에 따라 일정수입을 지급 받게 된다. 진료보수가 진료의 양이나 질에 상관없이 결정되기 때문에 의사는 경미한 환자를 더 원하게 되고 복잡한 환자는 일차진료 후에 전문의에게 의뢰하는 경향을 보이게 된다. 따라서 인두제는 기본적이고 비교적 단순한 일차의료에 주로 적용되며, 의료전달체계의 확립이 선행되어야 한다.

인두제의 장점은 등록된 주민에게 사용되는 진료비용이 적을수록 의사의 수입이 증가하기 때문에 의사들은 의료비를 절감하기 위해서 예방활동이나 질병의 조기발견과 치료에 관심을 기울이게 된다. 단점은 자신의 업무량과 비용을 줄이기 위해서 과소진료를 하거나 환자를 과도하게 전문 의료기관으로 후송하는 문제가 발생할 수 있다.

⑤ 봉급제

봉급제는 제공하는 서비스의 양이나 환자 수에 상관없이 일정한 기간에 따라 보상한다. 월 급여를 받는 의료공급자는 시간제로 일하기 때문에 제공한 의료 공급량이나 진료한 환자 수와 상관없이 계약조건에 따라 항상 일정한 급여를 받는다. 의료장비, 의료재료, 추가적인 인건비는 보험자로부터 지급받는다. 국민보건서비스(NHS) 체계의 병원급 의료기관에 근무하는 의사에게 적용되거나 사회주의 국가에서 주로 채택하고 있다.

봉급제의 장점은 과잉진료나 진료비용의 산정에 부정적인 염려가 없으며, 수입의 안정성이 보장되므로 진료에 집중할 수 있다. 단점은 최소한의 자기 책임만을 수행하여 과소진료를 초래할 수 있고 의사가 환자 진료보다는 승진과 보수를 좌우하는 상급자에게 보다 많은 관심을 기울일 수 있다.

4) 우리나라 국민건강보험제도

(1) 발전과정

우리나라 의료보장의 출발은 1963년 제정된 의료보험법이라고 할 수 있다. 당시 경제여건으로 사회보험 방식의 의료보험제도를 도입하는 것은 어렵다고 판단되어 희망자를 의료보험에 가입시키는 임의적용 방식을 채택하였다. 그럼에도 불구하고 의료보험에 대한 부정적 인식으로 보험료 부담을 기피하여 사업장에 적용이 쉽지 않았다. 1969년 부산 청십자의료보험조합이 설립되면서 자영자 의료보험시범기관으로 지정받았다. 비록 임의보험 형태를 벗어나지 못하였지만 의료보험 시대가 시작되었다고 볼 수 있다. 1976년 12월 의료보험법을 전면 개정하여 전국적 의료보험 실시의 근거를 마련하여 1977년 7월 1일 500인 이상의 사업장을 시작으로 고용 인력 규모에 따라 순차적으로 사업장이 강제가입하도록 하였다. 그런데 1977년 1월부터 저소득층, 무능력자, 무의탁자들을 위한 의료보호사업을 실시하였다. 의료보험제도가 실시되기 전에 의료보호사업을 먼저 실시한 것이다. 1977년 12월에 공무원 및 사립학교 교직원 의료보험법을 별도로 제정하였고, 1981년 4월 의료보험법을 개정하여 지역주민에 대해서도 의료보험을 당연적용토록 하였다. 1989년 전국민의료보험이 실시되었다.

1997년 12월에 국민의료보험법이 제정되어 지역조합과 공무원 및 사립학교 교직원 의료보험이 국민의료보험공단으로 통합되었다. 1999년 2월 국민건강보험법의 제정으로 의료보장에서 건강보장으로 개념이 확대되었다. 2000년 7월 단일보험자로 국민건강보험공단이 설립되었으나 한시적으로 지역과 직장의 재정을 분리 · 운영하였다. 그러다가 2003년 7월부터 보험재정도 통합되었다. 2016년 국민건강보험법 개정으로 국민건강보험종합계획 수립이 의무화되었다.

(2) 건강보험의 특성

건강보험제도는 질병이나 부상으로 인해 발생한 고액의 진료비로 가계에 과도한 부담이 되는 것을 방지하기 위하여, 국민들이 평소에 보험료[12]를 내고 보험자가 관리 · 운영하다가 필요시 보험급여를 제공하여 국민 상호간 위험을 분담하고 필요한 의료서비스를 받을 수 있도록 하는 사회보장제도이다. 건강보험은 각 개인의 경제적 능력에 따른 일정한 부담으로 재원을 조성하고 개별부담과 관계없이 필요에 따라 균등한 급여를 제공하여 질병의 치료부담을 경감시키는 소득재분배 기능을 수행하고 있다. 우리나라 건강보험제도의 특성은 아래와 같다.

첫째, 건강보험은 가입이 강제되며 보험료 납부의무가 부여된다. 보험가입을 기피할 수 있도록 제도화될 경우 질병위험이 큰 사람만 보험에 가입하여 국민 상호간 위험분담 및 의료비 공동해결이라는 건강보험제도의 목적을 실현할 수 없기 때문에 일정한 법적 요건이 충족되면 본인의 의사와 상관관계 없이 가입 및 보험료 납부의무가 강제된다.

둘째, 소득수준 등 보험료부담 능력에 따라 보험료를 차등 부과한다. 민간보험은 보장의 범위, 질병위험의 정도, 계약의 내용 등에 따라 보험료를 부담하지만, 건강보험은 사회적 연대[13]를 기초로 하기 때문에 소득수준 등 보험료부담 능력에 따라 보험료가 결정된다.

셋째, 보험료 부담수준과 관계없이 균등한 의료를 제공한다. 민간보험은 보험료 수준과 계약내용에 따라 개인별로 다르게 보장되지만, 건강보험은 보험료 부담수준과 관계없이 관계법령에 의하여 피보험대상자 모두에게 적정수준의 급여를 균등하게 제공한다.

(3) 적용대상

건강보험은 직장가입자와 지역가입자로 적용대상을 구분하는데, 직장가입자는 사업장의 근로자 및 사용자와 공무원 및 교직원, 그리고 그 피부양자로 구성되고 지역가입자는

12 국민건강보험 운영 수입은 개인이 부담하는 보험료 이외에 국고지원금(14%)과 건강증진기금(6%)으로 구성된다.

13 건강에 대한 사회공동의 책임을 강조하여 보험료 부담은 소득과 능력에 따라 부담하고 가입자 모두에게 균등한 급여를 제공하여 사회통합을 이루는 기능을 가지고 있다.

직장가입자를 제외한 자를 대상으로 한다. 건강보험대상자 중 피부양자는 직장가입자에 의하여 주로 생계를 유지하는 자로서 보수 또는 소득이 없는 자를 의미하며, 직장가입자의 배우자, 직계존속(배우자의 직계존속 포함), 직계비속(배우자의 직계비속 포함) 및 그 배우자, 형제 · 자매를 포함한다.

(4) 보험방식

우리나라의 급여제공방식은 제3자 지불방식(간접지불방식)이다. 의료기관을 이용한 피보험자는 급여대상 의료서비스 비용의 일부(본인일부부담금)와 비급여 비용을 부담하고, 급여대상 의료서비스의 비용 중에서 환자의 본인일부부담금을 제외한 나머지 진료비는 의료공급자(요양취급기관)가 보험자에게 청구한다.

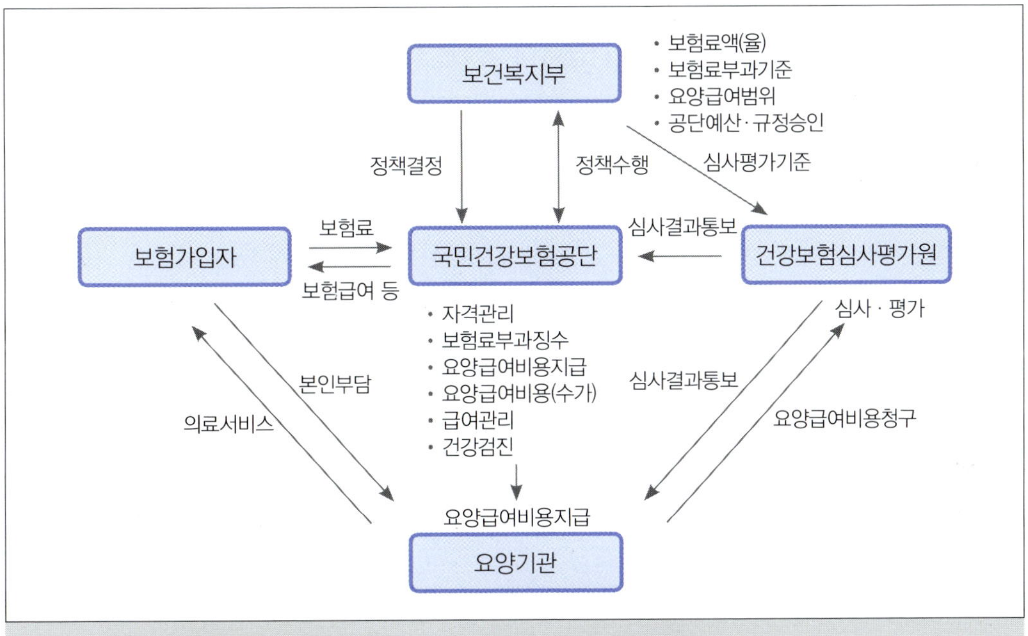

그림 13-1 국민건강보험의 운영체계

(5) 운영체계

국민건강보험은 보건복지부, 국민건강보험공단, 건강보험심사평가원 등에 의해서 운영되고 있다. 보건복지부는 건강보험 관련 정책결정과 건강보험 업무 전반을 총괄하며, 국민건강보험공단은 건강보험의 보험자로 가입자 자격관리, 보험료의 부과 · 징수, 보험급여비용 지급 등의 업무를 수행한다. 건강보험심사평가원은 요양기관으로부터 청구된 요양급여 비용을 심사하고, 요양급여의 적절성을 평가한다.

(6) 보험급여

보험급여는 보험자가 가입자 및 피부양자의 질병과 부상에 대한 예방, 진단, 치료, 재활, 출산, 사망 및 건강증진에 대하여 법령이 정하는 바에 따라 현물 또는 현금의 형태로 제공하는 서비스를 말한다. 법률적으로 보험자에게 강제하는 법정급여와 강제성이 없는 임의급여로 구분된다. 급여형태에 따라 현물급여와 현금급여로 구분된다. 현물급여에는 가입자 및 피부양자의 질병, 부상, 출산 등에 대한 요양급여 및 건강검진[14]이 있고, 현금급여에는 요양비, 장애인보장구, 본인부담액 상한제[15], 임신 · 출산 진료비 등이 있다.

(7) 본인부담금

우리나라 건강보험은 국민들이 의료서비스를 이용할 때 발생하는 진료비를 건강보험이 모두 보장하지 않고 일부를 이용자가 부담하도록 하고 있다. 의료기관을 이용할 때에 환자가 부담하는 금액은 건강보험이 급여대상으로 하지 않는 서비스에 대한 비용(비급여 진료비)과 급여대상서비스 비용의 일부를 환자가 부담하는 금액(법정 본인부담금)이 포함된다. 법정 본인부담금의 부담률 및 부담액은 국민건강보험법 시행령(제19조)에 구체적으로 규정되어 있다. 요양기관을 이용할 때에 발생하는 총진료비 중에서 법정 본인부담금과 비급여 본인부담금을 뺀 금액(건강보험부담금)이 차지하는 비중을 건강보험 보장률이라고 한다. 건강보험이 보장하지 않는 비급여 항목의 경우 병원에서 자체적으로 비용을 정하고 환자가 의료비 전액을 부담하게 된다.

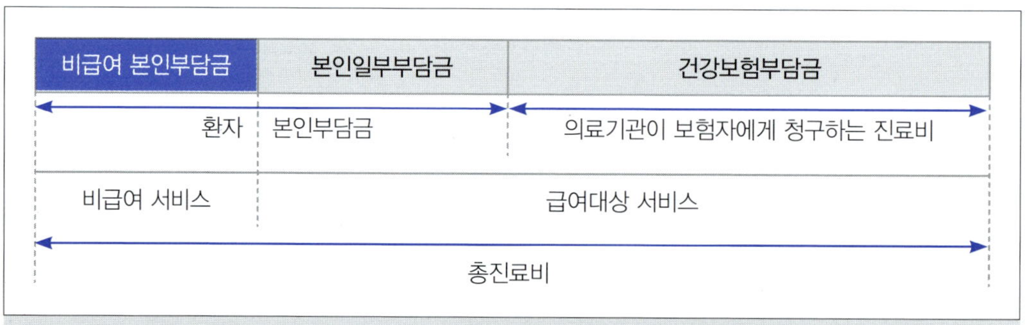

그림 13-2 건강보험의 진료비 구성

---

14 건강보험가입자들의 건강을 유지 · 증진하고, 사전 질병예방을 통하여 장기적으로 보험급여비의 지출을 줄이고자 1980년에 시작되었다. 생애전환기 건강진단, 영유아건강검진 등 생애주기별로 다양한 건강검진체계를 운영하고 있다.

15 연간 환자가 부담한 본인부담액이 연도별 상한액 기준을 초과할 경우 초과분을 가입자에게 환급하는 제도이다.

(8) 진료비 지불제도

우리나라 건강보험에서 채택하고 있는 진료비 지불제도는 기본적으로 행위별수가제이며, 부분적으로 포괄수가제 및 신포괄수가제가 적용되고 있다. 구체적인 내용은 다음과 같다.

① 행위별수가제

우리나라는 건강보험 도입 초기부터 입원과 외래 모두 기본적으로 행위별수가제를 채택하고 있다. 의료행위뿐 아니라 약품이나 치료 재료에 대해서도 각 항목별로 보상하고 있다. 수가 수준에 대한 충분한 준비가 부족한 상태에서 건강보험이 시작되어 의료기관들은 급여 부분에서 보상받지 못하는 비용을 비급여 부분을 통해 보충하는 수가 구조를 갖게 되었다. 특히 행위 간 상대가치가 불완전하여 진료과 간 수입 불균형을 초래하였다. 이런 문제를 해결하기 위하여 우리나라는 2000년부터 급여 대상 행위들의 수가를 상대적인 업무 강도를 비교하여 산정하는 자원기준상대가치점수(resource-based relative value scale; RBRVS)를 도입하여 사용하고 있다. 이에 따라 행위수가에 대해 매년 국민건강보험공단과 의료계가 수가 수준을 결정하는 환산지수를 계약하고 있다.

② 포괄수가제

우리나라에서는 7개 질병군 입원환자의 치료에 필요한 의료행위, 치료재료, 약제비용에 대해 포괄수가제가 적용되고 있다. 환자가 입원해서 퇴원할 때까지 발생하는 진료에 대하여 질병마다 미리 정해진 금액을 지불한다. 2013년 7월부터 전국 모든 의료기관에서 실시되고 있으며, 현재는 4개 진료과(안과, 이비인후과, 외과, 산부인과)의 7개 질병군[16]을 대상으로 한다.

③ 신포괄수가제

신포괄수가제는 기존의 포괄수가제에 행위별수가제적인 성격을 반영한 혼합 지불방식이다. 입원기간 동안 발생한 입원료, 처치 등 진료에 필요한 기본적인 서비스는 포괄수가로 묶고, 의사의 수술, 시술 등은 행위별수가로 별도 보상한다. 진료에 필수적

16 안과는 백내장수술(수정체 수술), 이비인후과는 편도수술 및 아데노이드 수술, 외과는 항문수술(치질 등), 탈장수술(서혜 및 대퇴부), 맹장수술(충수절제술), 산부인과는 제왕절개분만, 자궁 및 자궁부속기(난소, 난관 등) 수술(악성종양 제외)이 해당된다.

인 비보험 검사 등에도 보험이 적용된다. 급여대상자는 포괄수가제가 적용되는 7개 질병군에 4대 중증질환(암 · 뇌 · 심장 · 희귀난치성질환) 관련 입원환자가 추가되었다.

표 13-3 포괄수가제와 신포괄수가제 비교

	7개 질병군 포괄수가제	신포괄수가제
대상기관	모든 의료기관	국민건강보험 일산병원, 국립중앙의료원, 지역거점공공병원 등 총 98개 기관
적용환자	7개 질병군 입원환자(백내장수술, 편도수술, 맹장수술, 항문수술, 탈장수술, 제왕절개분만, 자궁수술)	567개 질병군 입원환자

(9) 진료비 청구와 심사

건강보험 피보험자를 진료한 요양기관은 급여대상 서비스 진료비 중 환자 본인일부부담금을 제외한 비용을 공단으로부터 받는다. 공단으로부터 진료비를 지급받기 위해서는 건강보험심사평가원에 진료비를 청구하여야 하며, 청구된 진료비를 심사한 심사평가원은 요양기관에게 지급할 진료비를 공단에 통보하고 공단은 의료기관에 진료비를 지급한다.

5) 의료급여제도

(1) 특성

의료급여는 생활유지 능력이 없거나 생활이 어려운 저소득 국민들에게 발생하는 질병, 부상, 출산 등 의료문제에 대해 국가가 의료서비스를 제공하는 공공부조제도이다. 의료급여는 급여대상 항목에 대한 의료비 중 수급권자 본인이 부담해야 하는 금액을 제외한 전액을 지원한다. 아울러 본인부담금에 대한 부담을 줄여주기 위하여 보상제 및 본인부담 상한제를 적용하여 일정 금액을 초과하는 경우 초과금액을 국가가 지원하고 있다. 건강보험과 함께 국민 건강보장의 중요한 수단이 되는 사회보장제도라고 할 수 있다. 우리나라 건강보험제도는 사회보험방식을 채택하고 있기 때문에 수혜자 비용 부담, 강제 가입, 수지균등 원칙[17] 등의 특성을 갖는 것과 달리 의료급여제도는 공공부조방식으로 건

17 지출은 보험료로 각출된 수입을 바탕으로 재정의 안정을 이루어야만 한다. 따라서 보험급여의 설계에 있어서 유의해야 할 점은 무작정 급여범위를 넓히고 급여수준을 높이는 것이 중요한 것이 아니라 보험수입 범위 내에서 보험급여를 결정하는 것이 중요하다. 만약 대상자들이 보험료를 증가시키는데 동의

강보험과는 구분되는 특성이 있다.

건강보험과 다른 의료급여제도의 특성은 첫째, 의료급여의 수혜자가 저소득층이거나 빈곤층으로 한정되고 있으며 본인의 신청에 의하여 수혜가 결정된다. 사회보험 대상자는 강제로 적용대상이 되는데 반하여 의료급여는 본인의 신청을 조건으로 하고 있다. 둘째, 급여는 수혜자에 대한 자산조사와 동시에 필요도 조사를 한 후에 주어진다. 일정한 자산이 있는 계층이 무상 혜택 받는 것을 방지하기 위하여 반드시 자산조사가 실시된다. 셋째, 급여수준은 자산 및 필요도 조사결과에 따라 차등을 두고 있다. 수혜자의 필요도를 본인의 능력으로 충족시키지 못하는 부분만 공공부조에서 제공하고 있다. 넷째, 재원은 전적으로 국가의 일반재정에서 조달된다. 국가에는 중앙정부뿐만 아니라 지방자치단체도 포함된다.

표 13-4 건강보험과 의료급여 비교

구분	건강보험	의료급여
특성	사회보험제도	공적부조제도
대상	모든 국민(강제가입)	저소득층 등 일부계층(본인 신청 필요)
자산조사	불필요	필요
급여수준	균등급여(수지균등원칙)	자산 및 필요도에 따라 차등
재원	보험료, 국가지원금 등	일반조세(중앙과 지방 부담)
보험료	소득 수준에 따른 차등 부과	없음
관리주체	국민건강보험공단	기초자치단체(시 · 군 · 구)

(2) 역사

① 의료보호법 제정

의료보호사업은 1976년까지 생활보호법에 의거하여 생활무능력자에 대한 무상의료, 즉 구호사업으로 실시되었다. 그 후 의료보호는 의료비의 지불 능력이 없는 저소득 계층에게도 확대할 필요성이 인정되어 1977년 1월에 의료보호에 관한 규칙을 제정하였고, 그 해 12월에는 생활보호법으로부터 의료보호를 분리시켜 의료보호법을 제정하였다. 이에 따라 1978년부터 생활보호자에 대한 실질적인 의료보호가 실시되었다.

하지 않고 국고지원과 같은 다른 재정 수입도 확보하지 못하면 급여범위를 넓히고 급여수준을 높일 수 없을 것이다.

② 의료급여로 전환

1999년 9월 시혜적 성격의 생활보호사업이 권리적 성격의 국민기초생활보장사업으로 전환됨에 따라 의료보호법 또한 2001년 5월 의료급여법으로 전면 개정되었다. 이에 따라 기존의 의료보호라는 명칭은 의료급여로, 의료보호대상자는 의료급여 수급권자로, 의료보호기금은 의료급여기금으로 변경되었다. 진료비 지급업무를 국민건강보험공단으로 이관하고, 지방자치단체가 예산수립 전이라도 국고보조금을 우선 지급할 수 있도록 하였다. 또한 의료급여를 받을 수 있는 기간제한을 폐지하여 수급권자가 연중 상시적으로 급여를 받을 수 있도록 하였으며, 급여 내용 측면에서도 예방과 재활을 추가하여 수급자의 권리를 강화하는 계기가 되었다. 의료급여로의 전환은 공공부조로서의 의료보장 원리를 실현한 중요한 계기가 되었다.

③ 새로운 운영방법 도입

2006년에는 의료급여제도 운영의 효율성을 높이기 위하여 1종수급자의 외래진료에 본인부담제 도입 및 선택병의원제를 실시하였다. 본인부담제 도입에 따라 1종수급자에게 월 6천원의 건강생활유지비를 지급하여 의료이용을 월 4~5회 정도로 조절하도록 유도하였다. 의료기관 중복방문, 약물오남용 등으로 건강상의 위해가 발생할 위험이 높은 수급권자 및 급여상한일수 초과자에 대해서는 선택의료급여기관을 지정하여 이용하도록 하고 있다.

(3) 의료급여 수급권자

의료급여 지원대상은 국민기초생활보장법[18], 의료급여법[19], 타법에 의한 수급권자로 구분할 수 있다. 의료급여 수급권자는 의료급여법과 동법 시행령 규정에 의하여 1종 및 2종으로 구분된다. 의료급여 수급권자[20]는 평균적으로 전체 인구의 3~5% 정도를 차지한다. 의료급여법에 규정된 의료급여 수급권자의 구체적 내용은 아래 표와 같다.

---

18 국민기초생활보장법에 의한 수급권자는 부양의무자가 없거나 부양의무자가 있어도 부양능력이 없거나 또는 부양을 받을 수 없는 자로서 소득인정액이 선정기준 이하인 사람

19 의료급여법에 의한 수급권자는 행려환자

20 2019년 3월말 기준으로 약 149만명(1종 109만 명, 2종 40만 명)으로 전체인구의 3% 수준이다.

표 13-5 의료급여 수급권자 대상

구분	국민기초생활보장법에 의한 수급권자	국민기초생활보장법 이외의 타법에 의한 수급권자
1종	ㅇ 국민기초생활보장 수급권자 중 근로능력이 없는 자만으로 구성된 가구 – 18세 미만, 65세 이상 – 4급 이내 장애인 – 임산부, 병역의무이행자 등	ㅇ 이재민(재해구호법) ㅇ 의상자 및 의사자의 유족 ㅇ 국내 입양된 18세 미만 아동 ㅇ 국가유공자 및 그 유족 · 가족 ㅇ 국가무형문화재 보유자 및 그 가족 ㅇ 새터민(북한이탈주민)과 그 가족 ㅇ 5.18 민주화운동 관련자 및 그 유가족 ㅇ 노숙인 ※ 행려환자(의료급여법 시행령)
2종	ㅇ 국민기초생활보장 수급권자 중 근로능력이 있는 가구	–

(4) 본인부담금

합리적 의료이용을 유도하기 위하여 2007년부터 무상 제공에서 외래 진료 시 일부 본인부담(정액제)으로 변경되었다. 현재 의료급여 본인부담체계는 외래이용 시 자기부담금이 정률제로 운영되고 있다. 아울러 본인부담금에 대한 수급권자들의 부담을 줄여주기 위해서 대지급금제도, 본인부담보상제, 본인부담상한제를 운영하고 있다. 대지급금제도는 2종 수급권자에게만 적용된다. 2종 수급권자가 최저생계비 이하의 계층이라는 점을 고려하여 입원진료를 받게 될 때에 본인부담금이 20만원 이상인 경우에는 20만원 초과분은 의료급여기금에서 대지급해 주고 무이자로 분할 상환하는 제도이다.

본인부담보상제는 일정 기간 동안 본인부담금이 법령에서 정한 금액을 초과하는 경우에 초과금액의 50%를 되돌려 주는 제도이다. 적용기준은 1종은 매30일간 2만원, 2종은 매30일간 20만원이다. 한편, 본인부담상한제는 일정 기간 동안 본인부담금이 법령에서 정한 금액을 초과할 경우에 초과금액의 전부를 되돌려 주는 제도이다. 1종은 매30일간 5만원, 2종은 연간 80만원을 초과할 경우에 초과금의 전액을 사후에 보상한다.

(5) 의료급여기금

의료급여기금의 관리를 위해 의료급여법은 시 · 도에 의료급여기금으로 특별회계를 설치하여 광역자치단체가 관리하도록 규정하고 있다. 기금의 재원은 국고 보조금과 지방자치단체의 출연금 등으로 구성된다. 시 · 도에 따라 중앙정부와 지방자치단체 간에 재원의 분담 비율이 다르다. 서울특별시는 국비 50%, 시비 50%의 분담 비율을 갖고 있는 반면, 광역시는 국비 80%, 시비 20%의 분담비율을 갖고 있다. 도의 경우는 국비 80%, 도비 14~16%, 기초자치단체인 군 · 시비 4~6%의 분담비율을 갖고 있다. 그러나 서울시와 광역시의 기초자치단체는 분담을 하지 않는다.

표 13-6 의료급여기금 국고보조 비율

구 분	서울특별시		광역시		도		
	시	자치구	시	자치구	도	시	군
지방비	50%	없음	20%	없음	14~16%	6%	4%
국 비	50%		80%		80%		
합 계	100%		100%		100%		

(6) 관리운영체계

의료급여제도의 주요 관리운영 주체는 중앙정부와 시 · 도 및 시 · 군 · 구 자치단체, 건강보험공단, 건강보험심사평가원이다. 의료급여사업의 기본방향 및 대책 수립, 의료급여기준 및 수가에 관한 사항 등은 보건복지부에 설치된 중앙의료급여심의위원회에서 심의하며, 시 · 도 및 시 · 군 · 구 의료급여위원회는 각 자치단체 수준에서의 의료급여사업 조정에 관한 사항을 심의한다.

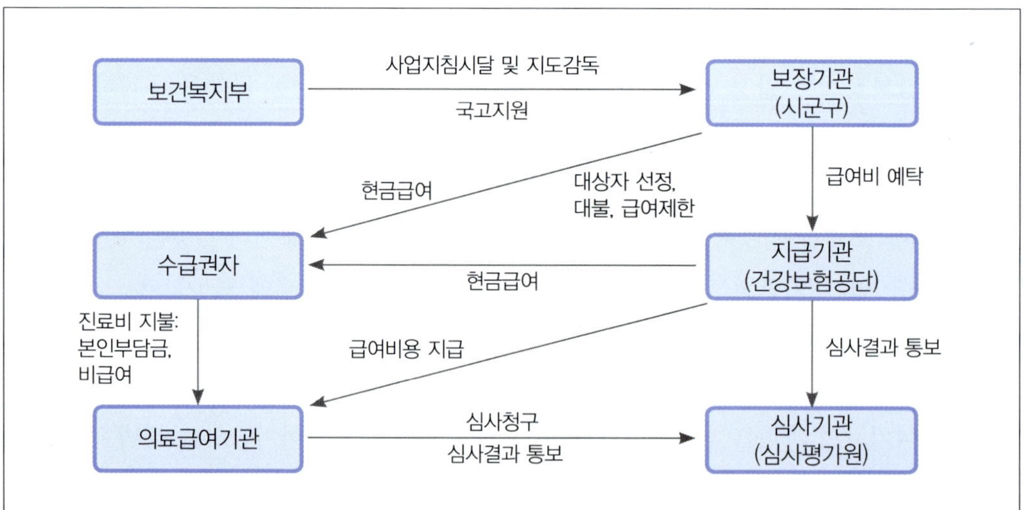

그림 13-3 의료급여 관리운영체계

의료급여 수급권자 선정과 관리는 시 · 군 · 구(보장기관)가 담당하며, 급여비용의 지급은 건강보험공단(지급기관), 급여비 심사업무는 건강보험심사평가원(심사기관)이 담당하고 있다.

6) 노인장기요양보험제도

(1) 도입과정

인구 고령화에 따라 거동이 불편하거나 혼자 힘으로 일상생활을 영위하기 어려운 노인인구가 증가하여 장기요양제도의 필요성이 제기되어 2001년 8월 15일 노인요양보장제도 도입계획이 공식적으로 발표되었다. 2003년 3월 공적노인요양보장추진기획단을 설치하고, 2004년 공적노인요양보장제도 실행위원회에서 구체적인 방안을 마련하여 2005년 7월부터 2008년 6월까지 3차에 걸친 시범사업을 실시하였다. 시범사업 과정에서 2007년 4월 노인장기요양보험법이 제정되고, 하위법령을 준비하여 2008년 2월부터 요양보호사를 양성하였으며, 7월부터 제5의 사회보험으로서 장기요양보험(long-term care insurance)이 서비스를 제공하기 시작하였다. 노인장기요양보험은 재가급여 우선원칙으로 제도가 설계되었음에도 불구하고, 초기부터 민간분야 시설중심으로 운영되어 지역사회 중심의 돌봄 체계에서는 점차 멀어지게 되었다. 특히 공공사회서비스 개발보다는 민간 요양시설 확충에 집중하여 수급자 확보를 위한 과다 경쟁, 급여서비스의 질 하락 등의 문제가 발생하였다.

(2) 특성

노인장기요양보험은 고령이나 노인성 질병 등의 원인으로 6개월 이상 동안 혼자서 일상생활을 수행하기 어려운 노인 등에게 신체활동 또는 가사지원 등의 장기요양급여를 제공하는 사회보험제도이다. 장기요양보험은 노후의 건강증진 및 생활안정을 도모하고 그 가족의 부담을 덜어주는 것을 목적으로 한다. 전통적으로 가족의 일차적 책임이었던 노부모에 대한 수발을 사회적 돌봄으로 전환했다는 점에서 큰 의미를 갖는다.

장기요양보험은 건강보험제도와는 별개로 운영되고 있다. 그렇지만 관리 · 운영은 국민건강보험법에 의하여 설립된 기존의 국민건강보험공단이 담당하고 있다. 건강보험이 질환의 진단, 입원 및 외래 치료, 재활치료 등을 목적으로 주로 병의원 및 약국에서 제공하는 서비스를 급여대상으로 한다면, 장기요양보험은 요양시설이나 재가 장기요양기관을 통해 신체활동 또는 가사지원 등의 서비스를 제공한다. 수급자에게 배설, 목욕, 식사,

취사, 조리, 세탁, 청소, 간호, 진료의 보조 또는 요양상의 상담 등을 다양한 방식으로 제공한다. 그런데 기존의 노인복지서비스가 주로 국민기초생활보장 수급자 등 저소득층을 대상으로 선별적으로 제공된 것과는 달리, 장기요양보험은 소득에 관계없이 보편적으로 신청하고 인정절차를 거쳐서 서비스를 제공한다.

(3) 운영방법

① 적용대상

장기요양보험제도의 적용대상은 전 국민이다. 법률상 가입이 강제되어 있으며, 건강보험 가입자는 장기요양보험의 가입자가 된다. 공공부조의 영역에 속하는 의료급여수급권자의 경우 건강보험과 장기요양보험의 가입자에서는 제외되지만, 국가 및 지방자치단체의 부담으로 장기요양보험의 적용대상이 된다.

② 수급대상자

장기요양보험은 65세 이상의 노인 또는 65세 미만의 자로서 치매 · 뇌혈관성 질환 등 노인성 질병을 가진 자 중 6개월 이상 혼자서 일상생활을 수행하기 어렵다고 인정되는 자를 그 수급대상으로 한다. 여기에는 65세 미만자의 노인성 질병이 없는 일반적인 장애인은 제외된다. 장기요양을 인정받기 위해서는 장기요양인정신청서를 국민건강보험공단에 제출해야 한다.

③ 등급판정

장기요양보험 가입자 및 그 피부양자나 의료급여수급권자 누구나 장기요양급여를 받을 수 있는 것은 아니다. 일정한 절차에 따라 장기요양급여를 받을 수 있는 수급권이 부여되는데, 이를 장기요양인정이라고 한다. 장기요양인정 절차는 신청으로 시작하여 장기요양 신청인에 대한 인정조사 결과와 의사소견서, 그 밖의 심의에 필요한 자료를 바탕으로 지역별로 설치된 장기요양등급판정위원회[21]에서 결정한다. 인정신청을 하게 되면 간호사, 사회복지사, 물리치료사 등으로 구성된 공단 소속 장기요양 직원이 직접 방문하여 신체기능, 인지기능, 행동변화, 간호처치, 재활에 대한 조사를 실시한

21 장기요양등급판정위원회는 시 · 군 · 구청장이 위촉한 위원장을 포함하여 15인으로 구성되며, 이 가운데 의사 또는 한의사가 각각 1인 이상 포함되어야 한다. 등급판정 기준에 따라 장기요양인정신청자의 등급을 결정함으로써 수급자여부를 판정한다.

다. 신청인의 요양필요도가 등급판정 기준에 적합한지를 판단하여 최종적으로 장기요양 등급, 유효기간, 장기요양급여의 종류 및 내용 등을 결정하는 것으로 등급판정이라고 한다. 심신의 상태를 지표화한 장기요양인정점수를 기준으로 6개 등급으로 판정된다. 등급에 따라 급여종류, 급여비용, 등급 유효기간 등에 차이가 있다. 기본적으로 1, 2등급은 요양시설에 입소가 가능하며 3-5등급은 가정에서 생활하면서 재가급여를 받을 수 있다.

표 13-7 장기요양등급별 기능상태

등급	심신의 기능상태
1등급	일상생활에서 전적으로 다른 사람의 도움이 필요한 상태
2등급	일상생활에서 상당 부분 다른 사람의 도움이 필요한 상태
3등급	일상생활에서 부분적으로 다른 사람의 도움이 필요한 상태
4등급	심신의 기능상태 장애로 일상생활에서 일정부분 다른 사람의 도움이 필요한 상태
5등급	치매(노인장기요양보험법 시행령 제2조의 노인성 질병으로 한정)환자
인지지원등급	치매(노인장기요양보험법 시행령 제2조의 노인성 질병으로 한정)환자

④ 급여종류

장기요양 급여종류에는 재가급여, 시설급여, 특별현금급여가 있다. 재가급여는 요양보호사, 간호사 등이 수급자의 가정을 방문하여 신체활동 및 가사활동 등을 지원하는 서비스를 말한다. 방문요양, 방문목욕, 방문간호, 주야간보호, 단기보호, 기타 복지용구 서비스 등이 여기에 해당된다. 시설급여는 수급자가 노인요양시설 등에 장기간 동안 입소하여 신체활동지원 등의 서비스를 제공받는 것을 말한다. 특별현금급여[22]에는 가족요양비 등이 있다.

⑤ 재원조달

우리나라 장기요양보장제도는 사회보험방식을 근간으로 하며, 일부는 공공부조방식을 적용한 형태로 운영되고 있다. 장기요양보험 운영에 소요되는 재원은 가입자가 납부하는 장기요양보험료 및 국가 및 지방자치단체 부담금, 장기요양급여 이용자가 부담하는 본인일부부담금으로 조달된다. 건강보험료와 구분하여 통합 징수하며, 각각의 독

22 특별현금급여 중에서 특례요양비, 요양병원 간병비는 아직 실시되지 않고 있다.

립회계로 관리 운영되고 있다. 국가지원은 장기요양보험료 예상 수입액의 20%와 의료급여수급권자 장기요양급여 비용부담 및 공무원 · 교원 등 장기요양보험료 국가부담을 내용으로 한다. 본인일부부담금은 본인도 급여비용 일부를 부담하는 제도로 시설급여는 20%, 재가급여는 15% 부담하도록 되어 있다. 그러나 의료급여수급권자 중 국민기초생활수급권자는 전액무료이며, 그외 기타 의료급여수급자와 소득 · 재산이 일정금액 이하인 저소득층은 각각 1/2로 한다.

이와 달리 전액 본인이 부담해야 하는 급여비용은 장기요양 인정서에 기재된 장기요양급여의 종류 및 내용과 다르게 선택하여 장기요양급여를 받은 경우, 월 한도액을 초과하는 급여비용, 식사재료비, 상급침실 이용에 따른 추가비용, 이 · 미용비 등 비급여 항목비용 등이다. 그런데 전액 본인부담 항목에 따른 비용은 국민기초생활수급권자 및 의료급여수급권자의 경우에도 본인이 전액 부담해야 한다.

제 14 장

인구보건

학습목표

- 인구학의 특성을 설명할 수 있다.
- 맬서스 인구이론과 신맬서스 이론의 차이점을 설명할 수 있다.
- 인구구조 유형을 설명할 수 있다.
- 각 사업대상자별로 모자보건 내용을 설명할 수 있다.
- 우리나라 저출산 및 고령화 인구정책 방향을 설명할 수 있다.

1. 인구학의 이해

1) 개념

인구(population)는 일정한 지역에 거주하는 사람의 총수를 의미한다. 인구는 집단현상으로 그 양과 질이 계속해서 변화하기 때문에 인구에 대해서 고찰할 때에는 일정한 시간과 지역이 전제되어야 한다. 이와 관련한 자료가 없으면 인구에 관한 분석이나 연구는 불가능하게 된다. 인구는 개념적으로 인종, 민족, 국민과는 구분되는 용어이다. 인종은 유전적 공동체, 민족은 문화적 공동체, 국민은 국적 공동체라고 한다면, 인구는 시간 및 공간 공동체라고 할 수 있다.

2) 인구학의 특성

유엔의 인구학 사전에는 인구학을 인간 집단에 관한 과학적 연구이며 주로 그들의 규모, 구조 및 발전에 관심을 둔다고 규정하고 있다. 인구에 대한 수리적 표현과 그 분석에 관하여 연구하는 것이 인구학이라고 할 수 있다. 인구는 일정한 형태의 통계로 표시되는 인간의 집합체로 간주된다. 이 집합체는 생물학적인 관점에서 볼 때 성, 연령 등의 여러 가지 속성에 따라 그 구성을 달리할 수 있으며, 사회학적인 관점에서 보더라도 제도, 신분, 사상, 관습에 따라 각각 구분될 수 있다. 좁은 의미의 인구학은 인구의 분포, 구조 및 규모에 대해서 통계적으로 분석하는 학문으로 볼 수 있지만, 넓은 의미의 인구학은 출산력(fertility), 이환력(morbidity), 사망력(mortality), 인구이동, 인구구조, 인구성장 및 결혼 양상에 관한 혼인력 등도 모두 포함하게 된다.

인구학은 인구집단의 현재의 규모와 모든 특성, 그들이 어떻게 성취되었으며 어떻게 변동하고 있는지에 관심을 두게 된다. 인구학의 주된 관심 영역은 출산력, 이환력 및 사망력, 혼인력, 인구의 지역 간 분포, 인구학적 현상의 측정방법, 인구추계, 인구와 자원, 인구와 노동력, 인구와 교육, 인구와 가족계획, 인구정책 등이다. 인구학처럼 여러 인접 학문들과 그 내용이 겹치면서도 독자적인 학문으로 유지되고 있는 분야도 많지 않을 것이다. 인구학이 사회학의 성격을 많이 띠고 있으나 경제학과도 밀접한 관련을 맺고 있으며, 인구정책은 정치학이나 행정학과 관련이 있고 인구분포는 지리학과 관련된다. 또한 출산력 및 사망력은 보건학, 의학, 생물학, 유전학 등과 밀접한 관계가 있다.

3) 인구이론

(1) 인구학의 시작

인구에 관한 수적인 규모, 성장 및 각 특성에 관한 연구는 오랜 역사를 갖고 있다. 고대 중국, 희랍 및 아랍의 철학자들은 당시의 여러 인구문제에 많은 관심을 기울였다. 고대 정치가와 사상가들은 인구의 최적수, 인구성장의 촉진 내지 지체의 필요성에 대하여 정치적, 군사적, 사회적 및 경제적 관점에서 여러 의견을 제시하였다. 그러나 실질적으로 인구학이 시작된 것은 1662년 영국의 그랜트(John Graunt)가 인구현상의 자연적, 수량적 법칙성을 다룬 저서[1]를 출간한 이후라고 할 수 있다. 16세기초 런던 교구에서 혹

1 사망표에 의한 관찰(Observations upon the bills of mortality)

사병 사망에 관한 주간지가 처음으로 간행되었고, 그 후 정기간행물이 되었으며 17세기 초부터는 모든 사망원인을 포함하여 발행되었다. 그랜트는 자료를 활용하여 여아와 남아의 출생성비, 보통사망률, 이들의 계절별 및 연도별 변동을 파악하여 통계적인 규칙성을 밝혔다. 이러한 그랜트의 업적은 최초로 생명표를 사용하여 인구변동을 통계적으로 연구하는 형식인구학(formal demography)을 시작하는 계기를 마련하였으며 근대통계학의 발전에도 기여하였다.

(2) 맬서스의 인구학

맬서스(Thomas Robert Malthus)는 오늘날 인구학의 아버지라고 불려질 만큼 영향력을 미치고 있다. 그는 1798년 인구론에 관한 저서[2]를 출간하였는데, 이 책에서 토지의 인구 수용능력에는 한계가 있기 때문에 장차 인구위기가 일어날 수 있다고 전제하였다. 인구는 기하급수적으로 증가하고 식량은 산술급수적으로 증가하기 때문에 파국이 올 것이라고 하였다. 이러한 인구위기를 극복하기 위해서는 인간의 이성에 의한 도덕적인 억제[3]를 통하여 빈민의 인구증가를 억제해야 하며, 자신의 생산능력을 벗어나 다자녀를 갖는 빈곤층은 사회악이라고 주장했다. 맬서스의 도덕적 억제는 자녀를 부양하는데 충분한 경제력이 생길 때까지 결혼을 연기하고 그 사이는 성적으로 순결한 생활을 한다는 것을 의미한다. 맬서스의 가장 큰 업적은 자연현상으로만 받아드렸던 인구증감을 정책적으로 수요공급을 조절해야 하는 사회현상으로 분석했다는 점이다.

(3) 신맬서스 주의

맬서스의 인구이론은 여러 학문분야에 상당한 영향력을 미쳤다. 맬서스의 인구이론을 믿고 인구위기를 방지하고 사회적인 평등을 가져오기 위하여 저소득층의 출산을 통제하는 산아조절방안을 확산시키는 운동이 전개되었다. 이 사상을 신맬서스주의라고 한다. 신맬서스주의(Neo-Malthusianism)는 한정된 자원을 고려하여 인구억제의 필요성을 주장한 점에서 기본적으로 맬서스의 이론을 계승하였다. 그러나 신맬서스주의는 맬서스가 악덕으로 보았던 피임법을 중요한 정책수단으로 채택하였으며, 맬서스의 이론이 식

---

2 제목은 'An Essay on the Principle of Population'으로 빈민법 폐지, 인구증가 억제를 통한 사회개혁 등 당시로서는 민감한 사회적 이슈를 다루었고, 성직자 신분이었기 때문에 1798년 첫 출간 때는 익명으로 발간되었다. 그 후 실명으로 7판까지 발간되었다.

3 맬서스는 1798년 인구론에서 당시의 빈민법과 같은 인위적인 정책을 비판하였다. 그는 빈민을 구제하는 것은 자연법에 어긋난다고 주장하였다.

량의 한계에 기초하여 전개되었던 것과 달리 식량을 포함한 자원 일반의 한계를 주장했다는 점에서 차이가 있다.

(4) 적정인구론

맬서스는 식량을 기준으로 과잉인구를 생각하였는데, 영국의 캐넌(Edwin Cannan)은 과잉의 기준을 인간다운 생활수준에 두었다. 그는 주어진 여러 조건 하에서 가능한 최고의 생활수준을 실현할 수 있을 때의 인구를 적정인구(moderate population)라고 하였으며, 이는 1인당 실질소득을 극대로 하는 인구이다.

인구학이 독자적인 학문으로서 그 이론적인 바탕을 굳히고 아울러 인구학의 이론이 직접적으로 우리들의 일상생활과 밀접한 연관을 맺기 시작한 것은 19세기에 들어와서 확률이론과 보험통계학의 이론이 생명표 작성에 이용되면서 부터였다.

(5) 인구전환이론

인구성장과 유형은 각기 다른 출생과 사망의 동향에 따라서 관찰될 수 있으며, 공업화와 근대화의 정도에 따른 인구학적 근대화의 단계로 그 내용을 살펴보려는 학자들도 있다. 이러한 견해가 맬서스 인구론 이후의 지배적인 이론으로 인구전환이론(demographic transition theory)의 핵심을 이룬다. 인구전환이론에서는 과거 유럽에서 경험했던 인구성장의 역사적 유형을 일반화하여 개발도상국도 똑같은 길을 밟게 된다고 본다.

① 노테스타인의 3단계 분류

노테스타인(Frank W. Notestein)은 인구전환이 경제성장과 병행하여 고잠재력 성장단계, 과도기적 성장단계, 인구감소 시작단계를 거치게 된다고 하였다.

㉠ 고잠재력 성장단계

고잠재력 성장단계(stage of high potential growth)는 다산다사형(多産多死形)으로 출생률이 매우 높으나 영아사망률이 높아서 인구는 점증적으로 증가하거나 정체한다. 그러나 사망률이 낮아지게 되면 장기간에 걸쳐서 인구가 급격하게 증가할 가능성이 있는 시기이다.

㉡ 과도기적 성장단계

과도기적 성장단계(stage of transitional growth)는 다산소사형(多産小死形)으

로 공업화 초기단계에 도달하여 출생률은 높지만 사망률은 낮아 인구가 급속하게 증가(인구폭발)한다. 상당히 장기간에 걸쳐서 이 시기를 완만하게 겪게 된다.

㉢ **인구감소 시작단계**

인구감소 시작단계(stage of incipient decline)는 소산소사형(小産小死形)으로 낮은 사망률과 매우 낮은 출생률로 점차적으로 인구가 감소한다. 영인구성장(zero population growth) 또는 정지인구 등으로 인구현상이 표현된다.

② 블래커의 5단계 분류

세계적으로 인구성장 유형이 워낙 다양하게 나타나기 때문에 노테스타인의 3단계로는 인구현상을 충분히 설명하지 못하는 한계가 있다. 이런 이유로 블래커(Carlos Paton Blacker)는 인구성장 유형을 고위정지기, 초기확장기, 후기확장기, 저위정지기, 감퇴기로 분류하였다.

㉠ **고위정지기**

고위정지기(high stationary stage)는 고출생률과 고사망률의 인구정지형으로 인구증가의 잠재력이 큰 후진국의 인구형태이다.

㉡ **초기확장기**

초기확장기(early expending stage)는 저사망률과 고출생률의 인구증가형으로 인구증가 속도가 빨라지는 경제개발 초기의 국가들이 경험하게 된다.

㉢ **후기확장기**

후기확장기(late expending stage)는 저사망률과 저출생률의 인구성장 둔화 형태로 산업의 발달과 대가족에서 소가족 중심으로 전환되는 국가들이 경험하게 된다.

㉣ **저위정지기**

저위정지기(low stationary stage)는 사망률과 출생률이 최저에 달하는 인구증가 정지형에 해당된다. 전체적으로 사회가 안정화 및 성숙화 단계로 접어들면서 나타난다.

㉤ **감퇴기**

감퇴기(diminishing stage)는 출생률이 사망률보다 낮아져서 인구가 감소하는 인구형태이다.

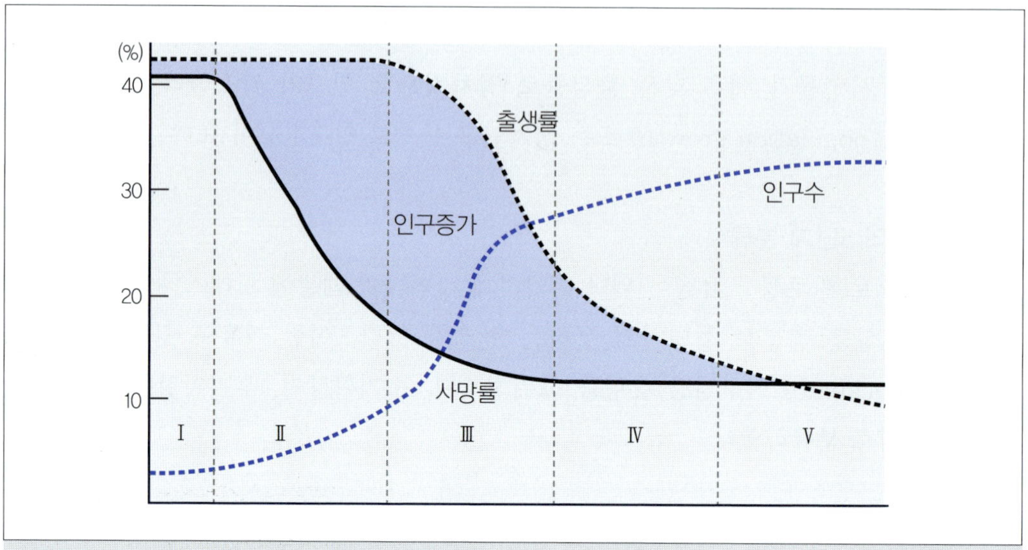

그림 14-1 블래커의 인구성장 5단계

2. 인구학의 주요 내용

1) 출산력

출산력(fertility)은 살아서 태어난 아이 수를 말하며 이것은 재생산 활동을 의미한다. 이와는 달리 가임능력(fecundity)은 아이를 낳을 수 있는 생리적인 능력을 나타내며 이것은 불임과 반대의 개념이다. 일반적으로 인간의 실제 출산력은 그가 속한 사회의 경제, 문화, 제도에 의하여 규제되기 때문에 선천적으로 가지고 있는 가임능력보다는 훨씬 낮은 수준으로 나타난다.

출산율은 근본적으로 인구동태 통계에 의해서 얻어지는 것인데 사망이 한 개체에게 단 한번만 일어나는 사건인데 비하여 출산은 한 여성에게 여러 번 반복될 수 있기 때문에 그 산출방식에도 매우 다양하고 복잡한 요소가 있다. 인구의 구조변화를 취급할 때 출산력을 취급하는 것이 인구학의 입장에서는 가장 중요한 과제이다. 특히 사망률이 최저 수준에 있는 사회의 경우는 출산력의 동향이 인구증가를 결정하게 된다. 출산력을 측정하는 보건지표에는 보통출생률(crude birth rate), 합계출산율(total fertility rate), 총재생산율(gross reproduction rate), 순재생산율(net reproduction rate) 등이 있다.

2) 사망력

사망은 인간에게 단 한 번만 일어나는 생명의 종식현상으로 생존인구의 전 연령층에서 발생하며 전출과 더불어 인구의 수적인 감소를 가져온다. 인구집단에서의 사망에 관한 특성을 사망구조라고 하며 성별, 연령별, 출생연도별, 사인별, 지역별 및 직업별 등 여러 가지 기준에 따라 사망에 관한 구조적인 분석이 가능하다. 특히 사망은 출생과 더불어 인구변동의 본질적인 요인의 하나이며 생명표의 기본함수가 되는 동시에 인구통계의 가장 중요한 분야의 하나이다. 사망력을 측정하는 지표로는 보통사망률(crude death rate), 사인별 사망률, 영아사망률(infant mortality rate) 등이 있다.

3) 인구이동

인구이동(migration)은 사회적인 인구변동의 하나이다. 사회계층간의 사회적 이동(수직적 이동)과 지역이동(수평적 이동)이 있다. 지역이동에는 주거를 다른 지역으로 옮기지 않는 이동과 옮기는 이동이 있다. 통학 · 통근은 전자에 해당하며 시계추 이동이라고 한다. 좁은 의미의 인구이동은 후자를 말한다. 보는 관점에 따라 전입과 전출로 나누기도 한다. 보내는 쪽의 지역에서 보면 전출이며 받아들이는 지역에서 보면 전입이 된다.

4) 인구구조

인구구조(population structure)는 집단의 여러 특성을 양적이나 질적으로 어떻게 구성되어 있는가를 분류 양식에 따라 살펴보는 것이다. 인구를 관찰할 때에 어느 시점에서 인구의 구성 상태를 살펴보는 방법과 일정기간을 두고 그 인구의 구성이 어떻게 변화하는가를 살펴보는 방법이 있다. 전자를 인구정태라고 하고 후자를 인구동태라고 한다.

인구구조는 그 인구집단의 기본적인 질적 속성을 나타내는 측면이라고 할 수 있다. 인구구조는 인구를 하나의 통계집단으로 보고 그 인구의 여러 가지 속성에 따라 구분한 결과라고 할 수 있으며, 그 분류되는 속성의 종류와 수에 따라 여러 가지 방식의 인구구조를 생각할 수 있다.

(1) 성별 구성

성별 구성으로 성비(sex ratio)가 흔히 사용되는데, 성비는 여자 100명에 대한 남자 수로 표시된다. 전체 인구나 각 연령층의 성별 구조를 표시할 때에 사용된다. 그런데, 성비는 1차, 2차, 3차로 구분한다. 1차 성비는 태아의 성별 구성이며, 2차 성비는 출생시, 3차 성비는 현재 인구의 성별 구성이다.

$$\text{성비} = \frac{\text{남자 수}}{\text{여자 수}} \times 100$$

우리나라 성비 추이는 1970년 102.4에서 2000년 101.4, 2010년 100.4로 연도가 증가함에 따라 남자가 감소하였다. 특히 2030년에는 여자가 남자보다 많아질 것으로 예상된다.

표 14-1 우리나라 성비 추이 (단위 : 천명)

	1970년	1980년	1990년	2000년	2010년	2020년	2030년
총인구	32,241	38,124	42,869	47,008	49,411	51,780	51,926
남 자	16,309	19,236	21,568	23,667	24,758	25,945	25,943
여 자	15,932	18,888	21,301	23,341	24,653	25,834	25,983
성 비	102.4	101.8	101.3	101.4	100.4	100.4	99.8

자료 : 통계청(2019). 장래인구추계.

(2) 연령별 구성

인구의 5세 간격의 연령통계는 10세 간격과 비교하면 정확성이 떨어지지만 일반적으로 5세 간격을 많이 사용한다. 연령별 인구구성은 14세 이하의 유년인구, 15~64세까지의 생산연령인구, 65세 이상의 노인인구로 분류할 수 있다. 연령별 인구구성을 이용하여 인구의 사회 · 경제적인 측면을 살펴보게 되는데 부양비와 노령화지수가 대표적이다.

① 부양비

부양비(dependency ratio)는 경제활동을 할 수 있는 생산연령인구에 비해서 비경제

활동 연령인구의 비를 말한다. 경제활동 연령층 인구가 비경제활동 연령인구를 개인당 몇 명을 부양해야 하는지를 나타내는 것이다.

$$총부양비 = \frac{0\sim14세\ 인구 + 65세\ 이상\ 인구}{15\sim64세\ 인구} \times 100$$

$$노년부양비 = \frac{65세\ 이상\ 인구}{15\sim64세\ 인구} \times 100$$

② 노령화지수

노령화지수(aged-child ratio)는 유년인구(0~14세)에 대한 노인인구(65세 이상)의 비율로 인구의 고령화 정도를 나타내는 지표로 활용된다. 노령화지수가 높아진다는 것은 장래에 생산연령에 유입되는 인구에 비하여 부양해야 할 노인인구가 상대적으로 많아진다는 것을 의미한다.

$$노령화지수 = \frac{65세\ 이상\ 인구}{0\sim14세\ 인구} \times 100$$

③ 우리나라 인구의 연령별 구성

우리나라의 연령별 인구구성을 살펴보면, 평균수명의 증가로 총인구에서 65세 이상

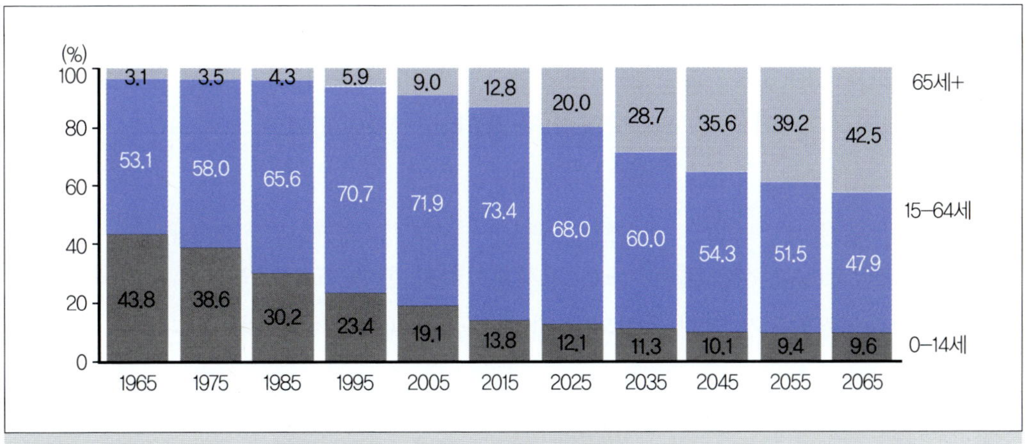

그림 14-2 우리나라 인구의 연령별 구성 추이

자료 : 통계청(2018). 장래인구추계.

노인인구가 차지하는 비율은 1970년 3.1%에서 2000년 7.2%, 2012년 11.8%로 크게 증가하였다. 앞으로 유년인구와 생산연령인구는 계속 감소할 것으로 예측된다. 이와 달리 노인인구는 2025년 20.0%, 2035년 28.7%, 2065년 42.5%로 증가할 것으로 전망되고 있다. 이에 따라 부양비는 계속 증가할 것으로 예상된다.

(3) 인구구조 유형

인구구조 유형은 일정한 지역 내 인구의 연령과 성별 구성을 동시에 보여주는 방법이다. 인구구조는 수직축을 중심으로 연령별로 인구의 절대 수나 비율에 따라 남자는 왼쪽에 여자는 오른쪽에 그려 넣으며, 아래쪽에서 위쪽으로 갈수록 고연령층을 표시하게 되는 인구분포표이다. 인구구조 유형의 이름은 인구구성 형태의 모양에 따라 피라미드형, 종형, 항아리형, 별형, 기타형이 있다.

① 피라미드형

피라미드형(pyramid form)은 다산다사형(多産多死形)이지만, 사망률보다는 출생률이 더 높아 인구가 증가하는 형태이다. 후진국형 인구구조라고 할 수 있다.

② 종형

종형(bell form)은 소산소사형(小産小死形)으로 인구정지형이라고 하며, 인구구조에서 가장 이상적인 형태이다. 노인인구의 비중이 많아져 노인문제가 발생할 수 있다.

③ 항아리형

항아리형(pot form)은 출생률이 사망률보다 낮아 인구가 감소하는 경향을 보이는 구조이다. 평균수명이 높은 선진국형 인구구조라고 할 수 있다.

④ 별형

별형(star form)은 성형(星形) 또는 도시형이라고 한다. 도시지역에서 관찰되는 인구구조로 생산연령인구가 많이 유입되어 전체 인구의 50% 이상을 차지한다.

⑥ 기타형

기타형(guitar form)은 호로형 또는 농촌형이라고 한다. 농촌지역에서 관찰되는 인구구조로 생산연령인구가 도시로 이동하여 전체 인구의 50% 미만을 차지한다.

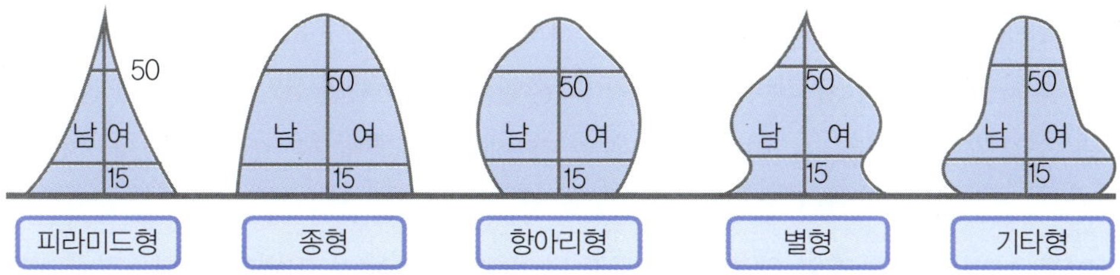

그림 14-3 인구구조 유형

3. 가족계획

1) 의미

가족계획(family planning)은 부부의 생활능력이나 가치관, 연령 등을 고려하면서 출산 자녀의 수나 출산간격을 계획적으로 조절하는 것이다. 자녀수와 터울을 계획적으로 조절하여 가족 전체의 건강을 도모하여 경제적, 정서적으로 원만한 가정을 이룩하는데 그 목적이 있다. 자녀를 갖지 못하는 불임증이 있는 부부들에게는 임신을 할 수 있도록 하고, 임신을 할 수 있는 부부들에게는 초산 연령과 원하는 자녀수, 터울, 출산시기 등을 계획적으로 조절하여 행복한 가정을 이룰 수 있도록 한다. 가족계획은 계획된 출산을 통하여 알맞은 수의 자녀를 적당한 터울로 낳아서 행복한 가정을 이루는 것이라고 할 수 있다. 그러나 과거 우리나라에서는 가족계획을 자녀수의 제한이나 피임으로 제한되게 받아들이는 경우가 많았다. 또한 가족계획과 수태조절(contraction)을 혼동해서 사용하는 경우도 있었다. 가족계획은 목적과 결과를 의미하며 수태조절은 가족계획을 실천하기 위한 방법으로 임신의 성립과정에서 산아 수와 분만 간격, 출산시기 등을 조절하는 것이다.

2) 가족계획 내용

(1) 결혼

건전한 결혼은 건전한 가정을 이룩할 수 있기 때문에 가족계획은 결혼에서부터 시작된다고 할 수 있다. 영양생활의 향상으로 여성의 성적 성숙은 빨라지고 폐경기는 늦어지고 있으며, 남성의 경우는 학교, 병역, 경제적 기반을 갖기 위한 시간이 필요하게 되어 결혼 연령이 늦어지고 있다. 우리나라 남자의 초혼연령은 1990년 27.9세, 2010년 31.8세, 2018년 33.1세로 높아졌다. 여자의 경우는 각 해당 기간에 24.8세, 28.9세, 30.4세로 높아졌다. 결혼이 늦어지면 출산연령이 늦어져 후천성 불임의 가능성이 높아지거나 첫째 아이를 낳더라도 둘째와 셋째는 부모의 나이 때문에 낳기 어렵게 된다. 결국 결혼연령의 증가는 저출산의 한 원인이 되고 있다.

(2) 초산연령

모성의 건강이나 경제적 이유 등 부득이한 경우를 제외하고는 초산은 빠를수록 좋으며 단산도 빠를수록 좋다. 결혼 후 2년까지 아이를 갖고자 하는데도 갖지 못하면 일단 불임증으로 보고 의사의 진단을 받아야 한다.

(3) 출산간격

최근에는 한명의 자녀를 갖는 부부가 늘어나고 있으나 2명 이상의 자녀를 낳을 때의 출산간격은 연년생으로 출산하거나 5년 이상의 간격을 두는 것이 좋지 않으며, 2~5년 사이가 좋다. 연년생으로 출생할 때는 모체의 육체적, 정신적, 건강과 경제면에서도 불리하며 아이의 성장발육에도 지장을 초래할 수 있고, 형제 간 우애도 적어진다. 터울의 간격이 너무 크면 산모가 난산할 가능성이 높고, 아이의 경우는 정서적 발달이 지연될 수 있다.

(4) 출산횟수

가족계획의 원래 의미가 자기 여건에 맞는 자녀를 갖도록 하는 것이므로 자녀수는 부모의 건강, 경제능력, 양육능력, 가정환경 등에 따라 결정될 문제이다.

3) 가족계획 방법

가족계획은 피임이나 불임법을 통하여 출산횟수, 간격, 시기 및 단산 등을 조절하는데 그 의미가 있다. 피임법과 불임법은 그 의미가 달라서 피임법은 임신을 막는 데 그 목적이 있고, 불임법은 임신의 상태를 가능하게 만드는 데 목적이 있다. 인공유산은 출산수를 줄이는 점에 있어서는 임신조절과 같으나 가족계획이 의도하는 목적과는 전혀 다르다.

피임의 원리는 배란억제, 수정방지, 자궁착상 방지 등이 있으며 착상 후 중단은 인공임신 중절이므로 피임법이 아니다. 피임의 재래식 방법은 성교중절, 질세척, 수유연장법이 있으며, 콘돔법, 다이아프램, 살정자법, 생리주기 이용법 등이 있다. 현재는 주로 경구적 피임약 투약법, 자궁내 장치법, 불임시술법 등이 이용된다. 피임방법은 피임기간에 따라 일시적 방법(수태조절법)과 영구적 피임법(불임시술법)으로 구분된다.

4. 모자보건

1) 개념

모자보건(maternal and child health)은 모성 및 영유아의 건강증진을 도모하는 활동을 말한다. 세계보건기구는 모자보건은 모든 임산부와 수유부의 건강을 잘 유지하고 육아기술을 획득하게 하여 안전하게 아기를 출산하고 건강하게 자녀를 키우도록 책임지고 관리하는 것이라고 하였다. 우리나라 모자보건법에서는 모자보건사업을 모성과 영유아에게 전문적인 보건의료서비스 및 그와 관련된 정보를 제공하고, 모성의 생식건강 관리와 임신 · 출산 · 양육 지원을 통하여 이들이 신체적 · 정신적 · 사회적으로 건강을 유지하게 하는 것으로 규정하고 있다. 우리나라 모자보건법에 규정된 모자보건사업 대상자에 대한 정의는 아래 표와 같다.

표 14-2 모자보건사업 대상자에 대한 정의

대상자	정의
임산부	임신 중이거나 분만 후 6개월 미만인 여성
모성	임산부와 가임기 여성
영유아	출생 후 6년 미만인 사람
신생아	출생 후 28일 이내의 영유아

2) 산전관리

(1) 개념 및 목표

산전관리는 임신에서 분만까지 임산부를 대상으로 실시하는 의학적 관리와 임산부, 태아, 남편 및 가족에 대한 돌봄 활동이다. 산전관리 목적은 임산부와 태아의 건강상태를 정기적으로 진단하여 위험요인을 조기에 발견하여 적절히 대처하고, 보건교육을 통해 임산부 스스로 건강관리를 잘 할 수 있도록 하여 건강한 아기를 안전하게 분만하는 것이다. 구체적으로는 첫째, 임산부가 최상의 건강상태에서 건강한 아이를 출산하게 한다. 둘째, 임신합병증을 예방, 조기 발견하고 관리하여 안전 분만 및 산욕기의 회복을 촉진한다. 셋째, 모자 간 신체적, 정신적으로 만족스러운 관계를 형성하도록 한다.

(2) 건강관리 내용

① 건강진단

산전관리는 가능한 빨리 시작하는 것이 바람직하며, 모자보건법 시행규칙에 규정된 임산부, 영유아 및 미숙아 등의 정기 건강진단 실시기준을 준용하는 것이 바람직하다.

㉠ **임산부**

ⓐ 임신 28주까지: 4주마다 1회

ⓑ 임신 29주에서 36주까지: 2주마다 1회

ⓒ 임신 37주 이후: 1주마다 1회

㉡ **영유아**

ⓐ 신생아 : 수시

ⓑ 영유아

- 출생 후 1년 이내 : 1개월마다 1회
- 출생 후 1년 초과 5년 이내 : 6개월마다 1회

㉢ **미숙아 등**

ⓐ 분만의료기관 퇴원 후 7일 이내에 1회

ⓑ 1차 건강진단 시 건강문제가 있는 경우에는 최소 1주에 2회

ⓒ 발견된 건강문제가 없는 경우에는 영유아 기준에 의함

② 운동 및 영양관리

임신 중에는 임산부의 신체중심이 변화하고 골반관절이 부드러워지고 이완된다. 그

결과로 척추의 만곡이 심해지고 등의 하부근육이 짧아져서 자주 요통을 호소하게 된다. 요통을 예방하기 위해서는 골반 흔들기 운동과 물건을 들어 올릴 때 허리를 이용하지 말고 무릎을 굽혀 들어 올리는 등의 적절한 신체기전을 활용하도록 한다. 생식기 주위의 근육을 강화하고 근력을 강화할 수 있는 운동을 하는 것이 필요하다. 임신기간 동안 태아에게 영양공급 및 자신의 신체변화를 위해 최적의 영양분을 섭취해야 한다. 임신 첫 3개월 동안에는 태아가 작고 분화하는 과정이므로 모체의 상대적 영양요구량은 정상 성인요구량에서 조금씩 증가하며, 질적인 섭취가 중요하다. 임신 중기나 말기 동안은 임신 초기보다 태아의 성장에 필요한 많은 양의 영양섭취가 필요하다.

3) 분만 및 산욕기 관리

(1) 분만 관리

분만은 자궁 내에 있던 태아와 그 부속물이 만출 기전에 따라 산도를 지나 모체 밖으로 배출되는 현상으로 자연분만과 제왕절개분만으로 구분된다. 자연분만은 태아가 산도 또는 산모의 질을 통하여 정상적으로 배출되는 과정이며, 제왕절개분만은 하복부에 횡절개를 하고 자궁을 절개하여 태아를 배출하는 방법이다. 제왕절개분만은 질을 통하여 분만을 시도하는 경우 모체나 태아에게 위험을 끼치거나 합병증을 유발할 가능성이 있을 때 사용된다. 우리나라의 제왕절개 건수는 출생아 1,000명당 2017년 451.9명으로 높은 수준이다. 세계보건기구(WHO)는 의학적으로 꼭 필요한 경우에만 제왕절개술을 권하고 있다.

건강한 분만을 위해서는 정기적인 검진을 통해 산모와 태아의 건강상태를 확인해야 하며, 규칙적인 유산소 운동 및 걷기 운동을 통해 적절한 체중관리가 필요하다. 분만 후에는 산모와 태아의 위생관리가 중요하며, 산모는 충분한 영양섭취와 휴식을 하는 것이 필요하다.

(2) 산욕기 관리

산욕기는 분만 후 6~8주까지 기간이다. 분만으로 생긴 성기의 상처가 완전히 회복되어 임신 이전의 상태로 회복되는 기간이다. 산후의 목욕은 세균감염의 위험이 있으므로 주의가 필요하다. 샤워는 24시간 후부터 가능하나 통목욕은 최소한 4주가 지난 후에 하는 것이 좋다. 임신에서 분만에 이르기까지 복부와 골반의 근육이 많이 늘어난 상태가 되는데 출산 후에도 이러한 상태가 지속된다. 근육을 수축시키는 산후운동이 필요하다.

4) 모성사망

모성사망은 임신, 분만, 산욕과 관련된 질병 또는 합병증 때문에 발생하는 임산부의 사망에 국한되며, 임신 중의 각종 감염성질환 및 사고 등에 의한 사망은 포함되지 않는다. 모성사망률은 임산부의 산전, 산후관리 및 지역사회 의료전달체계와 사회경제적 수준을 반영하기 때문에 세계적으로 한 국가의 보건수준을 파악하는 지표로 많이 사용되고 있다. 모성사망률을 산출할 때에 분모는 총 출생아수인데, 원칙적으로 분모는 총 임신수가 되어야 하지만 정확하게 파악하는 것이 현실적으로 불가능하여 총 출생아수로 대체한다. 모성사망의 주요 원인은 임신중독증, 자궁외 임신, 산욕열 등이다.

(1) 임신중독증

임신중독증(toxemias of pregnancy)은 임신 중에 형성된 독소가 체내에 억류되어 나타나는 증상이다. 아직까지 발생기전은 명확히 밝혀지지 않았으며, 일반적으로 비정상적인 태반형성으로 인한 내막세포의 기능부전이 주된 원인으로 알려져 있다. 임신 중에 정기적으로 검진을 받고 휴식과 수면을 충분히 해야 한다. 체내의 수분이 적절히 배출되지 못하고 축적되어 부종이 발생하는 경우가 있으므로 이를 예방하는 동시에 영양 측면에서도 임신 후기에는 식염과 수분을 제한하는 것이 필요하다.

(2) 자궁외 임신

자궁외 임신(ectopic pregnancy)은 자궁 내에 점막조직 이외의 부위에 성립되는 임신으로 95%가 난관에서 발생하며, 난소나 복강 내에 임신이 되는 경우도 있다. 습관성 유산이나 장기간 재임신이 안 되었던 여성에게서 많이 발생한다. 증상은 하복통, 무월경 내지 자연월경출혈 등이다.

(3) 산욕열

산욕열(puerperal fever)은 출산이나 유산을 한 뒤에 여성 생식기관의 감염으로 첫 10일 동안 38℃ 이상 되는 고열이다. 태반이 분리된 자궁 안쪽의 표면이 산욕감염이 가장 잘 생기는 곳이다.

5) 영 · 유아 관리

(1) 영 · 유아 특성

영 · 유아는 신생아에서 유아기까지의 기간을 말한다. 우리나라 모자보건법에서는 영 · 유아를 출생 후 6년 미만인 사람이라고 정의하고 있다. 좀 더 세부적으로 나누어 1세 미만을 영아라고 하며 6세 미만을 유아라고 한다. 이 시기의 신체적, 정신적 성장발육은 출생 후 어느 때보다도 급격히 이루어진다. 그러나 질병에 대한 저항력은 매우 약한 편이다.

(2) 건강문제

① 발육 이상

조산아(premature infant)는 발육 이상으로 37주 미만으로 태어나거나 태아의 체중이 2.5kg 미만인 경우이다. 그 원인은 명확하지 않으나 임신중독, 선천기형, 모체의 질병이나 과로 등이 원인이 될 수 있다. 조산아는 체온조절장애, 호흡장애, 소화장애, 조혈능력 부족 등을 일으킨다. 조산아 관리는 체온보호, 감염병 감염 방지, 영양보급, 호흡관리가 가장 중요하다.

과숙아(postmature infant)는 임신기간 42주 이후의 출생아와 출생체중이 4.5kg 이상인 경우이다. 자궁에 있는 기간이 길어져 산소부족증이나 난산을 초래할 수 있으며 중추신경계의 장애가 발생할 수 있다.

② 선천성 기형

출생전 과정에 원인이 있는 질환을 선천이상이라고 하며, 그 중에서 정상과 현저하게 떨어져 있는 형태를 나타내는 것을 선천성 기형이라고 한다. 신생아 사망의 약 50%는 선천성 기형이 원인이며, 신생아 중증질환의 최대 원인이다. 선천성 기형의 원인은 유전자 이상, 염색체 이상, 임신 중의 위험노출 등이다. 특히 임신초기에 임산부의 풍진감염, 방사능 과다 노출, 약품오용 등은 기형을 유발하는 직접적인 원인이 되는 것으로 알려져 있다.

(3) 예방접종

예방접종은 감염병을 예방하기 위한 가장 효과적이고 비용–편익적인 방법으로 확인되고 있다. 예방접종은 한 개체를 보호할 뿐만 아니라 예방접종률을 일정수준 유지하는 경우 집단면역효과에 의해 감염성 병원체의 전파를 차단하여 유행을 예방함으로써 지역사회를 보호하는 역할을 한다. 그런데 우리나라에서 예방접종사업은 감염병 관리보다는 모자보건사업의 일환으로 실시되다가 2002년 예방접종업무가 국립보건원 방역과로 이관되었고, 2003년 12월 질병관리본부 예방접종관리과가 신설되면서 본격적으로 예방접종사업을 감염병 관리로 다루게 되었다. 현재는 지역사회 인구의 집단면역 수준을 높이고자 국가필수예방접종을 실시하고 있다. 국가예방접종사업 무료대상자는 만 12세 이하 어린이(17종 백신), 만 65세 이상 어르신(인플루엔자, 폐렴구균), 임신부(인플루엔자), 중학교 1학년(인플루엔자), 고위험군(장티푸스, 신증후군출혈열)이다. 영유아와 관련된 필수예방접종 시기는 아래 표와 같다.

표 14-3 어린이 필수예방접종 표준일정표

대상감염병	횟수	출생	1개월	2개월	4개월	6개월	12개월	15개월	18개월	24개월	36개월	만4세	만6세	만11세	만12세
결핵	1	1회 (출생~1개월 이내)													
B형간염	3	1차	2차			3차									
디프테리아 · 파상풍 · 백일해	5			1차	2차	3차		4차				5차			
	1													6차	
폴리오	4			1차	2차	3차						4차			
b형헤모필루스 인플루엔자	4			1차	2차	3차	4차								
폐렴구균	4			1차	2차	3차	4차								
	–									고위험군에 한하여 접종					
홍역 · 유행성 이하선염 · 풍진	2						1차					2차			
수두	1						1회								
A형간염	2						1~2차								
일본뇌염	5						1~2차				3차		4차		5차
	2						1차				2차				
사람유두종 바이러스감염증	2													1~2차	
인플루엔자	–					매년 접종									

자료 : 질병관리청(2021). 감염병관리 사업지침.

(4) 영유아 건강검진

영유아의 건강을 관리하기 위하여 6세 이하(71개월까지) 모든 영유아를 대상으로 건강검진제도를 만들어 2007년 11월 15일부터 시행하고 있다. 60개월 이하(5세)가 대상이었지만 2012년 4월 1일부터 71개월 이하(6세)로 확대시행 되었다. 국민건강보험공단에서 실시하는 영유아 건강검진은 영유아의 가장 중요한 건강문제인 성장 · 발달 사항을 평가하는 것에 중점을 두고 있 다. 영유아 건강검진은 검진시기별로 11차례(구강검진 3회 포함) 받을 수 있으며, 개인이 부담하는 비용은 전혀 없다.

표 14-4 영유아 건강검진 시기 및 검진항목표

횟수	시기	문진/진찰	신체계측	발달평가/상담	구강검진	보건교육						
						안전사고예방	영양	수면	구강	개인위생	취학준비	간접흡연
1차	14~35일	○	○			○	○	○				
2차	4~6개월	○	○			○	○	○				
3차	9~12개월	○	○	○		○	○		○			
4차	18~24개월	○	○	○	○	○	○					
5차	30~36개월	○	○	○		○	○					
6차	42~48개월	○	○	○	○	○	○			○		
7차	54~60개월	○	○	○	○	○	○				○	
8차	66~71개월	○	○	○		○	○					○

5. 저출산 인구정책

1) 의미

최근 저출산은 아프리카와 중앙아시아 일부 지역을 제외하고 전 세계적으로 나타나는 현상이다. 역사적으로 저출산 문제가 처음 부각된 나라는 프랑스이다. 프랑스에서는 18세기 중엽부터 출산력과 사망력이 동시에 감소[4]하여 인구증가가 둔화되었다. 19세기말

4 프랑스는 유럽의 다른 나라들과 달리 인구성장 이론에 제시된 고출산과 저사망에 의한 인구급증 시기

부터 프랑스 정부는 출산장려 방향으로 인구정책을 전환하였지만, 저출산이 지속되어 20세기초에는 합계출산율[5]이 2.0명 수준으로 감소하여 인구감소공포(fear of population decline)가 부각되기 시작하였다. 1983년 프랑스 의회가 직접 인구감소의 심각성을 표명하면서부터 각종 인구정책이 강력히 추진되기 시작하였다.

저출산은 단기적으로 출생아 감소를 가져오며 중장기적으로는 심각한 노동력 부족과 인구의 고령화를 가져오는 원인이 된다. 인구구조가 고령화되면 국가의 경제성장은 둔화되고 부양부담은 크게 증가하게 된다. 이런 이유로 대부분의 국가들은 저출산 문제 해결에 관심을 기울이고 있다. 그러나 출산율 향상은 단기간에 성취하기 어려우며 최소 20~30년 이상이 소요되기 때문에 노인인구가 급속히 증가하는 인구구조를 경험하게 된다.

2) 우리나라 인구정책 변화

우리나라는 경제개발 5개년계획에 출산억제정책을 포함시켜[6] 정부 주도의 강력한 가족계획사업을 추진하였다. 뿐만 아니라 경제발전, 국민소득 증가, 교육수준 상승, 보건의료 발달, 영양상태 개선 등 사회현상의 변화로 합계출산율이 급속하게 낮아져 1983년 인구대체 수준인 2.1명 이하로 떨어졌고, 1990년대 중반부터 1.6명 수준에서 유지되었다. 프랑스를 포함한 유럽의 많은 국가에서 1세기 동안 경험한 출산율 감소 추이가 우리나라에서는 단기간에 진행되었다. 이런 급격한 출생아 감소에 정부는 1996년 인구증가억제정책을 폐지하고 인구자질 및 복지증진정책으로 전환하였다. 그럼에도 불구하고 합계출산율은 더 빠른 속도로 감소하여 2001년부터 1.3명 이하의 초저출산(lowest-low fertility) 현상에 직면하였다. 2005년 합계출산율이 1.08명으로 급락하자 정부는 저출산 · 고령사회기본법을 제정하고, 5개년 기본계획[7]을 수립하여 본격적으로 저출산 · 고령화정책을 추진하기 시작하였다.

우리나라는 저출산 대책에 좀 더 중점을 두고 있지만 저출산과 고령화를 동시에 고려

를 경험하지 않았다. 이런 이유로 저출산 문제를 가장 먼저 경험하게 되었다.

5 합계출산율(Total Fertilty Rate)은 가임여성(15~49세) 1명이 평생 동안 낳을 것으로 예상되는 평균 출생아수로 출산력 수준을 나타내는 국제적 지표로 사용되고 있다.

6 높은 인구증가율을 낮은 경제성장으로 감당하기 어려워 빈곤의 악순환이 계속된다고 보았다.

7 저출산 · 고령사회기본계획은 1차 기본계획(2006~2010년)은 출산과 양육에 유리한 환경 조성과 고령사회 대응 기반구축 중심, 2차 기본계획(2011~2015년)은 점진적 출산율 회복과 고령사회 대응체계 확립 중심, 3차 기본계획(2016~2020년)은 아이와 함께 행복한 사회와 생산적이고 활기찬 고령사회 구축 중심으로 수립되었다.

하여 대책을 마련하고 있다. 세계적인 경험으로 볼 때 저출산이 사회현상으로 완전히 고착되기 이전에 효율적인 대응방안을 만들어서 지속적으로 추진해야 출산율 향상을 기대할 수 있다. 우리나라 저출산 대책은 시작 시기가 다소 늦긴 했지만 2006년부터 정부 주도로 가속화되는 출산율 감소를 막기 위해서 다양한 정책을 추진하고 있다. 그렇지만 출산율은 계속해서 감소하고 있어 정부가 수립한 중장기 저출산 인구정책을 재검토할 필요가 있다.

표 14-5 합계출산율 변화 추이

연도	2005년	2010년	2015년	2020년	2023년
합계출산율	1.08	1.23	1.24	0.84	0.72

자료: 통계청(2024). 국가통계포털.

3) 인구정책 방향

출산율 향상을 위해서는 각종 대책들이 강도 높게 실행되어야 하지만 기본적으로 결혼 및 출산에 대한 개인의 선택은 최대한 존중되어야 한다. 따라서 출산에 유리한 환경을 조성하고 동기를 부여하는 정책이 우선적으로 고려되어야 한다. 출산 및 양육의 장애요인은 사회구조의 변화에 기인하는 것으로 개인이나 가족의 힘으로만 해결할 수 없다는 한계성이 있기 때문이다. 특히 개인의 자녀관이 변화될 수 있도록 사회환경을 조성하고 종래 개인과 가족에게 전가되었던 역할을 사회와 국가가 분담하여야 한다. 출산율 회복을 위한 대책들은 저출산 원인과 직접적으로 관련된 것을 우선적으로 추진하고 가족정책, 여성정책, 복지정책, 보건정책, 교육정책, 고용정책, 주택정책, 조세정책 등 관련 정책들과 유기적으로 통합되어야 한다. 특히 고용과 가족생활에서 양성평등 의식의 제고가 중요하며 자녀출산 및 양육에 있어서 가족의 지원망이 중요하다. 또한 인구정책 추진 주체도 정부, 민간단체, 기업 등 다양화되어야 한다. 아울러 저출산 인구정책이 출산율 회복에 지나치게 집중하여 인구의 양적 성장에만 관심을 두어서는 안되며 출생한 인구의 질적 수준 향상도 함께 고려하여야 한다.

6. 고령화 인구정책

1) 개념

고령화[8]는 전체 인구 중에서 65세 이상 노인인구가 차지하는 비율이 높아지는 인구구조 변화를 말한다. 유엔(UN)은 65세 이상을 노인으로 규정하고 전체 인구 중에서 노인인구의 비율이 7% 이상이면 고령화사회(aging society), 14% 이상이면 고령사회(aged society), 20% 이상이면 초고령사회(super-aged society)로 분류하고 있다. 고령화 추이를 파악하는데 활용되는 또 다른 지표로는 유년인구 대비 노인인구 비율을 나타내는 노령화지수가 있다. 인구 고령화는 평균수명이 증가하면서 발생하지만 출산율 감소로부터 많은 영향을 받는다. 고령화는 국가경제, 의료, 연금, 주택, 고용, 복지제도, 일상생활, 가족구조 등 전반에 걸쳐 영향을 미치게 되어 사회변화를 초래한다.

2) 우리나라 현황

우리나라는 세계적으로 유례를 찾아보기 어려울 정도로 고령화가 빠르게 진행되고 있다. 2000년에 노인인구 비율이 7.2%에 이르러 본격적인 고령화사회가 되었고 2020년에는 15.7%로 고령사회로 진입하였다. 노령화지수는 2000년 34.3%, 2010년 67.2%, 2020년 129.3%로 증가하였으며, 2030년에는 301.6%가 될 것으로 예측된다. 고령화 속도가 이렇게 빠른 이유는 출산율이 심각하게 줄어들었고 평균수명[9]도 많이 증가했기 때문이다. 특히 최근에는 사망률의 저하로 인한 고령인구의 증가보다는 오히려 출생률의 저하로 총인구의 증가율이 감소되었다는데 더 큰 원인이 있다. 인구고령화 현상은 노인인구 집단 내의 인구구조를 변화시키고 있다. 85세 이상 노인인구는 2000년 5.1%, 2020년 9.6%였으나, 2030년에는 크게 증가하여 12.1%를 차지할 것으로 예측된다.

---

8 과거에는 노령화라고 했는데 최근에는 주로 고령화로 표현하고 있다.

9 평균수명은 노인의 긍정적(positive) 건강상태를 보여주는 보건지표라고 할 수 있다. 평균수명 증가는 식생활 개선, 건강생활실천, 보건위생 개선, 의료기술 및 보건의료제도 발전 등에 주로 기인한다.

표 14-6 우리나라 인구고령화 현황

연도	2000년	2010년	2020년	2030년
노인인구 비율(%)	7.5	10.8	15.7	25.5
노령화지수(%)	34.3	67.2	129.3	301.6
평균 연령(세)	33.1	37.9	42.7	48.1
노인인구 중 85세 이상 비율(%)	5.1	6.7	9.6	12.1

자료 : 통계청(2023). 국가통계포털.

3) 건강과 고령화

(1) 건강노화

고령화와 관련된 건강정책에서 중요한 개념은 건강노화(healthy aging)라고 할 수 있다. 2016년 세계보건기구 총회에서 처음 제안된 건강노화[10] 개념은 노인 건강을 바라보는 새로운 관점이며 노인 관련 건강정책의 목표가 된다. 일반 성인과 달리 노인에게 질병 유무를 놓고 이분법적으로 건강상태를 구분하거나 병리학적 관점으로 건강을 해석하는 것은 적합하지 않다. 노인의 경우 일반 성인과 달리 질병은 치료되었으나 신체적 역량과 기능 감소로 독립생활이 불가능한 경우가 많기 때문이다. 건강노화를 위해서 일반 성인과 달리 노인에게 중점적으로 관리되어야 할 신체적, 정신적 변화로는 노쇠(frailty)가 있다. 노쇠는 다양한 원인이 작용하여 신체의 여러 기관이 잘 조절되지 못하여 항상성(homeostasis)이 깨지고 생리적 역량이 감소하는 것이다. 노인이 내적, 외적인 스트레스에 취약한 경우로 만성적 염증과 면역 반응이 활성화되어 다양한 질병 증상이 발현되어 장애, 질병악화, 사망 등이 나타날 수 있다. 일반적인 노쇠 과정은 영양 섭취가 줄어들고 체중이 감소하면서 근무력증 및 신진대사 감소로 이어지고 신체 활동과 걷는 속도가 감소하게 된다.

세계보건기구(2016)는 건강노화의 기전으로 기능적 능력(functional ability)[11]과 환경 간의 상호작용을 제시하였다. 노인이 가치 있는 삶을 누리고 활동하는 것은 개인의 기능적 능력만으로 결정되는 것은 아니며 환경도 중요한 영향을 미치기 때문이다. 예를 들

10 세계보건기구는 건강노화(healthy aging)를 노인의 웰빙을 가능하게 하는 기능적 능력을 개발하고 유지하는 과정으로 정의하였다.

11 기능적 능력은 어떤 사람이 존재하고 가치를 두는 것을 실행할 수 있도록 하는 건강상태를 말한다.

어, 신체적 활동에 제한이 있어도 이동을 도와줄 기구 혹은 대중교통이 있으면 그렇지 못한 상황에 처해 있는 노인과 달리 원하는 대로 이동할 수 있기 때문이다. 건강노화의 핵심은 개인이 지닌 신체적, 정신적 기능을 유지하고 이를 지원할 수 있는 고령 친화적 환경에서 생활할 수 있도록 하는 것이다.

(2) 노인의료비

노년기에는 여러 신체기관의 기능이 급격히 저하되어 장애, 입원, 사망 등의 발생위험이 높아지고 만성질환 유병률도 크게 증가한다. 일반적으로 노인인구 중 약 80% 정도가 2개 이상의 만성질환이 있는 것으로 알려져 있다. 이러한 이유로 노인인구 증가와 함께 노인의료비도 계속해서 증가하게 된다. 2018년 국민건강보험공단 통계자료를 보면, 65세 이상 노인인구 건강보험진료비는 전체 진료비 중에서 40.8%를 차지하였으며, 노인 1인당 한달 평균진료비는 2018년 37만 8657원으로 전체 건강보험가입자 1인당 평균진료비[12] 보다 약 3배 높았다. 특히 국민총생산 대비 노인의료비가 2030년에는 약 4%, 2050년에는 약 6%를 차지할 것으로 예상되고 있다.

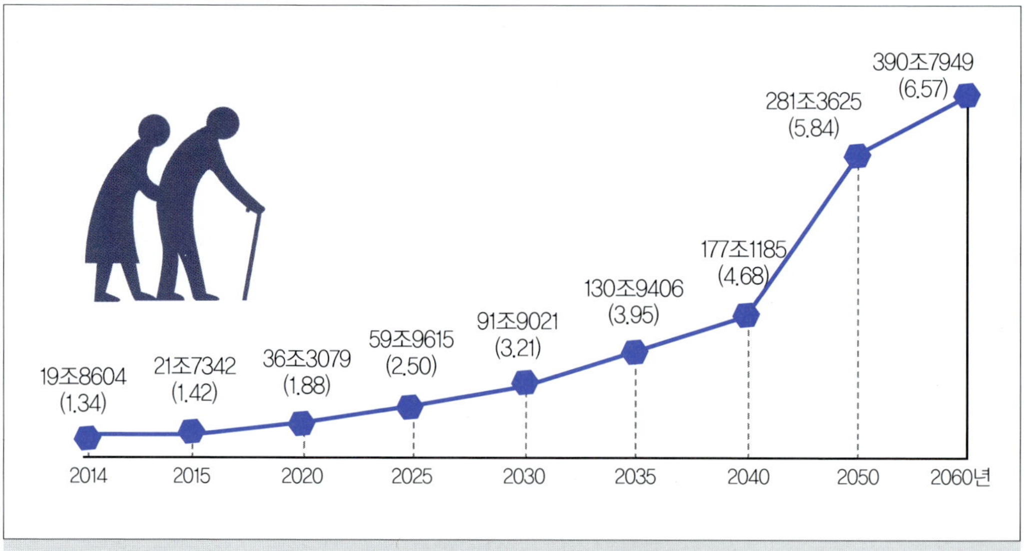

그림 14-4 노인의료비 추이

자료 : 국민건강보험공단 건강보험정책연구원(2018)

12 12만 6891원이다.

4) 인구정책 방향

국제사회는 인구 고령화에 대응하기 위해서 1982년 제1차 세계고령화총회를 개최하고 비엔나 국제고령화행동계획(Vienna International Plan of Action on Ageing)을 수립하였다. 건강분야와 관련해서는 세계보건기구가 2002년 적극적 노화(active aging)를 언급한 이후 고령화로 부각되는 건강문제에 관심을 갖기 시작하였다. 2016년 세계보건기구는 건강노화(healthy aging)를 근거로 노화와 건강에 대한 글로벌 전략과 실행계획[13]을 채택하였다.

우리나라는 베이비붐 세대(baby boom generation)[14]가 노인이 되면서 압축적 고령화 현상을 보여 생산연령 인구감소, 노인을 위한 의료비 및 복지비용 지출 증가, 사회적 부양부담 증가 등의 사회문제가 발생하기 시작하였다. 이에 따라 고령사회에 대처하기 위한 법 제정과 정책이 마련되기 시작하였다. 2004년에는 고령화 및 미래사회위원회를 대통령자문기구로 설치하고 범 부처 간 유기적인 협조를 통해 국가 정책을 추진하였다. 그리고 2005년 저출산 · 고령사회기본법이 제정되면서 대통령 직속 저출산 · 고령사회위원회로 개편되었다. 2005년 하반기부터 시범사업을 거쳐 2008년 7월부터 노인장기요양보험제도를 시행하였다. 최근에는 지방자치단체별로 관련 조례 등을 만들어 고령화사회에 적극적으로 대응하고 있다. 그러나 우리나라는 고령화가 너무 빠르게 진행되고 고령화를 대비할 수 있는 기간도 짧아 현재의 경제수준이나 복지제도로는 감당하기 어려운 사회적 부담을 초래할 수 있다. 특히 심각한 저출산 문제와 함께 진행되고 있어서 미래의 위기로 다가오고 있다. 고령화 인구정책의 방향은 우리 세대가 감당할 수 있는 범위에서 경제적으로 안정적인 노후생활을 보장하는 것과 건강하고 여유 있는 노인 삶의 질을 향상시키는 것이 되어야 한다.

---

13 제69차 총회에서 The global strategy and action plan on ageing and health 2016~2020을 채택하였다.

14 한국전쟁 이후 출생한 1955~1963년생을 의미한다.

제15장

보건교육 및 건강증진

학습목표

- 보건교육의 궁극적 목표와 구체적 실천 내용을 설명할 수 있다.
- 보건교육의 범위와 보건교육방법을 설명할 수 있다.
- 오타와 헌장에서는 건강증진 5대 활동과 접근 전략을 설명할 수 있다.
- 보건교육과 건강증진, 공중보건과의 관계를 설명할 수 있다.
- 우리나라 건강증진 정책을 각 사업별로 설명할 수 있다.

1. 보건교육의 이해

1) 개념

보건교육(health education)은 건강과 관련된 인간의 태도 및 행동을 바람직하게 변화시키기 위한 계획된 과정이다. 국민건강증진법에서는 보건교육을 개인 또는 집단으로 하여금 건강에 유익한 행위를 자발적으로 수행하도록 하는 교육으로 규정하고 있다. 보건교육은 단순히 지식을 전달하는 것이 아니라 스스로가 건강을 지켜야 한다는 적극적 태도를 가질 수 있도록 유도하여 건강에 도움이 되는 행동을 습관화하도록 지원하는 과정이라고 할 수 있다. 보건교육에서 중요하게 강조되는 것은 계획된 행동변화이다. 이런 이유로 보건교육 활동에서는 여러 행동변화이론을 적용하게 된다.

보건교육이 추구하는 궁극적 목표는 개인이나 집단이 건강문제를 인식하고 스스로 해결하여 건강을 향상시킬 수 있도록 하는 것이다. 이는 보건교육이 건강에 대한 자발적이고 주체적인 정신을 키우고 행동변화를 목표로 한다는 것을 의미한다. 이를 위해서 보건교육은 잘못 알고 있는 건강정보의 교정, 건강과 관련된 가치관의 정립, 건강생활습관의 교정 등에 관심을 기울인다.

2) 보건교육의 범위

(1) 내용별 구분

국민건강증진법에서는 보건교육의 범위를 금연 · 절주 등 건강생활의 실천에 관한 사항, 만성퇴행성질환 등 질병의 예방에 관한 사항, 영양 및 식생활에 관한 사항, 구강건강에 관한 사항, 공중위생에 관한 사항, 건강증진을 위한 체육활동에 관한 사항, 기타 건강증진사업에 관한 사항 등으로 규정하고 있다. 그러나 국민건강증진법에 제시된 내용은 좁은 의미의 보건교육 범위라고 할 수 있으며, 넓은 의미의 보건교육 범위는 개인 및 집단의 건강행동을 바꾸기 위한 교육활동뿐만 아니라 건강행동에 영향을 미치는 정치적, 경제적, 사회적 요인에 변화를 유도하는 모든 활동을 포함한다. 특히 대중매체를 통한 홍보활동이나 만성질환교실, 운동교실, 건강캠페인 등의 지역사회 보건사업도 보건교육에 포함된다. 보건교육은 포괄적 건강관리의 모든 영역에서 질병치료와는 별개로 진행된다.

(2) 분야별 구분

① 지역사회

지역사회를 기반으로 하는 보건교육은 모든 주민들이 건강에 유익한 행동을 선택할 수 있도록 지원하는 역할을 한다. 또한, 주민 스스로가 지역사회의 건강문제를 확인하고 해결할 수 있도록 역량을 키워준다. 우리나라에서 지역사회 보건교육은 지역보건법, 국민건강증진법, 농어촌 등 보건의료를 위한 특별조치법을 근거로 지역보건의료기관(보건소, 보건지소, 건강생활지원센터, 보건진료소)을 중심으로 추진되고 있다. 특히 보건소는 지역보건법(제11조)에 규정된 업무를 추진하면서 지역주민의 건강증진 및 질병예방 · 관리를 위한 모든 사업에 보건교육을 실시하고 있다.

② 학교

학교 보건교육은 학교보건사업의 일부분으로 진행된다. 학교보건은 학교의 보건관리와 환경위생정화에 필요한 사정을 규정하여 학생 및 교직원의 건강을 보호 · 증진하는 것을 목적으로 한다. 학교보건법(제9조)에는 학교의 장은 학생의 신체발달 및 체력증진, 질병의 치료와 예방, 음주 · 흡연과 마약류를 포함한 약물 오용 · 남용의 예방, 성교육, 정신건강 증진 등을 위하여 보건교육을 실시하고 필요한 조치를 하여야 한다고 규정되어 있다. 특히 학교보건법 제9조의2에서는 심폐소생술 등 응급처치에 관한 교육은 모든 학생들 뿐만 아니라 매년 교직원을 대상으로 실시하도록 규정하고 있다. 한편, 학교보건법(제15조)에 근거하여 학교에는 보건교육과 학생들의 건강관리를 담당하는 보건교사(또는 순회 보건교사)를 두고 있다. 2010년부터는 학교에서 보건교과[1]를 제한적으로 운영하고 있다.

③ 산업장

산업장 보건교육은 근로자 및 사업주에게 건강관리의 중요성을 인식시키는데 목적이 있다. 우리나라에서 산업장 보건교육은 산업안전보건법(제29조)에 근거하여 안전보건교육을 중심으로 진행되고 있다. 사업주는 근로자를 채용할 때와 작업내용을 변경할 때에는 해당 작업에 필요한 안전보건교육을 하여야 한다. 근로자는 많은 시간을 사업장에서 보내기 때문에 그 자체가 주요 건강피해의 원인이 될 수 있기 때문이다. 산업장 보건교육은 산업재해예방 활동뿐만 아니라 직업적 건강위험요인에 대한 인식을 높이고, 각종 건강정보를 제공하며 고위험 집단을 대상으로 건강상담을 실시한다.

④ 의료기관

의료기관 보건교육은 환자 및 환자 가족을 대상으로 실시된다. 의료기관의 주된 역할이 질병치료이기 때문에 보건교육은 제한적으로 실시된다. 보건교육은 임상치료와 별개로 환자에게 금연, 운동, 식습관, 스트레스 관리 등 건강생활과 관련된 내용이나 병원이용 절차, 외래 및 입원 서비스 등을 알려준다. 환자 가족을 대상으로 질병예방 및 건강관리에 필요한 건강정보를 제공한다. 또한, 건강검진을 받은 대상자에게는 맞춤형 사후관리로 건강상담을 실시한다.

1 2009년부터 보건교과를 초 · 중 · 고등학교에서 재량활동 시간에 한시적으로 운영하였고, 2010년부터는 초등학교 5,6학년은 재량활동 시간에, 중학교에서는 재량활동 선택과목으로, 고등학교에서는 교양 선택과목으로 운영하고 있다.

표 15-1 분야별 보건교육 내용

항목	지역사회	학교	산업장	의료기관
내용	• 집단교육 • 건강상담 • 역량강화 및 홍보	• 교육과정 운영 • 건강상담 • 교직원 교육	• 산업재해 예방활동 • 집단교육 • 건강상담	• 건강정보 제공 • 환자가족 교육 • 검진 사후관리
대상	• 일반 주민 • 생활공간	• 학생 • 교직원	• 근로자 • 근로자 가족	• 환자 • 환자가족

(3) 대상 규모별 구분

① 개인 대상

개인 대상 보건교육은 개별 대상자와 대화를 통해서 건강문제의 해결 방법을 찾는다. 상담(counseling)과 코칭(coaching)이 여기에 해당된다. 교육대상자의 상황이나 개인적 특성을 고려한 맞춤형 보건교육이라고 할 수 있다. 대면(face to face)뿐만 아니라 전화나 온라인을 통해서도 보건교육이 진행될 수 있다. 개별 대상 보건교육은 교육의 효과성으로 보면 가장 바람직한 방법이지만 시간, 인력, 비용 등을 고려하면 비경제적이다.

② 집단 대상

집단 대상 보건교육은 보건사업 현장에서 가장 많이 이용된다. 집단의 규모에 따라 다양한 보건교육방법이 적용된다. 10명 내외의 소집단일 경우에는 토의법, 역할극 등의 방법이 적합하다. 20~30명의 집단일 경우에는 문답법, 대화법으로 교육을 진행하는 것이 효과적이다. 학습자가 40명 이상의 대집단일 경우에는 강의법이 주로 이용된다. 집단 대상 보건교육이 성공하려면 교육대상자의 참여를 독려하거나 유도해야 하는데, 현실적으로 쉽지가 않다. 그래서 주민자치회, 학부모회 등 다른 목적으로 모여지는 집단을 대상으로 보건교육을 실시하기도 한다. 이 방법을 적용할 경우에는 참석자들의 관심에 부합될 수 있는 교육주제를 선정하여야 하며, 교육시간도 30분 이내가 바람직하다.

③ 대중 대상

대중 대상 보건교육은 특정한 건강문제에 대해 다수의 관심과 주의를 집중시키는 방법이다. 대중매체를 이용한 홍보나 캠페인이 여기에 해당된다. TV, 라디오, 신문, 인터넷 등의 대중매체를 활용한 보건교육은 가장 광범위하게 영향을 미칠 수 있는 보건교육방법이다. 대중매체는 일반 대중에게 건강정보를 신속히 전달할 때에 도움이 된다. 그러나 대중매체를 통하여 잘못된 건강정보가 불특정 다수에게 유포되는 경우도 있어서 대중 대상 보건교육에서는 올바른 건강정보에 관심을 기울여야 한다.

3) 보건교육의 실행방법

(1) 개별접촉

개별접촉은 교육하려는 대상자 한사람과 상호대화를 통해서 건강문제의 해결방법을 찾는다. 대상자의 상황이나 개인적 특성을 고려한 맞춤형 보건교육방법이다. 개별교육은 교육의 효과성으로 볼 때에는 가장 좋은 방법이지만, 경제성을 고려하면 효율적인 방법이라고 하기는 어렵다. 이 방법은 공개적으로 이야기하거나 교육하기 어려운 건강주제에 적용하는 것이 적합하다.

(2) 집단접촉

집단접촉은 비슷한 건강문제를 갖고 있는 특정집단을 교육시켜 행동변화를 유도하고자 할 때 활용되는 방법이다. 보건교육 현장에서 가장 많이 사용하고 있다. 집단규모에 따라 다양한 보건교육방법을 고려할 수 있다. 10명 내외의 소집단일 경우에는 토의법, 역할극 등의 방법이 적합하다. 20~30명 집단일 경우에는 문답법 또는 대화법으로 교육을 진행하는 것이 효과적이고, 학습자가 40명 이상 대집단일 경우에는 강의법이 주로 이용된다.

(3) 대중접촉

대중접촉은 특정의 건강문제에 대해 다수의 관심과 주의를 집중시키기는 방법으로 대중매체나 캠페인이 이용된다. TV, 라디오, 신문, 인터넷 등의 대중매체는 가장 광범위하게 보건교육 효과를 얻을 수 있는 방법이다. 대중매체는 새로운 질병발생, 감염병 유행 등과 같이 모든 국민에게 긴급히 알려야 할 건강정보가 있을 때 이용하면 큰 도움이 된다. 그러나 단점은 불특정 다수를 대상으로 일방식 전달로 끝나기 때문에 맞춤형 건강정보를 얻기는 어렵다.

4) 보건교육학 특성

보건교육학은 보건학과 교육학이 융합된 학문으로 보건교육을 과학적으로 연구하는 분야이다. 보건은 교육의 내용이고, 교육은 내용을 전달하는 형식 및 방법과 관련된다. 보건교육학은 보건과학(health science)의 한 분야로 이론적이기 보다는 실천적 성격이 강한 응용학문이라고 할 수 있다.

보건교육학은 다양한 학문들과 연계되는데 교육내용은 의학, 간호학, 영양학, 치위생학, 체육학, 보건학 등과 관련되며, 교육방법은 교육공학, 행동과학, 심리학, 사회학 등과 관련된다. 보건교육을 효과적으로 실시하기 위해서는 건강정보와 생활기술, 교수-학습이론, 교육매체 개발 등의 지식이 필요하다. 최근에는 교육에 시청각 자료를 활용하는 기술과 대중매체를 이용하는 방법이 중요하게 고려되고 있다. 또한 보건교육 과정을 개발할 때에는 교육대상자의 요구와 흥미를 고려해야 하기 때문에 생애주기별 여러 특성과 교육대상자가 소속된 지역사회, 직장, 학교, 가정 등의 여건을 분석할 수 있어야 한다.

2. 보건교육방법

보건교육방법은 학습자의 연령 및 수준, 흥미 정도, 대상집단의 크기, 교육 내용과 목적, 교육시간, 장소 등을 고려하여 선정한다. 많이 활용되는 보건교육방법으로는 강의, 심포지움, 패널토의, 분단토의, 세미나, 워크숍, 브레인스토밍, 견학, 역할극, 온라인 교육 등이 있다.

1) 강의

강의(lecture)는 어떤 내용에 대하여 교육자가 학습자에게 지식을 직접 전달하는 것으로 여러 매체를 사용할 수 있다. 지식은 교육자의 해설에 의하여 일방적으로 학습자에게 전달되어 주입된다.

표 15-2 강의 장 · 단점

장 점	단 점
다수를 대상으로 할 수 있음	학습자 개인 차이를 고려할 수 없음
제한된 시간에 많은 정보 제공 가능	학습자의 참여가 제한적
교육환경에 영향 적게 받음	정보량 과다로 모두 기억하기 어려움

2) 심포지움

심포지움(symposium)은 정해진 문제의 여러 측면을 검토하기 위하여 2~5명의 전문가가 각자의 의견을 10~15분 정도 발표하고, 발표된 내용을 중심으로 사회자가 청중을 공개토론에 참여시키는 방법이다. 사회자는 발표자의 강연이 끝나면 내용을 짧게 요약해서 질문, 답변 또는 토론이 원활히 이루어지도록 지원한다.

표 15-3 심포지움 장 · 단점

장 점	단 점
심층 논의가 가능	발표 내용이 중복될 수 있음
다양한 관점의 문제해석 가능	사전에 학습자가 내용 학습 필요
문제의 총론과 각론을 모두 파악	제한된 사람들만 질문에 참여 가능

3) 패널토의

패널토의(panel discussion)는 토의할 문제에 대해 사전에 충분한 지식을 가진 소수의 대표자들이 다수의 청중 앞에서 그룹토의를 하는 방법이다. 배심토의라고도 하는데, 정해진 시간에 자신의 의견을 간략히 개진하거나 상대 배심원을 상대로 의견을 교환한다. 사회자는 문제 및 대립 의견을 청중에게 설명하여 토의를 유도시킨다. 가끔은 일반 참가자들을 토의에 참여시켜 질문이나 발언의 기회를 주기도 한다.

표 15-4 패널토의 장 · 단점

장 점	단 점
높은 수준의 토론이 가능	발표 내용이 중복될 수 있음
다양한 관점의 문제해석이 가능	배심원 섭외가 어려움
문제의 해결점을 제시할 수 있음	기존 지식이 없으면 이해가 어려움

4) 분단토의

분단토의(buzz session)는 참가자가 많을 경우에 전체를 여러 개의 분단으로 나누어 토의시키고 다시 전체회의에서 종합하는 방법으로 각 분단은 6~8명이 적당하다. 토의 과정이 시끄러워서 와글와글 학습이라고도 한다.

표 15-5 분단토의 장 · 단점

장 점	단 점
모든 참여자들에게 기회 제공	참여자들의 사전 준비가 필요
다양한 관점의 문제해석이 가능	소수의견이 전체 의견이 될 수 있음
사회성 향상에 도움	소심한 사람에게는 부담

5) 세미나

세미나(seminar)는 모든 참가자들이 해당 주제의 전문가들로 구성된다. 지명된 몇 명의 전문가가 새로운 사실이나 내용을 발표하고, 발표 내용에 대해서 전체 참가자가 토론하는 방법이다. 교육자가 피교육자에게 일방적으로 어떤 결론을 주입시키는 것이 아니라 피교육자가 토론이라는 형식으로 교육과정에 참여해 교육효과를 높이는 것을 목적으로 한다. 사전에 준비된 의견을 가지고 질의응답과 토론을 진행하며, 새로운 아이디어를 찾아내는 집단 의사결정과정이다. 세미나는 특정 주제에 대한 학회나 연수훈련에 많이 이용되는 방법이다.

6) 워크숍

워크숍(workshop)은 규모가 세미나 보다 작은 전문가의 소집단 활동이다. 참가자들이 기본적인 내용을 충분히 이해하고 있는 상태에서 문제해결 중심으로 심층적인 분석과 해결 방안을 토론하게 된다. 워크숍은 새로운 사실이나 정보전달이 아니라 문제해결 방안을 모색하는 과정이다.

7) 브레인스토밍

브레인스토밍(brainstorming)은 별다른 준비물이 없이 모두가 돌아가며 아이디어를 낸다. 일차적으로 떠오르는 생각을 사실적으로 표현한 후에 다시 문장을 정리하면서 생각을 논리화하는 방법이다. 보통 12~15명의 단체에서 쓰이며 10~15분간 정도 단기 토의를 원칙으로 한다. 이 방법은 어떤 계획을 세우거나 창조적인 아이디어가 필요할 때에 구성원들의 의견과 생각을 끌어내어 발전시키는 방법이다.

8) 견학

견학(field trip)은 현장답사라고도 하는데, 현장을 직접 방문하여 관찰하며 배우는 교육활동이다. 같은 장소를 벗어나 새로운 장소로 이동하고 새로운 환경에서 학습한다는 측면에서 교육대상자의 흥미를 높일 수 있다. 실제 현장에서 교육내용을 보기 때문에 통합적인 이해를 할 수 있으며 정확한 경험을 할 수 있다. 그러나 많은 비용이 소요되고 이동하는데 시간 소비가 많을 수 있다.

9) 역할극

역할극(role play)은 학습자들이 직접 실제 상황 중의 한 인물로 등장하여 연기를 하면서 실제 그 상황에 처한 사람들의 입장이나 상황을 이해하고 상황분석을 통하여 해결방법을 모색하는 방법이다. 역할극을 실시할 때는 지원자나 지정받은 사람을 극에 출연시키고, 다른 학습자들은 관중으로서 극의 연출에 동참하게 된다. 각각 맡은 역할을 다하여 역할극이 절정에 달했을 때 역할극을 끝내고 출연자와 관중이 함께 자유롭게 토론할 시간을 갖는다. 역할극은 가치나 태도에 대한 이해를 증진시키는데 효과적이다.

10) 정보기술(IT) 기반의 방법

(1) 블렌디드 러닝

블렌디드 러닝(blended learning)은 온라인과 오프라인 교육, 그리고 다양한 학습 방법을 결합하는 교육 방법이다. 면대면(face-to-face) 교실학습과 컴퓨터를 매체로 하는 e-러닝 활동을 결합한 것이 대표적이지만, 집합교육을 중심으로 온라인 교육을 보완하거나 자율학습 방식에 온라인 협동학습을 접목하는 방식, 다양한 온라인 교육에 오프라인으로 보조하는 방법 등 다양한 학습 방법이 가능하다. 블렌디드 러닝은 온오프라인의 통합을 통해 지속적인 학습을 가능하게 하며, 학습 공간과 학습 기회를 확대할 수 있다. 또한 학습자의 특성에 맞는 학습 내용 및 방법으로 교육효과를 극대화 할 수 있다.

(2) 플립 러닝

플립 러닝(flipped learning)은 전통적인 수업과 달리 수업에 앞서 온·오프라인 영상, 학술논문 등 교수자가 제공하는 자료를 사전에 학습하고, 강의실에서는 토론, 과제 풀이 등을 하는 형태의 수업 방식을 말한다. 플립 러닝에서 강의실 수업은 학생들에게 단순히 수동적 교육을 받는 시간이 아니라 능동적으로 문제해결에 참여하는 시간이 된다. 일반적으로 전통적 수업은 기본 지식의 전달은 용이하지만, 심화학습의 진행이 어렵다. 이와 달리 플립 러닝은 심화학습이 가능하고, 학생 사이의 실력과 편차가 감소될 수 있다. 단점은 교수자와 학생에게 수업 준비에 대한 과중한 부담을 줄 수 있다.

온·오프라인이 병행되는 특성을 가진다는 측면에서 플립 러닝은 블렌디드 러닝(blended learning)의 한 형태라고 할 수 있다. 그러나 두 교육방법의 차이점은 플립 러닝에서 온라인 교육은 오프라인 교육을 위한 선행 학습의 차원에서 이루어지지만, 블렌디드 러닝에서 온라인 교육은 오프라인 교육과는 별개로 구성된다.

(3) e-러닝

e-러닝(electronic learning)은 인터넷을 기반으로 하는 온라인 학습이다. 학습자가 가정이나 학교 등 인터넷에 접속할 수 있는 장소에서 사이버 공간을 통해 학습하게 된다. 전통적인 교육과 비교할 때 학습공간과 학습경험이 보다 확대되고, 학습자 주도성이 강화될 수 있는 교육이다. 정보통신기술(ICT)과 학습이 조합된 형태로 인터넷을 활용하는 네트워크를 기반 환경으로 디지털화된 학습콘텐츠를 제공한다. 우리나라의 경우 교육방송(EBS)에서 진행하는 수능강의가 e-러닝의 대표적인 사례라고 할 수 있다. 실습과 체험이 중요한 학습의 경우는 e-러닝에는 적합하지 않다.

(4) u-러닝

u-러닝(ubiquitous learning)은 학습자가 시간, 공간, 내용에 상관없이 디지털 단말기를 통해 학습할 수 있는 교육환경을 제공한다. 다양한 시공간에서 이루어진 학습들은 자동적으로 저장되고 관리되어 통합적이고 연속적인 학습이 가능해진다. u-러닝은 일

상생활공간에 존재하는 사물과 학습활동 공간에 존재하는 사물들까지 센서 · 칩 · 라벨 등을 포함하여 지능화 · 네트워크화하는 것으로 정보화 영역이 확대되어 온라인과 오프라인이 통합되어 학습 활동이 이루어진다. 또한 무선인터넷, 증강 현실(augmented reality), 웹 현실화(web presence) 기술을 활용하여 물리적인 한계로서의 교실을 벗어나 세상의 모든 곳을 학습의 장으로 활용할 수 있고, 지능화된 학습 환경에서 학습자의 특성에 따라 맞춤학습이 가능하다.

(5) m-러닝

m-러닝(mobile learning)은 휴대폰, PDA, 스마트폰 같은 휴대용 단말기를 이용하여 시간과 장소에 상관없이 무선 인터넷에 접속해서 온라인 교육을 받는 학습 방법이다. 모바일 인터넷 속도가 빨라지고 단말기 성능이 좋아지면서 다양한 분야에 대한 교육이 가능해졌다. 최근에는 어학과 직무교육 등에서 m-러닝이 주로 활용되고 있다. 언제, 어디서나, 원하는 강의를 들을 수 있고, 특정 부분을 필요한 만큼 반복하여 학습할 수 있는 장점이 있다.

3. 건강증진의 이해

1) 개념

건강증진(health promotion) 개념은 1979년 그린(Green)이 처음 사용하였다. 그는 건강증진은 건강에 유익한 행동과 환경변화를 촉진하기 위한 보건교육과 관련 조직, 정치적 · 경제적 프로그램의 조합이라고 하였다. 그 이후 1986년 캐나다 오타와에서 개최된 세계보건기구의 제1차 국제건강증진회의에서 새로운 접근 전략으로 건강증진을 제안하는 오타와 헌장(Ottawa Charter)을 채택하였다. 오타와 헌장은 건강증진을 사람들이 자기의 건강에 대한 관리를 증가시켜 건강을 개선할 수 있도록 하는 과정이라고 규정[2]하였으며, 건강증진의 목적을 국가 간 그리고 국내에서는 계층 간의 건강형평성을 성취하는 것이라고 하였다. 이것은 건강증진은 건강상태의 격차를 줄이고 모든 사람들이 자신

2 Health promotion is the process of enabling people to increase control over, and to improve their health.

의 건강잠재력을 최대한 달성할 수 있도록 모든 사람들에게 동일한 기회와 자원을 제공하는 것이라는 의미이다. 오늘날 건강증진 개념은 오타와 헌장에서 제시한 내용 중심으로 이해되고 있다.

2) 활동 영역

오타와 헌장에서는 건강증진 5대 활동[3]으로 건강지향적 공공정책의 수립(build healthy public policy), 지원적 환경 조성(create supportive environments), 지역사회 활동 강화(strengthen community action), 개인기술의 개발(develop personal skills), 보건의료서비스의 재정립(reorient health services)을 제시하였다.

(1) 건강지향적 공공정책의 수립

법이나 정책은 건강행동을 변화시키거나 건강한 환경을 조성하는데 큰 영향력을 갖는다. 따라서 공공정책 입안자들이나 의사결정자들이 그들이 만드는 공공정책이 사람들의 건강에 미치는 영향을 깨닫게 하고, 국민들의 건강에 미친 결과에 대하여 책임감을 갖도록 만들어야 한다. 아울러 영향력 있는 정책결정자들이 건강문제를 주요 의제(agenda)로 다룰 수 있도록 지원하여야 한다.

(2) 지원적 환경 조성

지원적 환경 조성은 건강에 영향을 미치는 주변 환경을 건강에 도움이 되도록 환경 조건을 개선하거나 새롭게 개발하는 것이다. 건강에 대한 사회 · 생태학적 접근이라고 할 수 있다. 여기서 환경은 단순히 자연적, 물리적 환경만을 말하는 것이 아니라 사회적, 경제적, 정치적, 문화적 환경까지 포괄한다. 환경의 급격한 변화가 건강에 미칠 영향을 사전에 확인하는 건강영향평가(health impact assessment)는 중요한 건강증진 전략이 된다.

(3) 지역사회 활동 강화

지역사회에서 건강 관련 활동을 강화하는 것이다. 지역사회 활동은 건강결정요인에 대한 지역사회의 통제를 강화하기 위한 집단적 노력을 의미한다. 이를 위하여 일상생활에

3 오타와 헌장(1986)에서는 건강증진 활동으로 설명하고 있으나 자카르타 선언(1997)에서는 5대 활동을 건강증진 5대 전략이라고 재해석하였다.

서 건강의 우선순위를 높이고 건강문제를 해결하기 위한 의사결정에 주민들의 참여를 유도하고, 지역사회를 조직화하여 건강 관련 활동을 활성화하게 된다. 지역사회 활동을 강화하기 위해서는 지역사회의 인적, 물적 자원을 적극적으로 활용하고, 일반대중의 참여를 확대 강화해야 한다.

(4) 개인기술의 개발

개인기술은 일상생활에서 직면하게 되는 여러 문제를 효과적으로 처리할 수 있는 능력을 말한다. 건강관리에 필요한 정보를 제공하거나 교육을 시켜서 개인의 건강관리 능력을 높이게 된다. 개인기술에는 직접적인 건강관리 능력뿐만 아니라 삶의 기술(life skills)이라고 할 수 있는 의사결정, 의사소통 기술, 대인관계 기술, 감정 대처와 스트레스 관리 등도 포함된다. 건강증진은 개인기술을 향상시켜 사람들이 자신의 건강과 환경에 더 많은 영향력을 행사하고 건강에 유리한 선택을 할 수 있도록 도와준다.

(5) 보건의료서비스의 재정립

보건의료서비스의 재정립은 보건의료체계의 조직과 재원조달이 집단의 건강수준에 대해 더 높은 관심을 가지도록 방향을 다시 설정하는 것이다. 병원을 포함하는 보건의료기관들이 치료의 영역을 넘어 건강증진에 관심을 갖도록 해야 한다. 전통적인 임상적 치료서비스를 제공하는 수준의 책임을 뛰어넘어 건강증진으로 역할을 확대하여야 한다.

표 15-6 건강증진 활동 영역별 활동 사례

활동 영역	실행 사례
건강지향적 공공정책의 수립	금연조례 제정, 식품표시제도, 안전기준 강화
지원적 환경 조성	금연구역 지정, 운동과 여가시설 확대, 안전시설 설치
지역사회 활동 강화	주민 참여 활동 체계 구축, 건강동아리 모임, 소비자 활동
개인기술의 개발	학교에서 보건교육, 당뇨교실, 스트레스관리 교육
보건의료서비스의 재정립	의료인 교육과정 개선, 건강정보 제공, 건강증진병원

3) 건강증진 접근 전략

오타와 헌장은 건강증진 전문인력이 활용할 수 있는 접근 전략으로 옹호, 지원, 중재를 제시하였다. 구체적인 내용은 다음과 같다.

(1) 옹호

옹호(advocacy)는 건강에 대한 대중의 관심을 불러일으키고 보건의료의 수요를 충족시킬 수 있는 건강한 보건정책을 수립하도록 강력히 촉구하는 것이다. 건강의 중요성을 알리고 특정 보건프로그램이나 목표를 달성하고자 정치적, 사회적 또는 조직적 지지를 얻기 위한 개인과 단체들의 복합적인 활동을 건강 지향적으로 만들어나가야 한다.

(2) 지원

지원(enable)은 개인이나 집단이 역량을 강화할 수 있도록 도와주는 것이다. 건강증진은 모든 사람들이 자신의 최대 건강잠재력을 달성할 수 있도록 현재의 건강수준의 차이를 줄이려고 노력하고, 이를 위한 동등한 기회와 자원의 활성화가 이루어져야 한다. 지원 환경의 조성, 건강정보 접근성 향상, 기술개발 지원, 건강정책 형성과정에 개입 등을 통해서 가능하게 한다.

(3) 중재

중재(mediate)는 여러 분야의 다양한 이해를 조정하는 것이다. 건강증진 과정에서 기존의 건강생활습관이나 생활환경과 갈등이 발생할 수 있다. 보건인력 및 관련 전문 집단은 서로 다른 집단 간의 이해를 건강을 향상시키는 방향으로 조정하여야 할 책임이 있다. 서로 다른 사회문화 및 생태적 환경을 고려하여 건강증진 프로그램이나 접근 전략을 각 나라 및 지역사회의 요구에 적합하도록 조절하여야 한다.

4) 건강증진 발전과정

건강증진 개념과 추진 전략은 세계보건기구의 국제건강증진회의를 통하여 발전되어 왔는데, 건강증진 발전과정을 국제건강증진회의의 결과를 중심으로 살펴보면 다음과 같다.

(1) 건강결정요인의 확대와 관리

세계보건기구는 1986년 제1차 국제건강증진회의에서 건강증진을 선언한 이후에 여러 국제회의에서 건강을 위협하는 요인들을 논의하면서 환경문제는 절박하며 대처 방안을 강구하지 않으면 인류의 건강을 보장하기는 어렵다는 결론을 내렸다. 제3차 선즈볼 대회(1991년)에서는 건강증진을 위해서는 건강에 위협이 되거나 건강저하를 초래하는 환경을 개선하여 건강 지원적 환경으로 바꾸어야 한다고 주장하였다. 건강 지원적 환경에는 물리적 자연환경뿐 아니라 사회적, 경제적, 정치적 환경 등이 총체적으로 포함된다.

건강결정요인에 대해서 최초로 언급한 국제건강증진회의는 제4차 자카르타회의(1997년)였다. 또한 21세기 건강증진 실천모형을 제시하고 공공부문과 민간부문의 파트너십(partnership) 관계를 강조하였다. 제6차 방콕회의(2005년)에서는 자카르타 선언에서 한 걸음 더 나아가서 건강결정요인과 건강증진 개념 간의 관계를 명확하게 하였다. 방콕헌장은 세계가 지금보다 더 나은 건강상태를 성취하기 위해서는 강력한 정치적 행동, 광범위한 참여, 지속적인 옹호가 필요하다고 제안하였다. 자카르타 선언이나 방콕 헌장에서 언급한 건강결정요인은 용어의 표현과 제시하는 순서에 차이가 있을 뿐이지 의미는 다르지 않다. 건강증진에서는 건강에 유리하도록 건강결정요인들을 관리하는 것이 우선적으로 고려되어야 한다. 왜냐하면, 건강결정요인들에 의해 사람들의 가치관과 일생 동안의 생활양식 및 생활조건들이 만들어지고 사람들의 건강에 긍정적 또는 부정적으로 영향을 미쳐서 특정한 시점의 건강상태를 결정하기 때문이다.

(2) 건강 지원적 환경과 건강생활공간

세계보건기구는 마드리드 선언(2002)을 실천하기 위하여 건강증진과 건강 지원적 환경 개념을 적용하여 건강도시(health city)와 건강생활공간(healthy settings)을 소개하였다. 건강증진은 개인의 건강습관 변화만으로는 그 효과에 한계가 있거나 제한적이기 때문에 환경적 여건을 동시에 지원하여야 한다. 경제적 빈곤문제가 심각한 지역에서는 건강증진의 문제가 영양실조와 빈곤지역의 위생불량과 감염 등으로 인한 질병문제이기 때문에 경제문제에 부합된 건강증진프로그램이 실행되어야 하고 그것을 개선을 하려면 경제지원과 더불어 영양관리, 위생관리 등이 지원되어야 한다. 건강증진을 실행하려면 복합적인 건강위험요인을 총체적, 다면적으로 접근하고, 매일 일상생활 중에서 건강습관을 실천할 수 있는 건강생활공간을 갖추어 주는 환경이 마련되어야 한다. 1990년대부터 학교, 산업장, 병원, 시장 · 상가, 마을 · 지역 등의 건강생활공간별로 건강증진프로그램 구축이 확산되었다.

(3) 건강격차 해소 및 형평성 보장

2009년 세계보건기구 회의에서 건강증진에 대한 정의를 건강격차 해소로 확대하고, 목표를 주민들에게 건강자원 접근성을 동등하게 보장하여서 건강격차 감소와 잠재적 건강기능 최대화로 제안하였다. 격차 해소 이슈는 아델라이드 선언(2010)으로 모든 유엔(UN) 회원국들에게 보건뿐만 아니라 사회경제 분야의 모든 정책으로 확대되었다. 건강격차를 해소하려면 평화, 안식처, 교육, 식품, 수입, 안정된 생태계, 자원 자립, 사회 정의와 형평성 등을 전제 요건으로 갖추어야 하기 때문에 모든 사회경제 정책이 건강 지원적이 되어야 한다.

세계보건기구는 리오 선언(2011년)에서 전 인류의 건강(health for all)과 전 인류의 형평성(all for equity)을 주창하고, 사회경제적 환경과 빈곤, 불평등 문제 등 복잡한 사회적 변인(social determinants)이 건강과 안녕에 영향을 미치고 건강 자체를 결정하는 요인이 되기 때문에 건강증진사업은 보건뿐만 아니라 사회전반에 걸친 포괄적 접근과 부처 간 협력 및 협업의 중요성을 강조하였다. 제9차 국제건강증진회의에서 채택한 상하이 선언문(2016)에서는 건강격차 해소 및 형평성 보장 전략으로 헬스 리터러시(health literacy)[4]를 제시하였다.

4. 보건교육과 건강증진

1) 보건교육과 건강증진 관계

건강증진(health promotion)은 보건교육(health education)보다 시기적으로 늦게 사용된 용어이다. 건강증진은 보건교육의 궁극적인 목적이고, 보건교육은 건강증진을 수행하기 위한 교육적 수단으로 상호보완적 관계를 맺고 있다. 보건교육은 건강에 도움이 되는 행동을 자발적으로 실천할 수 있도록 계획적으로 제공되는 모든 학습 활동으로 볼 수 있다. 보건교육은 개인 또는 지역사회의 건강행동 변화를 유도하는 과정에서 환경적 접근보다는 사회 · 심리적 접근에 더 관심을 갖는다. 이와 달리 건강증진은 개인 또는 지역사회뿐만 아니라 그를 둘러싼 환경에도 변화를 주고자 한다.

그러나 보건교육은 오래 전부터 교육적 전략 이상의 방법을 사용하였기 때문에 단순히 개념적으로 구분하는 것은 보건교육의 범위를 지나치게 좁게 생각하는 것이다. 건강증진은 건강과 관련된 사회적 요인의 변화에 더 많은 관심을 두지만 여전히 보건교육을 중요한 수단으로 활용하기 때문에 보건교육의 외형적 확장 또는 발전으로도 볼 수 있을 것이다. 그런데 건강증진을 보건교육 중심으로만 이해하게 되면, 건강결정요인을 지나치게 개인의 생활양식으로 축소할 수 있다. 이렇게 되면 건강문제는 국가나 지역사회의 개입보다는 개

4 헬스 리터러시는 개인이 건강 향상과 관련된 의사결정을 하는데 필요한 건강정보를 얻고, 이해하고, 판단하고, 활용할 수 있는 능력을 말한다. 저자는 한국어 번역용어로 건강정보 활용 능력을 제안하였다.

인적으로 해결해야 되는 측면[5]이 강조된다. 결과적으로 건강을 바라보는 관점이 과거의 의학적 접근과 차이가 없으며, 개인의 건강행동 문제를 의료서비스로 해결하려고 시도하게 된다. 대표적인 사례로 병원에서 각종 임상검사와 연계시켜 비만관리, 금연상담, 운동처방 등의 건강관리서비스를 운영하는 것이다. 건강증진의 잘못된 해석은 오히려 의료분야의 범위를 확대하고 국민의료비를 증가시킬 수 있게 된다. 건강증진은 인구집단의 건강수준을 향상시키려는 노력이다. 개인이 가지고 있는 건강문제를 치료한다고 인구집단의 건강상태가 개선되는 것이 아니기 때문에 개인적 위험요인으로만 접근하는 것은 올바른 건강증진 전략이 될 수 없다. 건강증진은 개인 및 지역사회가 가지고 있는 건강 잠재력을 최대한 이끌어 내는 것을 목표로 하기 때문에 건강증진의 활동영역은 행동변화 유도와 이를 지원할 수 있는 종합적인 건강환경조성으로 볼 수 있다. 구체적으로 행동변화는 보건교육과 정보제공 등을 통하여 유도되고, 건강환경조성은 건강과 관련된 사회, 경제, 문화적 요인에 대한 개선으로 관련 법과 제도의 정비, 재정지원, 건강증진서비스 등이 포함된다.

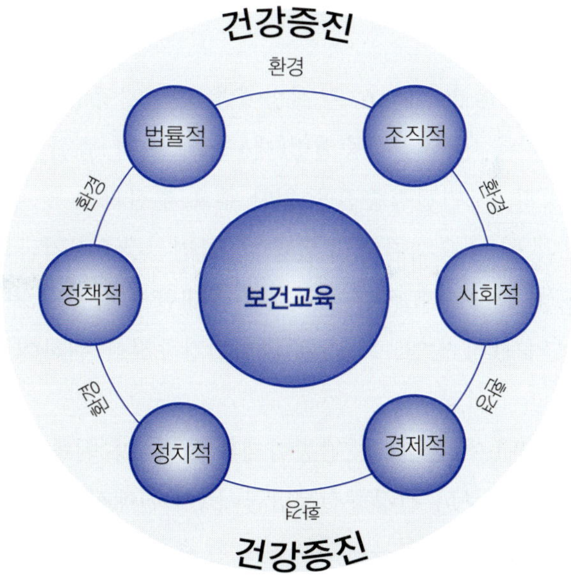

그림 15-1 보건교육과 건강증진 관계

자료 : McKenzie & Smeltzer(2001)

5 개인의 건강행동이 사회문화적으로 형성된다는 점을 간과하고, 단지 개인적인 노력으로 건강행동을 변화시킬 수 있다고 본다. 개인의 건강행동 변화를 유도하는 방법으로 개인의 실천을 유도하는 상담 및 교육에 중점을 둔다.

2) 공중보건과 건강증진 관계

공중보건(public health)은 모든 사람들이 건강과 장수를 누릴 수 있도록 건강과 관련된 모든 요소들을 효과적으로 관리하는 기술이며 과학이라고 할 수 있다. 공중보건이 다루는 세부 영역은 위생문제, 감염병관리, 만성질환관리, 보건의료제도, 건강보장제도, 보건의료서비스 전달체계, 환경보건 등 매우 다양하다. 따라서 건강증진은 보건교육과 함께 공중보건의 대상이 되는 세부 영역의 하나라고 볼 수 있다. 공중보건, 건강증진, 보건교육의 관계를 수학의 포함 기호로 표시하면 공중보건 〉 건강증진 〉 보건교육이 된다.

5. 우리나라 건강증진정책

1) 국민건강증진종합계획

(1) 발전과정

국민건강증진종합계획(Health Plan)은 질병예방 및 건강증진을 위한 국가 건강정책의 방향을 제시하는 계획이다. 국민건강증진법(제4조)에 따라 종합계획에는 국민건강증진의 기본목표 및 추진방향, 국민건강증진을 위한 주요 추진과제 및 추진방법, 국민건강증진에 관한 인력의 관리 및 소요재원의 조달방안, 국민건강증진기금의 운용방안, 아동 · 여성 · 노인 · 장애인 등 건강취약 집단이나 계층에 대한 건강증진 지원방안, 국민건강증진 관련 통계 및 정보의 관리 방안, 그 밖에 국민건강증진을 위하여 필요한 사항이 포함되어야 한다.

우리나라에서는 2002년 '국민건강증진종합계획 2010'이 최초로 수립되었다. 그러나 담배가격 인상으로 2005년부터 건강증진부담금이 150원에서 354원으로 인상되고 건강증진에 대한 수요가 증가하여 보건복지부는 발표된 종합계획을 수정 · 보완하여 2006년에 '새국민건강증진종합계획 2010'을 발표하였다. 제2차 종합계획의 비전은 온 국민이 함께 하는 건강세상이며, 총괄목표는 건강수명의 연장과 건강형평성의 제고였다. 사업과제는 건강생활실천 확산, 예방중심 건강관리, 인구집단별 건강관리, 건강환경 조성의 4개 분야로 24개 중점과제를 선정하였다. 2008년 국민건강증진법 개정(제4조)으로 보건복지부장관은 국민건강증진정책심의위원회의 심의를 거쳐 국민건강증진종합계획을 5년마다 수립하여야 한다. 이에 따라 10개년 계획을 수립하고 5년마다 수정계획을 발표하고 있다.

2011년 보건복지부는 세계보건기구의 건강증진 개념, 제2차 종합계획의 평가결과, 건강문제와 관련된 환경변화 등을 반영하여 '제3차 국민건강증진종합계획 2020'을 수립하였다. 제3차 종합계획의 비전과 총괄목표는 '새국민건강증진종합계획 2010'과 동일하고, 사업과제는 건강생활실천, 만성퇴행성질환과 발병위험요인관리, 감염질환관리, 안전·환경보건관리, 인구집단별 건강관리, 사업체계 관리의 6개 분야로 32개 중점과제를 선정하였다. 2015년 '제4차 국민건강증진종합계획 2020'이 수립되었는데, 제4차 종합계획(2016–2020년)은 제3차 종합계획(2011–2015년)에서 수립한 내용의 평가결과와 지난 5년간의 국민건강수준 변화, 사회적·정책적 환경변화 등을 반영하여 6개 분야 27개 중점과제를 선정하고 각 사업별 건강목표 및 전략을 수정하였다. 제4차 종합계획은 제3차 종합계획의 기본 틀을 유지하면서 건강한 생활습관 실천에 초점을 두고 보완되었다. 2020년 보건복지부는 국제연합(UN)의 지속발전계획(SDGs)과 세계보건기구의 건강증진과 건강형평성에 대한 관점을 반영하여 '제5차 국민건강증진종합계획 2030'을 수립하였다. 제5차 종합계획(2021–2030)은 제4차 종합계획의 평가결과를 토대로 6개 분야에 28개 중점과제를 마련하여 400개의 성과지표를 설정하고, 그 중에서 건강수명과 건강형평성에 핵심적으로 기여하는 64개 지표를 대표지표로 선정하였다.

표 15-7 국민건강증진종합계획의 주요 내용 비교

구분	Health Plan 2010		Health Plan 2020		Health Plan 2030
	제1차 (2002–2005년)	제2차 (2006–2010년)	제3차 (2011–2015년)	제4차 (2016–2020년)	제5차 (2021–2030년)
비전	75세의 건강장수 실현이 가능한 사회	온 국민이 함께하는 건강세상	온 국민이 함께 만들고 누리는 건강세상		모든 사람이 평생 건강을 누리는 사회
총괄목표	건강수명 연장 (2010년 75.1세)	건강수명 연장 (2010년 72.0세)	건강수명 연장 (2020년 75.0세)		건강수명 연장 (2030년 73.3세)
	–	건강형평성 제고	건강형평성 제고		건강형평성 제고
대표지표	–	12개	16개	19개	64개
세부사업	6개 분야 39개 사업	4개 분야 24개 중점과제	6개 분야 32개 중점과제	6개 분야 27개 중점과제	6개 분야 28개 중점과제

자료 : 보건복지부(2021) 자료를 일부 수정하여 구성하였음

(2) 국민건강증진종합계획 2030

① 비전

'제5차 국민건강증진종합계획 2030'의 비전은 모든 사람이 평생 건강을 누리는 사회이다. 모든 사람을 대상으로 성 · 계층 · 지역 간 건강형평성을 확보하고, 출생부터 노년까지 전 생애주기에 걸쳐 건강권이 보장되는 사회를 구현하겠다는 의미이다.

② 총괄목표

총괄목표는 건강수명의 연장과 건강형평성 제고이다. 건강수명[6]은 2030년까지 73.3세(남성 71.4세, 여성 75세) 달성을 목표로 설정하였다. 건강형평성은 건강수명의 소득 간, 지역 간 형평성을 확보하는 것이다. 이를 위해 2030년까지 소득수준 상위 20%와 하위 20%의 건강수명 격차를 7.6세 이하로 낮추고, 지역 간 격차도 2.9세 수준으로 관리함을 목표로 한다. 또한, 평가시점 기준 과거 10년간 상위 20%의 건강수명 증가분을 상회하는 수준으로 하위 20%의 건강수명을 상향시켜 하위 20%의 건강수명 수준 향상과 격차 감소를 동시에 달성하는 것을 목표로 하였다.

③ 기본 원칙

제5차 종합계획에는 기존 종합계획과 다르게 기본 원칙 6개를 설정하였다. 구체적인 내용은 다음과 같다.

첫째, 국가와 지역사회의 모든 정책 수립에 건강을 우선적으로 반영한다. 건강의 사회적 결정요인을 확인하고, 건강증진과 지속가능 발전을 도모하기 위한 다부처 · 다분야 참여를 추진한다. 모든 정책에 건강(Health in All Policies; HiAP)을 우선적으로 고려하는 제도를 도입한다.

둘째, 보편적인 건강수준 향상과 건강형평성 제고를 함께 추진한다. 중점과제별로 특히 취약한 집단 · 계층을 확인하고, 이들에게 편익이 돌아갈 수 있도록 정책목표와 우선순위를 설정한다. 세부사업 및 성과지표 선정 시 기본적으로 성별 분리지표를 설정하고, 소득 · 지역 등 건강의 사회적 결정요인에 따른 격차 감소를 고려한다.

---

6 제5차 종합계획부터 건강수명의 자료원을 기존 세계보건기구(WHO)에서 국내 연구결과로 변경하였다. 자료원을 변경한 이유는 세계보건기구가 건강수명을 불명확한 주기로 산출하고, 국내의 소득 간, 지역 간 형평성 측면의 건강수명을 산출하기 위해서는 국내에서 자체적으로 산출하는 것이 필요하였기 때문이다. 이에 따라 2018년 기준 70.4세인 건강수명을 2030년까지 73.3세로 연장하는 것을 목표로 설정하였다.

셋째, 모든 생애과정과 생활공간에 적용한다. 영유아 · 아동 · 청소년 · 성인 · 노인 등 생애주기별 단계와 학교 · 군대 · 직장 등 생활공간 내에서 적절한 건강 정책이 투입될 수 있도록 정책을 설계한다.

넷째, 건강친화적인 환경을 구축한다. 모든 사람이 자신의 건강과 안녕(wellbeing)을 위한 잠재력을 최대한 발휘할 수 있는 사회적 · 물리적 · 경제적 환경을 조성한다.

다섯째, 누구나 참여하여 함께 만들고 누릴 수 있도록 기회를 보장한다. 전문가 · 공무원뿐만 아니라 일반 국민의 건강정책 의견을 수렴하고 주도적 역할을 부여한다.

여섯째, 관련된 모든 부문이 연계하고 협력한다. 지속발전계획(SDGs) 등 국제 동향과 국내 분야별 · 지역별 건강정책과의 연계성을 확보하고, 향후 분야별 · 지역별 신규계획을 수립할 때에 지침이 되도록 한다.

④ 사업 분야

세부과제는 6개 사업 분야로 구성되었다. 건강생활실천, 정신건강 관리, 비감염성 질환 예방관리, 감염 및 기후변화성 질환 예방관리, 인구집단별 건강관리, 건강친화적 환경 구축이다. 제4차 종합계획[7]과 비교하면 세부과제 분야는 크게 변경되었다. 구체적인 내용은 다음과 같다.

㉠ 건강생활실천

건강생활실천 분야의 중점과제는 금연, 절주, 영양, 신체활동, 구강건강으로 구성되었다. 개인의 금연, 절주 행동변화 및 위해물질에 대한 규제를 강화하고, 취약계층과 생활공간 중심의 영양, 신체활동, 건강생활실천 환경을 조성하는 것을 목표로 한다. 세부 추진내용은 담배 규제 강화 및 청소년 · 청년 담배사용 적극 차단, 청소년을 포함한 고위험 음주 예방 및 음주 조장환경 개선, 건강한 식생활 실천 및 최적의 영양상태 유지 기반 강화, 활동적인 사람과 지역사회 환경 구축, 예방중심의 필수 구강보건의료서비스 확대 등이다.

㉡ 정신건강 관리

정신건강 관리 분야의 중점과제는 자살예방, 치매, 중독, 지역사회 정신건강으로 구

7 제4차 종합계획의 세부과제 6개 분야는 건강생활실천, 만성퇴행성질환과 발병위험요인관리, 감염질환관리, 안전 · 환경보건관리, 인구집단별 건강관리, 사업체계관리였다.

성되었다. 자살 고위험군, 치매, 정신질환 조기발견 및 개입 체계를 강화하고 정신건강 서비스 인식개선 및 지역사회 지지체계 확립을 목표로 한다. 세부 추진내용은 자살 고위험군 포괄적 지원 강화 및 생명존중 문화 조성, 치매 조기진단 · 관리 등 양질의 서비스 제공 및 치매 친화 환경조성, 알코올 · 약물 등 중독문제 조기 개입 및 치료 격차 해소, 중증 · 만성 정신질환자를 위한 지역사회 지지체계 확립 등이다.

㉢ **비감염성 질환 예방관리**

비감염성 질환 예방관리 분야의 중점과제는 암, 심뇌혈관 질환, 비만, 손상으로 구성되었다. 취약계층 대상 조기발견 · 예방 사업 강화 및 위해요인 개선 환경을 조성하고 비감염성 질환 전주기 연속적 관리를 위한 다부처 · 다기관 협력을 목표로 한다. 세부 추진 내용은 암 검진제도 개선 등 예방 가능한 암 발생률 감소, 심뇌혈관질환 예방부터 재활까지 연속적 관리체계 구축, 비만 예방을 위한 통합 거버넌스 및 환경 구축, 손상으로 인한 사망 및 장애 예방 등이다.

㉣ **감염 및 기후변화성 질환 예방관리**

감염 및 기후변화성 질환 예방관리 분야의 중점과제는 감염병 예방, 감염병 대응, 기후변화성 질환으로 구성되었다. 감염병 조기감지, 신속진단 등 감염병 대응 기술 혁신, 운영인력과 체계 구축 및 감염병으로 인한 취약계층 보호 및 필수의료 공백으로 인한 초과사망 감소를 목표로 한다. 세부 추진 내용은 감염병에 대한 예방 및 관리 강화, 감염병 위기 대비 · 대응, 기후변화 관련 질환의 건강영향 감시와 평가체계 구축 · 운영 등이다.

㉤ **인구집단별 건강관리**

인구집단별 건강관리 분야의 중점과제는 영유아, 아동청소년, 여성, 노인, 장애인, 근로자, 군인으로 구성되었다. 영유아, 청소년의 건강한 성장 지원으로 평생건강 토대 마련, 여성 · 노인 · 장애인 건강을 위한 환경 구축, 건강을 지킬 수 있는 근로환경 개선과 군 생활 보장을 목표로 한다. 세부 추진 내용은 모든 아이들의 안전한 출생과 정상적 성장 · 발달 보장, 아동 · 청소년 질병 · 사고 예방을 통해 평생건강 기틀 형성, 여성의 생애주기별 맞춤형 건강정책 추진, 건강한 노년의 삶을 누리기 위한 노인친화적 건강환경 조성, 장애인 건강증진 및 건강불평등 해소를 위한 예방의료 강화, 근로제도 및 환경개선을 통해 근로자 건강보호, 군별 · 부대별 필수사업과 특성을 고려한 맞춤형 건강증진 등이다.

ⓑ **건강친화적 환경 구축**

건강친화적 환경 구축 분야의 중점과제는 건강친화적 법 · 제도 개선, 건강정보 이해력 제고, 혁신적 정보기술 적용, 재원마련 및 운용, 지역사회 자원 확충 및 거버넌스 구축으로 구성되었다. 모든 정책에 건강을 고려하기 위한 중앙 및 지방정부 거버넌스와 법 · 제도 개선과 건강형평성 제고 전략으로서 건강정보 이해력과 혁신적 정보기술 활용을 목표로 한다. 세부 내용은 모든 정책에 건강을 실현하기 위한 법 · 제도 기반 구축, 건강정보 이해 및 활용능력 제고를 통한 건강형평성 제고, 혁신적 정보기술 활용으로 건강관리서비스 접근성 향상, 국민건강증진기금 효율적 운용을 통한 건강투자 확대 기반 마련, 지역사회 자원 확충 및 거버넌스 구축 등이다.

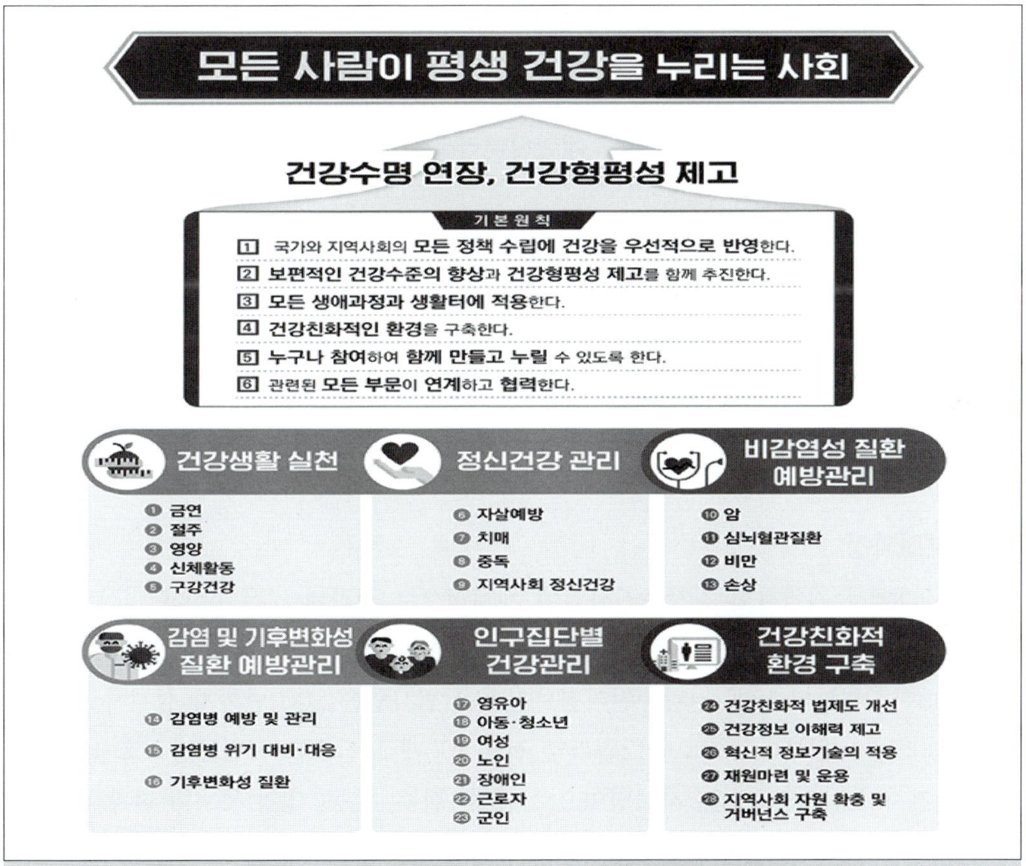

그림 15-2 국민건강증진종합계획 2030 기본 틀

자료 : 보건복지부(2021)

2) 지역사회 건강증진사업

(1) 의미

건강증진이 지역사회를 사업대상으로 하는 것은 주민들의 서비스에 대한 접근성을 높이고 형평성을 확보할 수 있기 때문이다. 지역사회 접근은 건강을 위한 생활공간(settings for health) 이론과 관련이 있다. 이 이론은 어떤 인구집단의 건강문제는 특정한 사회환경, 개인이 속한 집단, 집단과 관련되는 개인의 여러 요인 등이 상호작용하여 일어나는 결과로 본다. 생활공간은 어떤 특정한 인구집단이 생활하고 일하며 서비스를 이용하는 물리적 환경이 되는 지역은 물론이고 거기에 존재하는 지역사회와 모든 조직체와 그들의 활동까지 포함한다. 생활공간 중심의 접근방법에서 개입 대상은 개인이 아니라 사회체계가 된다. 따라서 구체적으로 개입할 때에는 사회체계의 현재 상황과 앞으로 변화되어 나가야 할 방향에 대한 폭넓은 이해가 필요하다. 똑같은 개입이라고 하더라도 생활공간에 따라서 개입의 내용, 방법, 절차, 결과가 다르기 때문이다. 개입 대상은 처음부터 한 조직체 전부일 필요는 없다. 현실 여건을 고려하여 개입 대상을 결정하게 되는데, 조직체 전부가 아닌 일부분을 대상으로 개입하더라도 장기적으로 연결고리를 찾아서 전체에 영향을 미칠 수 있도록 한다.

민간의료 중심의 지역사회 건강증진사업은 치료기능과 밀접하게 연결되어 의료의 기능을 보완하는 역할을 담당하기 어렵다. 이와 달리 공공보건기관 중심의 건강증진사업은 지역 중심적 성격이 강화될 수 있다. 이런 이유로 지역사회 건강증진사업은 공공보건기관인 보건소를 중심으로 추진되었다. 현재도 지역사회 건강증진사업을 보건소 건강증진사업이라 할 수 있을 만큼 보건소가 주도적 역할을 담당하고 있다.

(2) 발전과정

우리나라에서 지역사회 건강증진사업이 체계적으로 시작된 것은 1995년 국민건강증진법이 제정된 이후부터라고 할 수 있다. 1996년에 국가건강증진 목표와 전략이 발표되고, 1998년 9월부터 18개 건강증진거점보건소 시범사업을 2001년까지 실시하였다. 그 이후 2002년 10월부터 2003년 12월까지 전국 100개 보건소를 시범보건소로 선정하여 기존 보건사업과 차별화되는 사업영역으로 금연, 절주, 운동, 영양 등 4대 건강생활실천사업을 선택적으로 운영하도록 하였다. 2004년부터는 전국 156개 보건소에서 건강증진 필수사업으로 4대 건강생활실천사업을 추진하였다. 그리고 2005년부터 전국 모든 보건소에서 건강증진사업으로 4대 건강생활실천사업을 실시하였다. 2008년부터 보건소 건강증진사업은 지역특화 건강행태개선사업으로 사업명칭이 변경되고 사업내용에 비만이 추가되었다. 지역특화 건강행태개선사업은 지역 특성을 고려한 특화사업을 개발하도록 유도하였으며, 사업예산도 사업내용에 따라 보건소별로 차등화 되었다. 2012년에는 건강생활실천 통합서비스사업으로 변경되었으며, 2013년부터는 지역사회 통합건강증진사업으로 진행되고 있다. 통합건강증진사업은 17개 개별사업에 지원되던 국고보조방식의 예산을 1개 사업예산으로 통합하고, 그 예산 범위에서 지방자치단체가 세부사업을 자율적으로 선정하는 것이다. 각 사업별로 지원되던 예산을 포괄보조방식으로 지원하여 각 사업 간의 연계와 통합을 유도하려는 것이다.

표 15-8 보건소 건강증진사업의 변천 과정

시작 시기	사업 명칭	비고
2005	건강생활실천사업	금연, 절주, 운동, 영양을 필수사업으로 추진
2008	지역특화 건강행태개선사업	금연, 절주, 운동, 영양, 비만 중에서 지역 여건에 따라 선택적으로 사업추진
2012	건강생활실천 통합서비스사업	개인별로 통합된 서비스 제공
2013	지역사회 통합건강증진사업	17개 세부사업을 13개 세부분야로 통합하고 8개 필수사업 지정

3) 건강도시

(1) 개념

세계보건기구는 건강 지원적 환경조성이라는 접근방법으로 건강도시(healthy city)를 제안하였다. 건강도시는 도시의 물리적, 사회적 환경을 지속적으로 개선하고, 시민들이 개인의 잠재능력을 최대한 발휘하여 최상의 삶을 누릴 수 있도록 지역사회 자원을 확장해 나가는 도시를 말한다. 건강도시 개념은 도시화에 따른 시민들의 건강문제를 통합적으로 해결하는 방법으로 1986년 유럽 지역을 중심으로 시작되었으며, 건강에 대한 관심을 높이기 위한 노력과 지속발전이 가능한 건강공동체를 건설하는데 목적을 두고 있다.

건강도시가 지향하는 핵심 가치는 건강증진과 건강형평성이다. 건강증진을 실행하려면 모든 일상생활 환경이 건강 지향적으로 구성되어 건강행동을 실천할 수 있어야 하는데, 이를 실현할 수 있는 정책이 건강도시라고 할 수 있다. 건강도시의 특성은 과정 지향성과 지방정부의 적극적 참여라고 할 수 있다. 건강도시 개념은 특정한 수준의 건강이나 제반 여건을 달성하는 기준이 아니라 건강에 영향을 미치는 지역사회의 다양한 요인들을 건강에 도움이 되는 방향으로 개선해 나가는 활동을 중요시한다. 건강도시의 목표는 지방정부의 모든 정책에 건강의제(HiAp)를 포함시키고, 공공과 민간 분야 간에 강력한 파트너십을 형성하여 건강과 관련된 사업을 추진할 때에 시민들의 참여가 쉽도록 하는 것이다. 건강도시는 지방정부가 건강증진사업을 포괄적으로 추진할 수 있는 중요한 방법이라고 할 수 있다.

(2) 발전과정

건강도시는 1980년대 초반 캐나다의 토론토가 처음 선언하였으며, 1984년 건강한 토론토 2000(Heathy Toronto 2000) 워크숍에서 한콕(Trevor Hancock)이 처음으로 운영방안을 제시하였다. 1986년 세계보건기구의 유럽사무국이 건강도시 프로젝트를 제안하여 11개 도시가 참여하면서 본격화 되었으며, 유럽을 시작으로 오스트레일리아, 캐나다, 미국, 서태평양지역 등에서 건강도시 네트워크가 결성되었다.

1991년 세계보건기구 총회에서 건강도시를 도시의 건강문제를 해결할 수 있는 수단으로 강조하였고, 1996년 세계보건의 날의 주제로 더 나은 삶을 위한 건강도시(Healthy cities for better life)가 선정된 이후 전 세계로 확산되고 있다. 서태평양 지역은 1980년대 이후 호주, 일본, 뉴질랜드를 중심으로 건강도시 프로젝트가 100여개 도시에서 도입되었고, 2003년 10월에는 세계보건기구와 협력하고 있는 서태평양 건강도시연맹(Alliance for Healthy Cities; AFHC)이 발족되어 건강도시헌장을 발표하였다. 서태평양 건강도시연맹 총회는 2004년 10월 말레이시아 쿠칭시에서 처음 개최된 이후 2006년에는 중국 소주, 2008년에는 일본 이치가와시, 2012년에는 호주 로건시, 2014년에는 홍콩에서 개최되었고, 2016년에는 대한민국 원주시에서 개최되었다. 서태평양 건강도시연맹(AFHC)에는 2021년 1월 기준으로 11개국 244개 도시 및 기관이 회원이다.

우리나라에서 건강도시는 1996년 과천시 시범사업으로 시작되었고, 2004년 창원시, 서울특별시, 원주시와 부산진구가 서태평양 건강도시연맹에 가입하면서 건강도시사업이 급격히 확산되었다. 2006년 국내 건강도시 네트워크를 위한 대한민국 건강도시협의회를 결성하여, 매년 총회를 개최하고 있다. 2021년 1월 현재 정회원 102개 도시, 준회원 12개 기관이 대한민국 건강도시협의회에 가입되어 있다.

4) 보건교육사

(1) 발전과정

건강증진과 보건교육 활동의 중요성이 부각되면서 새로운 국가자격증으로 보건교육사(health education specialist)가 탄생하였다. 보건교육사[8]는 개인 또는 인구집단을 대상으로 보건교육을 실시할 뿐만 아니라 지역사회의 건강역량을 향상시키는 건강증진 활동을 담당하는 전문가라고 할 수 있다. 보건의료분야의 대부분 면허증과 국가자격증이 질병치료와 관련되는 것과 달리 보건교육사는 질병예방 및 건강증진 업무를 담당한다. 미국에서는 보건교육사가 오래전부터 전문인력으로 자리매김하였으나 우리나라에서는 1999년부터 민간자격증으로 운영되다가 2003년 국민건강증진법에 법적 근거를 마련하였으며, 2007년 보건교육사제도화 TF팀이 구성되어 약 3년간의 준비과정을 거쳐 2010년 3월 27일 제1회 국가자격증 시험[9]이 실시되었다.

표 15-9 보건교육사 발전과정

시 기	내 용
1999. 8	보건교육사 민간자격증 시작
2003. 9	국회 보건교육사 국가자격증 신설 관련 국민건강증진법 개정
2007. 4	보건복지부 보건교육사제도화 TF팀 구성
2008. 12	국민건강증진법 시행령 및 시행규칙 일부 개정령 공포
2009. 3	보건교육사자격관리사무국 보건교육사 교과목 개요 및 세부 영역 확정
2010. 3	한국보건의료인국가시험원 제1회 국가자격증 시험 실시

(2) 보건교육사 역할

보건교육 전문인력을 보건교육사로 명칭한 것은 비교적 최근의 일이며 그 역할은 시대에 따라 변화되어 왔다. 19세기 후반에는 강의준비, 전시회 개최, 팜플렛 배포 등이 주요

8 국민건강증진법에서는 보건교육사를 국민건강증진 및 보건교육에 관한 전문지식을 가진 자로 규정하고 있으며, 보건교육사자격관리사무국(2010)에서는 보건교육사를 체계적이고 과학적인 보건교육을 통해 국민이 자발적으로 건강한 생활습관을 실천할 수 있도록 유도하며, 건강한 환경조성을 돕는 보건교육전문가라고 규정하였다.

9 보건교육사 국가자격증 시험은 매년 11월 또는 12월에 실시되고 있다. 예외적으로 2012년에는 민간자격증 소지자 및 실무 경력자들이 시험에 응시할 수 있는 마지막 기간이어서 3회와 4회 두 번 시험이 시행되었다.

역할이었고, 20세기 초에 들어와서는 학습자를 교육과정에 참여시키는 보건교육을 담당하였다. 1960년대 이후부터는 정책개발, 프로그램 기획, 행정 및 감독, 상담, 교육훈련, 연구 및 평가 등의 업무를 담당하였다. 보건교육사의 역할에 대해서 로스(Ross, 1980) 등은 보건교육사는 환자교육 및 상담과 같은 대면(face to face) 개인 교육에서부터 지역사회 전체의 건강능력 향상을 유도할 수 있는 지역사회 개발지도자의 역할을 담당한다고 하였다. 우리나라에서는 1965년부터 가족계획사업에 보건교육 전문인력이 배치되기 시작하였으며, 그 이후 전국 보건소에서 각종 보건교육 관련 업무를 담당하였다. 2010년부터 보건교육사 국가자격증이 실시되면서 기존의 여러 보건의료 면허증 및 자격증과 구분되는 보건교육사의 활동 영역에 대한 관심이 높다.

표 15-10 보건교육사의 활동 내용

항목	지역사회	학교	산업장	의료기관
내용	• 집단교육 • 건강상담 • 사례관리	• 집단교육 • 건강상담	• 산업재해예방활동 • 건강-위험 선별평가 • 건강상담	• 처치 순응교육 • 환자가족 교육 • 검진 사후관리
대상	• 일반 주민 • 생활공간	• 학생 • 교직원	• 근로자 • 근로자 가족	• 환자 • 환자가족

자료 : 이주열(2011). 보건교육사 교과목의 개발과정. 보건교육건강증진학회지, 28(1), p.1-10.

제16장

보건영양

☑ 학습목표

- 각 만성질환과 관련된 영양요인을 설명할 수 있다.
- 영양소의 역할과 기능을 설명할 수 있다.
- 각 영양상태 측정 방법의 특성을 설명할 수 있다.
- 단체급식의 특성을 설명할 수 있다.
- 식품표시 기능을 설명할 수 있다.

1. 보건영양의 이해

1) 개념

보건영양은 영양의 질병예방 측면과 국가 보건행정과의 관련성이 포함된 용어로 지역사회영양[1]과 동일한 의미로 사용된다. 특히 보건행정 정책으로 실시하는 영양사업을 보건영양사업이라고 하며 지역을 단위로 추진될 때 지역사회영양사업이라고 부른다. 영양(nutrition)은 생물체가 외부로부터 물질을 섭취하여 생명유지 및 생체활동에 필요한 에너지를 발생시키는 것이다. 이런 영양분을 섭취하기 위해서 인간이 음식을 먹는 것을 식생활이라고 한다. 바람직한 식생활이란 식품 간의 균형(balance), 다양한 식품섭취

1 지역사회영양이란 개인과 생활공동체인 집단의 건강유지 증진을 도모하기 위하여 공동체가 가지고 있는 사회, 환경, 경제, 농업, 보건, 교육 문화적 특성을 영양에 관련시키면서 영양개선의 계획, 실천, 평가에 필요한 지식과 기술을 도모하는 체계를 말한다.

(variety), 적당한 양의 식품섭취(moderate)를 말한다.

식생활은 건강상태의 결정요인으로 질병예방을 위해서는 올바른 영양관리가 매우 중요하다. 그런데 영양문제는 개인의 문제이기도 하지만 가공식품 섭취 증가, 단체급식 및 외식 등 가정 밖에서 식사 증가, 식품유통 다원화 등으로 식품의 생산, 유통, 소비 단계에서 국가 및 사회가 개입해야 할 부분이 많아지고 있다. 이러한 이유로 세계 각국에서는 영양개선을 사회적 책임으로 인식하고 국가가 국민 영양개선사업에 적극적으로 참여하고 있다. 현재 우리나라에서 영양 관련된 내용을 언급하고 있는 법률은 보건복지부 소관의 국민영양관리법, 국민건강증진법, 지역보건법, 아동복지법, 영유아보육법, 보건의료기본법, 건강검진기본법, 노인복지법, 식품의약품안전처 소관의 어린이식생활안전관리특별법, 식품위생법, 건강기능식품에 관한 법률, 식품안전기본법, 교육부 소관의 학교급식법, 학교보건법, 초중등교육법, 교육기본법, 유아교육법, 농림축산식품부 소관의 식생활교육지원법, 식품산업진흥법, 축산물가공처리법, 농림수산식품과학기술진흥법, 농업농촌 및 식품산업기본법, 고용노동부 소관의 산업안전보건법 등이다. 여러 정부 부처에서 법률적 근거에 따라 매우 광범위하게 영양 관련 업무를 담당하고 있다.

2) 보건영양학

영양학은 영양 현상을 다루는 학문으로 영양소와 생리 기능과의 관계를 연구한다. 영양학은 식품이 인체에 들어가서 산화되어 에너지가 생성된다는 물질의 연소 과정이 밝혀지면서 발전하기 시작하였다. 영양학의 발달로 영양 결핍 및 부족과 관련된 문제는 상당히 해결되었다. 그런데 최근에는 식생활이 복잡해지고 영양 불균형과 만성질환이 증가하고 있어서 영양학의 관심 영역도 일상생활의 식생활관리로 옮겨가고 있다. 특히 영양관리를 통한 질병예방에 많은 관심을 두고 있다. 이러한 변화에 따라 영양학의 범위도 기초영양학에서 보건영양학, 임상영양학, 영양생태학, 지역사회영양학 등으로 확대되고 있다.

보건영양학(public health nutrition)은 영양문제를 사회적 요인과의 관계로 취급하여 영양개선에 응용하는 학문이다. 보건영양학은 인구집단 또는 지역사회의 영양상태 및 식생활을 평가하고, 질병예방과 건강증진을 위한 여러 방법을 계획하여 실행할 수 있도록 지원하는 역할을 담당한다. 영양학이 주로 분자와 개체를 연구대상으로 한다면 보건영양학은 인구집단을 대상으로 한다. 영양학이 연구요소로 영양소의 생화학적 대사를 주로 다루는 것과 달리 보건영양학은 영양소, 식품, 원재료 등의 적정 이용과 수급을 다룬다.

3) 영양과 만성질환

식생활은 우리 건강에 중요한 영향을 미치며, 특히 만성질환 발생에 크게 기여하는 위험요인으로 알려져 있다. 과일, 전곡류, 적색육, 식이섬유 등 14개 식품 및 영양소의 부적절한 섭취는 질병발생에 직접적으로 관련되는 것으로 연구[2]되고 있어서 만성질환을 예방하기 위해서는 이러한 식품 및 영양소를 적절하게 섭취할 수 있도록 중재가 필요하다. 식생활과 관련된 가장 대표적인 만성질환은 비만이다. 그런데 비만은 당뇨병, 고혈압, 동맥경화, 심혈관질환, 심장질환, 암, 지방간과 상관성이 높기 때문에 예방을 위해서 특별한 관리가 필요하다. 또한 영양부족과 영양과잉의 불균형은 암, 심혈관질환, 당뇨병 등 만성질환 발생의 위험요인이 된다. 2015년 세계보건기구 산하 국제암연구소(IARC)는 가공육[3]을 1군[4] 발암물질로 적색육[5]을 2A군 발암물질로 규정하였다. 이것은 암 발병 위험을 줄이기 위해 가공육 및 적색육을 과다하게 섭취하지 않도록 권고한 것이라고 할 수 있다. 보건영양학은 만성질환 발생과 영양 간의 관련성에 많은 관심을 두고 있다. 일반적으로 알려져 있는 영양과 만성질환 간의 관계는 아래 표와 같다.

표 16-1 영양과 만성질환

주요 질병	영양 요인					
	에너지의 과다 섭취	지질의 과다 섭취	식이섬유소의 낮은 섭취	비타민과 무기질의 낮은 섭취	짠 음식과 염장식품의 과다 섭취	칼슘의 낮은 섭취
비만	○	○	○	○		
심장병 및 동맥경화	○	○	○	○		
고혈압	○				○	

2 GBD 2015 Risk Factors Collaborators. Global, regional, and national comparative risk assessment of 79 behavioral, environmental and occupational, and metabolic risks or clusters of risks, 1990–2015: a systematic analysis for the Global Burden of Disease Study 2015. The Lancet. 2016 Oct 7; 388:1659–1724.

3 가공육은 맛 및 향미증진 등을 위해 염장 · 건조 · 훈제 또는 기타 가공과정을 통해 변형된 식육을 말한다.

4 1군에 속하는 인체 발암인자나 물질은 다이옥신, 비소, 카드뮴, 벤조피렌, 간염 바이러스(B/C) 등 물질과 술, 흡연, 햇빛, 오염된 공기, 석면, 디젤 배기가스 등 118개가 분류되고 있다.

5 적색육은 비가공 포유류 살코기, 즉 쇠고기, 돼지고기, 양고기, 말고기 등의 근육을 말한다.

당뇨병	○	○				
암	○	○	○	○	○	○
골다공증						○

4) 영양조사

국가 차원에서 국민의 건강 및 영양상태에 관한 현황 및 추이를 파악하기 위하여 국민건강영양조사를 실시하고 있다. 이 조사는 국민건강증진법에 근거하며 검진조사, 건강설문조사, 영양조사로 구성되어 있다. 이 중에서 영양조사 내용은 식품 및 영양소 섭취현황, 식생활행태, 식이보충제, 영양지식, 식품안정성, 수유현황, 이유보충식 등으로 구성되어 있다.

국민건강영양조사는 1969년 시작된 국민영양조사와 1971년 시작된 국민건강 및 보건의식행태조사를 통합하여 1998년부터 시작되었다. 매년 192개 지역에서 각각 25가구씩 확률표본으로 추출하여 만1세 이상 가구원 약 1만명을 조사[6]한다. 현재는 제9기(2022-2024) 조사가 진행 중이다. 대상자의 생애주기별 특성에 따라 소아(1~11세), 청소년(12~18세), 성인(19세 이상)으로 나누어 각 특성에 맞는 조사항목을 적용하고 있다.

5) 한국인을 위한 식생활지침

식생활지침은 건강한 식생활을 위해 일반 대중이 쉽게 이해할 수 있고 일상생활에서 실천할 수 있도록 제시하는 권장 수칙이다. 「국민영양관리법」 제14조 및 동법 시행규칙 제6조는 보건복지부장관이 식생활지침을 매 5년 주기로 제 · 개정하여 발표 및 보급하도록 규정하고 있다. 2016년부터 보건복지부 · 농림축산식품부 · 식품의약품안전처가 공동으로 지침을 마련하여 발표하고 있다. 2021년 4월에 개정되었다. 구체적인 내용은 다음과 같다.

① 매일 신선한 채소, 과일과 함께 곡류, 고기 · 생선 · 달걀 · 콩류, 우유 · 유제품을 균형있게 먹자.
② 덜 짜게, 덜 달게, 덜 기름지게 먹자.
③ 물을 충분히 마시자.

6 지금까지 제1기(1998), 제2기(2001), 제3기(2005), 제4기(2007-2009), 제5기(2010-2012), 제6기(2013-2015), 제7기(2016-2018), 제8기(2019-2021)가 진행되었다.

④ 과식을 피하고, 활동량을 늘려서 건강체중을 유지하자.
⑤ 아침식사를 꼭 하자.
⑥ 음식은 위생적으로, 필요한 만큼만 마련하자.
⑦ 음식을 먹을 땐 각자 덜어 먹기를 실천하자.
⑧ 술은 절제하자.
⑨ 우리 지역 식재료와 환경을 생각하는 식생활을 즐기자.

2. 영양소의 이해

1) 개념

식품은 소화관에 들어가는 모든 고형물질이나 액체로 체조직을 구성하고, 체내의 대사과정을 조절하며 열량을 제공해서 생명을 유지해 준다. 식품의 성분을 영양소(nutrient)라고 하며, 신체 내에서 합성되지 못하기 때문에 식품을 통하여 공급되어야 하는 영양소를 필수영양소라고 한다.

영양소는 인간을 비롯한 생물이 외부로부터 받아들인 물질 중에서 생물체의 몸을 구성하거나 에너지원으로 사용되거나 또는 생리작용을 조절하는 물질이다. 사람이 성장이나 건강을 유지 · 증진하기 위해서 음식물로부터 몸에 필요한 물질을 섭취하게 되는데, 이 물질을 영양소라고 한다. 인간이 생존하기 위해서는 체온 유지, 혈액 순환, 호흡 등을 위한 에너지가 필요한데 외부 음식물을 통하여 얻게 된다. 현대과학은 식품을 구성하고 있는 모든 화학물질을 밝혀내지 못하고 있으며, 각 구성 물질들이 우리 몸속에 들어가서 하는 역할을 정확히 알지 못하는 부분이 많다. 그러나 분명한 것은 인간이 식품을 섭취했을 때 몸속에서 영양소로서 역할을 한다는 것이다.

2) 역할

우리는 식품 섭취를 통하여 영양소를 공급받는다. 영양소는 생명을 유지하고 건강상태를 양호하게 만드는데 필요한 물질로 무려 40여종이 있지만, 크게 탄수화물, 단백질, 지질, 비타민, 무기질, 물로 구분된다. 우리의 생명 유지와 활동에 필요한 에너지를 제공하는 영양소는 탄수화물, 단백질, 지질이다. 비타민과 무기질은 주로 신체의 기능을 조절하는 역할을 한다. 비타민 중에서 비타민 A, D, E, K는 지용성이며 이를 제외한 비타민(비타민 B군과 C 등)은 수용성이다. 무기질은 다량무기질(칼슘, 인, 나트륨, 칼륨, 황, 염소 등)과 미량무기질(철분, 아연, 구리, 요오드, 불소 등)로 구분된다. 한편, 우리 몸에 꼭 필요한 탄수화물, 지방, 단백질을 3대 영양소라고 한다. 여기에 비타민과 무기질을 포함하여 5대 영양소라고 하며, 물을 포함하여 6대 영양소라고 한다. 3대 영양소(탄수화물, 지방, 단백질)를 통하여 에너지가 공급되며, 비타민과 무기질은 에너지 공급은 하지 않지만 에너지 생산과정에 참여한다. 물은 용해성이 매우 커서 여러 가지 물질을 녹일 수 있으므로 생물체 내에서 물질의 흡수와 이동을 쉽게 한다.

표 16-2 영양소의 구분 및 역할

영양소	역할			주요 식품
	에너지 제공	신체조직 구성	체내기능 조절	
탄수화물	○			곡류, 전분류, 당류
단백질	○	○		고기, 생선, 계란, 콩류
지방	○			유지류, 기름기 있는 식품
비타민(지용성)			○	동물성 식품, 녹황색 채소
비타민(수용성)			○	채소, 과일류, 곡류
무기질		○	○	우유 및 유제품
물			○	

3) 기능

영양소는 체내의 기능에 따라 열량소, 조절소, 구성소로 구분된다. 구체적인 내용은 아래와 같다.

(1) 열량소

인체에 필요한 에너지를 공급한다. 몸속에서 산화·연소하여 활동에 필요한 에너지를 공급하는 영양소로 탄수화물, 지방, 단백질 등이 해당된다. 탄수화물과 단백질은 1g당 4kcal의 열량을 발생하고, 지방은 1g당 9kcal의 열량을 발생한다.

① 단백질

단백질(protein)은 모든 생물의 몸을 구성하는 고분자 유기물로 수많은 아미노산(amino acid)의 연결체이다. 단백질은 생물체의 몸을 구성하는 대표적인 분자로 단백질을 이루고 있는 아미노산에는 약 20 종류가 있는데, 이중에서 체내에서 합성되지 않기 때문에 반드시 음식물을 통해서 섭취해야 하는 아미노산을 필수아미노산이라고 한다. 단백질의 주요 기능은 성장과 체격 유지, 효소와 호르몬 생성, 항체의 생성, 에너지 생성, 체액의 유지와 전해질 균형유지, 각종 기관의 구조물질 등이다. 단백질이 부족하면 발육저하, 부종, 빈혈, 저항력 감소 등이 발생한다.

② 탄수화물

탄수화물(carbohydrate)은 일반적으로 탄소, 수소, 산소의 세 원소로 이루어져 있는 화합물이다. 당류 또는 당질이라고도 하며, 생물체의 구성성분이거나 에너지원으로 사용되는 등 생물체에 꼭 필요한 화합물이다. 탄수화물은 그것을 구성하는 단위가 되는 당의 수에 따라 단당류, 소당류, 다당류로 구분된다. 생물체 내에서의 기능은 생물체의 구성성분인 것과 활동의 에너지원이 되는 것으로 크게 나눌 수 있다. 구조를 유지하는 데에 사용되는 탄수화물은 모두 다당류이고, 에너지원으로 사용되는 탄수화물은 생물체에서 중요한 비중을 차지한다. 녹색식물은 광합성을 통해 단당류인 글루코스(포도당)를 합성하여 이것을 다당류인 녹말로 합성하여 저장한다. 동물은 자신이 탄수화물을 합성하지 못하므로 이것을 식물에서 섭취하여야 한다. 탄수화물을 과잉섭취하면 살이 찌고, 지방간이 생겨서 혈중 콜레스테롤이 증가하여 동맥경화 및 고혈압을 발생시킨다.

③ 지방

지방(fat)은 글리세롤과 고급지방산이 에스터 결합을 이루고 있는 분자로 우리 몸의 주요 에너지원으로 사용되는 화합물이다. 음식물에 함유된 지질(lipid)의 95%가 지방이다. 상온에서 고형(固形)을 이루는 것을 지방이라 하여 액상인 기름과 구별하지만 본질적인 차이는 없다. 흡수된 지방은 일단 간이나 피하의 결합조직, 장간막, 근육 사이에 축적되고, 필요에 따라 분해되어 에너지원이 된다. 지방은 연소할 때 생기는 물의 양도 단백질이나 탄수화물의 2배가 되기 때문에 육상의 생물, 특히 사막에서 생활하는 동물에게는 중요한 영양저장물질이다. 지방은 체온 유지에 중요한 역할을 하며, 지방의 한 종류인 인지질은 세포막의 중요한 구성성분으로 사용된다. 지방을 과잉섭취하게 되면 비만, 당뇨병, 심혈관 질환의 원인이 되고, 부족하면 어지러움, 두통, 근육 무기력 등의 저혈당 증세가 나타난다.

(2) 조절소

체내의 생리기능을 조절한다. 인체가 늘 정상상태를 유지할 수 있도록 도와주는 작용을 하는 영양소로 무기질, 비타민 등이 해당된다. 비타민은 체내 대사가 정상적으로 이루어지도록 돕는 역할을 하며, 부족하면 결핍증을 유발한다.

① 무기질

무기질(minerals)은 유기물질을 만들고 있는 탄소, 수소, 산소, 질소를 제외한 나머지 원소를 일괄하는 것으로 미네랄이라고도 한다. 우리 몸의 약 4%를 차지하며, 에너지원은 아니지만 여러 가지 생리기능을 조절한다. 소화액이나 세포 안과 주위에 있는 체액을 만들고 유지하는 데에도 반드시 필요하다. 사람의 영양에 필요한 무기질은 나트륨(Na), 칼륨(K), 염소(Cl), 칼슘(Ca), 마그네슘(Mg), 인(P), 황(S), 철(Fe), 아연(Zn), 동(Cu), 망간(Mn), 코발트(Co), 크롬(Cr), 요오드(I), 몰리브덴(Mo), 셀레늄(Se)의 16원소이다. 이 중 나트륨(Na)에서 인(P)까지의 6원소는 주요 무기질이라 하며, 하루에 100mg 이상을 식품으로부터 섭취하고 있다. 무기질은 조직 구성, 생체 기능의 조절 작용, 효소의 성분 및 효소 반응의 촉진작용 등의 기능을 담당한다. 무기질은 체내에서 합성하지 못하기 때문에 식품을 통하여 섭취하게 된다. 주요 무기질이 함유된 식품과 관련된 질병은 다음 표와 같다.

표 16-3 주요 무기질이 함유된 식품과 관련 질병

종 류	함유 식품	관련 주요 질병
나트륨(Na)	조개류, 우유, 치즈, 육류, 간장, 된장 등	열중증, 고혈압 등
칼륨(K)	콩류, 곡류, 과일, 채소, 육류 등	식욕부진, 근육경련 등
칼슘(Ca)	우유, 치즈, 멸치, 새우젓, 양배추 등	골다공증, 구루병 등
마그네슘(Mg)	콩류, 우유, 육류, 호두, 코코아 등	신경성 근육경련 등
인(P)	콩류, 곡류, 우유, 치즈, 수육 등	성장위축, 골다공증 등

② 비타민

비타민(vitamin)은 매우 적은 양으로 물질대사나 생리기능을 조절하는 필수영양소이다. 생명체의 주 영양소는 아니지만 생명체의 정상적인 발육과 영양을 유지하기 위해서는 반드시 필요하다. 비타민의 필요량은 매우 적지만 필요량이 공급되지 않으면 영양소의 대사가 제대로 이루어지지 못한다. 비타민은 지용성과 수용성으로 분류된다. 지용성 비타민은 지방이나 지방을 녹이는 유기용매에 녹으며 A, D, E, F, K가 해당된다. 이들은 열에 강하여 식품의 조리가공 중에 비교적 덜 손실되며, 장에서 지방과 함께 흡수된다. 수용성 비타민은 물에 녹으며 비타민 B복합체, 비타민 C, 비오틴, 폴산, 콜린, 이노시톨, 비타민 L, 비타민 P 등이 해당된다.

표 16-4 주요 비타민이 함유된 식품과 관련 질병

종 류	함유 식품	관련 주요 질병
비타민 A	호박, 마가린, 당근, 시금치, 고구마 등	야맹증, 안구 건조증 등
비타민 B	곡류, 감자, 우유, 계란, 동물의 간 등	B1: 각기병, B12: 악성빈혈
비타민 C	귤, 딸기, 파인애플, 시금치, 미나리 등	괴혈병, 피부염 등
비타민 D	생선, 달걀노른자, 버터, 마가린 등	구루병, 골연화증 등
비타민 E	콩, 옥수수, 호두, 녹색야채 등	빈혈 등
비타민 K	케일, 양배추, 상추, 토마토 등	혈액응고장애 등

(3) 구성소

신체조직을 구성하는 물질을 공급한다. 신체조직을 구성하고 오래된 조직을 새로운 조직으로 만드는데 필요한 영양소로 단백질, 지방, 무기질(칼슘, 인, 나트륨 등) 등이 해당된다. 우리 인체는 물이 가장 많은 성분으로 체중의 60%를 차지하고, 단백질 20%, 지방 15%, 무기질 4%, 기타로 구성되어 있다.

3. 영양상태 측정방법

보건학에서 영양상태에 관심을 갖는 이유는 질병과 관련되기 때문이다. 질병은 영양이 결핍되었을 때뿐만 아니라 영양이 과잉 공급되었을 때도 발생한다. 특히 영양과잉과 관련하여 비만(obesity)에 대한 관심이 높다. 비만은 과다한 체지방을 가진 상태로 원인으로는 유전적 요인, 환경적 요인, 에너지 대사의 이상 등이 있다. 비만을 확인할 수 있는 체지방률은 아르키메데스의 원리에 따라 수중 체중을 측정하는 것이 가장 일반적인 방법이었고, 그 다음으로는 숙련된 사람이 측정기(캘리퍼 사용)로 피부주름 두께를 측정하는 것이었다. 그러나 두 방법 모두 측정 장비나 도구, 숙련된 기술이 필요하기 때문에 요즘은 편의상 생체 전기 저항을 이용한 장비로 측정을 하고 있다. 그러나 이런 방법은 특별한 장비를 필요하기 때문에 사용에 제한이 있다. 여기에서는 좀 더 쉬운 방법으로 비만을 판정할 수 있는 방법을 살펴보도록 한다.

1) 브로카 지수

브로카 지수(broca index)는 표준체중에 대한 실제체중이 차지하는 비율을 산출한다. 즉, 키와 체중을 기초로 하여 표준체중을 산출하고, 실제체중과 비교하게 된다. 이 지수는 1879년에 브로카(Broca)에 의해서 시작되었으며, 서구인들을 위해서 만들어졌기 때문에 변형되어 사용되기도 한다. 신장이 150cm 이하일 때는 100을 뺀 값이 표준체중(kg)이고, 151cm 이상일 때는 신장에서 100을 뺀 값에 0.9를 곱한 값이다. 중등도 신장의 경우에만 적합하다는 결점을 갖고 있지만 간편하기 때문에 널리 이용되고 있다. 표준체중에 대한 실제체중의 비율이 120% 이상이면 비만, 110~119%이면 과체중, 90~109%면 정상체중, 89% 이하면 저체중으로 분류된다.

$$\text{표준체중(kg)} = [\text{신장(cm)} - 100] \times 0.9 \text{(신장 150cm 이상일 경우만)}$$

$$\text{비만도} = \frac{(\text{실측체중} - \text{표준체중})}{\text{표준체중}} \times 100$$

2) 체질량 지수

체질량 지수(body mass index; BMI)는 몸무게를 키의 제곱으로 나눈 값이다. 예를 들어, 신장 160㎝, 체중 60㎏ 경우의 체질량 지수는 60/(1.6×1.6)=23.4가 된다. 수치가 20 미만 저체중, 20~24 정상체중, 25~30 과체중(경도비만), 30 이상 비만, 40 이상 고도비만으로 구분한다. 우리나라는 아시아태평양 지역의 비만기준에 따라 18.5 미만 저체중, 18.5~23 미만 정상체중, 23 이상 과체중, 25 이상 비만으로 분류한다. 우리나라 학생 건강체력평가에서는 체질량 지수 측정을 권장하고 있다.

제1편
제2편
제3편
제4편

$$체질량\ 지수(BMI) = \frac{체중(kg)}{신장(m)^2}$$

3) 가우프 지수

가우프 지수(kaup index)는 2세 미만의 연령에서 사용하는 방법으로 15 미만 저체중, 15~18 미만 정상체중, 18 이상 과체중, 20 이상 비만으로 분류한다.

$$가우프\ 지수 = \frac{체중(g)}{신장(cm)^2}$$

4) 로렐 지수

로렐 지수(rohler index)는 학령기 아동의 비만판정 지수로 많이 사용된다. 신장에 따라 판정에 차이가 있는데, 신장 110~129cm에서는 180 이상, 130~149cm에서는 170 이상, 150cm 이상에는 160 이상을 비만으로 본다.

$$로렐\ 지수 = \frac{체중(kg)}{신장(cm)^3}$$

5) 허리/엉덩이 둘레비

허리와 엉덩이 둘레비(waist to hip ratio; WHR)는 허리(배꼽위 2cm)와 엉덩이(둔부의 최대 돌출 부위)의 둘레를 줄자로 측정하여 우리 몸의 체지방 분포를 예측하는 방법이다. 특히, 피하지방이나 복강 내 지방 분포가 잘 나타난다. 남자는 0.95 이상, 여자는 0.85 이상이면 비만으로 본다.

$$허리/엉덩이\ 둘레비(WHR) = \frac{허리\ 둘레(cm)}{엉덩이\ 둘레(cm)}$$

4. 단체급식

단체급식은 학교, 병원, 산업체, 사회복지시설, 군대 등의 조직에서 식사를 제공하는 조직적 행위 또는 제공되는 식사이다. 집단급식소에 대해서 식품위생법에서는 영리를 목적으로 하지 아니하면서 상시 1회 50명 이상에게 식사를 제공하는 단체급식소로 규정하고 있다. 단체급식은 급식대상에 따라 학교급식, 영유아 보육시설과 유치원 급식, 병원급식, 노인복지관 급식 등이 구분된다. 각 해당 집단에 대한 서비스의 지원적 기능으로 급식이 이루어지고 있다. 각 단체급식의 특성은 아래와 같다.

1) 학교급식

학교급식은 1982년 학교급식법 제정으로 정착하기 시작하여 1993년 초등학교, 1996년에는 중·고등학교까지 급식이 도입되어 2003년부터 전국 초·중·고교에서 전면적으로 실시되고 있다. 최근에는 학교 무상급식의 범위에 대하여 정치적으로 많은 논란이 있었다. 학교급식에서 제공되는 식사는 규모로 볼 때, 우리나라 전체 인구의 약 1/6에 해당되는 학생들에게 제공되고 있어 학생들의 영양과 건강에 큰 영향을 미친다고 볼 수 있다. 미래세대에게 안전한 먹거리 제공과 함께 균형 잡힌 올바른 식습관을 형성하게 하는 교육기능을 가지며, 학교급식 규모상 안전하고 품질 높은 식재료 공급은 지역의 농업생산기반과도 관련된다.

2) 보육시설 및 유치원 급식

1990년 이후 여성의 노동시장 참여 증가, 영유아 육아서비스에 대한 사회적 관심의 증가로 보육시스템에 대한 요구가 커져 보육시설과 유아교육 시설의 이용 아동이 증가하고 있다. 영유아기는 생애에서 가장 성장과 발달이 급속히 이루어지며, 식품에 대한 기호와 식습관이 형성되는 시기로 성장상태와 식습관 행동이 평생의 건강을 결정하는 중요한 시기이다.

3) 병원급식

병원에서 환자급식의 목적은 질병을 가진 환자에게 치료목적에 따라 영양필요량을 충족시켜서 질병으로부터 빨리 회복시키는 것이다. 병원급식은 건강인을 대상으로 하는 일반급식과 달리 치료식의 의미를 가지며, 과학적이고 전문적인 품질이 요구된다. 병원급식은 환자의 질병치료를 위한 의사의 식사처방에 따라 식사형태 및 영양상태가 고려되어 환자 개개인에게 제공된다. 우리나라에서는 2006년 6월부터 의료기관 입원환자의 식대에 건강보험 급여가 도입되었다.

4) 노인급식

노인급식의 대표적인 종류는 시설에 입소하지 않은 재가노인을 위한 경로식당 급식사업이다. 경로식당 급식은 단체급식으로 이루어지는 회합급식프로그램으로 거동이 가능하고 건강하여 지역시설에 접근할 수 있는 노인들을 대상으로 한다. 식사배달사업은 거동이 불편하여 경로식당 급식을 이용할 수 없는 재가노인이나 장애자 등에게 도시락으로 배달되는 식사배달서비스나 밑반찬배달서비스로 이루어지는 가정배달 급식프로그램이다. 각 시 · 도의 노인에 대한 급식지원 사업은 민간단체와 지방자치단체에서 자율적으로 운영되기 시작하였으며, 2005년부터는 지자체에 이양되어 지방분권 교부금과 지방자치단체 예산 및 기부금으로 운영되고 있다.

5. 식품표시제도

1) 의미

소비자의 알 권리(right to know) 차원에서 소비자는 식품을 구매하기 전에 관련된 다양한 정보를 인지할 수 있어야 한다. 제조자가 가진 정보와 소비자가 가진 정보는 그 격차가 매우 심하므로 소비자가 적정한 선택 및 구매하기 위해서는 제조업자나 유통업자로부터 상품에 대한 정보제공이 필수적이다. 특히 표시는 상품에 부착되어 있어서 식품에 관련한 다양하고 유용한 정보를 제공받게 되어 상품을 구매할 때에 가장 중요한 정보원이 된다. 이런 이유로 식품에 대한 정보를 소비자에게 전달하는 식품표시(food labeling)의 중요성이 강조되고 공중보건 정책으로 주목을 받고 있다.

식품표시제도의 목적은 건강한 식이와 식품 선택에 대한 소비자의 인식을 향상시키는 것이라고 할 수 있다. 소비자는 선택할 권리를 실현하기 위해서 식품 안전성에 관한 정보 및 품질, 성분, 생산지, 첨가물의 유무 등 식품에 관한 사항에 대해 적절한 표시, 광고, 정보를 제공받을 권리가 있고, 사업자는 적절한 표시 및 충분한 정보를 제공할 의무가 있다.

영양 성분	표시 기준
저열량	100g당 40㎉ 미만 또는 100㎖당 20㎉ 미만
무열량	100mL당 4㎉ 미만
저지방	100g당 지방이 3g 미만 또는 100㎖당 1.5g 미만
무지방	100g당 또는 100㎖당 지방이 0.5g 미만
저포화지방	100g당 포화지방 1.5g 미만 또는 100㎖당 0.75g 미만이며, 포화지방이 전체 열량의 10% 미만
무포화지방	100g당 또는 100㎖당 포화지방이 0.1g 미만
저콜레스테롤	100g당 콜레스테롤이 20㎎ 미만 또는 100㎖당 10㎎ 미만이며, 포화지방이 100g당 1.5g 미만 또는 100㎖당 0.75g 미만이고, 포화지방이 전체 열량의 10% 미만
무콜레스테롤	100g당 콜레스테롤이 5㎎ 미만 또는 100㎖당 5㎎ 미만이며, 포화지방이 100g당 1.5g 미만 또는 100㎖당 0.75g 미만이고, 포화지방이 전체 열량의 10% 미만
무당류	100g당 또는 100㎖당 당이 0.5g 미만
저나트륨	100g당 나트륨이 120㎎ 미만
무나트륨	100g당 나트륨이 5㎎ 미만

그림 16-1 식품표시 사례

2) 영양성분표시

식품표시를 시작한 초기에는 식품 안전성에 관심이 있었고 그것을 위하여 식품표시를 정부에서 규제하고 강제적으로 시행하게 되었다. 국내에서는 소비자에게 정확한 정보를 제공하고 공정한 거래의 확보를 목적으로 식품위생법에 의거하여 행정규칙으로 식품 등의 표시기준을 고시하였다. 식품표시가 시행된 이후 식품산업이 발전하고 식품의 안전보다는 건강에 관심이 많아지면서 식품표시에 이어 1994년에 영양성분표시가 도입되었다. 식품 등의 표시기준에는 영양성분표시를 제품의 일정량에 함유된 영양성분의 함량을 표시하는 것으로 규정하고 있다. 식품이 제공하는 영양성분에 대한 정보를 일정한 기준과 방법에 따라 표시하여 제공하는 제도로 제조·가공되어 판매되는 식품에서 쉽게 찾아볼 수 있다. 2006년 의무표시 영양성분을 확대했으며 2009년에는 앞면표시제도가 시행되었다. 영양성분표시제도는 소비자의 요구와 식품산업에서의 필요 그리고 국제적 흐름에 맞춰 법적 규정 내용이 계속해서 개정되고 있다.

총 내용량(1포장)당	
영양정보	총내용량 00g 000kcal
총 내용량당	1일 영양성분 기준치에 대한 비율
나트륨 00mg	00%
탄수화물 00g	00%
당류 00g	
지방 00g	00%
트랜스지방 00g	
포화지방 00g	00%
콜레스테롤 00mg	00%
단백질 00g	00%
1일 영양성분 기준치에 대한 비율(%)은 2,000kcal 기준이므로 개인의 필요열량에 따라 다를 수 있습니다.	

그림 16-2 영양성분표시 사례

3) 식품표시 기능

(1) 안전 확보

식품위생법상 식품표시 기준을 정하게 한 목적은 식품의 성분 및 함량, 신선도와 관련된다. 식품의 포장과 용기에 특정한 식품의 항목을 기재하여 소비자에게 정보를 제공함으로써 소비자와 생산자 간의 정보의 비대칭을 극복하며 결과적으로 소비자를 보호하도록 하는데 있다. 소비자는 식품의 표시사항을 확인하고 사고나 위해를 방지할 수 있다.

(2) 상품선택 지원

식품표시는 소비자에게 식품에 대한 다양하고 유용한 정보를 제공하여 다양한 상품을 선택할 수 있도록 한다. 즉, 식품의 원료나 성분에 관한 정보를 소비자에게 제공함으로써 다양한 제품들 속에서 소비자의 합리적인 식품구매에 영향을 미친다. 소비자가 정보를 제대로 활용하여 식품을 선택하면 생산자 간의 경쟁을 유발하게 되어 가격은 내려가면서 품질은 향상되는 효과도 기대할 수 있다. 이러한 결과는 식품에 대한 정보를 모르고 구매한 소비자에게도 그 혜택이 돌아가므로 이는 공공재적 성격을 가지고 있다고 할 수 있다. 또한, 기업의 입장에서는 식품에 대한 정보를 올바르게 제공할 가능성이 높아지기 때문에 제품을 차별화하는데 도움이 된다.

(3) 소비기한

소비기한은 식품에 표시하는 섭취 가능한 기간으로 과학적으로 설정되며, 제품의 신선도와 안전성을 보장하기 위해 필요하다. 2023년 1월 1일부터 유통기한 표시제가 소비기한 표시제로 변경되어 시행되고 있다. 유통기한이 식품을 판매할 수 있는 시한인 것에 비해, 소비기한은 해당 상품을 먹어도 소비자의 건강이나 안전에 이상이 없을 것으로 인정되는 최종 시한을 의미한다. 다만, 우유의 소비기한은 자유무역협정(FTA)에 따라 2026년 수입 관세가 폐지되는 점 등을 고려해 2031년 이내에 도입될 예정이다.

유통기한(sell by date)은 제품의 제조일로부터 소비자에게 판매가 허용되는 기간이다. 유통업체 입장에서 식품 등의 제품을 소비자에게 판매해도 되는 최종시한을 말한다. 우리나라는 1985년 유통기한제를 도입하였으며, 이 기한을 넘긴 식품은 부패 또는 변질되지 않았더라도 판매를 할 수 없기 때문에 제조업체로 반품된다. 그런데 식품의 유통기한 표시로 유통기한이 지난 식품을 소비자들이 구매를 꺼려서 모두 버리는 문제가 발생하였다. 식품 안전성을 위해서 시행하고 있는 표시가 결과적으로 막대한 식품낭비를 가져오고 있다. 우리나라는 70% 넘는 식품을 수입하기 때문에 식품낭비는 심각한 경제적 손실과 관련된다. 이런 이유로 2012년 상반기부터 소비기한제 시범사업을 실시하여 50여 종류의 제품은 유통기한과 소비기한을 병행 표시하고 있다. 유통기한이 상품을 판매할 수 있는 시한을 정한 것과 달리 소비기한은 해당 상품을 소비해도 소비자의 건강이나 안전에 이상이 없을 것으로 인정되는 최종시한을 말한다. 따라서 소비기한은 유통기한보다 긴 것이 일반적이며 소비기한이 지나면 상품의 부패나 변질이 시작될 가능성이 높다.

제 17 장

학교보건

☑ 학습목표

- 보건사업을 학교를 중심으로 할 때 장점을 설명할 수 있다.
- 학교보건 건강서비스 내용을 설명할 수 있다.
- 교육환경보호구역에 대해서 설명할 수 있다.
- 학교보건 조직과 인력을 설명할 수 있다.
- 세계보건기구가 제시한 건강증진학교 6개 영역을 설명할 수 있다.

1. 학교보건의 이해

1) 개념

학령기 아동 · 청소년은 학교라는 장소를 통해서 일생동안 살아가는데 필요한 다양한 지식과 기술을 습득하고 문제해결 능력을 배양하고 사회화를 형성하게 된다. 학교보건(school health)은 학교라는 공간에서 학생과 교직원을 대상으로 전개하는 보건활동이라고 할 수 있다. 특히 학교보건은 학생들이 건강한 생활을 통하여 행복을 느끼고, 학습 능률을 최대한 높이며, 평생건강의 기틀을 마련할 수 있도록 지원하는데 중점을 둔다. 아동 · 청소년기는 일생 중 사망이나 질병발생이 가장 적은 시기이지만, 학령기의 건강 행동이 성인기의 고혈압, 당뇨병, 암 등 주요 만성질환 발생에 영향을 미치는 것으로 밝혀지고 있기 때문에 이 시기의 건강생활습관은 다른 생애주기보다 더 중요한 의미를 갖는다. 학령기 청소년들에게 건강한 생활습관을 갖도록 유도하는 것은 그들이 성인이 된

후에 불건강한 행동을 변화시키는 것보다 더 효과적이다.

학교보건사업의 장점은 첫째, 사업대상 인구집단이 동일한 교육제도에 속해 있고 동질적이어서 접근이 수월하다. 둘째, 다양한 사업방법을 적용해 볼 수 있고 사업결과를 빠르게 확산시킬 수 있다. 셋째, 사업의 연속성이 유지될 수 있다. 넷째, 기존 교육과정과 연계하여 사업의 효율성을 높일 수 있다.

2) 발전과정

우리나라는 새로운 교육제도의 실시와 함께 1951년 신체검사규칙이 제정되었고, 1953년 양호교사자격증을 발행했으며, 1967년 학교보건법과 1969년 학교보건법시행령이 제정되었다. 1981년 학교급식법 시행령이 제정되었고, 1998년 학교보건법 개정에 따라 양호실이 보건실로 명칭이 변경되었으며, 2002년 초 · 중등교육법 개정에 따라 양호교사의 명칭이 보건교사로 변경되었다. 학교보건법에 보건교육을 체계적으로 실시할 수 있는 근거가 마련되어 2009년 1학기부터 초 · 중 · 고등학교에서 보건교육을 재량활동시간을 활용하여 17차시 실시하고 있으며, 2010년부터 중학교와 고등학교에서 선택과목으로 보건교과를 운영하고 있다.

표 17-1 학교보건 발전과정

연 도	내 용
1951년	신체검사 규칙 제정
1953년	양호교사자격증 발행
1967년	학교보건법 제정
1969년	학교보건법 시행령 제정
1981년	학교급식법 시행령 제정
1998년	양호실 명칭이 보건실로 변경
2002년	양호교사 명칭이 보건교사로 변경
2009년	보건교과 재량수업 과목으로 채택, 학생건강체력평가 실시
2016년	교육환경 보호에 관한 법률 제정

2. 학교보건 내용

학교보건 사업내용은 크게 건강서비스, 보건교육, 환경관리, 학교급식으로 구분할 수 있다. 학교보건의 내용 분류는 어디까지나 인위적이고 편의적인 것이며, 실제 학교현장에서 사업을 진행할 때에는 여러 영역이 상호 관련되기 때문에 중복을 피할 수 없는 경우가 대부분이다.

표 17-2 학교보건의 내용

구분	세부 내용
건강서비스	체력검사
	건강검사
	건강상담
	감염병 관리
보건교육	학교보건교육
환경관리	학교 내 환경관리
	학교 밖 환경관리(교육환경보호구역)
학교급식	학교급식 관리

1) 건강서비스

학교보건의 건강서비스는 체력검사, 건강검사, 건강상담, 감염병 관리로 구분된다. 이 중에서 체력검사는 학교보건법에 제시된 신체능력검사를 의미하며, 현재 일선 학교에서는 학생건강체력평가로 실시되고 있다. 건강서비스와 관련된 구체적인 내용은 다음과 같다.

(1) 체력검사

과거에는 체력검사 이름으로 시행하였는데, 지금은 학교체육진흥법에 근거하여 2009년부터 학생건강체력평가(physical activity promotion system; PAPS)[1]로 실시되고 있다. 학생건강체력평가는 학교보건법에 제시된 신체능력검사와 동일한 검사로 인정되기

1 2009년 초등학교부터 시행되어, 2010년 중학교, 2011년 고등학교로 확대되었다.

때문에 평가의 시기, 방법, 평가항목 및 평가결과 등록 등은 학교건강검사규칙을 준용하게 된다.

체력검사가 순발력, 스피드, 민첩성 등 운동기능 측정에 초점을 두었다면, 팝스(PAPS)는 건강체력 중심의 종합체력 평가라고 할 수 있다. 팝스는 1년에 1회 초등학교 4학년부터 고등학교 3학년까지 실시된다. 필수평가와 선택평가[2]로 나누어지는데 필수평가 항목은 심폐지구력(3종목)[3], 유연성(2종목)[4], 근력 · 지구력(3종목)[5], 순발력(2종목)[6], 체지방(1종목)[7]으로 각 부문에서 1가지 종목씩 총 5종목을 선택해서 실시한다. 평가결과에 따라 개인별 운동처방을 제공하며 4–5등급의 낮은 체력판정을 받거나 비만 학생은 체력 향상을 위해서 건강체력교실을 운영하고 있다.

(2) 건강검사

학교장은 학교보건법에 근거하여 학생에 대한 건강검사[8]를 실시하여야 한다. 건강검사는 신체의 발달상황, 신체의 능력, 건강조사, 정신건강 상태 검사 및 건강검진으로 구분된다. 학생 건강검사는 학교건강검사규칙을 준용하여 실시된다. 신체의 발달상황, 신체의 능력, 건강조사 및 정신건강 상태 검사는 해당 학교장이 실시하고, 건강검진은 지정된 검진기관에서 실시한다. 학교장은 건강검사 실시계획을 매년 3월 31일까지 수립하여야 한다. 만약 부득이한 사유로 당해 연도에 건강검사를 실시할 수 없는 경우에는 관할 교육감 또는 교육장의 승인을 얻어 신체의 발달상황 및 신체의 능력과 건강조사를 생략할 수 있고, 건강검진은 다음 학년도로 연기할 수 있다.

(3) 건강상담

건강상담은 건강에 이상이 있다고 생각되는 학생에 대해서 적절한 지도를 하기 위해

2 선택평가는 학교에서 자율적으로 선택 · 실시할 수 있으며 심폐지구력정밀평가, 체지방률평가, 자기신체평가, 자세평가 4개 항목으로 구성되어 있다.

3 왕복오래달리기, 1600(1200)m 달리기, 스텝검사

4 앉아윗몸앞으로굽히기, 종합유연성검사

5 (무릎대고)팔굽혀펴기, 윗몸말아올리기, 악력검사

6 50m 달리기, 제자리멀리뛰기

7 체질량지수(BMI)

8 학교장은 교직원에 대해서도 건강검사를 실시하여야 한다. 다만, 교직원에 대한 건강검사는 국민건강보험법(제52조)에 따른 건강검진으로 갈음할 수 있다.

학교에서 실시하는 것이다. 건강상담은 학교의사가 담당하는 것이 바람직하나 학교 내에서 일상적인 건강상담은 보건교사가 주로 담당하게 된다. 건강상담이 필요한 주된 대상자는 건강진단의 결과 계속적인 관찰 및 지도를 필요로 하는 자, 질병결석이 잦은 자, 학생이 스스로 심신의 이상을 깨닫고 건강상담의 필요성을 인정한자, 보호자가 건강상담의 필요성을 인정한자 등이다.

(4) 감염병 관리

학교에서는 면역이 불충분한 연령층의 다수 학생들이 밀집해서 집단생활을 하고 있기 때문에 감염병의 발생이 일반사회 보다 쉽다. 이런 이유로 학교장은 학교보건법 시행령에 근거하여 감염병환자, 감염병의사환자 및 병원체보유자, 의사가 감염성이 강한 질환에 감염되었다고 진단한 사람에 대해서는 등교를 중지시킬 수 있다.

감염병 예방을 위하여 초등학교와 중학교의 장은 학생이 새로 입학한 날부터 90일 이내에 예방접종증명서를 발급받아 예방접종을 모두 받았는지를 검사하고, 모두 받지 못한 입학생에게는 필요한 예방접종을 받도록 지도하여야 하며, 필요하면 관할 보건소장에게 예방접종 지원 등의 협조를 요청할 수 있다. 학교의 학생 또는 교직원에게 감염병의 정기 또는 임시 예방접종을 할 때에는 그 학교의 학교의사 또는 간호사 면허를 가진 보건교사를 접종요원으로 위촉하여 그들로 하여금 접종하게 할 수 있다.

2) 학교보건교육

학교보건교육은 학생 스스로 자신의 건강을 관리할 수 있는 자기건강관리 능력을 개발하기 위하여 학생들에게 제공하는 학습경험 과정이다. 보건교육은 학생들에게 자신의 건강을 유지 · 증진시키는데 필요한 기초지식을 제공하여 올바른 생활습관을 형성하도록 하고, 궁극적으로는 성인이 되어서 건강한 삶을 누릴 수 있도록 한다. 학교보건교육의 일차적인 목표는 학생들이 정확한 건강지식을 얻고, 바람직한 태도를 형성하며, 필요한 생활기술을 습득하도록 하는데 있다. 학교보건교육은 학생들이 건강위험행동을 감소시키는 등 자신의 건강에 영향을 미치는 요인에 대한 통제력을 갖도록 지원하는 것이다. 2013년 학교보건법 개정에서는 모든 학생들을 대상으로 심폐소생술 등 응급처치에 관한 보건교육을 의무적으로 실시하도록 하였다.

학교보건교육이 중요하게 다루어지는 이유는 첫째, 학교는 대상자가 한 곳에 모여 있어서 교육의 기회를 활용하기 좋다. 둘째, 학동기는 모든 생활습관이 형성되는 시기이기 때문에 습득한 건강 지식과 태도는 습관화와 생활화가 쉽다. 셋째, 학동기 생활습관은 일생동안 영향을 미치게 된다. 넷째, 학생을 통하여 가정과 지역사회에 파급되는 효과가 매우 크다.

3) 환경관리

(1) 학교 내 환경관리

학생들은 학교에서 많은 시간을 보내기 때문에 학교의 환경은 학생들의 건강뿐만 아니라 학습 분위기 조성에도 영향을 미친다. 따라서 학교 환경은 청결하고, 편리하며, 학습 능률 향상에 도움이 되도록 관리되어야 한다.

학교의 환경위생 및 식품위생과 관련하여 학교보건법에는 학교의 장은 교사(校舍) 안에서의 환기 · 채광 · 조명 · 온도 · 습도의 조절, 상하수도 · 화장실의 설치 및 관리, 오염공기 · 석면 · 폐기물 · 소음 · 휘발성유기화합물 · 세균 · 먼지 등의 예방 및 처리 등 환경위생과 식기 · 식품 · 먹는 물의 관리 등 식품위생을 적절히 유지 · 관리하여야 한다고 규정되어 있다.

(2) 학교 밖 환경관리

학생 생활공간은 학교 울타리 안에만 국한되지 않으며 등 · 하교 길에 학교주변을 이용하게 된다. 학교 주변환경이 교육적이지 못한 시설과 각종 위험(공해, 교통 등)에 노출되어 있다면 학생들의 올바른 성장에 나쁜 영향을 미칠 수밖에 없다. 학교의 교육환경을 보호하기 위해서는 교육행정기관, 학교, 지방자치단체, 국가가 유기적으로 협력하여야 한다. 기존 학교보건법에서 규정되어 있던 학교환경위생정화구역 관련 사항은 2016년 교육환경 보호에 관한 법률이 제정되면서 그 근거 법령이 바뀌고 명칭도 교육환경보호구역으로 변경되었다.

교육환경보호구역은 학교경계로부터 직선거리 200미터의 범위 안의 지역으로 절대보호구역과 상대보호구역으로 구분된다. 절대보호구역은 학교출입문으로부터 직선거리로 50미터까지인 지역(학교설립예정지의 경우 학교경계로부터 직선거리 50미터까지인 지역)을 말하며, 상대보호구역은 학교경계등으로부터 직선거리로 200미터까지인 지역 중 절대보호구역을 제외한 지역을 말한다.

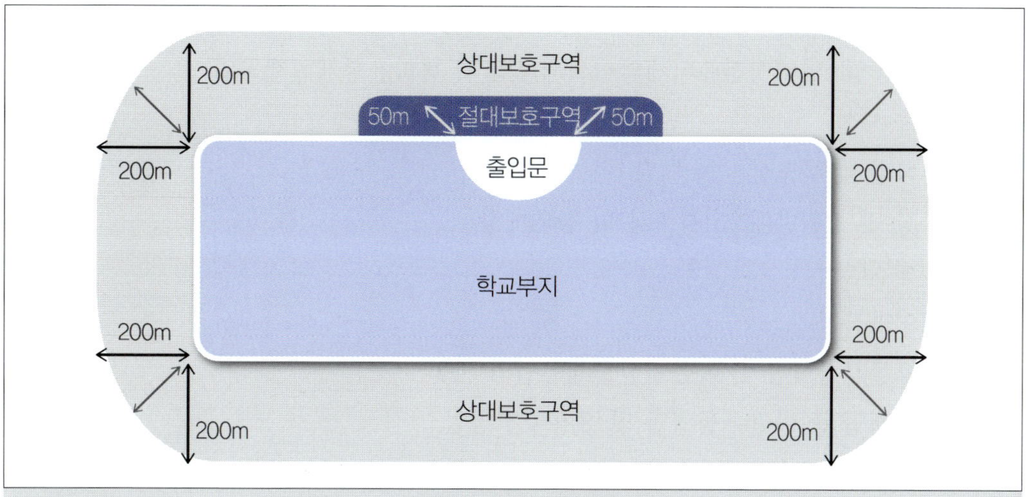

그림 17-1 교육환경보호구역

(3) 교육환경보호구역 금지 행위 및 시설

학생의 보건 · 위생, 안전, 학습과 교육환경 보호를 위하여 교육환경보호구역에서 금지되는 행위 및 시설의 내용은 다음과 같다.

- 배출허용기준을 초과하여 대기오염물질을 배출하는 시설
- 배출허용기준을 초과하여 수질오염물질을 배출하는 시설과 폐수종말처리시설
- 가축분뇨 배출시설, 처리시설 및 공공처리시설
- 분뇨처리시설
- 배출허용기준을 초과하여 악취를 배출하는 시설
- 배출허용기준을 초과하여 소음 · 진동을 배출하는 시설
- 폐기물처리시설
- 가축 사체, 오염물건 및 수입금지 물건의 소각 · 매몰지
- 화장시설 · 봉안시설 및 자연장지
- 도축업 시설
- 가축시장
- 제한상영관
- 고압가스, 도시가스 또는 액화석유가스의 제조, 충전 및 저장하는 시설
- 폐기물을 수집 · 보관 · 처분하는 장소
- 총포 또는 화약류의 제조소 및 저장소
- 감염병 격리소 · 요양소 또는 진료소

- 담배자동판매기
- 게임제공업, 인터넷컴퓨터게임시설제공업 및 복합유통게임제공업
- 게임물 시설
- 무도학원 및 무도장
- 경마장 및 장외발매소, 경주장 및 장외매장
- 사행행위영업
- 노래연습장업
- 비디오물감상실업 및 복합영상물제공업의 시설
- 식품접객업 중 단란주점영업 및 유흥주점영업
- 숙박업 및 관광숙박업
- 일정 수량 이상 사고대비물질 취급시설
- 레미콘 제조업
- 중독자재활시설
- 카지노업

4) 학교급식

학교급식은 학교에서 일정한 목표를 설정하여 계획적으로 실시하는 집단급식이다. 학교급식의 목적은 성장기 학생들에게 필요한 영양을 균형 있게 공급하여 심신의 건전한 발달을 도모하고, 편식교정 등 올바른 식습관을 형성하는데 있다. 따라서 학교급식은 학생의 발육과 건강에 필요한 영양을 충족할 수 있으며, 올바른 식생활습관 형성에 도움을 줄 수 있는 식품으로 구성되어야 한다. 학교급식법 시행령에 규정된 학교급식시설에서 갖추어야 할 시설 · 설비의 종류와 기준은 아래와 같다.

(1) **조리장** : 교실과 떨어지거나 차단되어 학생의 학습에 지장을 주지 않는 시설로 하되, 식품의 운반과 배식이 편리한 곳에 두어야 하며, 능률적이고 안전한 조리기기, 냉장 · 냉동시설, 세척 · 소독시설 등을 갖추어야 한다.

(2) **식품보관실** : 환기 · 방습이 용이하며, 식품과 식재료를 위생적으로 보관하는데 적합한 위치에 두되, 방충 및 쥐막기 시설을 갖추어야 한다.

(3) **급식관리실** : 조리장과 인접한 위치에 두되, 컴퓨터 등 사무장비를 갖추어야 한다.

(4) **편의시설** : 조리장과 인접한 위치에 두되, 조리종사자의 수에 따라 필요한 옷장과 샤워시설 등을 갖추어야 한다.

3. 학교보건 조직과 인력

1) 학교보건 조직

(1) 중앙조직

학교보건 업무를 담당하는 중앙조직으로 1979년 문교부에 학교보건과가 신설되었다. 1990년 교육부로 명칭이 변경된 후에는 학교보건환경과에서 업무를 담당하였다. 1999년 조직이 개편되어 학교시설환경과에서 학교보건 업무를 담당하다가 2001년에 교육인적자원부로 개편되어 특수교육보건과로 담당부서가 개명되었으며, 2008년에는 다시 교육과학기술부로 개편되어 학생건강안전과에서 업무를 담당하다가 2012년 담당부서 명칭이 학생건강총괄과로 변경되었다. 2013년부터는 교육부로 개편되어 학생건강정책과에서 업무를 담당하고 있다.

(2) 학교의 보건실

보건실에는 학교보건에 필요한 학생과 교직원의 건강관리와 응급처치 등에 필요한 시설 및 기구, 학교환경위생 및 식품위생검사에 필요한 기구를 갖추어야 한다. 보건실의 설치기준은 아래와 같다.

① **위치** : 학생과 교직원의 응급처치 등이 신속히 이루어질 수 있도록 이용하기 쉽고 통풍과 채광이 잘 되는 장소일 것

② **면적** : 66제곱미터 이상. 다만, 학생수 등을 고려하여 학생과 교직원의 건강관리에 지장이 없는 범위에서 그 면적을 완화할 수 있음

2) 학교보건 인력

(1) 학교장

학교장은 보건전문가는 아니지만 학교경영의 책임자로서 학교보건계획의 수립 및 실시에 중요한 영향력을 갖는다. 학교장은 광범위한 범위에서는 학교보건 인력이라고 할 수 있으나 학교보건법 시행령에 규정된 보건의료인력에는 포함되지 않는다. 그러나 학교보건 업무와 관련하여 전체적으로 관리 책임을 갖는다. 학교장의 학교보건과 관련된 직무는 다음과 같다.

① 학교보건계획의 수립 · 실시의 총괄, 지도, 감독
② 교직원 및 학생의 건강관리와 환경위생의 유지 · 개선
③ 질병의 치료 및 예방에 필요한 조치

(2) 보건의료 인력

① 배치기준

학교보건법에 따라 학교에는 학교의사(치과의사 및 한의사 포함), 학교약사, 보건교사를 둔다. 학교의사, 학교약사는 각각 그 면허가 있는 사람 중에서 학교장이 위촉한다. 학교보건법 시행령에 규정된 보건의료 인력의 배치기준은 다음과 같다.

- 18학급 이상의 초등학교에는 학교의사 1명, 학교약사 1명 및 보건교사 1명을 두고, 18학급 미만의 초등학교에는 학교의사 또는 학교약사 중 1명을 두고, 보건교사 1명을 둘 수 있다.
- 9학급 이상인 중학교와 고등학교에는 학교의사 1명, 학교약사 1명 및 보건교사 1명을 두고, 9학급 미만인 중학교와 고등학교에는 학교의사 또는 학교약사 중 1명과 보건교사 1명을 둔다.
- 대학(3개 이상의 단과대학을 두는 대학에서는 단과대학), 사범대학, 교육대학, 전문대학에는 학교의사 1명 및 학교약사 1명을 둔다.
- 고등기술학교, 공민학교, 고등공민학교, 특수학교, 유치원 및 각종학교도 동일한 기준으로 학교의사, 학교약사 및 보건교사를 둔다.

② 보건교사

보건교사[9]에 대한 법적 근거 및 자격기준은 초 · 중등교육법이며, 배치기준은 학교보건법에 근거한다. 학교의사와 학교약사는 학교장이 위촉하지만 보건교사는 학교보건실에 상근하기 때문에 학교보건에서 가장 중요한 역할을 담당한다. 기본적으로 배치기준에 해당되는 학교에는 보건교육과 학생들의 건강관리를 담당하는 보건교사를 두지만, 일정 규모 이하의 학교에는 순회 보건교사를 둘 수 있도록 되어 있다. 학교보건법 시행령에 규정된 보건교사의 직무는 다음과 같다.

9 보건교사가 되기 위해서는 간호학과 재학 중에 교직을 이수해야 하며, 간호사 국가면허가 있어야 하고 각 시 · 도 교육청에서 실시하는 보건교사 임용시험에 합격해야 한다.

- 학교보건계획의 수립
- 학교 환경위생의 유지 · 관리 및 개선에 관한 사항
- 학생과 교직원에 대한 건강진단의 준비와 실시에 관한 협조
- 각종 질병의 예방처치 및 보건지도
- 학생과 교직원의 건강관찰과 학교의사의 건강상담, 건강평가 등의 실시에 관한 협조
- 신체가 허약한 학생에 대한 보건지도
- 보건지도를 위한 학생가정 방문
- 교사의 보건교육 협조와 필요시의 보건교육
- 보건실의 시설 · 설비 및 약품 등의 관리
- 보건교육자료의 수집 · 관리
- 학생건강기록부의 관리
- 다음의 의료행위(간호사 면허를 가진 사람만 해당)
  - 외상 등 흔히 볼 수 있는 환자의 치료
  - 응급을 요하는 자에 대한 응급처치
  - 부상과 질병의 악화를 방지하기 위한 처치
  - 건강진단결과 발견된 질병자의 요양지도 및 관리
  - 의료행위에 따르는 의약품 투여
- 그 밖에 학교의 보건관리

③ 학교의사

학교의사(치과의사 및 한의사 포함)는 그 면허가 있는 사람 중에서 학교장이 위촉한다. 학교보건법 시행령에 규정된 학교의사의 직무는 다음과 같다.

- 학교보건계획의 수립에 관한 자문
- 학교 환경위생의 유지 · 관리 및 개선에 관한 자문
- 학생과 교직원의 건강진단과 건강평가
- 각종 질병의 예방처치 및 보건지도
- 학생과 교직원의 건강상담
- 그 밖에 학교보건관리에 관한 지도

④ 학교약사

학교약사는 그 면허가 있는 사람 중에서 학교장이 위촉한다. 학교보건법 시행령에 규정된 학교약사의 직무는 다음과 같다.

- 학교보건계획의 수립에 관한 자문
- 학교환경위생의 유지관리 및 개선에 관한 자문
- 학교에서 사용하는 의약품과 독극물의 관리에 관한 자문
- 학교에서 사용하는 의약품 및 독극물의 실험 · 검사
- 그 밖에 학교보건관리에 관한 지도

⑤ 영양교사

학교급식법에 의거하여 학교급식을 위한 시설과 설비를 갖춘 학교는 초 · 중등교육법에 따른 영양교사와 식품위생법에 따른 조리사를 둔다. 학교급식법 시행령에 규정된 영양교사의 직무는 다음과 같다.

- 식단작성, 식재료의 선정 및 검수
- 위생 · 안전 · 작업관리 및 검식
- 식생활 지도, 정보 제공 및 영양상담
- 조리실 종사자의 지도 · 감독
- 그 밖에 학교급식에 관한 사항

4. 건강증진학교

1) 개념

학교는 학생들의 행동과 사회적 가치를 형성하는 데 중요한 역할을 한다. 학교의 핵심 목표는 교육적 성과를 달성하는 데 있지만, 학생들의 학습능력은 그들의 건강상태에 크게 영향을 받는다. 따라서 학교는 교육적 목표를 달성하기 위한 기초로 학생 건강관리에 관심을 기울여야 한다. 학령기는 인간으로서 규칙적인 건강생활습관을 확립하여 건강의 기초를 만들어 가는 중요한 시기이다. 그런데 학교는 학생, 교직원, 학부모, 지역사회가 공유하는 장소로 건강증진사업을 추진하는 데 매우 중요한 역할을 한다. 이런 의미에서 세계보건기구(1995)는 포괄적인 학교 건강증진사업은 모든 국민의 건강을 증진할 수 있

는 중요한 투자라고 하였다. 여기에서 포괄적인 학교 건강증진사업은 건강증진학교(Health Promoting School; HPS)를 의미하는데, 이 개념은 1986년 세계보건기구가 학교 공동체에 속한 모든 구성원의 건강을 증진시킬 수 있는 전략으로 제안하였다.

건강증진학교는 오타와 헌장의 생활공간(setting)별 건강증진 개념이 적용된 것이며, 많은 나라에서 채택하여 운영하고 있다. 건강증진의 생활공간 접근은 개인에게 건강정보를 제공하여 건강한 생활습관을 갖도록 하는 방식보다 한 단계 더 나아가 개인의 건강을 지지하고 보호할 수 있는 물리적 · 사회적 환경을 조성하여 질병을 예방하고 건강을 증진시키는 것이다. 따라서 건강증진학교는 구성원들의 건강증진 역량강화와 건강한 학교환경 조성을 통하여 학생들의 건강수준을 높이는 것이다. 전통적인 학교보건사업과 건강증진학교는 건강과 보건교육에 대한 개념에서 차이가 있다. 전통적 학교보건사업에서는 학생들의 건강문제와 건강습관에 초점을 두고, 신체적으로 질병이 없는 상태를 달성하고자 하였다. 이와 달리 건강증진학교에서는 공동체로서 학교와 모든 학교 구성원들에게 관심을 두고 그들의 안녕을 추구한다.

2) 목적

건강증진학교의 목적은 학생들이 건강관리능력을 갖도록 하는 것이다. 건강증진학교의 구체적 목적은 첫째, 학생들이 건강의 가치와 소중함을 깨닫고 이를 유지 · 증진하는 데 최선을 다한다. 둘째, 학생들이 건강에 대한 지식을 높이고 바람직한 태도를 형성하여 건강행동을 실천할 수 있도록 한다. 셋째, 학생들이 올바른 건강정보를 획득하여 건강과 관련되는 의사결정을 할 때에 도움이 될 수 있도록 한다.

3) 기본 원칙

건강증진학교는 학교보건의 일부로 추진되기 때문에 계획과정에서 학교의 여러 여건이나 환경을 충분히 고려해야 한다. 학교의 특성에 따라 건강증진 개입의 내용, 방법, 절차가 달라질 수 있다. 그럼에도 불구하고 건강증진학교에 보편적으로 적용되는 기본 원칙은 다음과 같다.

첫째, 건강증진을 통하여 달성하려는 건강목표가 명확해야 한다. 이를 근거로 학교 건강증진의 내용과 방법을 구체화한다.

둘째, 건강증진학교는 학교에서 진행하는 많은 활동 중의 하나이기 때문에 다른 학교

업무와 조화를 이루어야 한다.

셋째, 건강증진학교의 일차대상은 학생이지만 교직원과 학부모도 함께 참여해야 한다.

넷째, 학생들의 능동적 참여가 필요하다. 계획 수립에서부터 평가에 이르기까지 모든 과정에 학생들이 참여할 수 있도록 한다.

다섯째, 건강증진학교는 학교가 속한 지역사회의 건강문제를 함께 고려해야 하며, 활동과정에 지역사회 자원을 참여시키도록 한다.

여섯째, 건강증진 내용은 일관성과 연속성이 있어야 한다. 학생들의 성장발달 단계에 따라 지속적으로 진행해야 한다.

일곱째, 건강증진학교에서는 바람직한 건강행동변화가 이루어져야 한다.

4) 건강증진학교 영역 구분

세계보건기구는 1995년 건강증진학교 세부 내용을 6개 영역으로 구분하고 각 영역별로 점검항목으로 구성된 가이드라인을 개발하였다. 그 이후 세계보건기구는 2008년 싱가포르에서 건강증진학교의 가이드라인을 수정하기 위한 회의를 개최하여 건강한 학교정책(healthy school policies), 학교의 물리적 환경(school's physical environment), 학교의 사회적 환경(school's social environment), 지역사회 연계(community links), 건강한 삶을 위한 활동력(action competencies for healthy living), 학교 건강증진 및 보호 서비스(school health promotion and protection services)의 여섯 개 영역을 확정하였다. 기존의 가이드라인과 비교하여 수정된 가이드라인은 좀 더 분명한 개념을 사용하였으며 포괄적인 접근으로 지역사회 연계나 건강증진 활동을 강조하였다. 세계보건기구가 제시한 건강증진학교 세부 영역의 내용은 아래와 같다.

표 17-3 건강증진학교 영역

영역	내용
건강한 학교정책	건강식품으로 학교급식 제공, 흡연 및 음주를 포함한 향정신성 약물에 대한 지도, 학생 신체검진 결과에 대한 환류 및 가정통보, 감염병관리 정책, 화재대피 대책 수립 등을 실시하는 것
학교의 물리적 환경	안전한 환경조성, 음용수 등 위생관리, 교통사고 예방활동, 장애학생에 대한 시설, 환기장치 등 학교 시설관리, 학교보건실 구비, 깨끗한 환경조성에 자발적 참여 등 최적의 환경을 조성하는 것

학교의 사회적 환경	학교 분위기, 보호, 신뢰, 친목적인 환경 조성, 학생의 가치와 개별성을 존중하는 포괄적인 환경 제공, 건강한 학생을 위한 부모의 교육적 요구사항에 경청하는 것
지역사회 연계	가정과 연계, 정기적으로 지역사회 행사 참여 및 홍보, 지역사회 주민대상으로 홍보를 실시하여 가정, 지역사회, 학교 간의 유대관계를 구축하는 것
건강한 삶을 위한 활동력	건강문제 관련 교과과정, 건강문제 해결 능력을 위한 교육과정, 건강증진학교에서 교사의 역할, 건강 관련 지식과 대중매체 메시지를 이해하고 분석하는 능력 획득, 기타 관련자들에게 건강증진학교와 관련된 기술을 습득할 수 있는 기회를 제공하는 것
학교 건강증진 및 보호 서비스	학생과 교직원에게 학교 보건의료서비스 및 지역사회 건강서비스를 제공하는 것

제 18 장

지역사회보건

학습목표

- 지역사회보건과 치료의학의 차이점을 설명할 수 있다.
- 지역사회보건의 접근방법을 설명할 수 있다.
- 지역사회 참여 방법을 설명할 수 있다.
- 지역사회 자원의 연계방법을 설명할 수 있다.
- 생태학적 보건사업 접근방법을 설명할 수 있다.

1. 지역사회보건의 이해

1) 개념

지역사회보건(community health)은 지역사회의 인구집단을 대상으로 수행하는 보건사업을 말한다. 여기서 보건사업은 인구집단의 건강증진, 질병예방, 수명연장을 달성하기 위해 여러 자원을 활용하는 조직적인 활동을 의미한다. 지역사회보건은 건강에 대한 사회결정요인에 기반을 두고 있으며 개인이 소속된 지역사회 전체를 보건사업의 단위로 본다. 지역사회보건은 인구집단의 건강문제를 해결하기 위해서 목표를 설정하고, 이를 달성하는데 효과적이고 효율성이 높은 수단들을 검토하여 계획에 따라 실행 가능한 수단을 동원한다. 지역사회의 인구집단을 대상으로 보건사업이 수행되기 때문에 공중보건 개념과 혼용되기도 하는데, 지역사회보건은 인구집단 그 자체뿐만 아니라 지역사회 체계 개선에도 관심을 기울이기 때문에 사회개발에 더 가깝다고 할 수 있다.

지역사회보건에서는 어떤 인구집단의 건강문제는 특정한 사회 환경, 개인이 속한 집단, 집단과 관련되는 개인의 여러 요인 등이 상호작용하여 일어나는 결과로 본다. 지역사회의 보건수준은 그 지역사회가 지니고 있는 생물학적, 사회적, 문화적 특징과 환경 및 물질적 자원에 영향을 받지만, 반대로 인구집단의 건강상태도 사회구조와 기능을 결정하고 환경에 영향을 미친다. 지역사회 구성원의 건강을 향상시키기 위해서는 건강에 영향을 미치는 환경을 위생적으로 관리하고 구성원이 건강생활을 실천하여 질병을 예방할 수 있도록 지원하는 것뿐만 아니라 질병에 걸린 사람들을 치료하고 보호하는 임상활동도 필요하다. 지역사회에서는 지역사회보건과 임상의학 모두를 필요하게 된다. 지역사회보건은 농구나 핸드볼 경기의 지역방어 공격방법에 해당되고, 임상의학은 개인방어에 해당된다고 볼 수 있다.

표 18-1 지역사회보건과 임상의학 비교

구 분	지역사회보건	임상의학
목 표	지역주민 건강수준 향상	환자 건강회복
정 보	지역사회 건강통계, 자원 현황	임상병력, 이학적 검사
진 단	지역사회 건강조사	환자의 건강검사
평 가	건강행동 및 건강수준 변화	건강회복 상태, 질병수준

2) 지역사회 요건

지역사회(community)는 지리적 경계 또는 공동가치와 관심에 의해서 구분되는 인구집단이다. 이들은 서로를 알고 상호작용을 하면서 특정 사회구조 내에서 기능하며 규범, 가치, 사회제도를 창출한다. 지역사회는 일상생활을 영위하는 사회적 단위로 구성원들은 그 사회의 여러 가지 공동이익을 위하여 서로 협조하고 노력하게 된다. 보건학적 입장에서 지역사회는 주변의 여러 마을이 합쳐진 동 단위 규모로 보는 것이 적합하다.

그런데 지역사회는 구성원들이 단순히 일정한 지역에 함께 거주하는 것 이상의 의미를 갖는다. 지리적으로 근접해 생활하면서 사회구조와 사회적 기능을 발전시키고, 이 과정에서 구성원들은 상호작용을 통해 서로의 생활과 행동에 영향을 미치게 된다. 지역사회는 일정한 유형의 결속관계를 이루고 있는 인구집단, 서로 상호작용을 맺고 있는 인구집단, 공통의 관심에 관하여 공동으로 기능하고 있는 인구집단이라고 할 수 있다.

제1편 제2편 제3편 제4편

(1) 지리적 영역

지역사회가 성립하기 위해서는 지리적 영역이 필요하다. 이러한 영역은 공간적 단위로 설명할 수 있으며, 이는 구성원 간의 상호교류가 가능하도록 근접되어 있어야 한다. 최근에는 대중매체와 교통망이 잘 발달되면서 공간단위가 확대되어 지역사회로서의 지리적 영역이 광역화되고 있다. 그러나 지역사회로서 공간적 영역은 일방적인 커뮤니케이션으로 이루어지는 것이 아니라 상호 커뮤니케이션이 가능한 영역으로 이루어지기 때문에 대중매체 또는 교통망이 발달된다고 해서 지역사회가 광역화되는 것은 아니다. 상호교류가 가능한 지리적 영역이 되기 위해서는 그 영역 내에 거주하는 구성원간의 공동생활 환경이 필요하다. 공동생활 환경은 비슷한 생활욕구에서 나타나는데 이것은 그 환경을 지배하고 있는 문화권이 있어야 한다. 이러한 문화권 또는 공동생활권이 지역사회의 지리적 영역이 된다.

(2) 상호작용

지역사회는 지리적 영역 내에 있는 구성원들 간에 상호작용(social interaction)이 있어야 한다. 그 지역 구성원들의 공동관심사 또는 공동유대감이 형성될 때 그 교류단위를 지역사회라고 할 수 있다. 같은 생활권 내에 살고 있으면서도 상호교류가 없으면 공동관심사 또는 공동유대감이 형성될 수 없기 때문에 지역사회가 되기는 어렵다. 구성원은 상호작용을 통하여 본래의 자기본성을 수정해 나감으로써 안정된 자아를 형성할 수 있다. 이것이 곧 인간의 사회화(socialization) 과정이며, 이러한 사회화 과정이 이루어질 수 있는 상호교류가 없다면 공동의 이해관계나 욕구가 형성될 수 없기 때문에 그 지역사회에 대한 공동체 운영이 약화되고 결국에는 사회해체가 일어난다.

(3) 유대감

유대감(common tie)은 혈연 또는 지연 등으로 발생한 공동체 의식보다 그 지역사회의 구성원들이 상호작용을 통하여 얻은 소속감이다. 유대감은 심리적 측면에서 접근할 수 있으며, 그 지역의 전통 및 각종 제도의 영향을 받는다. 일정한 지역의 구성원들은 상호작용을 통하여 공통적인 경험을 하게 된다. 이러한 공통적인 경험은 그 지역사회의 공통적인 가치체계를 형성하고, 그 지역사회 구성원들의 기존 태도와 행동의 변화를 요구하며, 그 지역사회 변화의 원동력이 된다. 그러나 너무 강한 공동체 의식은 외부에 대해서 배타적이거나 집단 이기주의가 발생하여 오히려 지역사회의 발전을 저해할 수도 있다.

3) 지역사회보건 접근방법

지역사회보건은 지역사회를 하나의 생활공간으로 간주하여 지역사회가 갖는 특성에 적합한 방법으로 보건사업을 실시한다. 보건사업에 활용되는 접근방법은 크게 교육적 접근, 사회 · 환경적 접근, 역량강화 접근으로 나눌 수 있다. 그런데 이 접근방법들은 상호배타적인 것이 아니라 보완적이기 때문에 적절하게 조합하여 실시할 경우 좀 더 효과적으로 지역사회 건강문제를 해결할 수 있다.

(1) 교육적 접근

교육적 접근은 개인의 특정한 행동변화에 초점을 둔다. 이 접근은 교육대상자에게 지식과 정보를 제공하여 필요한 기술을 개발하게 하는 것이다. 전통적으로 지역사회 교육은 집단교육으로 진행되었는데, 최근에는 다양한 보건교육매체의 등장으로 주민들은 개인적으로 건강정보를 획득할 수 있게 되었다. 교육적 접근은 대상자에 대한 직접교육과 대상자에 영향을 미치는 사람 또는 조직에 대한 간접교육을 통하여 진행된다. 교육대상자는 지역사회에 거주하는 미취학 어린이, 일반 성인, 노인 등으로 학교와 사업장의 교육대상자를 제외하기 때문에 여성과 노인이 다수를 차지하게 된다. 그런데 학교와 사업장도 지역사회 교육대상자에게 접근하는 간접통로가 될 수 있다. 학교와 사업장에서 교육을 받은 사람들이 가정으로 돌아가 가족에게 영향을 미칠 수 있기 때문이다. 이것은 반대로 지역사회에서 가정주부를 교육하여 학생과 근로자인 가족에게 파급시킬 수도 있다.

(2) 사회 · 환경적 접근

사회 · 환경적 접근은 지역사회가 건강한 생활양식을 갖도록 건강 친화적 환경을 만드는 것이다. 지역사회 구성원들을 대상으로 접근하지 않고, 지역사회의 건강문제를 일으키는 건강위험 요인에 접근하는 것이다. 특히 건강의 사회 · 환경적 위험요인으로 볼 수 있는 사회적 지지의 결여, 고립, 낮은 자존감, 빈곤, 나쁜 물리적 환경 등의 해결에 관심을 갖는다. 사회 · 환경적 접근은 지역사회 건강수준에 영향을 미치는 사회적 · 물리적 환경을 개선하려는 지역사회개발 운동과 관련된다.

(3) 역량강화 접근

역량강화 접근은 건강에 대한 지역사회 역량(community capacity)을 키우는 것이다. 지역사회 역량은 공동체의 구성원들이 자신의 건강에 대해 인식하고 관리하며, 자존감을 높이는 실천전략이다. 지역사회 수준에서 개인들 간의 응집성 있는 신뢰관계를 통해 공동체에 대한 스스로의 정체성을 형성하고 협동과 참여를 이끄는 힘을 말한다. 개인의 건강행동이 소속된 물리적, 사회적 공간에 기반을 두고 있기 때문에 보건사업을 거주지와 지역사회 맥락으로 접근하게 된다. 지역사회를 조직하고 연대와 협력을 발전시키는 것이 지역사회 구성원들의 건강을 향상시키는 방법이 된다. 여기서 핵심 부분은 사회자본(social capital)이다. 지역사회에서 사회자본은 구성원들 간에 정체성 공유, 원활한 의사소통, 상호신뢰, 평등한 참여 등을 기반으로 구축된 결속과 통합을 의미한다. 사회자본은 구성원들의 인간관계, 사회적 관계에 내재된 무형의 것으로 신뢰와 참여에 의하여 지역사회를 하나로 묶어 주는 역할을 한다. 지역사회 역량 개발의 목표는 모든 구성원들을 외부에서 지원되는 서비스의 수혜자가 아닌 지역사회 개발을 주도하는 사람들로 역할을 설정한다. 구성원들 간에 교류 및 협력할 수 있는 능력과 지역의 건강문제를 스스로 인식하고 해결할 수 있는 능력을 갖도록 한다.

2. 지역사회 참여

1) 개념

지역사회 참여(community participation)는 주민들이 지역사회의 문제해결 과정에 직접 참여하는 것이다. 공공사업을 추진하는 의사결정 과정에 주민들의 의견을 최대한 반영하는 것을 말한다. 이것은 사회 권력(social power)을 재분배하는 유효한 수단이며, 모든 의사결정에 모두가 참여할 수 있는 권리를 보유하게 되는 과정이라고 할 수 있다. 주민참여라고도 하는데, 오래 전부터 지역주민을 대상으로 하는 여러 사업에서 중요하게 고려되었다.

참여는 공권력을 가진 행정기관과 주민들 간의 상호관계를 기술하는 정의로 볼 수 있다. 주민참여는 공권력 또는 사업의 주도권을 가지고 있는 행정기관과 사업의 영향을 직접 받을 주민들과의 상호관계이기 때문에 상반되는 가치가 대립될 수밖에 없다. 그럼에도 불구하고 지역사회보건에서 지역사회 참여가 갖는 의미는 첫째, 주민들이 적극적으로 참여할 때 사업의 성공가능성이 높아진다. 둘째, 사업담당자에게 지역사회에서 필요한 요구를 직접 전달할 수 있다. 셋째, 지역사회의 공동운명체를 강화시켜 다른 개발활동에 참여 의욕을 높인다. 넷째, 사업 진행과정에 대한 이해를 높일 수 있다.

2) 참여 유형

(1) 규모에 따른 구분

규모에 따라 개별참여와 집단참여로 구분할 수 있다. 개별참여는 개인적 관심에 따라 참여하는 것이고, 집단참여는 지역사회의 조직을 통해서 참여하는 것으로 해당 집단의 이해관계와 관련된다.

(2) 참여동기에 따른 구분

참여동기에 따라 강요된 참여, 유도된 참여, 자발적 참여로 구분할 수 있다. 강요된 참여는 주민들의 의견과 관계없이 전체적인 계획에 따라 참여가 강제로 이루어지는 것이다. 흔히 동원으로 표현되는데 행정적 필요에 따라 참여가 강제된다. 유도된 참여는 보건사업에서 가장 흔히 나타나는 형태로 보건사업으로부터 일정한 반대급부가 약속되어 참여하는 것이다. 이러한 참여형태는 보건사업의 내용 결정에 참여하는 것이 아니라 사업 실행과정에 참여하는 경우가 많다. 자발적 참여는 지역사회 참여의 이상적 방식으로 주민 스스로 보건사업 과정에 참여하는 것이다.

(3) 참여결과에 따른 구분

참여결과에 따라 실질적 참여와 형식적 참여로 구분할 수 있다. 지역사회 주민들은 사업계획과 조정과정에서는 소외되고 사업 실행과정만 하는 경우가 많다. 보건사업의 실행과정뿐만 아니라 계획 및 조정과정에서 지역주민의 의사가 얼마나 반영되었는지에 따라 형식적 참여와 실질적 참여로 구별된다.

3) 참여 단계

(1) 정보제공 단계

보건사업을 주도하는 사람들이 주민들에게 실행하려는 사업에 대해서 일반적인 지식을 제공하거나 홍보하는 정도의 참여를 의미한다. 이 방법은 참여라기보다는 참여의식을 자극하고 고취시키는 것이라고 할 수 있다.

(2) 대민 단계

주민들이 실제 육체적으로 참여하는 것을 의미한다. 보건사업의 혜택을 받을 주민들이 노동력을 제공하여 사업을 성취하고 행정기관은 그에 대한 보상을 지불하는 방법으로 주민들에 대한 시혜사업과 동시에 이루어진다.

(3) 관여 단계

보건사업의 계획부터 실행에 이르기까지 주민들이 함께 참여하여 진행하는 것을 의미한다. 주민들은 사업선정에서부터 계획, 실행에 이르기까지 실제로 관여한다. 그러나 실질적인 최종결정권은 행정기관이 가지며 참여는 형식적일 가능성도 있다.

(4) 책임 및 권한 위임 단계

주민 스스로 정책의 계획, 실행, 평가에 이르기까지 관련된 모든 결정권을 갖는 것이다. 행정기관을 주민들이 직접 감독하고 사업결과에 대한 책임도 공유하게 된다. 따라서 지역사회는 자주관리의 형태가 되고 행정과 주민들의 관계는 협상관계가 되며, 오히려 사업은 주민위원회의 감독을 받게 된다.

4) 참여 방법

(1) 정보 공개와 홍보

전시회, 포스터, 벽보, 방송, 지역신문, 바자회 등을 이용하여 주민참여 방법에 대한 정보를 제공하거나 홍보를 실시한다. 다양한 주민참여 통로를 만들고 활성화시키는 것이 중요하다.

(2) 여론 수렴

주민들이 가지고 있는 의견을 최대한 주의 깊게 들을 뿐만 아니라 대상자의 기분이나 비형식적(informal)인 대화에도 주의를 기울인다. 능동적이고 긍정적인 자세로 여론을 기록, 분석하여 누락되는 것이 없도록 처리한다. 설문조사, 면접, 공청회 등을 이용할 수 있다.

(3) 위원회 활성화

실질적 주민참여가 이루어지려면 위원회 구성에 있어서 지역사회 내의 상이한 각 집단별 대표성이 확보되어야 하며, 행정적 대표보다는 실질적 주민 대표로 구성되어야 한다. 위원회가 형식적 기구가 되지 않기 위해서는 정기적으로 모임을 개최하고 사전에 철저한 회의 준비를 통해서 구체적 안건을 제시해야 한다.

(4) 주민조직 활용

새로운 위원회나 조직을 만들기보다는 이미 존재하는 조직을 적극적으로 활용한다. 특성별(청소년회, 부녀회, 개발위원회), 목적별(친목조직, 경제조직, 봉사조직), 기능별(공공조직, 종교조직, 민간조직) 등의 조직이 보건사업 실행과정에 참여할 수 있도록 유도한다.

(5) 지도층 참여 유도

지역사회의 여론을 형성하는 지도층 인사들이 보건사업에 관심을 갖도록 다양한 정보를 제공하고, 이들을 통하여 주민들의 의견을 청취할 뿐만 아니라 실질적인 주민참여가 이루어질 수 있도록 한다.

3. 지역사회 네트워크 구축

1) 개념

네트워크(network)는 연계망(net)을 가지고 활동하는 것이다. 네트워크는 기관 운영 및 서비스의 생산 및 전달에 필요한 자원을 교환하고 클라이언트의 의뢰 및 서비스 연결을 위해 기관 간에 형성된 체계적이고 협력적인 관계망을 말한다. 네트워크가 가능하도록 개인들 사이, 개인과 조직, 조직과 기관 사이에 사회적 관계를 구축하고 유지하도록 상호작용하는 과정을 네트워킹(networking)이라고 하며, 이 활동을 통하여 네트워크에 참여하는 조직들 간에는 새로운 구조와 체계를 형성하게 된다. 지역사회보건에서 네트워크를 형성하는 것은 지역의 다양한 자원을 파악하여 각 자원들이 유기적인 관계를 맺도록 하여 보다 효율적인 보건사업이 가능하기 때문이다.

2) 네트워크 유형

지역사회 네트워크는 개별적 자원이 아닌 단체나 기관 등과의 연계라 할 수 있다. 연계는 서비스 대상자들의 다양한 욕구에 대응하기 위한 관련 조직과 그 구성원들 간의 교환을 중심으로 한 연결 관계를 의미한다. 오늘날 서비스의 단절성과 중복성을 극복할 수 있는 방안으로 네트워크 활동이 중요하게 고려되고 있다. 구체적인 네트워크 유형을 살펴보면 다음과 같다.

(1) 의사소통

의사소통(communication)은 조직들 간의 언어, 문서, 정보, 아이디어 등을 공유하는 것이다. 상호 자문활동도 여기에 포함될 수 있다.

(2) 협력

협력(cooperation)은 정보를 공유하여 조직 활동의 효율성을 높이고 불필요한 중복을 피하는 것이다. 정보교류 등을 통해 중복되는 사업운영을 최소로 줄이고 다른 조직 사업의 우수한 점을 참고할 수 있다.

(3) 조정

조정(coordination)은 조직들이 함께 보건사업을 기획하고 부드럽게 상호작용하는 상태이다. 조정의 목적은 전문적인 부문의 결합을 통해 보다 효율적인 활동체계를 구축하는 것이다. 조정이 협력과 다른 점은 각 조직의 전문성으로 연계된다는 것이다. 예를 들어, 고혈압 환자를 관리할 때 보건소가 보건교육을 병원이 진료서비스를 각각 담당할 수 있다.

(4) 협동

협동(collaboration)은 분리된 각 조직이 단일한 활동에 대해 각각의 자원을 내어놓아 공동의 활동을 수행하는 것이다. 이를 통해 네트워크에 참여하는 각 조직이나 단체들은 자신들이 하고자 하는 활동내용을 보다 전문적이고 풍부한 자원을 동원하여 효율적으로 수행할 수 있다.

3) 연계를 위한 행정활동

연계는 사람들 혹은 단체 간에 공식적 혹은 비공식적 관계를 바탕으로 자원, 기술, 사회관계, 지식, 신뢰 등을 서로 공유하는 것을 말한다. 연계를 위한 행정활동에는 아래와 같은 방법을 고려할 수 있다.

(1) 기관 간의 협약

대인서비스를 제공하는 두 기관이 계약에 의해 특정 사업을 공유하는 방식이다. 예를 들어, 방문보건 사업을 방문보건복지 사업으로 확장하여 보건소와 지역사회복지관이 계약을 통하여 공유하고 동일대상자에게 보건소가 보건서비스를 지역사회복지관이 사회복지서비스를 제공하는 방식이다. 이 방식은 수립이 쉽다는 장점이 있지만, 계약에 참여하는 조직이 많을 경우에는 운영이 쉽지 않다는 단점이 있다.

기관 간의 협약방식이 다수 조직의 협약에 기초할 경우 협의체가 된다. 이 경우 다양한 조직의 참여로 인해 다양한 서비스로의 접근성이 향상되지만 다수의 조직이 관여되어 있기 때문에 연계의 어려움이 있으며 협의체라는 조직의 특성에서 책임의 소재가 불분명해지는 문제와 불안정성이 나타난다. 협의체가 적절하게 운영되기 위해서는 재정지원, 인사적 이니셔티브와 같은 외부적 동기화 전략이 필요하다.

(2) 동일장소 배치

동일장소 배치는 다양한 조직의 서비스제공자들을 같은 장소에 배치하는 방법이다. 동일장소 배치는 다른 연계전략들과 다양하게 결합될 수 있다. 단순히 물리적 공간만을 공유하는 경우에서부터 동일부서에 다양한 서비스제공자가 배치되어 있는 경우, 그리고 서비스제공자들이 동일한 지휘체계 내에서 한 팀으로 일하는 경우로 나누어 볼 수 있다.

동일장소 배치의 가장 큰 장점은 서비스 대상의 측면에서 서비스 접근성이 향상되는 것이며, 제공자의 입장에서는 연계를 위한 비용발생이 적다. 그러나 동일장소 배치가 연계를 용이하게 하지만 당연히 연계를 가져오는 것은 아니다.

(3) 접수와 사정창구의 단일화

연계서비스 대상에 관한 접수와 사정을 단일한 창구에 의해 시행하고, 그 결과에 따라 지역사회의 대인서비스조직에 의뢰하는 방식이다. 이 전략은 연계서비스의 체계성을 높일 수 있는 장점이 있고 서비스에 대한 책임소재가 명확하다. 실행하기 위해서는 단일창구가 되는 서비스조직을 별도로 설치하거나 부서를 신설하지 않으면 기존 조직으로서는 업무량이 지나치게 팽창하는 문제가 있다. 따라서 별도의 조직이나 부서에 개별 사례를 지역사회에 의뢰하고 서비스 실행에 관한 점검의 권한을 가진 조직을 설치한다면 연계서비스의 유용한 전략이 될 수 있다.

(4) 주관기관 설립

연계에 관한 주관기관 설립 목적은 연계 네트워크 운영과 사례관리 실행이라고 할 수 있다. 연계 참여기관 중에서 특정 기관이 연계 네트워크 운영과 사례관리 실행에 대한 책임을 가지고 연계가 이루어질 수도 있으나, 이런 경우에 중립성 문제나 특정한 기관에의 과도한 권한 부여의 문제가 발생할 소지가 있어 연계서비스 실행을 오히려 어렵게 할 수도 있다. 실제 연계서비스에 관한 주관기관의 설립은 어떤 경우이든 접수와 사정창구의 단일화와 같은 연계전략을 시행할 수 있는 토대가 된다는 측면에서 중요하다.

(5) 통합정보관리시스템 구축

통합정보관리시스템은 정보수집과 관리단위들을 조직적인 방식으로 연결시키는 체계를 의미한다. 실제 연계전략에서 서비스 대상자에 관한 조직간 정보공유는 핵심적인 요소가 된다. 더 나아가 서비스 연계를 효율화하고 효과적으로 자원을 활용하기 위해서는 서비스 수요자의 관련정보를 통합적으로 관리하는 것이 필요하다. 통합정보관리는 서비스 제공자들에게 중복적인 정보기록시간을 감소시키고 풍부한 정보를 통한 서비스 계획의 질 향상을 가져다준다. 또한 사례관리자에게는 정기적으로 시기적절한 업무보고가 가능하도록 해주며, 제공 사례별 서비스 계획의 비교가 쉽기 때문에 관리비용을 절감시킬 수 있다. 통합정보관리시스템 구축방식은 어떠한 연계전략을 활용하느냐에 따라 달라진다.

4) 지역사회 자원 활용 방법

(1) 기존 연계 관련 조직 활용

자원의 효과적인 관리와 활용을 위해서는 지역사회 내에 이미 구성되어 있는 보건서비스 관련 네트워크를 활용할 수 있다. 지역사회에는 이미 확보된 자원을 가지고 있고 그 자원을 활용할 수 있는 네트워크가 형성되어 있는 경우가 대부분이기 때문에 기존의 연계 조직을 활용하는 것이 바람직하다. 다양한 목적을 가진 네트워크들이 지역사회 내에 구성되어 있는 경우가 많다. 이러한 기존의 자원과 네트워크를 활용하면 쉽게 자원을 개발할 수 있다. 뿐만 아니라 자원 연계 및 관리 업무 또한 용이해질 수 있기 때문에 이들 조직 간, 관련단체, 지역사회 주민과 유기적 관계망을 맺는 것이 중요하다.

(2) 직접 동원

지역사회 내의 복지시설, 각종 단체 등을 대상으로 필요한 서비스 내용 및 사업계획, 효과 등을 제시하고 설득하여 보건사업을 실시하도록 유도한다. 이런 과정을 통하여 직접 필요한 인적, 물적 자원을 확보한다.

(3) 관련 기관 간의 모임 활동

지역사회 자원의 관계자와 정기적으로 간담회를 실시하여 연계사업에 대한 이해와 적절한 협조체계를 구축할 수 있다. 활동에 참여한 지역사회 내 복지시설, 단체, 개인 등에게 감사편지, 지역 내 선행홍보 등 다양한 방법의 보상 방안을 강구하여 모임활동이 지속될 수 있도록 노력한다.

5) 지역사회 자원 활용

(1) 지역사회 자원 개발과정

조직 간의 네트워크 자체가 효과적이고 효율적인 서비스 전달을 가져오는 것은 아니기 때문에 네트워크를 형성하고 유지하려는 지속적인 활동이 중요하다. 네트워크에 참여한 기관 또는 조직에 필요한 정보를 제공하기 위해서는 지역사회의 각종 자원을 지속적으로 개발해야 한다. 지역사회 자원 개발과정은 다음과 같다.

① 자원 확인

공식적으로 정리되어 있는 자원을 확인한다. 이미 알려져 있고 기록으로 정리되어 있는 자원을 확인하는 것이다. 이용 가능한 자원목록에는 공공기관의 공식적인 자료 등이 있다.

② 자원 정보수집

관련 담당자와 전화하거나 방문을 통해 자원을 확인한다. 공식적으로 정리되어 있는 자원 외에 지역사회 지도자 및 각 행정기관 담당자와 직접 만나서 주민들이 가장 많이 이용하고 있거나 이용 가능한 인적, 물적 자원에 대한 정보를 얻는다.

③ 자원 정리

확인된 자원을 정리하여 지역사회 자원 목록표를 만든다. 확인된 자원을 정리하는 단계로 지역사회 자원 목록표를 만들어 활용하면 효과적이다. 자원 목록표에는 관할 지역뿐 아니라 타 지역과 국내의 유용한 자원이 포함되어야 한다. 각 보건기관의 사업 목적 및 임무와 제한점 등을 알아둔다. 가능한 자원이 어디에, 어떤 목적으로, 어떤 대상에게, 어떤 일을 할 수 있는지 알고 있어야 한다.

④ 협조체계 형성

지역사회 자원 활용을 위한 협조체계를 형성한다. 담당자는 작성된 자원 목록표를 효과적으로 활용하여 지역사회 자원의 협조체계를 형성하게 된다. 간담회, 자문회의, 사업설명회 등을 통하여 관련된 기관에서 참여할 수 있도록 유도하고 필요한 경우 사업진행 자료를 우편으로 제공한다. 편리하고 간편한 의뢰방법을 정해둔다. 또한 그 자원을 이용하기 위해서는 누구에게, 어떤 방법으로, 언제, 어떤 경로를 통해서 이용하며, 제한이나 한계는 무엇인지를 알아서 주민이 이용할 경우 불편함이 없어야 한다.

6) 지역사회 자원 연계방법

지역사회 네트워크의 결과는 자원 연계로 나타난다. 서비스 주체가 다원화되면서 전달체계에서의 주요 관심사의 하나는 양적으로 증가하고 다양한 조직에 의해서 제공되는 서비스를 어떻게 대상자의 욕구에 적합하도록 전달하느냐이다. 이런 점에서 지역사회 자원 연계방법은 중요한 의미를 갖는다. 지역사회 자원의 연계방법은 단계별로 정보제공, 대상자 의뢰, 사례관리로 구분할 수 있다. 구체적 내용은 다음과 같다.

(1) 정보제공

정보제공은 담당자가 클라이언트에게 지역사회 내에서 이용 가능한 서비스를 안내해주는 것이다. 적극적인 의미의 연계방법이 될 수는 없지만 지역사회 자원에 대한 정보나 이해가 없다면 실행할 수 없기 때문에 연계방법의 하나로 볼 수 있다. 그리고 실질적으로 연계업무의 대부분을 차지하는 방법이다. 이러한 연계방법에서 중요한 것은 클라이언트에게 가장 적절하고 정확한 정보를 제공하는 것이다. 이를 위해서 정보제공자는 항상 최신 정보를 알고 있어야 한다.

(2) 대상자 의뢰

대상자 의뢰는 업무 담당자뿐만 아니라 보건복지서비스 제공 기관에서 가장 많이 사용하고 있는 연계방법이다. 클라이언트에게 지역사회 자원의 존재나 정보를 단순하게 알려 주기만 하는 정보제공 방법보다 한층 적극적인 측면이 있는 방법으로, 클라이언트가 필요로 하는 자원을 보유한 해당 기관에 직접 연락을 취하여 대상자의 정보 등을 전달하고 서비스 전달 등을 요청하는 것이다. 대상자 의뢰 시 중요한 것은 대상기관의 서비스나 프로그램 내용을 사전에 충분히 확인한 후에 의뢰가 이루어져야 한다는 것이다.

(3) 사례관리

사례관리(case management)는 서비스 제공의 중복이나 누락을 방지하고 효율적 서비스를 제공하기 위해 서비스 제공자들 간의 협력을 강조하는 연계방법이다. 이 방법은 일차적으로 대상자의 욕구, 특히 한 사람의 원조자만으로는 해결할 수 없는 복합적인 욕구와 문제에 초점을 두고 이를 충족시키고 해결하기 위해서 개입과정에 다양한 분야의 전문가가 참여하여 다양한 자원을 활용하기 때문에 가장 복잡한 수준의 자원 연계방법이다. 흔히 특정 기관에서 대상자를 선정하고 그를 지속적으로 관리하는 것을 사례관리라고 하는데, 엄밀한 의미에서 사례관리는 대상자의 욕구 충족을 위해서 다양한 자원으로 구성된 사례관리 체계가 별도로 수립되어 있어야 한다.

표 18-2 지역사회 자원 연계방법

연계방법	내용
정보제공	문제의 수준이 심각하지 않고 클라이언트가 스스로 서비스 기관을 방문하여 지원을 요청할 수 있는 경우 적합한 연계방법
대상자 의뢰	관련 기관의 빠른 개입이 필요한 경우 해당 기관에 담당자가 직접 클라이언트 의뢰를 요청하는 연계방법
사례관리	다양한 문제를 복합적으로 가지고 있어 단일기관 개입으로는 문제해결이 어려울 것으로 예상되는 클라이언트에게 적합한 연계방법

자료: 이주열, 양순옥 외(2007). 의료급여 수급권자 중심의 보건복지 연계 지침서. 보건복지부.

4. 생태학적 보건사업 방법

지역사회보건에서는 생태학적 이론 틀에 근거한 다차원적인 개입을 필수적으로 생각한다. 생태학적 접근은 단일 차원의 개입은 충분한 효과를 낼 수 없다고 본다. 효과적인 사업효과를 얻기 위해서는 개인, 조직, 지역사회와 환경적 개입이 병행되어야 한다. 지역사회보건에서는 맥리로이(Kenneth R. McLeroy, 1988) 등이 제시한 생태학적 모형을 적용하여 다차원적으로 보건사업을 실행하고 있다. 구체적인 생태학적 보건사업 방법은 다음과 같다.

1) 개인 수준

개인(intrapersonal) 수준 보건사업은 개인에게 동기, 가치, 지식 그리고 기술을 제공하여 문제와 위기 상황에 대처할 수 있는 능력을 키워주는 것이다. 개인을 대상으로 하는 보건프로그램은 지식, 태도, 믿음 등과 같은 행동에 영향을 주는 개인적 특성을 다각적으로 고려하게 된다. 개인을 대상으로 실시되는 청소년 성교육, 금연교육, 만성질환예방 운동교실 등의 보건교육이 여기에 해당된다.

2) 개인 간 수준

개인 간(interpersonal) 수준 보건사업은 건강행동에 영향을 주는 가족, 직장동료, 친구 등 공식적, 비공식적 사회적 관계망과 사회적 지지 시스템에 관심을 기울인다. 개인이 속한 사회적 관계망에 따라 건강행동이 달라질 수 있기 때문이다. 보건프로그램 내용은 사회적 네트워크의 강화, 집단규범 변경과 사회적 지지그룹 구성에 중점을 둔다.

3) 조직 수준

조직(institutional) 수준 보건사업은 행동을 제약하거나 조장하는 규칙, 규제, 시책, 비공식적 구조를 활용한다. 조직 내에 들어가면 개인은 조직의 규범과 질서에 예속되게 된다. 따라서 조직의 구조, 규범, 질서를 건강 지향적으로 만드는 것이 중요한 과제가 된다. 조직 수준의 보건프로그램은 각 부서, 집단, 구성원의 요구를 보다 잘 충족시키고 상호연결을 원활히 하는데 관심을 기울인다.

4) 지역사회 수준

지역사회(community) 수준 보건프로그램은 개인, 집단, 조직 간에 공식적 또는 비공식적으로 존재하는 네트워크를 활성화시켜 각 부문과 협력을 강화하는데 관심을 기울인다. 지역사회 각 부문들과의 협력강화, 협조체계 구축 등이 보건프로그램의 핵심 내용이 된다. 예를 들어, 보건소와 어린이집연합회가 공동으로 '건강한 어린이집 인증제'를 실시하여, 지역의 모든 어린이집이 건강한 환경요건을 갖추도록 유도하는 보건프로그램이 여기에 해당된다.

5) 정책 수준

정책(policy) 수준은 국가 단위에서 주로 시행되기 때문에 국가 수준이라고도 하는데, 건강을 위한 법률 제정이나 각종 규제 조치를 통하여 건강과 관련된 제도를 확립하는 것이다. 법적 · 규제적 정책은 거시적 수준에서 건강한 사회구조를 만드는 것이다. 예를 들어, 국민건강증진법에 금연구역을 확대하거나 각 보건소에서 지정된 금연구역 내 흡연을 단속하도록 하는 보건프로그램이 여기에 해당된다.

표 18-3 대상 수준별 보건프로그램 내용

수준별 분류	내 용
개인 수준	지식, 태도, 믿음 등 개인적 특성 고려
	보건교육 및 예방접종 등 직접 서비스 제공
개인 간 수준	가족, 직장동료, 친구 등 사회적 관계망 활용
	기존 네트워크 활용 및 새로운 네트워크 개발
조직 수준	조직의 규범, 규칙, 비공식적 모임 등 활용
	조직의 규범 및 문화 변화, 환경 개선 등의 활동
지역사회 수준	개인, 집단, 조직 간의 네트워크 활성화
	지역사회 역량 강화 및 건강 지향적 환경조성 활동
정책 수준	건강 관련 행동을 규제 또는 지지하는 정책
	정책, 규제, 법률 제정 등 활동

자료 : 이주열(2021). 보건프로그램 개발 및 평가(제5판). 계축문화사.

제 19 장

정신건강

학습목표

- 정신건강과 정신건강증진 개념의 차이를 설명할 수 있다.
- 정신건강 결정요인으로 문화, 사회자본, 인권을 설명할 수 있다.
- 4대 중독의 각각 특성을 설명할 수 있다.
- 우울증 증상과 치료방법을 설명할 수 있다.
- 우리나라 정신의료기관 입원 유형별 특성을 설명할 수 있다.

1. 정신건강의 이해

1) 개념

정신건강(mental health)은 심리적 안녕과 정신질환의 의미를 모두 포함하는 개념으로 사용되고 있어서 명확히 정의하기가 쉽지 않다. 과거에는 주로 정신질환의 반대 개념으로 사용되었고, 정신건강의 목적도 정신장애를 예방하고 치료하여 건전한 정신기능을 유지 · 증진시키고 정신질환자[1]를 조기에 발견하여 사회에 복귀시키는 것이었다. 그러나 최근에는 공중보건에서 정신건강 영역이 계속 확장되면서 그 의미와 목적이 확대되고 있다. 버톤과 맥도날드(Bunton & McDonald, 1992)는 정신건강이란 개인이 자신의 가능성을 충분히 발휘하여 자아를 실현하는 것, 개인이 자신의 환경을 통제하는 숙달감

1 정신질환자는 망상, 환각, 사고(思考)나 기분의 장애 등으로 인하여 독립적으로 일상생활을 영위하는 데 중대한 제약이 있는 사람을 말한다.

(sense of mastery), 해결해야 하는 문제를 인식하고 직면하여 해결할 수 있는 자율성(autonomy)을 의미한다고 하였다. 또한 세계보건기구(2001)는 정신건강을 자신의 능력을 깨닫고, 정상적인 생활스트레스에 대처하고, 생산적인 활동을 하고, 지역사회에 기여할 수 있는 평안한 상태라고 하였다. 이처럼 최근의 흐름은 정신건강의 개념이 긍정적이고 적극적인 의미를 포함하면서 정신질환이 없는 그 이상의 상태로 해석되고 있다.

2) 정신건강 돌봄 대상자

정신건강 돌봄이 필요한 대상자는 첫째, 일상 사회활동의 적응이 어렵거나 제한되어 있는 정신질환자들을 포함하는 정신장애자로서 진단 가능한 정신장애[2]를 가진 사람들, 둘째, 사회에 끼치는 영향이 적고 자신의 사회생활의 적응능력도 비교적 유지되는 사람들, 셋째, 잠재력 개발을 원하는 집단으로 개인적인 행복이나 만족감을 높이고 싶은 욕구로 인해 생활에 문제를 가지고 있는 사람들이다. 이와 같이 정신건강 돌봄 대상자의 범위는 대단히 넓다.

3) 정신건강을 바라보는 관점

정신건강을 어떻게 바라보느냐에 따라 돌봄 개입방법에 차이가 있기 때문에 중요하게 고려된다. 개인적 교육이나 상담을 중요시할 수도 있고 건강하고 충만한 삶을 누릴 기회를 제공하는 구조적이고 정책적인 접근을 중요시할 수도 있다. 정신건강을 바라보는 관점은 여섯 가지로 구분될 수 있는데, 통합적인 관점으로 정신건강을 이해하는 것이 필요하다.

첫째, 정신건강을 평균 이상의 기능수준 상태로 보는 것이다. 계량화된 지표를 사용하면 정신건강 수준을 다양하게 측정할 수 있다.

둘째, 긍정적 정신건강의 관점이다. 개인적, 사회적으로 충분한 기능을 할 수 있을 수준으로 스트레스에 대처하면서 자신의 능력을 발휘할 수 있는 상태를 말한다.

셋째, 성숙의 개념으로 정신건강을 바라보는 관점이다. 개인의 인생 발달단계에 따른 과제를 해결하는지 이전 단계로 퇴행하는지를 본다. 에릭슨 발달단계로 잘 알려져 있다.

넷째, 사회적 감정적 지능이다. 이는 자신의 감정을 적절히 평가하여 표현하고 다른

2 정신장애는 출생 시부터 또는 어려서부터 나타난 지적 능력의 결손을 의미한다. 이와 달리 정신질환은 과거에는 건강하였지만 나중에 질병이 나타난 것을 의미한다.

사람과 명확히 소통할 수 있으며, 목표를 위해 감정을 배분할 수 있는 능력이다.

다섯째, 주관적 행복감이다. 약물중독이나 분노폭발에 의한 부적응적인 순간적 행복도 있을 수 있다. 주관적 행복감은 외적 스트레스로 감소될 수 있고 민주주의, 종교, 내재화를 통해 향상될 수도 있다.

여섯째, 회복력을 지표로 하는 관점이다. 생명을 위협하는 심각한 재난에도 적극적으로 대처하여 극복하고 성숙의 계기로 삼는 사람이 있는 반면, 일반적 상황에서도 스트레스에 민감하게 반응하여 수행이 심각하게 저하되는 사람도 있다.

4) 정신건강 결정요인

정신건강에 영향을 미치는 요인들은 여러 가지가 있다. 개인의 유전적, 생물학적 특성을 포함하여 사회적 결정요인까지 다양하다고 할 수 있다. 여기에서는 거시적 차원에서 정신건강 결정요인으로 문화, 사회자본, 인권을 살펴보도록 한다.

(1) 문화

문화는 생활의 방식뿐만 아니라 사고와 판단의 방식에도 영향을 미친다. 이런 이유로 똑같은 행동이나 표정도 각 문화에 따라 다르게 해석될 수 있다. 어떤 행동이 특정 문화에서는 당연하게 받아들여지지만 또 다른 문화에서는 일탈로 받아들여질 수 있다. 감정 표현 방법, 행복감, 질병 기준, 편견 등 정신건강과 관련된 여러 내용은 다른 질병과 달리 특히 문화로부터 많은 영향을 받는다.

(2) 사회자본

사회자본(social capital)은 구성원들 간에 정체성 공유, 원활한 의사소통, 상호신뢰, 평등한 참여 등을 기반으로 구축된 결속과 통합을 의미한다. 지역사회의 공동 이익을 위한 협동과 조화를 촉진시키는 연결망, 규범, 신뢰 등이 사회자본에 해당된다. 지역사회의 경제와 사회 환경은 사회자본에 영향을 미친다. 사회연결망이 잘되어 있으면 사회응집력, 비공식적 돌봄, 위기 상황에서 보호 등이 활성화된다.

(3) 인권

기본적인 시민, 정치, 경제, 사회, 문화에 대한 권리가 존중되고 보호되는 사회적인 분위기는 정신건강의 기초가 된다. 이런 권리들로 인해 보장받는 안전과 자유가 없으면 좋은 정신건강 상태를 유지하기는 어렵다. 인권 개념은 정신건강 결정인자를 규명하는데 유용하며, 정신건강에 대한 정부의 정책과 법을 만들고 집행할 때에도 영향을 미친다.

2. 정신건강증진

1) 개념

세계보건기구가 제시한 긍정적이고 적극적인 정신건강 개념이 확산되면서 선진국을 중심으로 정신건강사업에 변화가 일어났다. 기존에 정신질환자 중심의 사업영역이 확대되어 지역사회, 직장, 학교, 가정 등 다양한 생활공간에서 정신건강 위험요인을 줄이기 위한 개입[3]이 시작되었다. 또한 사회적으로 정신건강은 우리가 행복한 삶을 살아가는데 가장 필요한 요소이고 개인 삶의 질 향상을 위해서 반드시 고려되어야 하는 것으로 인식되고 있다. 이러한 변화를 반영한 개념이 정신건강증진이다.

세계보건기구(1998)는 정신건강증진을 적극적 관점에서 행복감 등 긍정적 정서를 함양하고 질병을 예방하며 역경을 이겨내는 회복력(resilience)을 향상시키는 것이라고 정의하였다. 우리나라 정신건강증진 및 정신질환자 복지서비스 지원에 관한 법(정신건강복지법)에서는 정신건강증진사업을 정신건강 관련 교육 · 상담, 정신질환의 예방 · 치료, 정신질환자의 재활, 정신건강에 영향을 미치는 사회복지 · 교육 · 주거 · 근로환경의 개선 등을 통하여 국민의 정신건강을 증진시키는 사업으로 규정하고 있다. 정신건강증진은 정신건강 활동을 정신질환 관리에서 벗어나 적극적으로 일반인들의 정신건강을 향상시키려는 노력이라고 할 수 있다. 아울러 정신건강증진을 위해서는 의료인뿐만 아니라 여러 분야의 다양한 주체들의 참여가 필수적으로 필요하다.

2) 세계보건기구의 정신건강 실행계획 목표

2000년 이후 선진국을 중심으로 정신건강증진에 대한 관심이 증가하여 다양한 개입방법들이 시도되었으며, 2013년 개최된 제66회 세계보건총회에서는 포괄적인 정신건강

3 예를 들어, 직장 스트레스에 대한 개입은 직장에서 관련 정신건강 관련 질환 발생을 예방할 뿐만 아니라 근로자 건강을 향상시키고 직장 분위기를 변화시켜서 근로 생산성을 증가시키는 효과를 가져 올 수 있다.

실행계획[4]을 채택하고 모든 국가들이 정신건강증진 활성화에 적극적 동참할 것을 권고하였다. 이 실행계획에 수록된 4대 핵심 목표와 구체적인 내용은 다음과 같다.

(1) 정부의 리더십과 거버넌스 강화

정부는 국민들의 다양한 정신건강 수요를 충족시키고 정신건강을 향상시키기 위한 다양한 정책, 제도, 법률, 서비스 개발 등을 강화하고 실행해야 한다. 정부가 책임감을 가지고 국가 보건정책과 연계된 정신건강정책을 추진할 때 더욱 효과적이다. 정부는 정신건강 분야뿐만 아니라 모든 부문에서 정신건강증진을 지원할 수 있도록 유도하고, 국민들의 정신건강 수요에 근거하여 정신건강계획을 수립하고 관련 인력 및 자원을 파악하여 적절한 예산이 분배될 수 있도록 하여야 한다. 정부는 정신건강정책 추진과정에 다양한 이해관계자들의 참여를 유도하여 그들과 함께 진행하여야 한다. 특히 정신장애인과 그들이 속한 단체가 공식적으로 참여할 수 있도록 역할과 권한을 부여하여야 한다.

(2) 지역사회 기반의 포괄적 · 통합적 정신건강 및 복지서비스 제공

현재의 보건의료시스템으로는 충분한 정신건강서비스를 받을 수 없을 뿐만 아니라 서비스 질도 높지 않은 상태이다. 이런 문제를 보완할 수 있는 방법으로 지역사회 기반의 포괄적 · 통합적 정신건강 및 복지서비스 개발이 고려되어야 한다. 정신질환 치료를 위한 일차의료와 종합병원 간의 확고한 연계체계 확립을 통해 치료의 연속성을 보장하여야 한다. 공식 및 비공식적 돌봄 제공자들의 효과적인 협력과 정신질환자들의 자기관리 능력을 향상시켜서 서비스의 접근성 및 질 향상을 도모할 수 있다.

지역사회 기반의 건강서비스는 정신장애인들을 대상으로 회복을 위한 접근을 사용하며 그들의 다양한 욕구를 파악하고 고용, 주거, 교육, 지역사회 활동 등의 영역에 정신장애인들이 참여할 수 있도록 다양한 부문과의 협력체계를 구축한다. 또한 정신건강 담당 인력의 부족을 해결하고 정신건강서비스 확대를 위해서 일반 보건의료 및 복지서비스로 통합하고 다양한 영역의 서비스 제공자들에게 정신건강을 향상시킬 수 있는 통합적 접근방법을 훈련시키는 것이 필요하다. 또한 보건영역 종사자들의 지식과 기술을 연마할 수 있도록 대학 및 대학원에 정신건강 교육과정을 포함시키는 것도 고려되어야 한다. 정신건강전문가들의 역할은 정신건강서비스를 제공하는 다른 영역의 종사자들에게 비전을 제공하고 기술적으로 지원하는 것이다.

---

4 Comprehensive Mental Health Action Plan 2013–2020

(3) 정신건강 향상 및 예방 사업 추진

정신장애인을 위한 보건정책과 서비스 개발도 중요하지만 전 국민의 정신건강을 보호하고 향상시키는 것도 역시 중요하다. 정신건강은 모든 생애주기별로 발달하고 특히 아동 · 청소년기는 정신건강증진과 정신장애 예방을 위해 중요한 시기이다. 심리상담 등 약물요법 이외의 개입이 우선적으로 고려되어야 하며, 입원치료는 최대한 지양되어야 한다. 또한 자살예방을 위하여 총기류, 농약, 과다 복용될 수 있는 중독성약물 등 자해 및 자살수단의 접근을 통제하고, 언론의 책임 있는 보도, 자살 고위험자 보호, 자살행동 및 정신질환의 조기발견과 관리 등이 고려되어야 한다. 정부는 주도적으로 정신건강 위험요인에 대한 올바른 정보를 제공하여야 한다.

(4) 정신건강정보시스템 구축과 연구 강화

근거 중심의 정책을 추진하기 위해서는 지속적인 연구와 관련 정보를 적절하게 활용하여야 한다. 새로운 지식은 근거와 양질의 서비스를 제공하는데 도움을 주며, 관련된 정보 또는 감시체계를 적절하게 사용하면 정신건강 욕구를 파악하여 그에 대응할 수 있는 계획을 세우고 실행 결과를 평가할 수 있다. 정신건강정보시스템을 보건정보시스템과 연계될 수 있도록 하여 대상자의 다양한 정보를 분석하여 활용할 수 있도록 하는 것이 필요하다. 아울러 정신건강 관련 전문연구기관을 설립하여 정신건강서비스 개발과 실행 그리고 정신질환자 인권 등에 대한 학문적 연구가 잘 수행될 수 있도록 연구역량과 학계의 협력을 지원하는 것이 필요하다. 특히 실효성 있는 정신건강분야 연구를 강화하기 위해서는 정신장애인과 관련 이해관계자들의 의견이 충분히 반영될 수 있도록 해야 한다.

3. 주요 정신건강 문제

1) 중독

중독(addiction)은 빠져서 헤어나지 못하는 상태로 정신적 의존증을 말한다. 일상생활이나 사회생활에 심각한 지장을 받을 수 있는 상태가 되면 어디에 중독되었다라고 표현된다. 예전에는 중독이라는 용어대신 남용(abuse)과 의존(dependence)으로 구분하여 사용하기도 하였다. 역사적으로 중독은 처음에는 자기 자신의 충동을 조절하지 못하는 도덕적 결함으로 간주되었으며, 그러다가 중독을 범죄로 취급하였고, 최근에는 중독을 질병으로 인식하기 시작하였다. 중독은 단순히 개인의 의지나 성격 문제가 아니라 치료가 필요한 질병이다. 과거에는 알코올, 니코틴, 마약과 같은 물질중독(substance addiction)이 관심의 대상이었는데, 오늘날에는 인터넷, 도박, 쇼핑과 같은 행위중독(behavioral addiction)이 새로운 사회문제로 부각되고 있다. 우리나라에서는 통상적으로 알코올, 마약, 도박, 인터넷 중독을 4대 중독이라고 한다.

(1) 알코올

알코올중독(alcohol addiction)은 알코올에 대한 신체적, 심리적 의존을 말한다. 알코올 의존은 지속적인 욕구를 가지고 자신의 심신이 정상적으로 기능하기 위해서는 알코올이 필요하다고 느끼는 충동을 통해 음주를 반복하게 되는 것을 의미한다. 그런데 알코올을 장기간 사용할 경우에 알코올 관련 문제행동이 자주 나타나고 알코올 금단 또는 내성이 신체적 증상으로 나타나게 된다. 알코올은 뇌를 비롯하여 인체 각종 장기에 영향을 주는 유해물질로 지방간, 간경변을 일으키고 간암, 구강암, 식도암 등 각종 암 발생을 증가시킬 뿐만 아니라 우발적인 상해나 상호간의 폭행 등을 발생시킨다. 치료적 도움 없이 알코올중독을 방치할 경우에는 개인의 건강뿐만 아니라 여러 사회문제를 일으키는 치명적인 질병이기 때문에 반드시 전문적인 치료를 받아야 한다.

(2) 마약

마약중독(narcotic addiction)은 마약을 반복적으로 사용하여 개인과 사회에 해를 끼치는 상태를 말한다. 사회적 관심을 불러일으키고 있는 마약중독 원인이 되는 약물로는 마리화나(marijuana), 필로폰(philopon), 모르핀(morphine), 코카인(cocaine), 헤로인(heroin), 엘에스디(LSD), 물뽕(GHB) 등이 있다. 최근에는 향정신성의약품과 습관성 식음료가 범람하고 있어 사회적 문제가 되고 있다. 마약중독 증상은 마약 종류에 따라 약간씩 차이가 있으나 공통된 특징은 약물을 계속 사용하려고 하고, 용량을 계속 증가하려는 경향이 있고, 약물에 대한 정신적 · 신체적 의존 경향이 있다. 마약중독은 중독자 개인의 정상적인 사회생활을 위협할 뿐만 아니라 사회 전체에도 큰 해악을 끼친다. 마약중독 치료는 재발이 많이 발생하기 때문에 쉽지 않은 과정이지만 마약중독을 이겨내기 위해서는 적절한 치료와 꾸준한 관리가 필요하다.

(3) 도박

도박중독(gambling addiction)은 행위중독으로 내성[5] 및 금단증상[6]과 의존성이 있어서 이차적인 문제가 발생함에도 불구하고 그 행위를 지속하는 상태를 말한다. 도박[7] 자체는 문제가 되지 않지만 지나치게 몰입하는 것이 문제가 된다. 우리나라에서는 도박 자체를 불법으로 규정하고 있지만 합법적인 도박도 있다. 내국인용 강원랜드 카지노, 경륜, 경정, 로또, 복권, 스포츠 토토 등이 정부로부터 허가를 받아서 운영되고 있다. 도박중독은 불법행위 및 각종 범죄발생 가능성을 높인다는 점에서 사회 불안정성을 가중시키는 요소이며, 도박중독은 자살도 유발시키기 때문에 개입이 필요하다. 그런데 도박중독을 치료하기 어려운 이유는 대부분 중독자들이 스스로 중독이라는 것을 인정하지 않고 마음만 먹으면 끊을 수 있다고 생각하기 때문이다. 도박중독을 효과적으로 치료하기 위해서는 약물치료와 함께 인지행동치료, 가족교육 등을 병합하는 것이 좋다.

(4) 인터넷

인터넷중독(internet addiction)은 과도한 인터넷 사용 때문에 사회, 가정, 일상생활에 어려움이 생겨 자신이나 주변 사람들이 문제가 있다고 인식하는 상태를 말한다. 인터넷중독의 세분화된 영역은 온라인 게임에 몰두해 발생하는 게임중독, 무절제한 채팅으로 발생하는 채팅중독, 온라인 주식판매에 빠져들어 발생하는 주식중독 등이 있다. 이 중에서 게임과 채팅이 사회적 문제를 많이 일으킨다. 인터넷중독은 정서적인 불안, 낮은 자존감, 정체성에 대한 불만, 사회생활에서의 자신감 결여, 자기실현의 실패, 환상적인 사고 경향이 있는 사람들에게서 많이 발생하는 것으로 알려져 있다. 인터넷중독이 심각한 경우에는 스스로 통제할 수 있는 힘이 생길 때까지 인터넷으로부터 철저히 격리하는 것이 중요하다. 우리나라의 경우 인터넷중독에 대한 명확한 기준이 없을 뿐만 아니라 사용되고 있는 용어도 인터넷과 몰입자, 인터넷 중독자, 게임과 몰입 등으로 다양한 실정이다.

---

5 내성은 동일한 흥분을 얻기 위해 자극이 점차 강해져야 하는 것을 의미한다. 동일 자극으로는 더 이상 자극이 되지 않기 때문에 점차 강력한 자극을 찾는 것이다.

6 도박을 하지 않으면 초조하고 불안하고 안절부절 못하게 된다.

7 도박은 불확실한 결과에 대해 돈을 걸고 하는 내기를 말한다.

2) 우울증

(1) 개념

우울증(depressive disorder)은 생각 내용, 사고과정, 동기, 의욕, 관심, 행동, 수면, 신체활동 등 전반적인 정신기능 저하가 거의 매일 지속되는 상태를 말한다. 우울증은 뇌의 신경전달물질(세로토닌)의 불균형으로 인해 발생한다. 우울증은 감기처럼 흔한 정신질환이지만 심한 경우에는 자살에 이를 수 있기 때문에 심각하게 다루어진다.

(2) 증상

우울증의 기본 증상은 의욕 저하가 대표적이며 주요 증상으로는 지속적인 우울감, 불면증 등 수면장애, 자살에 대한 반복적인 생각, 부정적 사고, 지나친 죄책감, 갈등 등이 있다. 우울증이 우울한 감정보다 신체적 증상으로 표현되는 경우가 많이 있다. 연령과 성에 따라 특징적인 우울증 증상이 나타나기도 하는데, 여성의 경우 산후 우울증과 갱년기 우울증 발생률이 높다. 우울증 증상이 2주 이상 지속되어 일상생활에 지장을 줄 경우에는 정신과 전문의와 상담하는 것이 필요하다.

(3) 치료 방법

우울증은 효과적으로 치료될 수 있는 질환으로 상담과 정신건강의학과 치료가 필수적이다. 우울증 치료 방법으로는 심리치료와 약물치료가 있다. 심리치료는 우울증을 유발한 스트레스에 대처하는 능력을 향상시켜 현재의 증상을 조절할 수 있고 우울증이 재발되지 않도록 한다. 약물치료는 항우울제를 투여하는 것으로 2~3주 정도 지나면 효과가 나타난다. 약물치료로 증상이 호전되어도 6개월 정도는 약물치료를 계속해야 재발을 예방할 수 있다. 이렇게 약물을 장기간 사용해도 신체에 특별한 위험성은 없으며 중독성 또한 거의 없다. 가벼운 우울증은 상담만으로 충분한 경우도 있으나 중등도 이상의 경우에는 항우울제 투여가 필요하다.

3) 스트레스

(1) 의미

스트레스(stress)가 학문적 용어로 처음 사용된 곳은 물리학 분야였다. 의학영역에서는 1936년 한스 셀리에(Hans Selye)가 정신적, 육체적 균형과 안정을 깨뜨리려고 하는 자극에 대하여 안정상태를 유지하기 위해 변화에 저항하는 반응으로 정의하면서 오늘날의 의미로 사용되고 있다. 최근에는 스트레스를 환경과 개인의 복잡하고 역동적인 상호작용으로 보고 있다. 스트레스는 긍정적 스트레스(eustress)와 부정적 스트레스(distress)로 나눌 수 있다. 당장에는 부담스럽더라도 적절히 대응하여 자신의 향후 삶이 더 나아질 수 있는 스트레스는 긍정적 스트레스이고, 자신의 대처나 적응에도 불구하고 지속되는 스트레스는 불안이나 우울 등의 증상을 일으킬 수 있는 경우는 부정적 스트레스이다. 적절한 스트레스는 우리의 생활에 활력을 주고 생산성과 창의력을 높일 수 있다

(2) 발생 요인

스트레스는 일상생활에서 누구에게나 일어날 수 있는 보편적인 생활사건이다. 스트레스를 일으키는 요인은 매우 다양하기 때문에 간단히 설명하기는 어렵다. 가장 극심한 스트레스 반응을 보이는 것으로 알려진 요인은 가까운 사람과 헤어진 상황, 즉 죽음, 이별, 별거가 여기에 해당된다. 그 외에도 질병, 신체 손상, 운동 부족, 영양 결핍, 수면 장애 등 생리적 이상이 나타나는 상태나 청소년기, 여성의 갱년기, 노년기 등 생리적 변화가 급격히 일어나는 시기 등도 스트레스 반응이 커질 수 있다. 물론 가정, 직장 등에서 갈등이나 일상적인 문제도 정신적 부담을 가중시켜 건강을 위협할 수도 있다. 그런데 스트레스 요인이 전혀 없는 것도 건강에 반드시 좋은 것은 아니다. 지겨움이나 권태가 지속되면 무기력한 상태를 거쳐 우울증 등으로 발전할 수 있기 때문이다. 적당한 스트레스는 정신건강과 신체적 건강에 도움이 될 수 있다. 스트레스 상황을 부정적으로 받아들이면 질병으로 가게 되지만, 긍정적으로 받아들이면 생산적이고 행복해질 수 있는 것이다.

(3) 스트레스 영향

스트레스를 받으면 처음에는 초조, 걱정, 근심 등의 불안증상이 발생하고 차츰 우울증상이 나타나게 된다. 대부분의 경우 불안이나 우울 증상은 일시적이고 스트레스가 지나가면 사라진다. 그러나 스트레스 요인이 너무 과도하거나 오래 지속되면 개인이 스트레스 상황을 이겨낼 힘이 약화되어 적응장애, 불안장애, 기분장애, 식이장애, 수면장애 등의 정신질환이 발생할 수 있다. 또한 스트레스가 신체질환의 발생 원인이나 악화 요인으로 작용한다고 알려져 있는데, 스트레스에 취약한 우리 몸의 기관인 근골격계(긴장성 두통), 위장관계(과민성 대장증후군), 심혈관계(고혈압) 등이 영향을 많이 받는다.

(4) 관리방법

흔히 스트레스를 만병의 근원이라고 부를 만큼 각종 질병발생과 관련된다. 그러나 스트레스 초기부터 적절히 관리하면 스트레스와 관련된 질병을 예방할 수 있다. 그래서 일상생활에서 적절하게 스트레스를 관리하는 것이 중요하다. 일상적으로 쉽게 실천할 수 있는 스트레스 관리 방법은 첫째, 즐거운 대화는 스트레스 해소에 가장 큰 도움이 된다. 둘째, 카페인[8]을 줄이거나 끊는다. 셋째, 규칙적으로 적당한 양의 식사를 한다. 넷째, 적절한 수면시간을 확보한다. 다섯째, 매일 규칙적으로 30분 이상 운동을 한다. 여섯째, 이완 운동을 하거나 명상을 한다. 일곱째, 긍정적인 마음과 태도를 갖는다.

4) 각종 정신질환

일반적으로 신체장애는 질병의 원인, 병리, 신체기관에 대한 관계를 근거로 분류하는 것이 가능하지만 많은 경우 정신장애는 그 원인이 다양하고 유전적 및 사회적 환경요인들이 복합되어 있거나 정확히 알려져 있지 않다. 정신장애는 정신질환과 정신지체(mental retardation)[9]로 구분되며, 다시 정신질환은 정신병(psycosis)과 정신신경증(psyconeurosis)으로 구분된다. 정신병에 해당하는 질환으로는 기질성 정신장애, 정신분열증, 정동장애, 편집장애, 기타 정신병적 장애 등으로 망상, 환각, 착란, 기억장애, 퇴행적 행동이 나타나면서 사회생활이나 일상생활을 수행하지 못하는 경우가 많은 사회적 기능과 자아기능의 손상이 심각한 상태이다. 정신신경증으로 알려진 장애는 불안이나 우울의 증세를 중심으로 기질적 병변 없이 외적 원인 또는 심리적 원인으로 발현되는 것이 특징이다.

4. 우리나라 정신건강관리

1) 현황

최근 우리나라도 정신질환뿐만 아니라 중독, 우울증, 스트레스 등과 같은 정신건강 문제가 사회적으로 심각해지고 있다. 이러한 정신건강 문제의 변화에 대응하기 위하여

8 커피, 차, 초콜릿, 콜라 등에 함유된 카페인은 신체에 스트레스 반응을 일으킬 수 있는 강력한 자극제이다.

9 정신지체는 지적 능력이 평균 이하의 조건에 있거나 지적 발달이 늦은 것을 의미한다.

2017년에 기존 정신보건법을 정신건강증진 및 정신질환자 복지서비스 지원에 관한 법률(정신건강복지법)로 개정하였다. 이 법에서는 정신질환의 예방 · 치료, 정신질환자의 재활 · 복지 · 권리보장과 정신건강 친화적인 환경조성에 필요한 사항을 포괄적으로 규정하고 있다. 중증정신질환자의 범위는 질병의 위중도와 기능손상의 정도를 정의하는 기준에 따라 달라질 수 있으나, 우리나라에는 약 50만명[10] 정도의 중증정신질환자가 있는 것으로 추정되고 있다. 중증정신질환의 대표적인 원인 질병은 조현병, 조울증, 재발성 우울증이며, 정신의료기관과 정신요양시설에서 약 8만명 정도가 입원치료와 정신요양서비스를 받고 있다. 나머지 약 42만명은 지역사회에서 생활하고 있는데 이중에서 약 9만명 정도가 정신건강복지센터와 정신재활시설 등에 등록되어 있다. 정신질환은 조기진단과 지속치료가 매우 중요하다. 발병 후 치료받지 않는 기간이 길어질수록 뇌 손상과 기능저하를 초래하게 되고, 증상 악화로 위험한 행동을 할 수 있으므로 지속적인 정신재활과 치료가 필요하다. 그럼에도 불구하고 다수의 중증정신질환자가 필요한 서비스를 받지 못하고 있는 실정이다.

2) 정신건강 관련 기관 및 시설 현황

우리나라 정신건강 관련 기관 및 시설 현황은 광역정신건강복지센터 16개소, 기초정신건강복지센터 227개소, 중독관리통합지원센터 50개소가 운영되고 있으며, 정신건강증진시설로는 정신의료기관 1,554개소, 정신재활시설 349개소, 정신요양시설 59개소가 운영되고 있다. 각 기관 및 시설의 주요 기능은 아래 표와 같다.

표 19-1 정신건강 관련 기관 및 시설 현황

구분		기관수	주요 기능
정신건강 복지센터	광역	16	• 지역사회 내 정신질환 예방, 정신질환자 발견 · 상담 · 정신재활훈련 및 사례관리 • 정신건강증진시설 간 연계체계 구축 등 지역사회 정신건강사업 기획 · 조정
	기초	227	
정신 의료기관	국공립	20	• 정신질환자 진료, 지역사회정신건강증진사업 지원
	민간	1,534	• 정신질환자 진료
정신요양시설		59	• 만성 정신질환자 요양 · 보호

10 일반적으로 중증정신질환은 전체 인구의 약 1%로 추정된다.

정신재활시설	349	• 병원 또는 시설에서 치료 · 요양 후 사회복귀촉진을 위한 훈련 실시
중독관리 통합지원센터	50	• 중독 예방, 중독자 상담 · 재활훈련

자료 : 보건복지부·국립정신건강센터(2018). 전국 정신건강관련 기관 현황 자료집.

3) 정신의료기관 입원 종류

자 · 타해 위험이 있거나 입원치료가 필요한 정신질환자는 의료기관에 입원을 하게 된다. 정신질환과 관련하여 현재 우리나라에서 시행하고 있는 의료기관 입원의 종류는 다섯 가지로 구분되는데, 구체적인 내용은 다음과 같다.

(1) 자의입원

자의입원은 정신질환자 또는 정신건강에 문제가 있는 사람이 스스로 신청하여 입원을 하게 된다. 전문의와 면담한 후에 자필로 자의입원 신청서를 작성하여 제출하면 된다. 입원기간 중 환자 본인이 퇴원을 신청하면 바로 퇴원이 가능하다. 정신의료기관에서는 2개월마다 본인에게 퇴원의사를 확인하고 있다.

(2) 동의입원

동의입원은 정신질환자 본인이 정신건강의학과 전문의와 면담 후 입원 권고를 받으면 입원의 필요성을 인지하고, 보호의무자의 동의를 받아서 환자가 입원을 신청하는 자의적인 입원이다. 환자 본인이 퇴원을 신청하고 보호의무자가 동의하는 경우에는 바로 퇴원이 가능하다. 그러나 환자 본인은 퇴원을 원하지만 계속적인 치료가 필요하다고 판단되는 경우에는 다른 유형의 입원으로 전환할 수 있다.

(3) 보호입원

정신질환이 심각하여 입원치료의 필요성이 있다는 정신건강의학과 전문의 진단이 있으나 환자가 입원치료를 거부하는 경우에 보호의무자 2인의 신청으로 진행되는 비자의적 입원이다. 입원 후 2주 내에 다른 정신의료기관 소속의 전문의 소견을 추가로 받아야 입원이 유지될 수 있다. 만약 2명 전문의 소견이 일치하지 않으면, 2주 이내에 퇴원해야 한다. 최초 입원기간은 3개월이며, 입원기간을 연장할 필요가 있을 때는 정신건강심사위원회의 심사를 거쳐서 결정하게 된다. 입원기간 중 언제라도 정신질환자 및 보호의무자는 퇴원을 신청할 수 있지만, 자 · 타해 위험으로 치료의 필요성이 있는 환자에 대해서는 퇴원을 거부할 수 있다.

(4) 행정입원

자신의 건강 또는 다른 사람에게 해를 끼칠 위험이 높은 정신질환자가 발견되었을 때에 시장, 군수, 구청장이 진행하는 비자의적 입원이다. 정신질환으로 인한 자 · 타해 위험이 있는 자를 발견하였으나 다른 입원유형으로 입원이 어려운 경우에 정신건강전문요원 등은 시장, 군수, 구청장에게 그 사람에 대한 진단과 보호를 신청한다. 정신건강의학과 전문의로부터 입원이 필요하다는 진단을 받은 경우에 시장, 군수, 구청장은 지정정신의료기관에 정신질환자를 입원 의뢰한다. 2주 내에 전문의 2명의 소견이 일치하는지를 확인하여 해당 환자의 행정입원 유지여부를 판단한다. 시장, 군수, 구청장은 3개월 이내에 정신질환자의 행정입원을 해제한다. 다만, 행정입원 된 환자의 입원기간을 연장하기 위해서는 정신건강심사위원회의 심사를 받아야 한다.

(5) 응급입원

정신질환자로 추정되는 자 · 타해 위험이 큰 사람을 발견한 사람은 의사 · 경찰관의 동의를 받아 해당 정신질환 추정자를 정신의료기관에 입원 의뢰할 수 있다. 정신의료기관의 장은 응급입원이 의뢰된 환자를 3일의 입원기간 동안 보호하고, 진단 및 치료를 할 수 있다. 응급입원에 동의한 경찰 또는 구급대원은 정신의료기관까지 대상자를 호송해야 한다. 정신건강의학과 전문의 진단 후 입원의 계속 필요성이 없으면 정신의료기관의 장은 정신질환 추정자를 3일 이내에 퇴원시켜야 한다. 다만, 자 · 타해 위험이 있어 계속 입원의 필요성이 있는 경우에는 해당 환자의 입원유형을 3일 이내에 전환해야 한다.

부록

세계보건기구 헌장
알마아타 선언문
오타와 헌장

CONSTITUTION OF THE WORLD HEALTH ORGANIZATION[1]

THE STATES Parties to this Constitution declare, in conformity with the Charter of the United Nations, that the following principles are basic to the happiness, harmonious relations and security of all peoples:

Health is a state of complete physical, mental and social well-being and not merely the absence of disease or infirmity.

The enjoyment of the highest attainable standard of health is one of the fundamental rights of every human being without distinction of race, religion, political belief, economic or social condition.

The health of all peoples is fundamental to the attainment of peace and security and is dependent upon the fullest co-operation of individuals and States.

The achievement of any State in the promotion and protection of health is of value to all.

Unequal development in different countries in the promotion of health and control of disease, especially communicable disease, is a common danger.

Healthy development of the child is of basic importance; the ability to live harmoniously in a changing total environment is essential to such development.

The extension to all peoples of the benefits of medical, psychological and related knowledge is essential to the fullest attainment of health.

Informed opinion and active co-operation on the part of the public are of the utmost importance in the improvement of the health of the people.

Governments have a responsibility for the health of their peoples which can be fulfilled only by the provision of adequate health and social measures.

ACCEPTING THESE PRINCIPLES, and for the purpose of co-operation among themselves and with others to promote and protect the health of all peoples, the Contracting Parties agree to the present Constitution and

---

[1] The Constitution was adopted by the International Health Conference held in New York from 19 June to 22 July 1946, signed on 22 July 1946 by the representatives of 61 States (*Off. Rec. Wld Hlth Org.*, **2**, 100), and entered into force on 7 April 1948. Amendments adopted by the Twenty-sixth, Twenty-ninth, Thirty-ninth and Fifty-first World Health Assemblies (resolutions WHA26.37, WHA29.38, WHA39.6 and WHA51.23) came into force on 3 February 1977, 20 January 1984, 11 July 1994 and 15 September 2005 respectively and are incorporated in the present text.

hereby establish the World Health Organization as a specialized agency within the terms of Article 57 of the Charter of the United Nations.

CHAPTER I – OBJECTIVE

Article 1

The objective of the World Health Organization (hereinafter called the Organization) shall be the attainment by all peoples of the highest possible level of health.

CHAPTER II – FUNCTIONS

Article 2

In order to achieve its objective, the functions of the Organization shall be:

(*a*) to act as the directing and co-ordinating authority on international health work;

(*b*) to establish and maintain effective collaboration with the United Nations, specialized agencies, governmental health administrations, professional groups and such other organizations as may be deemed appropriate;

(*c*) to assist Governments, upon request, in strengthening health services;

(*d*) to furnish appropriate technical assistance and, in emergencies, necessary aid upon the request or acceptance of Governments;

(*e*) to provide or assist in providing, upon the request of the United Nations, health services and facilities to special groups, such as the peoples of trust territories;

(*f*) to establish and maintain such administrative and technical services as may be required, including epidemiological and statistical services;

(*g*) to stimulate and advance work to eradicate epidemic, endemic and other diseases;

(*h*) to promote, in co-operation with other specialized agencies where necessary, the prevention of accidental injuries;

(*i*) to promote, in co-operation with other specialized agencies where necessary, the improvement of nutrition, housing, sanitation, recreation, economic or working conditions and other aspects of environmental hygiene;

(*j*) to promote co-operation among scientific and professional groups which contribute to the advancement of health;

(*k*) to propose conventions, agreements and regulations, and make recommendations with respect to international health matters and to perform such duties as may be assigned thereby to the Organization and are consistent with its objective;

(*l*) to promote maternal and child health and welfare and to foster the ability to live harmoniously in a changing total environment;

(*m*) to foster activities in the field of mental health, especially those affecting the harmony of human relations;

(*n*) to promote and conduct research in the field of health;

(*o*) to promote improved standards of teaching and training in the health, medical and related professions;

(*p*) to study and report on, in co-operation with other specialized agencies where necessary, administrative and social techniques affecting public health and medical care from preventive and curative points of view, including hospital services and social security;

(*q*) to provide information, counsel and assistance in the field of health;

(*r*) to assist in developing an informed public opinion among all peoples on matters of health;

(*s*) to establish and revise as necessary international nomenclatures of diseases, of causes of death and of public health practices;

(*t*) to standardize diagnostic procedures as necessary;

(*u*) to develop, establish and promote international standards with respect to food, biological, pharmaceutical and similar products;

(*v*) generally to take all necessary action to attain the objective of the Organization.

CHAPTER III – MEMBERSHIP AND ASSOCIATE MEMBERSHIP

Article 3

Membership in the Organization shall be open to all States.

Article 4

Members of the United Nations may become Members of the Organization by signing or otherwise accepting this Constitution in accordance with the provisions of Chapter XIX and in accordance with their constitutional processes.

Article 5

The States whose Governments have been invited to send observers to the International Health Conference held in New York, 1946, may become

Members by signing or otherwise accepting this Constitution in accordance with the provisions of Chapter XIX and in accordance with their constitutional processes provided that such signature or acceptance shall be completed before the first session of the Health Assembly.

Article 6

Subject to the conditions of any agreement between the United Nations and the Organization, approved pursuant to Chapter XVI, States which do not become Members in accordance with Articles 4 and 5 may apply to become Members and shall be admitted as Members when their application has been approved by a simple majority vote of the Health Assembly.

Article 7[1]

If a Member fails to meet its financial obligations to the Organization or in other exceptional circumstances, the Health Assembly may, on such conditions as it thinks proper, suspend the voting privileges and services to which a Member is entitled. The Health Assembly shall have the authority to restore such voting privileges and services.

Article 8

Territories or groups of territories which are not responsible for the conduct of their international relations may be admitted as Associate Members by the Health Assembly upon application made on behalf of such territory or group of territories by the Member or other authority having responsibility for their international relations. Representatives of Associate Members to the Health Assembly should be qualified by their technical competence in the field of health and should be chosen from the native population. The nature and extent of the rights and obligations of Associate Members shall be determined by the Health Assembly.

CHAPTER IV – ORGANS

Article 9

The work of the Organization shall be carried out by:

(*a*) The World Health Assembly (herein called the Health Assembly);
(*b*) The Executive Board (hereinafter called the Board);
(*c*) The Secretariat.

[1] The amendment to this Article adopted by the Eighteenth World Health Assembly (resolution WHA18.48) has not yet come into force.

CHAPTER V – THE WORLD HEALTH ASSEMBLY

Article 10

The Health Assembly shall be composed of delegates representing Members.

Article 11

Each Member shall be represented by not more than three delegates, one of whom shall be designated by the Member as chief delegate. These delegates should be chosen from among persons most qualified by their technical competence in the field of health, preferably representing the national health administration of the Member.

Article 12

Alternates and advisers may accompany delegates.

Article 13

The Health Assembly shall meet in regular annual session and in such special sessions as may be necessary. Special sessions shall be convened at the request of the Board or of a majority of the Members.

Article 14

The Health Assembly, at each annual session, shall select the country or region in which the next annual session shall be held, the Board subsequently fixing the place. The Board shall determine the place where a special session shall be held.

Article 15

The Board, after consultation with the Secretary-General of the United Nations, shall determine the date of each annual and special session.

Article 16

The Health Assembly shall elect its President and other officers at the beginning of each annual session. They shall hold office until their successors are elected.

Article 17

The Health Assembly shall adopt its own rules of procedure.

Article 18

The functions of the Health Assembly shall be:

(*a*) to determine the policies of the Organization;

(*b*) to name the Members entitled to designate a person to serve on the Board;

(*c*) to appoint the Director-General;

(*d*) to review and approve reports and activities of the Board and of the Director-General and to instruct the Board in regard to matters upon which action, study, investigation or report may be considered desirable;

(*e*) to establish such committees as may be considered necessary for the work of the Organization;

(*f*) to supervise the financial policies of the Organization and to review and approve the budget;

(*g*) to instruct the Board and the Director-General to bring to the attention of Members and of international organizations, governmental or non-governmental, any matter with regard to health which the Health Assembly may consider appropriate;

(*h*) to invite any organization, international or national, governmental or non-governmental, which has responsibilities related to those of the Organization, to appoint representatives to participate, without right of vote, in its meetings or in those of the committees and conferences convened under its authority, on conditions prescribed by the Health Assembly; but in the case of national organizations, invitations shall be issued only with the consent of the Government concerned;

(*i*) to consider recommendations bearing on health made by the General Assembly, the Economic and Social Council, the Security Council or Trusteeship Council of the United Nations, and to report to them on the steps taken by the Organization to give effect to such recommendations;

(*j*) to report to the Economic and Social Council in accordance with any agreement between the Organization and the United Nations;

(*k*) to promote and conduct research in the field of health by the personnel of the Organization, by the establishment of its own institutions or by co-operation with official or non-official institutions of any Member with the consent of its Government;

(*l*) to establish such other institutions as it may consider desirable;

(*m*) to take any other appropriate action to further the objective of the Organization.

Article 19

The Health Assembly shall have authority to adopt conventions or agreements with respect to any matter within the competence of the Organization. A two-thirds vote of the Health Assembly shall be required for the adoption of such conventions or agreements, which shall come into force for each Member when accepted by it in accordance with its constitutional processes.

Article 20

Each Member undertakes that it will, within eighteen months after the adoption by the Health Assembly of a convention or agreement, take action relative to the acceptance of such convention or agreement. Each Member shall notify the Director-General of the action taken, and if it does not accept such convention or agreement within the time limit, it will furnish a statement of the reasons for non-acceptance. In case of acceptance, each Member agrees to make an annual report to the Director-General in accordance with Chapter XIV.

Article 21

The Health Assembly shall have authority to adopt regulations concerning:

(*a*) sanitary and quarantine requirements and other procedures designed to prevent the international spread of disease;

(*b*) nomenclatures with respect to diseases, causes of death and public health practices;

(*c*) standards with respect to diagnostic procedures for international use;

(*d*) standards with respect to the safety, purity and potency of biological, pharmaceutical and similar products moving in international commerce;

(*e*) advertising and labelling of biological, pharmaceutical and similar products moving in international commerce.

Article 22

Regulations adopted pursuant to Article 21 shall come into force for all Members after due notice has been given of their adoption by the Health Assembly except for such Members as may notify the Director-General of rejection or reservations within the period stated in the notice.

Article 23

The Health Assembly shall have authority to make recommendations to Members with respect to any matter within the competence of the Organization.

Chapter VI – The Executive Board

Article 24

The Board shall consist of thirty-four persons designated by as many Members. The Health Assembly, taking into account an equitable geographical distribution, shall elect the Members entitled to designate a person to serve on the Board, provided that, of such Members, not less than three shall be elected from each of the regional organizations established pursuant to Article 44. Each of these Members should appoint to the Board a person technically qualified in the field of health, who may be accompanied by alternates and advisers.

Article 25

These Members shall be elected for three years and may be re-elected, provided that of the Members elected at the first session of the Health Assembly held after the coming into force of the amendment to this Constitution increasing the membership of the Board from thirty-two to thirty-four the term of office of the additional Members elected shall, insofar as may be necessary, be of such lesser duration as shall facilitate the election of at least one Member from each regional organization in each year.

Article 26

The Board shall meet at least twice a year and shall determine the place of each meeting.

Article 27

The Board shall elect its Chairman from among its members and shall adopt its own rules of procedure.

Article 28

The functions of the Board shall be:

(*a*) to give effect to the decisions and policies of the Health Assembly;

(*b*) to act as the executive organ of the Health Assembly;

(*c*) to perform any other functions entrusted to it by the Health Assembly;

(*d*) to advise the Health Assembly on questions referred to it by that body and on matters assigned to the Organization by conventions, agreements and regulations;

(*e*) to submit advice or proposals to the Health Assembly on its own initiative;

(*f*) to prepare the agenda of meetings of the Health Assembly;

(*g*) to submit to the Health Assembly for consideration and approval a general programme of work covering a specific period;

(*h*) to study all questions within its competence;

(*i*) to take emergency measures within the functions and financial resources of the Organization to deal with events requiring immediate action. In particular it may authorize the Director-General to take the necessary steps to combat epidemics, to participate in the organization of health relief to victims of a calamity and to undertake studies and research the urgency of which has been drawn to the attention of the Board by any Member or by the Director-General.

Article 29

The Board shall exercise on behalf of the whole Health Assembly the powers delegated to it by that body.

CHAPTER VII – THE SECRETARIAT

Article 30

The Secretariat shall comprise the Director-General and such technical and administrative staff as the Organization may require.

Article 31

The Director-General shall be appointed by the Health Assembly on the nomination of the Board on such terms as the Health Assembly may determine. The Director-General, subject to the authority of the Board, shall be the chief technical and administrative officer of the Organization.

Article 32

The Director-General shall be ex officio Secretary of the Health Assembly, of the Board, of all commissions and committees of the Organization and of conferences convened by it. He may delegate these functions.

Article 33

The Director-General or his representative may establish a procedure by agreement with Members, permitting him, for the purpose of discharging his duties, to have direct access to their various departments, especially to their health administrations and to national health organizations, governmental or non-governmental. He may also establish direct relations with international organizations whose activities come within the competence of the Organization. He shall keep regional offices informed on all matters involving their respective areas.

Article 34

The Director-General shall prepare and submit to the Board the financial statements and budget estimates of the Organization.

Article 35

The Director-General shall appoint the staff of the Secretariat in accordance with staff regulations established by the Health Assembly. The paramount consideration in the employment of the staff shall be to assure that the efficiency, integrity and internationally representative character of the Secretariat shall be maintained at the highest level. Due regard shall be paid also to the importance of recruiting the staff on as wide a geographical basis as possible.

Article 36

The conditions of service of the staff of the Organization shall conform as far as possible with those of other United Nations organizations.

Article 37

In the performance of their duties the Director-General and the staff shall not seek or receive instructions from any government or from any authority external to the Organization. They shall refrain from any action which might reflect on their position as international officers. Each Member of the Organization on its part undertakes to respect the exclusively international character of the Director-General and the staff and not to seek to influence them.

CHAPTER VIII – COMMITTEES

Article 38

The Board shall establish such committees as the Health Assembly may direct and, on its own initiative or on the proposal of the Director-General, may establish any other committees considered desirable to serve any purpose within the competence of the Organization.

Article 39

The Board, from time to time and in any event annually, shall review the necessity for continuing each committee.

Article 40

The Board may provide for the creation of or the participation by the Organization in joint or mixed committees with other organizations and for the representation of the Organization in committees established by such other organizations.

CHAPTER IX – CONFERENCES

Article 41

The Health Assembly or the Board may convene local, general, technical or other special conferences to consider any matter within the competence of the Organization and may provide for the representation at such conferences of international organizations and, with the consent of the Government concerned, of national organizations, governmental or non-governmental. The manner of such representation shall be determined by the Health Assembly or the Board.

Article 42

The Board may provide for representation of the Organization at conferences in which the Board considers that the Organization has an interest.

CHAPTER X – HEADQUARTERS

Article 43

The location of the headquarters of the Organization shall be determined by the Health Assembly after consultation with the United Nations.

CHAPTER XI – REGIONAL ARRANGEMENTS

Article 44

(*a*) The Health Assembly shall from time to time define the geographical areas in which it is desirable to establish a regional organization.

(*b*) The Health Assembly may, with the consent of a majority of the Members situated within each area so defined, establish a regional organization to meet the special needs of such area. There shall not be more than one regional organization in each area.

Article 45

Each regional organization shall be an integral part of the Organization in accordance with this Constitution.

Article 46

Each regional organization shall consist of a regional committee and a regional office.

Article 47

Regional committees shall be composed of representatives of the Member States and Associate Members in the region concerned. Territories or groups of territories within the region, which are not responsible for the conduct of their international relations and which are not Associate Members, shall have the right to be represented and to participate in regional committees. The nature and extent of the rights and obligations of these territories or groups of territories in regional committees shall be determined by the Health Assembly in consultation with the Member or other authority having responsibility for the international relations of these territories and with the Member States in the region.

Article 48

Regional committees shall meet as often as necessary and shall determine the place of each meeting.

Article 49

Regional committees shall adopt their own rules of procedure.

Article 50

The functions of the regional committee shall be:

(*a*) to formulate policies governing matters of an exclusively regional character;

(*b*) to supervise the activities of the regional office;

(*c*) to suggest to the regional office the calling of technical conferences and such additional work or investigation in health matters as in the opinion of the regional committee would promote the objective of the Organization within the region;

(*d*) to co-operate with the respective regional committees of the United Nations and with those of other specialized agencies and with other regional international organizations having interests in common with the Organization;

(*e*) to tender advice, through the Director-General, to the Organization on international health matters which have wider than regional significance;

(*f*) to recommend additional regional appropriations by the Governments of the respective regions if the proportion of the central budget of the Organization allotted to that region is insufficient for the carrying-out of the regional functions;

(*g*) such other functions as may be delegated to the regional committee by the Health Assembly, the Board or the Director-General.

Article 51

Subject to the general authority of the Director-General of the Organization, the regional office shall be the administrative organ of the regional committee. It shall, in addition, carry out within the region the decisions of the Health Assembly and of the Board.

Article 52

The head of the regional office shall be the Regional Director appointed by the Board in agreement with the regional committee.

Article 53

The staff of the regional office shall be appointed in a manner to be determined by agreement between the Director-General and the Regional Director.

Article 54

The Pan American Sanitary Organization[1] represented by the Pan American Sanitary Bureau and the Pan American Sanitary Conferences, and all other inter-governmental regional health organizations in existence prior to the date of signature of this Constitution, shall in due course be integrated with the Organization. This integration shall be effected as soon as practicable through common action based on mutual consent of the competent authorities expressed through the organizations concerned.

CHAPTER XII – BUDGET AND EXPENSES

Article 55

The Director-General shall prepare and submit to the Board the budget estimates of the Organization. The Board shall consider and submit to the Health Assembly such budget estimates, together with any recommendations the Board may deem advisable.

[1] Renamed "Pan American Health Organization" by decision of the XV Pan American Sanitary Conference, September-October 1958.

Article 56

Subject to any agreement between the Organization and the United Nations, the Health Assembly shall review and approve the budget estimates and shall apportion the expenses among the Members in accordance with a scale to be fixed by the Health Assembly.

Article 57

The Health Assembly or the Board acting on behalf of the Health Assembly may accept and administer gifts and bequests made to the Organization provided that the conditions attached to such gifts or bequests are acceptable to the Health Assembly or the Board and are consistent with the objective and policies of the Organization.

Article 58

A special fund to be used at the discretion of the Board shall be established to meet emergencies and unforeseen contingencies.

CHAPTER XIII – VOTING

Article 59

Each Member shall have one vote in the Health Assembly.

Article 60

(*a*) Decisions of the Health Assembly on important questions shall be made by a two-thirds majority of the Members present and voting. These questions shall include: the adoption of conventions or agreements; the approval of agreements bringing the Organization into relation with the United Nations and inter-governmental organizations and agencies in accordance with Articles 69, 70 and 72; amendments to this Constitution.

(*b*) Decisions on other questions, including the determination of additional categories of questions to be decided by a two-thirds majority, shall be made by a majority of the Members present and voting.

(*c*) Voting on analogous matters in the Board and in committees of the Organization shall be made in accordance with paragraphs (*a*) and (*b*) of this Article.

CHAPTER XIV – REPORTS SUBMITTED BY STATES

Article 61

Each Member shall report annually to the Organization on the action taken and progress achieved in improving the health of its people.

Article 62

Each Member shall report annually on the action taken with respect to recommendations made to it by the Organization and with respect to conventions, agreements and regulations.

Article 63

Each Member shall communicate promptly to the Organization important laws, regulations, official reports and statistics pertaining to health which have been published in the State concerned.

Article 64

Each Member shall provide statistical and epidemiological reports in a manner to be determined by the Health Assembly.

Article 65

Each Member shall transmit upon the request of the Board such additional information pertaining to health as may be practicable.

CHAPTER XV – LEGAL CAPACITY, PRIVILEGES AND IMMUNITIES

Article 66

The Organization shall enjoy in the territory of each Member such legal capacity as may be necessary for the fulfilment of its objective and for the exercise of its functions.

Article 67

(*a*) The Organization shall enjoy in the territory of each Member such privileges and immunities as may be necessary for the fulfilment of its objective and for the exercise of its functions.

(*b*) Representatives of Members, persons designated to serve on the Board and technical and administrative personnel of the Organization shall similarly enjoy such privileges and immunities as are necessary for the independent exercise of their functions in connection with the Organization.

Article 68

Such legal capacity, privileges and immunities shall be defined in a separate agreement to be prepared by the Organization in consultation with the Secretary-General of the United Nations and concluded between the Members.

CHAPTER XVI – RELATIONS WITH OTHER ORGANIZATIONS

Article 69

The Organization shall be brought into relation with the United Nations as one of the specialized agencies referred to in Article 57 of the Charter of the United Nations. The agreement or agreements bringing the Organization into relation with the United Nations shall be subject to approval by a two-thirds vote of the Health Assembly.

Article 70

The Organization shall establish effective relations and co-operate closely with such other inter-governmental organizations as may be desirable. Any formal agreement entered into with such organizations shall be subject to approval by a two-thirds vote of the Health Assembly.

Article 71

The Organization may, on matters within its competence, make suitable arrangements for consultation and co-operation with non-governmental international organizations and, with the consent of the Government concerned, with national organizations, governmental or non-governmental.

Article 72

Subject to the approval by a two-thirds vote of the Health Assembly, the Organization may take over from any other international organization or agency whose purpose and activities lie within the field of competence of the Organization such functions, resources and obligations as may be conferred upon the Organization by international agreement or by mutually acceptable arrangements entered into between the competent authorities of the respective organizations.

CHAPTER XVII – AMENDMENTS

Article 73

Texts of proposed amendments to this Constitution shall be communicated by the Director-General to Members at least six months in advance of their consideration by the Health Assembly. Amendments shall come into force for all Members when adopted by a two-thirds vote of the Health Assembly and accepted by two-thirds of the Members in accordance with their respective constitutional processes.

CHAPTER XVIII – INTERPRETATION

Article 74 [1]

The Chinese, English, French, Russian and Spanish texts of this Constitution shall be regarded as equally authentic.

Article 75

Any question or dispute concerning the interpretation or application of this Constitution which is not settled by negotiation or by the Health Assembly shall be referred to the International Court of Justice in conformity with the Statute of the Court, unless the parties concerned agree on another mode of settlement.

Article 76

Upon authorization by the General Assembly of the United Nations or upon authorization in accordance with any agreement between the Organization and the United Nations, the Organization may request the International Court of Justice for an advisory opinion on any legal question arising within the competence of the Organization.

Article 77

The Director-General may appear before the Court on behalf of the Organization in connexion with any proceedings arising out of any such request for an advisory opinion. He shall make arrangements for the presentation of the case before the Court, including arrangements for the argument of different views on the question.

CHAPTER XIX – ENTRY-INTO-FORCE

Article 78

Subject to the provisions of Chapter III, this Constitution shall remain open to all States for signature or acceptance.

Article 79

(*a*) States may become parties to this Constitution by:

(i) signature without reservation as to approval;

(ii) signature subject to approval followed by acceptance; or

(iii) acceptance.

---

[1] The amendment to this Article adopted by the Thirty-first World Health Assembly (resolution WHA31.18) has not yet come into force.

(*b*) Acceptance shall be effected by the deposit of a formal instrument with the Secretary-General of the United Nations.

Article 80

This Constitution shall come into force when twenty-six Members of the United Nations have become parties to it in accordance with the provisions of Article 79.

Article 81

In accordance with Article 102 of the Charter of the United Nations, the Secretary-General of the United Nations will register this Constitution when it has been signed without reservation as to approval on behalf of one State or upon deposit of the first instrument of acceptance.

Article 82

The Secretary-General of the United Nations will inform States parties to this Constitution of the date when it has come into force. He will also inform them of the dates when other States have become parties to this Constitution.

IN FAITH WHEREOF the undersigned representatives, having been duly authorized for that purpose, sign this Constitution.

DONE in the City of New York this twenty-second day of July 1946, in a single copy in the Chinese, English, French, Russian and Spanish languages, each text being equally authentic. The original texts shall be deposited in the archives of the United Nations. The Secretary-General of the United Nations will send certified copies to each of the Governments represented at the Conference.

알마아타 선언문

Declaration of Alma-Ata

International Conference on Primary Health Care, Alma-Ata, USSR, 6-12 September 1978

The International Conference on Primary Health Care, meeting in Alma-Ata this twelfth day of September in the year Nineteen hundred and seventy-eight, expressing the need for urgent action by all governments, all health and development workers, and the world community to protect and promote the health of all the people of the world, hereby makes the following

Declaration:

I

The Conference strongly reaffirms that health, which is a state of complete physical, mental and social wellbeing, and not merely the absence of disease or infirmity, is a fundamental human right and that the attainment of the highest possible level of health is a most important world-wide social goal whose realization requires the action of many other social and economic sectors in addition to the health sector.

II

The existing gross inequality in the health status of the people particularly between developed and developing countries as well as within countries is politically, socially and economically unacceptable and is, therefore, of common concern to all countries.

III

Economic and social development, based on a New International Economic Order, is of basic importance to the fullest attainment of health for all and to the reduction of the gap between the health status of the developing and developed countries. The promotion and protection of the health of the people is essential to sustained economic and social development and contributes to a better quality of life and to world peace. **IV** The people have the right and duty to participate individually and collectively in the planning and implementation of their health care.

V

Governments have a responsibility for the health of their people which can be fulfilled only by the provision of adequate health and social measures. A main social target of governments, international organizations and the whole world community in the coming decades should be the attainment by all peoples of the world by the year 2000 of a level of health that will permit them to lead a socially and economically productive life. Primary health care is the key to attaining this target as part of development in the spirit of social justice.

VI

Primary health care is essential health care based on practical, scientifically sound and socially acceptable methods and technology made universally accessible to individuals and families in the community through their full participation and at a cost that the community and country can afford to maintain at every stage of their development in the spirit of selfreliance and self-determination. It forms an integral part both of the country's health system, of which it is the central function and main focus, and of the overall social and economic development of the community. It is the first level of contact of individuals, the family and community with the national health system bringing health care as close as possible to where people live and work, and constitutes the first element of a continuing health care process.

VII

Primary health care:

1. reflects and evolves from the economic conditions and sociocultural and political characteristics of the country and its communities and is based on the application of the relevant results of social, biomedical and health services research and public health experience;

2. addresses the main health problems in the community, providing promotive, preventive, curative and rehabilitative services accordingly;

3. includes at least: education concerning prevailing health problems and the methods of preventing and controlling them; promotion of food supply and proper nutrition; an adequate supply of safe water and basic sanitation; maternal and child health care, including family planning; immunization against the major infectious diseases; prevention and control of locally endemic diseases; appropriate treatment of common diseases and injuries; and provision of essential drugs;

4. involves, in addition to the health sector, all related sectors and aspects of national and community development, in particular agriculture, animal husbandry, food, industry, education, housing, public works, communications and other sectors; and demands the coordinated efforts of all those sectors;

5. requires and promotes maximum community and individual self-reliance and participation in the planning, organization, operation and control of primary health care, making fullest use of local, national and other available resources; and to this end develops through appropriate education the ability of communities to participate;

6. should be sustained by integrated, functional and mutually supportive referral systems, leading to the progressive improvement of comprehensive health care for all, and giving priority to those most in need;

7. relies, at local and referral levels, on health workers, including physicians, nurses, midwives, auxiliaries and community workers as applicable, as well as traditional

practitioners as needed, suitably trained socially and technically to work as a health team and to respond to the expressed health needs of the community.

VIII

All governments should formulate national policies, strategies and plans of action to launch and sustain primary health care as part of a comprehensive national health system and in coordination with other sectors. To this end, it will be necessary to exercise political will, to mobilize the country's resources and to use available external resources rationally.

IX

All countries should cooperate in a spirit of partnership and service to ensure primary health care for all people since the attainment of health by people in any one country directly concerns and benefits every other country. In this context the joint WHO/UNICEF report on primary health care constitutes a solid basis for the further development and operation of primary health care throughout the world.

X

An acceptable level of health for all the people of the world by the year 2000 can be attained through a fuller and better use of the world's resources, a considerable part of which is now spent on armaments and military conflicts. A genuine policy of independence, peace, détente and disarmament could and should release additional resources that could well be devoted to peaceful aims and in particular to the acceleration of social and economic development of which primary health care, as an essential part, should be allotted its proper share.

The International Conference on Primary Health Care calls for urgent and effective national and international action to develop and implement primary health care throughout the world and particularly in developing countries in a spirit of technical cooperation and in keeping with a New International Economic Order. It urges governments, WHO and UNICEF, and other international organizations, as well as multilateral and bilateral agencies, nongovernmental organizations, funding agencies, all health workers and the whole world community to support national and international commitment to primary health care and to channel increased technical and financial support to it, particularly in developing countries. The Conference calls on all the aforementioned to collaborate in introducing, developing and maintaining primary health care in accordance with the spirit and content of this Declaration.

Ottawa Charter for Health Promotion, 1986

Health Promotion

Health promotion is the process of enabling people to increase control over, and to improve, their health. To reach a state of complete physical mental and social wellbeing, an individual or group must be able to identify and to realize aspirations, to satisfy needs, and to change or cope with the environment. Health is, therefore, seen as a resource fo everyday life, not the objective of living. Health is a positive concept emphasizing social and personal resources, as well as physical capacities. Therefore, health promotion is not just the responsibility of the health sector, but goes beyond healthy lifestyles to wellbeing.

Prerequisites for health

The fundamental conditions and resources for health are peace, shelter, education, food, income, a stable ecosystem, sustainable resources, social justice and equity. Improvement in health requires a secure foundation in these basic prerequisites.

Advocate

Good health is a major resource for social, economic and personal development and an important dimension of quality of life. Political, economic, social, cultural, environmental, behavioural and biological factors can all favour health or be harmful to it. Health promotion action aims at making these conditions favourable through advocacy for health.

Enable

Health promotion focuses on achieving equity in health. Health promotion action aims at reducing differences in current health status and ensuring equal opportunities and resources to enable all people to achieve their fullest health potential. This includes a secure foundation in a supportive environment, access to information, life skills and opportunities for making healthy choices. People cannot achieve their fullest health potential unless they are able to take control of those things which determine their health. This must apply equally to women and men.

Mediate

The prerequisites and prospects for health cannot be ensured by the health sector alone. More importantly, health promotion demands coordinated action by all concerned: by governments, by health and other social and economic sectors, by nongoverwnental and voluntary organizations, by local authorities, by industry and by the media. People in all walks of life are involved as individuals, families and communities. Professional and social groups and health personnel have a major responsibility to mediate between differing interests in society for the pursuit of health.

Health promotion strategies and programmes should be adapted to the local needs and possibilities of individual countries and regions to take into account differing social, cultural and economic systems.

Health Promotion Action Means

Build healthy public policy

Health promotion goes beyond health care. It puts health on the agenda of policy-makers in all sectors and at all levels, directing them to be aware of the health consequences of their decisions and to accept their responsibilities for health.

Health promotion policy combines diverse but complementary approaches including legislation, fiscal measures, taxation and organizational change. It is coordinated action that leads to health, income and social policies that foster greater equity. Joint action contributes to ensuring safer and healthier goods and services, healthier public services, and cleaner, more enjoyable environments.

Health promotion policy requires the identification of obstacles to the adoption of healthy public policies in non-health sectors, and ways of removing them. The aim must be to make the healthier choice the easier choice for policy-makers as well.

Create supportive environments

Our societies are complex and interrelated. Health cannot be separated from other goals. The inextricable links between people and their environment constitute the basis for a socioecological approach to health. The overall guiding principle for the world, nations, regions and communities alike is the need to encourage reciprocal maintenance - to take care of each other, our communities and our natural environment. The conservation of natural resources throughout the world should be emphasized as a global responsibility.

Changing patterns of life, work and leisure have a significant impact on health. Work and leisure should be a source of health for people. The way society organizes work should help create a healthy society. Health promotion generates living and working conditions that are safe, stimulating, satisfying and enjoyable.

Systematic assessment of the health impact of a rapidly changing environment - particularly in areas of technology, work, energy production and urbanization is essential and must be followed by action to ensure positive benefit to the health of the public. The protection of the natural and built environments and the conservation of natural resources must be addressed in any health promotion strategy.

Strengthen community action

Health promotion works through concrete and effective community action in setting priorities, making decisions, planning strategies and implementing them to achieve better health. At the heart of this process is the empowerment of communities, their ownership and control of their own endeavours and destinies.

Community development draws on existing human and material resources in the community to enhance self-help and social support, and to develop flexible systems for strengthening public participation and direction of health matters. This requires full and continuous access to information, learning opportunities for health, as well as funding support.

Develop personal skills

Health promotion supports personal and social development through providing information, education for health and enhancing life skills. By so doing, it increases the options available to people to exercise more control over their own health and over their environments, and to make choices conducive to health.

Enabling people to learn throughout life, to prepare themselves for all of its stages and to cope with chronic illness and injuries is essential. This has to be facilitated in school, home, work and community settings. Action is required through educational, professional, commercial and voluntary bodies, and within the institutions themselves.

Reorient health services

The responsibility for health promotion in health services is shared among individuals, community groups, health professionals, health service institutions and governments. They must work together towards a health care system which contributes to the pursuit of health.

The role of the health sector must move increasingly in a health promotion direction, beyond its responsibility for providing clinical and curative services. Health services need to embrace an expanded mandate which is sensitive and respects cultural needs. This mandate should support the needs of individuals and communities for a healthier life, and open channels between the health sector and broader social, political, economic and physical environmental components.

Reorienting health services also requires stronger attention to health research as well as changes in professional education and training. This must lead to a change of attitude and organization of health services, which refocuses on the total needs of the individual as a whole person.

Moving into the future

Health is created and lived by people within the settings of their everyday life; where they learn, work, play and love. Health is created by caring for oneself and others, by being able to take decisions and have control over one's life circumstances, and by ensuring that the society one lives in creates conditions that allow the attainment of health by all its members.

Caring, holism and ecology are essential issues in developing strategies for health promotion. Therefore, those involved should take as a guiding principle that, in each phase of planning, implementation and evaluation of health promotion activities, women and men should become equal partners.

Commitment to health promotion

The participants in this Conference pledge:

- to move into the arena of healthy public policy, and to advocate a clear political commitment to health and equity in all sectors;
- to counteract the pressures towards harmful products, resource depletion, unhealthy living conditions and environments, and bad nutrition; and to focus attention on public health issues such as pollution, occupational hazards, housing and settlements;
- to respond to the health gap within and between societies, and to tackle the inequities in health produced by the rules and practices of these societies;
- to acknowledge people as the main health resource, to support and enable them to keep themselves, their families and friends healthy through financial and other means, and to accept the community as the essential voice in matters of its health, living conditions and wellbeing;
- to reorient health services and their resources towards the promotion of health; and to share power with other sectors, other disciplines and most importantly with people themselves;
- to recognize health and its maintenance as a major social investment and challenge; and to address the overall ecological issue of our ways of living.

The Conference urges all concerned to join them in their commitment to a strong public health alliance.

Call for international action

The Conference calls on the World Health Organization and other international organizations to advocate the promotion of health in all appropriate forums and to support countries in setting up strategies and programmes for health promotion.

The Conference is firmly convinced that if people in all walks of life, nongovernmental and voluntary organizations, governments, the World Health Organization and all other bodies concerned join forces in introducing strategies for health promotion, in line with the moral and social values that form the basis of this CHARTER, health for all by the year 2000 will become a reality.

참고문헌

김동영, 이경윤(2016). 영양 성분표시제도 현황과 시사점: 한국과 캐나다를 중심으로. 보건복지포럼1, 137-148. 한국보건사회연구원

대한예방의학회(2018). 예방의학과 공중보건학. 계축문화사

배상수(2012). 건강증진의 이론과 접근방법. 계축문화사

신나리, 백수진, 유효순, 신인식(2019). 미래감염병에 대한 세계 동향 분석. 주간 건강과 질병 12(5), 120-126.

양원호(2019). 기후변화에 따른 대기오염물질 농도 변화 및 미세먼지 노출에 의한 건강 영향. 보건복지포럼 3월호, 20-31. 한국보건사회연구원

우종민, 백종우, 이주영(2010). 정신건강증진의 개념과 발전 방향. 신경정신의학 49, 163-170.

윤병준, 이원재, 이주열(2018). 건강증진론(2판). 한국방송통신대학교

이정환, 이주열, 신승배(2018). 조사방법론. 계축문화사

이주열(2007), 보건소 건강증진사업의 과거와 미래. 보건교육건강증진학회지 24(1), 135-148.

이주열(2010). 공공부문에서 보건교육사의 활동 영역과 능력 개발. 보건교육건강증진학회지 27(2), 17-21.

이주열, 이용표 외(2005), 지역사회 보건복지연계사업 방안 개발. 보건복지부

이주열, 양순옥 외(2007), 의료급여 수급권자 중심의 보건복지 연계 지침서. 보건복지부

이주열, 오영아(2009). 보건교육 실무관리. 계축문화사

이주열(2011). 보건교육사 교과목의 개발과정. 보건교육건강증진학회지 28(1), 1-10.

이주열, 박종, 박경옥, 김희진(2012). 보건교육학. 군자출판사

이주열(2020), 공중보건학, 계축문화사

이주열(2021). 보건교육학(제3판). 계축문화사

이주열(2021). 보건프로그램 개발 및 평가(제5판). 계축문화사

채은희, 이효영(2013). 국가 정신건강증진사업의 현황과 향후 과제: 부문 간 협력을 중심으로. 보건교육건강증진학회 30(4), 25-39.

법제처 국가법령정보센터(http://www.law.go.kr/)

질병관리청 국가건강정보포털(http://health.cdc.go.kr/)

통계청 국가통계포털(http://kosis.kr/index/)

Atkinson, R. W., Mills, I. C., Walton, H. A., & Anderson, H. R.(2015). Fine particle components and health – a systematic review and meta-analysis of epidemiological time series studies of daily mortality and hospital admissions. Journal of Exposure Science and Environmental Epidemiology 25, 208-214.

Aveson J.(1987). Biblewomen and sanitary ladies. Health Visitor 60, 156-161.

Beaglehole R. & Bonita R.(2004). Public Health at the Crossroads. Cambridge University Press

Brockington C.F.(1965). Public health in the nineteenth century. London: Livingstone

Bunton R. & Macdonald G.(1992). Health Promotion: disciplines, diversity and developments. London: Routledge. 60-77.

Centers for Disease Control and Prevention(1999). Ten great public health achievement in the 20th century. Mobidity and Mortality Weekly Report 48, 241-243.

CDC(1994). Addressing emerging infectious disease threats: A prevention strategy for the United States. Atlanta, GA: U.S. Development of health and human services. Public health service

Chave S.P.W.(1984). Duncan of Liverpool – and some lessons for today. Community Medicine 6, 61-71.

Davies C.(1987). Making history: the early days of the HVA. Health Visitor 60, 145-148.

Institute of Medicine(1992). Emerging infections: microbial threats to health in the United States. Washington, DC. National Academy Press

Jones KE, et al.(2008). Global trends in emerging infectious diseases. Nature 451(7181), 990-993.

Judith L. Bowen, David P. Stevens, Connie S. Sixta, Lloyd Provost, Julie K. Johnson, Donna M. Woods & Edward H. Wagner(2010). Developing Measures of Educational Change for Academic Health Care Teams Implementing the Chronic Care Model in Teaching Practices. Journal of General Internal Medicine Vol.25, 586-592.

Kellogg Foundation.(2002). Building community Capacity: An Initial Inventory of Local Intermediary Organizations. Association for the study and Developmentof Community

Kemm, J. & Close, A.(1995). Health promotion: Theory and practice. 23.

Kenneth R. McLero, Daniel Bibeau, Allan Steckler & Karen Glanz(1988). An Ecological Perspective on Health Promotion Programs. Health Education Quarterly, 15(4). 351-377.

McCann M. T., Wallace J. M., Robson P. J., Rennie, K. L., McCaffrey, T. A., Welch, R. W., et al.(2013). Influence of Nutrition Labelling on Food Portion Size Consumption. Appetite 65(1), 153-158.

McKeown, Thomas & Lowe, Charles Ronald(1974). Introduction to social medicine. Blackwell Scientific Publications. Oxford

McKenzie J.E, & Smeltzer J.L.(2001). Planning, Implementing and evaluating health promotion programs: A primer

Minkler M. eds.(2005). Community Organizing and Community Building for Health. Rutgers University Press

Naidoo, J. & Wills J.(2005). Public health and health promotion: developing practice

Public Health Functions Steering Committee(1995). Public Health in America. http://www.cdc.gov/nphpsp/essentialservices.html.

Roemer, Milton I.(1991). National health systems of the world. Oxford University Press

Secker J.(1998). Current conceptualizations of mental health and mental health promotion. Health Educ Res, 13, 57-66.

Wagner, Edward H. Davis, Connie. Schaefer, Judith. Michael Von Korff & Austin, Brian(1999). A survey of leading chronic disease management programs: are they consistent with the literature?. Managed Care Quarterly 7, 56-66.

Walker L, Moodie R, & Herrman H.(2004). Promoting mental health and wellbeing. In: Moodie R, Hulme A, editors. Hands on health promotion. Melbourne: IP Communications. 228-248.

Winslow, Charles-Edward Amory(1920). The untilled field of public health. Science. New Series 51(1306), 23-33.

WHO(1946). World Health Organization Constitution. New York: WHO

WHO(1948). Preamble to the Constitution of the World Health Organization. International Health Conference. New York: WHO

WHO(1998). Health promotion glossary. Geneva: WHO. 1-2.

WHO(2001). Strengthening Mental Health Promotion. Mental health is not just the absence of mental disorder. Geneva: WHO

WHO(2001). Basic documents. 43th ed. Geneva: WHO

WHO(2009). Milestones in Health Promotions : Statements for Global Conferences. WHO

WHO(2010) Adelaide Statement on Health in All Policies : moving towards a shared governance for health and well-being. International Meeting on Health in All Policies. Adelaide: WHO

WHO(2010). Healthy workplace framework and model: background document and supporting literature and practices. WHO

WHO(2011). Rio Political Declaration on Social Determinants of Health. World Conference on Social Determinants of Health. Rio de Janeiro. Brazil: WHO

WHO(2012). Health 2020. Policy Framework and Strategy

WHO(2013). Comprehensive mental health action plan 2013–2020. Retrieved from: http://apps.who.int/gb/ ebwha/pdf_files/WHA66/A66_10Rev1-en.pdf

찾아보기

ㄱ

ㅂ

ㅅ

ㅇ

ㅈ

ㅊ

ㅎ

D

E

F

G

H

Q

R

S

T

U

V

W

Z

기호

숫자

공중보건학〈제3판〉 값 28,000원

2020년 1월 10일 제1판 1쇄 발행
2025년 1월 5일 제3판 1쇄 발행
2026년 2월 25일 제3판 2쇄 발행

저 자 : 이 주 열
발행인 : 주 영 일
발행처 : **계 축 문 화 사**

서울특별시 종로구 통일로12길 16-17
우편번호 : 03029
TEL : 735-2257 · 738-9746
FAX : 723-9025
E-mail : gyechuk@hanmail.net
홈페이지 : http://gyechuk.co.kr
1973. 10. 31 등록번호 제300-1973-8호
ISBN 978-89-5629-794-1 93510